L'émergence de la recherche biomédicale en Afrique

Collection « Études africaines »

Forte de plus de mille titres publiés à ce jour, la collection « Études africaines » fait peau neuve. Elle présentera toujours les essais généraux qui ont fait son succès, mais se déclinera désormais également par séries thématiques : droit, économie, politique, sociologie, etc.

Dernières parutions

Cheick Omar DIALLO, *L'apprentissage et la pratique du français au mali : Interférences linguistique et sociolinguistique*, 2025.
Jean-Claude OLOMBI, *L'ONU en République démocratique du Congo, L'impuissance structurelle du multilatéralisme*, 2025.
Telly DIALLO, *Les trajectoires guinéennes : la migration au-delà des chiffres*, 2025.
Eugène Ntondo BUBOTE, *Le père kongo en France, Analyse comparative d'une paternité appliquée*, 2025.
Amadou Sarr DIOP, *Repenser les savoirs sur les conflits en Afrique, L'ethnicité en débat*, 2025.
Amafou Pierre Stéphane DIBY, *Côte d'Ivoire, l'urgence de l'intégrité. Analyse des mécanismes de lutte contre la corruption*, 2025.
Yves-Alain KOUMBA, *L'élection présidentielle gabonaise de 2016, Contribution à une problématique de la construction démocratique en Afrique francophone*, 2025.
Gérard Martin PEKASSA NDAM (dir.), *La fiscalité post-Covid-19 en Afrique subsaharienne francophone. Regards croisés,* 2025.
Mohamed AHMED ISSA, *Politiques linguistiques familiales à Djibouti-ville. Étude de la transmission intergénérationnelle des langues,* 2025.
Khaled AMRANI, *Les oiseaux du sahara, Précis d'ornithologie saharienne (Algérie)*, 2025.
Hugues Morell MELIKI, Ferdinand MBEN LISSOUCK (dir.), *Communautés et foncier à l'épreuve du capital au XXIe siècle. Dynamiques émergentes en Afrique noire*, 2025.

Egide Hubert Bula Milung Onion

L'émergence de la recherche biomédicale en Afrique

Hommage au professeur Jean-Jacques Muyembe Tamfum

Préface du professeur Jean Ikanga

L'Harmattan

5-7, rue de l'École Polytechnique - 75005 Paris
www.editions-harmattan.fr
ISBN : 978-2-336-54753-4
EAN : 9782336547534

« Plutôt que d'avoir de grands politiciens, cherchons à avoir de grands médecins, de grands ingénieurs, de grands professeurs, de grands spécialistes de l'économie et de finance, et même des savants. Les pays les plus puissants du monde ne sont pas ceux où la politique est reine, c'est plutôt le contraire ».

Le juge sénégalais Kéba Mbaye
Leçon inaugurale sur l'éthique
Université Cheikh Anta Diop
Dakar 2005

HOMMAGE

L'Institut national de recherche biomédicale (INRB) de Kinshasa en République démocratique du Congo (RDC) a vécu une ambiance particulière le 16 septembre 2021. En effet ce jour-là, le professeur (Pr) Jean-Jacques Muyembe Tamfum[1] a présenté au public un nouveau médicament spécifique dénommé *Ebanga* pour le traitement de la maladie à virus Ebola (MVE). Fruit de ses recherches depuis une quarantaine d'années, ce nouveau médicament mis au point avec la collaboration des *National Institutes of Health* (NIH) des États-Unis et d'autres partenaires est une victoire contre cette maladie redoutable qui sévit fréquemment en Afrique, particulièrement en RDC. Une innovation thérapeutique qui a fait entrer ce pays et l'Afrique dans l'histoire de la médecine par la grande porte[2].

Nous rendons un vibrant hommage au Pr Muyembe pour ses travaux scientifiques caractérisés par des initiatives originales et l'innovation. La recherche biomédicale étant un travail d'équipe, le même hommage s'adresse également à ses collaborateurs de l'INRB.

Le Pr Muyembe était le premier virologue à se rendre sur le lieu de la première épidémie d'Ebola en 1976 à Yambuku en RDC (appelée Zaïre à l'époque des faits). Après avoir participé à la découverte du virus Ebola, il a poursuivi ses recherches sur les aspects cliniques, épidémiologiques et virologiques de la MVE, et sur d'autres maladies infectieuses émergentes (VIH/sida, le virus SARS-CoV-2 responsable de la Covd-19, l'infection à virus monkeypox).

Travaillant avec des moyens limités, il a réussi à porter tout haut l'étendard de la recherche scientifique en RDC. Ce qui lui a valu la reconnaissance internationale de ses pairs exprimée à travers plusieurs prestigieux prix scientifiques et distinctions honorifiques lui décernés à travers le monde. En 2015, le prix Christophe Mérieux 2015 (France) pour ses recherches sur les maladies infectieuses, notamment la MVE. La même année, il a reçu le prix *Royal Society Africa* pour ses travaux fondateurs sur les fièvres hémorragiques virales et le prix d'excellence pour l'ensemble de ses travaux au Symposium international sur les filovirus. En 2019, il est désigné par la revue britannique *Nature* comme l'une des 10 personnes qui ont compté en science. La même année, il a été co-lauréat du 3e prix Hideyo Noguchi Africa 2019 (Japon) pour

[1] Professeur émérite à la faculté de médecine de l'Université de Kinshasa, directeur général de l'INRB à Kinshasa et premier président de l'Académie congolaise des sciences.

[2] E. BULA MILUNG ONION, « La sortie de l'ombre de la recherche biomédicale en Afrique. Hommage au professeur J.-J. Muyembe Tamfum, *Congo-Afrique*, 561 (Janv. 2022), p. 41.

la catégorie recherche biomédicale. Le prestigieux prix David Sackett lui a été remis pour l'essai clinique PALM (*Pamoja Tulinde Maisha*)[1] consacré meilleur essai clinique pour l'année 2019. En 2020, le Magazine américain *Times* l'a désigné parmi les 100 personnes les plus influentes de 2020. Le prix d'excellence de la Conférence internationale pour la Santé publique en Afrique (CPHIA-2021) lui a été accordé en 2021 par l'Union africaine. En mai 2023, il est co-lauréat du « Prix des leaders mondiaux de la santé » de l'Organisation mondiale de la santé (OMS) « pour l'engagement de toute une vie en faveur de la Santé et la contribution exceptionnelle à la promotion de la Santé mondiale ». En octobre 2023, Muyembe a reçu à Dakar le prix spécial 2023 de la 3e édition du Prix Galien Afrique.

Parmi les distinctions honorifiques, on compte le titre de docteur *honoris causa* lui décerné par diverses fondations et universités. Muyembe est membre *honoris causa* de l'Académie de médecine de France ; docteur *honoris causa* de l'Université d'Anvers (2020) et de l'Université catholique de Bukavu en RDC (novembre 2020). La prestigieuse Université de Harvard et l'Université de Montpellier l'ont proclamé docteur *honoris causa* respectivement en mai 2022 et en décembre 2022. La dernière distinction en date, c'est le doctorat *honoris causa* lui accordé par Sorbonne Université, le 25 mars 2025 à Paris, pour ses recherches pionnières sur des pathologies émergentes et pour son engagement exceptionnel en faveur de la Santé publique.

Le virologue congolais cumule donc plusieurs distinctions. Cependant, un prix prestigieux manque à l'appel, à savoir le prix Nobel de médecine. C'est le rêve de tout chercheur. À notre humble avis, Muyembe mérite ce prix à plus d'un titre. Parce que d'abord, il est le codécouvreur du virus Ebola ; ensuite, il est le premier chercheur à décrire de façon plus précise les manifestations cliniques et le portrait virologique d'Ebola, et à mettre en lumière les aspects épidémiologiques de la maladie, notamment le rôle amplificateur des hôpitaux et des rites funéraires.

Puis, il est aussi le précurseur de la mise au point des mesures particulières de contrôle de cette maladie, lesquelles mesures sont désormais utilisées pour la gestion des épidémies en Afrique et dans le monde. En effet, une de ces mesures de contrôle appelée *Ebola handshake* a inspiré 25 ans plus tard les politiques de Santé publique occidentales lors de la pandémie de Covid-19. On doit également à Muyembe les premières expériences avec la transfusion sanguine de convalescents d'Ebola guérissant sept malades sur huit, lors de l'épidémie d'Ebola en 1995 à Kikwit (RDC). Ces expériences ont servi de base à une sérothérapie anti-Ebola qui a abouti au fil des années de recherche à la mise au point, en 2021, du premier traitement spécifique contre la MVE dont la paternité lui est attribuée[2].

---

[1] « Ensemble sauvons des vies » en langue kiswahili de la RDC.

[2] J.-J. MUYEMBE, « Endiguer le cours d'Ebola », https://www.umontpellier.fr/hall-of-fame/jean-jacques-muyembe-endiguer-le-cours-debola.

La codécouverte du virus Ebola, les recherches pionnières sur des pathologies émergentes, la mise au point du traitement *Ebanga*, toutes ces découvertes scientifiques méritent d'être honorées par le prix Nobel de médecine que nous appelons de tous nos vœux, parce que ces innovations ont apporté un grand bénéfice à la médecine et à l'humanité pour ainsi dire. Soixante-cinq ans après les indépendances, l'Afrique subsaharienne attend toujours son premier Nobel en sciences, excepté l'Afrique du Sud qui en recense cinq en chimie, physiologie ou médecine et au-delà du Sahara, le prix Nobel de chimie à l'Égypte[1]. L'Afrique francophone est absente de cette liste.

En outre, nommé directeur général de l'INRB en 1998, Muyembe a fait de cet institut de recherche une référence de renommée internationale sur les maladies infectieuses émergentes et collabore avec un réseau important de centres de recherche biomédicale en Afrique et dans le monde. La qualité du travail fourni en termes de laboratoire de recherche et de Santé publique chargé de la surveillance des maladies infectieuses a permis à l'INRB de mériter la confiance des partenaires scientifiques extérieurs[2]. C'est dans ce cadre que le gouvernement japonais l'a gracieusement doté d'infrastructures modernes et d'équipements de pointe comprenant un complexe de laboratoires de Santé publique flambant neufs pour le diagnostic, les analyses des agents pathogènes et la recherche. Un arsenal d'équipements qui a renforcé ses capacités de travail. Pour ne pas tout centraliser à Kinshasa, l'INRB a étendu ses activités en province, notamment à Goma où fonctionne sa filiale avec un laboratoire moderne offert par la Fondation Christophe et Rodolphe Mérieux.

Professeur titulaire de microbiologie et doyen honoraire de la faculté de médecine à l'Université de Kinshasa, Muyembe a formé des générations de médecins et de chercheurs, et en a envoyé d'autres se spécialiser dans les meilleures universités du monde, notamment aux États-Unis, en Europe et au Japon, en vue de renforcer les capacités de recherche de l'INRB et d'assurer la relève. Les hommes passent, mais les institutions demeurent, dit-on ; pourvu qu'elles soient bien gérées et entretenues afin de conserver les capacités de recherche et de perpétuer la mémoire.

Par ailleurs, depuis la découverte du virus Ebola, le virologue congolais est étroitement impliqué dans la gestion des crises sanitaires provoquées par cette maladie en RDC et en Afrique. Il est devenu une figure majeure de la lutte contre les épidémies émergentes sur le continent. Nommé conseiller du comité d'urgence de l'OMS en ce qui concerne le virus Ebola, il est toujours en première ligne dans la lutte contre cette épidémie meurtrière au point que la revue *The Lancet* l'a décrit comme le « chasseur d'Ebola ». Il a apporté son

---

[1] G. ALZOUMA, « Pourquoi l'Afrique ne décroche pas de prix Nobel de sciences », 27/10/2021, www.jeuneafrique.com/1255014/societe/pourquoi-lafrique-ne-decroche- pas-de-prix-nobel-de-sciences/.

[2] O. BLOT., « Jean-Jacques Muyembe, à l'avant-poste de la lutte contre Ebola », https://lemag.ird.fr/fr/jean-jacques-muyembe-lavant-poste-de-la-luttecontre-ebola.

expertise lors de l'épidémie d'Ebola en Afrique de l'Ouest (2014-2016) et participé au déploiement des vaccins et traitements expérimentaux contre cette épidémie en RDC (2018-2021).

Nommé coordinateur du secrétariat technique du comité multisectoriel de riposte à Ebola en juillet 2019 en RDC, dans un climat de tension, de médisance et de doute face à une épidémie qui semblait échapper au contrôle, Muyembe a refusé toute polémique et préféré se consacrer à l'essentiel : surmonter l'épidémie d'Ebola. Optimiste et persévérant, il a finalement réussi à inverser la tendance jusqu'à la maîtrise du dixième épisode difficile de cette épidémie dans l'Est de son pays au grand dam de ses détracteurs.

En mars 2020, en plus de la coordination des activités de riposte à Ebola et fort de son expertise dans la lutte contre les maladies infectieuses, Muyembe a été appelé par le président de la RDC à coordonner l'équipe nationale de la riposte contre la pandémie de Covid-19 qui a fait son apparition en RDC le 10 mars 2020 et sévissait dans le monde depuis janvier 2020 avec son cortège quotidien de morts dans un climat de panique générale, d'incertitude et de spéculation complotiste. C'est avec abnégation qu'il a accepté d'assumer cette charge malgré ses occupations.

Nous saluons le parcours exceptionnel de cet éminent chercheur dont la « carrière scientifique exemplaire et fructueuse menée sur le front des maladies émergentes »[1] incarne la rigueur, l'excellence et l'innovation scientifique. En outre, son ardeur au travail et son dévouement sans limites - pour le bien de tous - constituent un exemple pour les générations présentes et futures : un exemple du sens du devoir à accomplir et du travail bien fait, de persévérance malgré les adversités et d'intégrité en recherche scientifique. Muyembe est « Une personne inspirante » pour reprendre les mots de Michel Muvudi[2].

Ainsi, il tire vers le haut ce grand pays au cœur de l'Afrique qui peine, malgré ses ressources naturelles surabondantes et son capital humain, à démarrer pour devenir la locomotive du continent et à jouer la carte de « pays de grands enjeux géostratégiques et de sécurité mondiale ».

---

[1] O. BLOT., « Jean-Jacques Muyembe, à l'avant-poste de la lutte contre Ebola ».

[2] M. MUVUDI, *Jean-Jacques Muyembe, Une personne inspirante*, Paris, L'Harmattan, 2023.

REMERCIEMENTS

Cet ouvrage est le fruit de nos travaux de « bioéthique en recherche scientifique sur l'être humain » dans le domaine de la santé. Il est aussi le fruit de nombreux apports et relations de fraternité et d'amitié. Nombreux sont celles et ceux qui nous ont accompagné et permis d'atteindre ce niveau. Nous leur sommes donc redevable.

Nous pensons en premier lieu à nos formateurs du Petit séminaire de Laba (RDC). Ils nous ont donné le goût de l'art et des belles-lettres, inculqué le sens de l'effort et la passion du travail bien fait. Il s'agit particulièrement des abbés Boniface Ndoy (architecte de cette formation), Philibert Kalom, Innocent Lufwael ; des pères oblats Benoît Ben'Awis Kabongo, Justin Alung (tous décédés) et François Dupont. Qu'ils trouvent ici l'expression de notre profonde gratitude.

Nos remerciements s'adressent également à nos formateurs en bioéthique, notamment les professeurs Henri Wattiaux de l'Université catholique de Louvain (UCL, Louvain-la-Neuve) et Gonzalo Miranda de l'*Ateneo Pontificio Regina Apostolorum* (Rome).

Nous remercions le doyen de la faculté de médecine de l'Université catholique du Congo (UCC), le Pr père Jean Ikanga, d'avoir accepté de préfacer cet ouvrage.

Nous pensons aussi aux amis, aux compagnons de lutte et aux confrères (les témoins privilégiés de notre cheminement) : Jean-Pierre Bwalwel Ampurba, Rufin Mika Mfitzsche, Liévin Mdunge Kidinda, Jean-René Kandong, Nicolas Bilo Ossour, Jacques Itambala, Symphorien Insimi, Baudouin Lazumukene, Firmin Makumi, Wilfried Kweto, Alfred Bwidi, Flavien Nkay, Jean-Pierre Sieme, Claude Nzas, Hubert Eber Mbang, Remy Kasanda, Robert-Bellarmin Sisi Kayan, Ambroise Musala Aterelong, Dominique Savio Lukwah et Paulin Edzilambushi Kalala (de pieuse mémoire).

Nous remercions particulièrement le Pr Hippolyte Mimbu Kilol, notre ami et compagnon de lutte, d'avoir relu avec attention minutieuse notre manuscrit et formulé des observations pertinentes. Que la révérende sœur Wivine Nsolo, pharmacienne de formation, soit également remerciée pour la même tâche accomplie avec abnégation.

Enfin, dans un cadre plus intime, nous tournons le regard vers notre famille. Une histoire commune a façonné notre vie dans sa diversité. Merci à nos parents Vincent Bulamilungu (+) et Mélanie Antsu pour le don de la vie et tout ce qui s'ensuit ; à nos sœurs et frères, nos nièces et neveux pour leur présence, leur attention affectueuse et leur soutien.

PRÉFACE

« Victime de préjugés négatifs à cause de sa provenance et longtemps méconnue, la recherche biomédicale africaine est finalement sortie de l'ombre dans laquelle elle était confinée », et ce, grâce aux durs labeurs d'une poignée de chercheurs africains. L'Afrique apporte sa contribution significative à la construction de l'édifice « science » et se distingue de plus en plus. La recherche africaine rend des services insignes aux populations, elle acquiert une visibilité et gagne sa notoriété internationale. C'est l'émergence de la recherche biomédicale en Afrique que l'auteur entend mettre en évidence dans ce livre en réponse à la question omniprésente sur la Toile pendant et après la crise de Covid-19 : « Où en est la recherche biomédicale africaine ? ».

Structuré en deux parties et quatre chapitres, ce livre d'Egide Bula Milung qui a bénéficié d'une solide formation aux Universités catholique de Louvain (Belgique) et pontificales (Italie) en bioéthique, se veut une réponse documentée à cette problématique. Il commence par la description du contexte sociopolitique et culturel de la naissance de ce champ disciplinaire en prenant soin de définir les concepts de base afin de faciliter l'intelligence de son exposé sur l'émergence de la recherche biomédicale, sans négliger l'épineuse question de ses sources de financement.

Le chapitre suivant s'étend sur la nature et le déroulement des essais cliniques, la branche emblématique de la recherche biomédicale : les types d'essais cliniques, leurs principes méthodologiques et le développement détaillé d'un nouveau médicament ainsi que les nouvelles approches méthodologiques en la matière.

Après cette partie introductive et générale, la deuxième partie du livre débutant par le troisième chapitre se focalise sur la recherche biomédicale en Afrique. Il en retrace l'historique depuis la colonisation jusqu'à la période postcoloniale avant de répondre à sa question de départ : la situation actuelle de la recherche biomédicale africaine. Son état des lieux révèle certaines ombres : peu d'attraction exercée par le métier de chercheur, faiblesse des financements de la recherche, manque d'infrastructures et d'équipements appropriés, faiblesse de la recherche fondamentale, peu d'essais cliniques par rapport à d'autres régions du monde, production scientifique faible et à la traîne. Cet état des lieux se fonde sur la *Stratégie 2018-2030 en matière de recherche et d'innovation dans le secteur de la santé en Afrique* de NEPAD.

Mais en dépit des obstacles divers à la recherche en général en Afrique et à la recherche biomédicale en particulier, force est de constater avec de nombreux observateurs que les lignes commencent à bouger, la recherche existe en Afrique. De nombreux talents émergent et contribuent à des avancées significatives dans divers domaines scientifiques, notamment dans les sciences biomédicales. Surtout depuis les deux dernières décennies, « l'Afrique n'a jamais été aussi présente sur la scène scientifique mondiale ». C'est pourquoi, le livre parle de l'émergence de la recherche biomédicale en Afrique.

Le chapitre 4 du livre se donne à cœur joie de décrire cette émergence. Il est l'un des plus fournis du livre qui occupe l'ampleur d'une centaine de pages pour mettre en exergue les différentes contributions marquantes des chercheurs africains, francophones pour la plupart, à la recherche mondiale. Parmi ces chercheurs, l'auteur cite : le Malien feu Ogobara Doumbo, figure de proue de la lutte contre le paludisme ; le Sénégalais Soulemane Mboungo pour la découverte de VIH2 ; le Congolais J.-J. Muyembe Tamfum pour ses travaux sur la MVE et son médicament anti-Ebola *Ebanga* ; le Burkinabé Halidou Tinto, pour ses recherches sur les vaccins antipaludiques ; le Camerounais Ambroise Wonkam pour ses recherches en génétique humaine, notamment son ambitieux projet de séquencer « Trois millions de génomes africains » (*Three Million African Genomes*) en dix ans ; la Congolaise (République du Congo) Francine Ntoumi et ses activités de recherche sur les maladies infectieuses ; l'infectiologue kenyane Monique Wasunna et ses recherches sur leishmaniose viscérale ; et bien d'autres chercheurs et chercheuses africains qui apportent des contributions significatives à la science.

Le panorama réalisé dans ce chapitre clé du livre établit par les faits l'existence de la recherche biomédicale en Afrique et ses avancées reconnues par les distinctions internationales et la communauté scientifiques mondiale. Malgré la modicité des moyens dont la recherche biomédicale dispose, des essais cliniques menés dans plusieurs pays du continent ont abouti aux résultats concluants. Grâce aux efforts inlassables des chercheurs africains et de la coopération internationale, la recherche biomédicale en Afrique relève le défi des maladies infectieuses qui sévissent sur leur continent. Elle apporte une contribution importante à la communauté scientifique internationale.

Mais l'auteur n'est pas dupe. Il sait que malgré la sortie de l'ombre de la recherche biomédicale africaine, un long chemin reste encore à parcourir. Ces réserves n'enlèvent rien à la solidité ni à la qualité de ce livre qui vient à point nommé. Il comble une lacune dans nos connaissances des efforts déployés par des Africains pour sauver des vies et organiser des mécanismes *ad hoc*. Il propose des solutions et des exemples concrets des solutions comme de thérapies. Mais si la volonté politique n'assume pas sa fonction vitale d'organiser et de financer la recherche comme dans tous les pays qui ont fait de la recherche scientifique une priorité, l'Afrique restera à la traîne des progrès malgré la présence en son sein des chercheurs chevronnés et dévoués ayant fait leurs preuves aux yeux de leurs pairs internationaux.

Le lecteur ne peut que remercier et féliciter l'auteur pour son apport qui s'adresse au public africain, aux spécialistes et aux pouvoirs publics.

Professeur père Jean Ikanga

Emory University School of Medicine
Department of Rehabilitation Medicine
Université de Kinshasa et Université catholique du Congo
Faculté de médecine.

ABRÉVIATIONS ET ACRONYMES

ACOREP :	Agence congolaise de réglementation pharmaceutique
AJOL :	African Journals Online
AMM :	Autorisation de mise sur le marché
ANSM :	Agence nationale de sécurité du médicament
APRA :	Ateneo Pontificio Regina Apostolorum
APC :	Articles Processing Charges
AP-HP :	Assistance publique - Hôpitaux de Paris
ATU :	Autorisation temporaire d'utilisation
AZT :	Azidothymidine
BAD :	Banque africaine de développement
BMGF :	Bill & Melinda Gates Foundation
BPC :	Bonnes pratiques cliniques
CAMES :	Conseil africain et malgache pour l'enseignement supérieur
CCNE :	Comité consultatif national d'éthique
CDC :	Center for Disease Control and Prevention
CEM :	Comité d'éthique médicale
CER :	Comité d'éthique de la recherche
CHU :	Centre hospitalo-universitaire
CIOMS :	Conseil des Organisations Internationales des Sciences médicales
CN :	Commission nationale
CNARP :	Centre national d'application de recherche pharmaceutique
CNES :	Comité national d'éthique de la santé
CPP :	Comité de protection des personnes
CRDI :	Centre de recherche pour le développement international
CREPPAT	Centre de recherche en phytothérapie, pharmacopée et technologie pharmaceutique
CRO :	Contract Research Organization
CRPL :	Centre de recherche pharmaceutique de Luozi
CS :	Commission scientifique
CTE :	Centre de traitements d'Ebola
CVO :	Covid-Organics
DIBRD :	Dépenses intérieures brutes de la R&D

DNDi : Drugs for Neglected Disease Initiative
EBM : Evidence-Based Medicine
ECC : Essai clinique contrôlé
ECR : Essai clinique randomisé
EMA : European Medicines Agency
EPTC-2 : Énoncé de politique de trois conseils – 2
ETC : Expérimentation thérapeutique contrôlée
FDA : Food and Drud Administration
GSK : GlaxoSmithKline
H3Africa : Human, Heredity and Health in Africa
HGP : Human Genome Projet
HUGO : Human Genome Organization
IDRC : International Developpment Research Centre
IMRA : Institut malgache de recherche appliquée
INRB : Institut national de recherche biomédicale
INSERM : Institut national de la santé et de la recherche médicale
IRD : Institut de recherche pour le développement
MERS-Cov : Coronavirus du syndrome respiratoire du Moyen-Orient
MRC : Medical Research Council
MVE : Maladie à virus Ebola
MTN : Maladies tropicales négligées
MSF : Médecins Sans frontières
NEM : Nouvelle entité moléculaire
NIAID : National Institute of Allergy and Infectious Diseases
NIH : National Institutes of Health
OAPI : Organisation africaine de propriété intellectuelle
OGM : Organisme génétiquement modifié
OIG : Organisation intergouvernementale
OMS : Organisation mondiale de la santé
ONG : Organisation non-gouvernementale
ONU : Organisation des Nations Unies
PALM : Pamoja Tulinde Maisha
PAS : Programme d'ajustement structurel
PED : Pays en développement
PUF : Presses universitaires de France
PUN : Presses universitaires de Namur
PPP : Partenariat public-privé
RBM : Recherche biomédicale
RCA : République centrafricaine
REDS : Réseau Études, Droits et Santé

R&D :	Recherche & développement
RDC :	République démocratique du Congo
RFI :	Radio France internationale
RMM :	Recherche par les méthodes mixtes
SHS :	Sciences humaines et sociales
SIDA :	Syndrome d'immunodéficience acquise
SRAS :	Syndrome respiratoire aigu sévère
STIM :	Science technologie, ingénierie et mathématiques
THA :	Trypanosomiase humaine africaine
UA :	Union africaine
UE :	Union européenne
UCC :	Université catholique du Congo
UCL :	Université Catholique de Louvain
UNESCO :	Organisation des Nations Unies pour l'éducation, la science et la culture
UNICEF :	Fonds des Nations Unies pour l'enfance
UPN :	Université Pédagogique Nationale
UPU :	Università Pontificia Urbaniana
VIH :	Virus de l'immunodéficience humaine
VPI :	Premier vaccin inactivé
3MAG :	Three million african genomes

INTRODUCTION

Les cinq dernières décennies ont été marquées par l'émergence ou la réémergence des maladies infectieuses, outre les maladies connues depuis des siècles (paludisme, tuberculose, choléra, etc.) qui continuent à tuer dans les pays du Sud. De l'épidémie d'Ebola (1976) et la pandémie du VIH/sida (1983) à la pandémie de Covid-19 (2020) et l'épidémie de Monkeypox qui sévit actuellement en Afrique (et classée en août 2024 par l'OMS comme une urgence de santé publique mondiale), en passant par la grippe aviaire (1997), le syndrome respiratoire aigu sévère (SRAS, 2003), Zika, Chikungunya, Dengue, etc., les flambées épidémiques se sont multipliées à l'échelle continentale et planétaire. La course ne semble pas prête de s'arrêter.

D'autres agents pathogènes se sont lancés dans la conquête des zones où on ne les attendait pas. Enfin, des maladies anciennes - sous contrôle autrefois - ont resurgi de façon spectaculaire dotées d'une virulence nouvelle et ayant développé une multirésistance aux médicaments. À cette litanie de l'infectieux se joignent aussi les maladies non transmissibles que les experts n'hésitent pas à appeler « épidémies » dues à notre mode de vie ou aux facteurs environnementaux[1].

L'irruption de toutes ces maladies a placé la RBM devant de nouveaux défis et celle-ci s'est intensément activée afin de donner une réponse à ces fléaux qui constituent une menace pour la santé. Pour prendre la mesure des efforts que les chercheurs de tous les horizons déploient afin d'affronter ces maladies, nous partirons de la pandémie de Covid-19 qui a défrayé la chronique entre 2020 et 2022, et plongé la planète dans la confusion, la panique et les spéculations complotistes.

En décembre 2019, une épidémie d'allure virale provoquant une crise respiratoire a surgi dans la ville chinoise de Wuhan. Les chercheurs chinois ont rapidement identifié le virus responsable de cette maladie et séquencé son génome. Ils ont découvert un nouveau coronavirus. Bien qu'appartenant à la famille de coronavirus, ce nouveau virus a une particularité moléculaire dans son génome. En effet, il est différent génétiquement du virus de SRAS-CoV, responsable de l'épidémie de SRAS en Chine en 2003 et du virus du syndrome respiratoire du Moyen-Orient (MERS-CoV) découvert en Arabie Saoudite en 2012 et responsable d'une épidémie respiratoire sévissant au Moyen-Orient. En janvier 2020, les autorités sanitaires chinoises et l'OMS ont officiellement annoncé au monde l'apparition de ce nouveau coronavirus. L'Organisation

---

[1] J.-P. BRALY, Y. YAZDANPANAH, *Les maladies émergentes. Zika, Ébola, chikungunya... Comprendre ces infections et les prévenir au quotidien*, Versailles, Quæ, 2016, p. 15-20.

onusienne lui a donné le nom de SRAS-CoV-2 et la maladie qu'il provoque a reçu le nom de coronavirus *Disease* (Covid-19).

Après cette annonce officielle, au-delà d'âpres discussions et de la plus grande confusion au sujet de l'origine du virus, les scientifiques du monde entier se sont lancés dans une course inédite contre la montre pour comprendre les mécanismes d'action de ce nouveau virus, la maladie qu'il provoque afin de trouver les moyens de la stopper et/ou la guérir. Ils ont mobilisé et mutualisé « les savoirs, les expériences et les expertises parfois non conventionnels, issus d'une intelligente pratique de terrain » pour apporter une réponse rapide à cette urgente sanitaire devenue une pandémie.

Les chercheurs africains ne sont pas restés en marge de cette dynamique, ils se sont aussi engagés dans la course pour tenter d'apporter leur contribution à la lutte contre cette pandémie. Des protocoles de recherche sur des traitements anticovid-19 ont été élaborés et mis en œuvre ici et là. C'est dans ce contexte que le président malgache a présenté à grande pombe le 20 avril 2020 une tisane à base de la pharmacopée malgache dénommée Covid-Organics (CVO) comme un traitement efficace contre la Covid-19. Certains ont pu dire que la solution à cette crise sanitaire viendrait d'Afrique.

Mais cette tisane présentée tambour battant comme la réponse africaine à la pandémie de Covid-19 n'a pas fait l'unanimité au sein de la communauté scientifique malgache et sur le plan international. L'OMS a appelé à la prudence et invité les autorités malgaches à soumettre le CVO à des essais cliniques rigoureux afin de démontrer son efficacité et sa tolérance. Les autorités malgaches ont ignoré cet appel et la toile africaine s'est enflammée. Des voix se sont élevées pour accuser l'OMS de défendre les intérêts des lobbies pharmaceutiques occidentaux et d'étouffer les initiatives africaines.

Par ailleurs, la Covid-19 ayant exaspéré la dépendance sanitaire de l'Afrique vis-à-vis de l'extérieur, les Africains se sont tournés vers leurs gouvernements et leurs chercheurs pour leur demander des comptes. Où en est la recherche biomédicale en Afrique ? Quelle est sa contribution à la lutte contre les fléaux (paludisme, sida, tuberculose, Ebola, etc.) qui sévissent toujours sur le continent africain ? Jusques à quand l'Afrique attendra-t-elle de l'étranger des solutions à ses problèmes de santé ? Ce débat passionnant fort médiatisé a rejoint notre préoccupation. C'est dans cette effervescence qu'est né le projet de ce livre. Après un recul de quelques années, nous avons décidé passer à l'acte pour tenter de répondre aux questions pertinentes soulevées par la toile africaine et d'apporter notre contribution tant soit peu au débat sur la recherche scientifique en Afrique.

Il existe une littérature scientifique abondante sur la RBM en Afrique. Elle se concentre sur la recherche fondamentale et la recherche clinique. Les publications sur la recherche fondamentale font état des progrès des connaissances sur les maladies qui sévissent en Afrique. Celles sur la recherche clinique s'affichent sous divers aspects. Certaines restituent les résultats des essais cliniques de traitements contre des maladies[1] ; d'autres réfléchissent sur la pratique et le développement des essais cliniques en Afrique dans le contexte de mondialisation de la recherche biomédicale[2]. D'autres encore se focalisent sur les aspects éthiques des essais cliniques en contexte de vulnérabilité qu'est l'Afrique et réaffirment la nécessité impérieuse d'encadrer les activités d'essais cliniques par la voie législative et/ou réglementaire selon les traditions socioculturelles et juridiques locales[3]. D'autres enfin - sous forme des rapports et autres - dressent le panorama de la recherche biomédicale sur le continent et en appellent au renforcement des systèmes nationaux de recherche pour un meilleur rendement[4].

Malgré cette littérature sur la RBM en Afrique, force est de constater qu'il n'existe pratiquement pas d'ouvrages à l'échelle continentale qui présentent les principaux travaux de recherche effectués en Afrique par des Africains et pour l'Afrique, lesquels travaux ont permis à la RBM en Afrique de sortir de l'ombre dans laquelle elle était confinée pour prendre l'envol et signer sa présence sur l'échiquier international. Il n'existe donc pas d'ouvrages sur l'émergence de la RBM en Afrique. C'est à cette tâche que s'attèle notre livre non seulement pour combler le vide de la littérature quant à ce, mais surtout pour attirer l'attention des gouvernants et des décideurs politiques sur la nécessité de promouvoir la recherche scientifique en général et la RBM en particulier, car le développement de l'Afrique en dépend.

Cet ouvrage aborde cette thématique dans une triple perspective : scientifique, épistémologique et éthique. *Perspective scientifique* pour rappeler que la RBM se définit comme une démarche scientifique dont l'objectif est l'acquisition des connaissances biomédicales. Cependant, elle est souvent confondue avec la pratique de soins. C'est pourquoi, il est important de préciser ce qui relève de l'une et de l'autre activité pour mieux comprendre leurs objectifs et leurs finalités ainsi que leurs implications éthiques.

---

[1] Une récente revue de la littérature (2024) sur le paludisme, par exemple, est exposée dans *Malaria Journal-BioMed Central* qui est une revue médicale en libre accès, révisée par des pairs et publiée par BioMed Central. *Malaria Journal* a été créé en 2002 et couvre la recherche sur le paludisme et les sujets connexes.

[2] Lire à ce propos l'ouvrage magistral de J.-P. CHIPPAUX, *Pratique des essais cliniques en Afrique*, Paris, IRD, 2004 ; ID., « L'Afrique, cobaye de Big Pharma », *Le Monde diplomatique,* Juin 2005.

[3] N. M. KEDOTÉ, A. SALAMI, J. P. TSALA TSALA *et al.*, « Encadrement institutionnel de la recherche dans trois pays d'Afrique subsaharienne », dans *Journal International de bioéthique et d'éthique des sciences*, vol. 28, 1 (2017), 63-74 ; N. MOUNDAIN, E. B. ARZOUMA (dir.), *La recherche en contexte de vulnérabilité. Engagement du chercheur et enjeux éthiques*, Paris, L'Harmattan, 2012.

[4] AFRICAN UNION DEVELOPMENT AGENCY-NEPAD, « Stratégie 2018-2030 en matière de recherche et d'innovation dans le secteur de la santé en Afrique (HRISA), https://www.nepad.org/file-download/ download/ public...

Perspective épistémologique, parce qu'après avoir défini la question de recherche, déterminé les objectifs poursuivis et l'hypothèse de l'étude, le chercheur doit nécessairement choisir les méthodes de recherche adaptées pour parvenir aux résultats attendus. En effet, il ne suffit pas de définir une question de recherche ; encore faut-il savoir comment parvenir à trouver ce que l'on cherche. Il s'agit donc d'indiquer comment le chercheur attend collecter des données et les interpréter afin de confirmer ou d'infirmer l'hypothèse du départ.

Perspective éthique enfin, parce que la RBM en tant que recherche impliquant des participants humains soulève des questions éthiques liées à la fois à sa méthodologie et au contexte de sa réalisation. Étant donné le contexte socioculturel et économique dans lequel se déroule cette recherche en Afrique, et les enjeux soulevés, il y a risque d'exploitation de la vulnérabilité des populations pauvres dans un contexte à tant d'égards démuni. D'où la nécessité de veiller au respect de la dignité des participants à la RBM - pauvres et analphabètes soient-ils -, de protéger leur santé contre des risques parfois disproportionnés et inutiles auxquels ils sont souvent exposés sous prétexte de sauver des vies humaines. Encore faudra-t-il que les pays africains fassent preuve de clairvoyance et de sensibilité en matière d'éthique de la recherche.

Cet ouvrage est divisé en deux parties et quatre chapitres. La première partie est consacrée aux généralités sur la RBM et la seconde se focalise sur la RBM en Afrique. Le premier chapitre tente de reconstruire le contexte sociohistorique de la naissance et du développement de la recherche médicale. Il présente la RBM à travers les âges, les révolutions qui l'ont marquée et la dynamique qui la caractérise aujourd'hui comme un pendant de la biomédecine. Le chapitre traite aussi de l'innovation thérapeutique comme l'aboutissement de toute RBM et se termine par une section consacrée aux sources de financement de la RBM.

Le deuxième chapitre traite des essais cliniques. Après avoir défini les essais cliniques et présenté leurs principes méthodologiques, nous réaffirmons avec force la différence entre essai clinique et pratique de soins. Même si un essai clinique est associé aux soins ou mené au cours d'un traitement et peut être bénéfique aux patients qui y participent, il ne vise pas en premier lieu à soigner ces derniers (comme beaucoup le pensent naïvement même parmi les professionnels de santé), mais à vérifier une hypothèse, à récolter des données afin de tirer des conclusions généralisables.

En d'autres termes, un essai clinique est une investigation scientifique qui a pour objectif d'évaluer la tolérance et l'efficacité d'un candidat médicament en vue de l'obtention d'une autorisation de mise sur le marché (AMM), une fois que les résultats de la troisième phase d'essais cliniques sont concluants. Dans cette perspective, sa visée est avant tout cognitive et non thérapeutique. La dernière section de ce chapitre explique les nouvelles approches des essais cliniques appelées « essais adaptatifs » et « approches multi-phases » qui ont vu le jour au cours des dernières années et se sont développées dans le contexte des urgences sanitaires d'Ebola en Afrique de l'Ouest (2014-2016) et en RDC (2018-2021), et de la pandémie de Covid-19 (2020-2022).

La deuxième partie débute par le troisième chapitre qui répond à la question posée par la toile africaine, celle de savoir « Où en est la recherche biomédicale en Afrique ». Ce chapitre passe en revue la RBM en Afrique depuis la colonisation jusqu'à ces jours et dresse son état des lieux. Victime de préjugés à cause de sa provenance et longtemps méconnue, la RBM en Afrique est finalement sortie de l'ombre, et ce, grâce aux efforts individuels et aux mérites des chercheurs africains. L'Afrique apporte sa pierre à la construction de l'édifice « science » et se distingue de plus en plus. La recherche africaine acquiert une visibilité et gagne en notoriété internationale. Ainsi, nous parlons de l'*Émergence de la recherche biomédicale en Afrique*. Cependant, le chemin à parcourir est encore long et beaucoup reste à faire.

Le quatrième décrit en détail les travaux des chercheurs africains qui ont permis à la RBM en Afrique de prendre l'envol. Nous avons retenu en majorité les travaux de chercheurs francophones, sans sous-estimer les travaux de l'Afrique anglophone qui tiennent par ailleurs le leadership de la RBM du continent. De la recherche fondamentale sur les maladies infectieuses qui sévissent en Afrique à la recherche clinique dont les essais cliniques constituent la branche la plus emblématique, des activités de recherche effectuées en Afrique par des Africains de manière rigoureuse dans des conditions difficiles ont abouti à des innovations thérapeutiques ayant été validées comme des stratégies ou des médicaments pour traiter des maladies en Afrique.

À cela s'ajoute la recherche génomique menée par des Africains sur le continent, laquelle a pour objectif de générer des données génétiques afin d'améliorer le diagnostic des maladies et leur prévention, non seulement en Afrique mais aussi au niveau mondial. Aussi vise-t-elle à combler le déficit des données génétiques des populations africaines et d'ascendance africaine dans l'étude du génome humain, laquelle est dominée par les données génétiques des populations d'origine européenne.

Notre ouvrage entend mettre en évidence les travaux marquants des chercheurs africains qui ont su apporter une contribution importante à la communauté scientifique internationale. Ces travaux peu connus et inaccessibles sont souvent enfouis dans de grandes revues scientifiques internationales d'expression anglaise. Ce livre voudrait donc contribuer tant soit peu à leur vulgarisation et célébrer les prouesses de ces dignes fils d'Afrique qui font la fierté du continent.

PREMIÈRE PARTIE
DE LA RECHERCHE BIOMÉDICALE

CHAPITRE 1
LA RECHERCHE BIOMÉDICALE

1. Les concepts de base

Plusieurs termes sont en usage pour désigner les investigations impliquant des êtres humains dans le domaine de la santé. On parle de la recherche en santé, la recherche médicale, la recherche biomédicale, la recherche clinique, l'essai clinique, l'expérimentation. L'usage indifférent de ces termes prête souvent à confusion et génère des conséquences perverses. C'est pourquoi une clarification sémantique s'impose au préalable pour déblayer le terrain afin de préparer un atterrissage en douceur. Commençons par définir le terme recherche.

1.1. La recherche

Le dictionnaire *Le Nouveau Petit Robert* (2000) définit la recherche comme « Ensemble des travaux, des activités intellectuelles qui tendent à la découverte de connaissances et des lois nouvelles (sciences), de moyens d'expression (arts, lettres). Pour le Centre National de Ressources Textuelles et Lexicales (CNRTL), la recherche se définit comme « Activités intellectuelles, travaux ayant pour objet la découverte, l'invention, la progression des connaissances nouvelles, conception que l'on a de cette activité »[1]. Abondant dans le même sens, le document canadien de réglementation de la recherche impliquant des êtres humains, *Énoncé de politique des trois Conseils* (EPTC2-2022), désigne la recherche comme « la démarche visant le développement des connaissances au moyen d'une étude structurée ou d'une investigation systématique »[2].

Le terme systématique signifie que toute recherche comporte un plan et suit une certaine orientation dans son déroulement, même si ce plan peut être plus structuré et formel dans certaines disciplines que dans d'autres. Ainsi définie et quel que soit le domaine, la recherche est synonyme d'une démarche qui cherche à répondre à la soif de connaître, à trouver de nouvelles connaissances lesquelles ne sont pas nécessairement généralisables.

---

[1] https://www.cnrtl.fr/definition/recherche.

[2] ÉNONCÉ DE POLITIQUE DES TROIS CONSEILS, *Éthique de la recherche avec des êtres humains* EPTC2-2022, https://ethics.gc.ca/fra/documents/tcps2-2022-fr.pdf.

1.2. Les types de recherche

La recherche se divise en recherche fondamentale et en recherche appliquée. La recherche fondamentale ou pure est l'ensemble de travaux destinés à faire avancer la connaissance ou à raffiner celle déjà acquise sans envisager une application ou une utilisation pratique. Elle cherche à établir un savoir général, à proclamer des lois, des principes et des théories. La recherche fondamentale veut comprendre, explorer et expliquer des faits[1]. Elle découvre entre les faits, des liens ou imagine des 'variables cachées', que personne n'avait identifiées ou évoquées [...]. Aussi vise-t-elle à proposer des hypothèses explicatives et opérationnelles, plus ou moins étayées expérimentalement et parfois purement théoriques qui sont source d'évolution ou même de révolution scientifique. Répondant à la soif de connaître, la recherche fondamentale tente de repousser le plus loin possible les frontières du connu. Elle ne poursuit aucun but directement technologique et l'innovation n'est pas son objectif immédiat. Recherche pure, elle ne se préoccupe pas des implications pratiques de ses produits, sa visée est théorique[2] ; c'est la recherche du savoir pour le savoir, la recherche conceptuelle pour ainsi dire.

La recherche fondamentale porte sur divers domaines d'études comme la physique, les sciences biomédecines, etc. Dans ce dernier domaine, par exemple, elle vise à mieux comprendre le corps humain et ses maladies. Elle porte tant sur le fonctionnement normal que pathologique des systèmes vivants pour en établir des fondements scientifiques.

La recherche fondamentale ne peut se prévaloir seule, sous peine de n'être qu'un art pour l'art, pour reprendre l'expression de P.-G De Gennes[3]. « La recherche fondamentale élabore des concepts et des théories, ouvre des pistes, que la recherche finalisée va tenter de traduire en applications techniques innovantes »[4]. Il s'agit alors de la recherche appliquée.

Le *Nouveau Petit Robert* définit la recherche appliquée comme les « travaux utilisant les découvertes de la recherche fondamentale dans un domaine et visant à leur application pratique ». Elle a pour objectif une application pratique des connaissances. En d'autres termes, la recherche appliquée se fonde sur les connaissances développées par la recherche fondamentale pour produire des outils pratiques, des solutions valables en vue de résoudre des problèmes concrets rencontrés sur le terrain ou pour

---

[1] M. M. TOURE, *Introduction à la méthodologie de la recherche. Guide pratique pour étudiants et professionnels des services sociaux et sanitaires,* Paris, L'Harmattan, 2007, p. 22-23.

[2] P. EVEN, *La recherche biomédicale en danger*, Paris, Le cherche midi, 2010, p. 40-41.

[3] Cité par P. EVEN, *La recherche biomédicale en danger*, p. 105.

[4] P. EVEN, *La recherche biomédicale en danger*, p. 106.

développer des outils à même de modifier les pratiques courantes. Sa finalité est de répondre aux attentes ou aux besoins de la société qui demande au progrès scientifique d'améliorer les conditions et la qualité de la vie. On distingue différents types de recherche appliquée : recherche-développement (R&D), la recherche-action, la recherche évaluative, etc.

Qu'est-ce que la R&D ? « La recherche et développement (R&D) rassemble les activités de recherche fondamentale et de recherche appliquée et de développement expérimental, dans une perspective d'innovation et de progrès. Les activités de R&D peuvent être menées dans le secteur public et dans le secteur privé, et le sont souvent conjointement »[1]. En d'autres termes, la R&D se définit comme un ensemble de travaux de recherche menés dans une entreprise ou un centre de recherche par un groupe de chercheurs pour concevoir, mettre au point de nouveaux produits ou outils afin de réaliser une initiative, un projet ou appuyer le développement d'une communauté, d'une organisation. Elle concerne les travaux de recherche menés par des institutions de recherche comme Institut de recherche pour le développement (IRD), l'Institut national de la santé et de la recherche médicale (Inserm), pour concevoir de nouveaux outils, de nouvelles méthodes ou stratégies en vue de résoudre un problème dans la société.

Pour le professeur Philippe Even, la R&D « C'est une recherche de production toujours planifiée, collective, menée par des ingénieurs, des pharmaciens, ou des médecins. Elle tente d'innover, conquérir, maintenir ou étendre des marchés »[2]. Elle part des inventions, brevetées ou non de la recherche appliquée, elle-même issue ou non de la recherche fondamentale pour confirmer, combiner, simplifier et standardiser ou, en médecine, les transférer du laboratoire au lit du malade, avec le but d'en faire, à travers les entreprises, les firmes pharmaceutiques et les sociétés start-up technologiques ou biologiques, des produits ou des médicaments, sûrs, efficaces et commercialisables.

Philippe Even parle de la R&D ou translationnelle[3]. Cette alternative signifie que la R&D est synonyme de recherche translationnelle dans le domaine biomédical. En effet, la recherche translationnelle est celle qui permet un flux bidirectionnel des connaissances de la recherche fondamentale (cognitive) vers son application au patient et des observations faites chez le malade vers la recherche fondamentale. Elle implique donc une étroite coopération ou collaboration entre chercheurs et cliniciens[4]. Elle fait le lien entre recherche et applications thérapeutiques afin de permettre aux patients - atteints surtout de maladies graves - de bénéficier plus rapidement des progrès

---

[1] « Les mots du dossier », *Cahiers français*, 427 (Mai-juin 2022), p. 82.

[2] P. EVEN, *La recherche biomédicale en danger,* p. 145.

[3] P. EVEN, *La recherche biomédicale en danger,* p. 145.

[4] L. CULINE, *Mémento de la recherche biomédicale portant sur un médicament à usage humain*, Paris, Springer-Verlag, 2011 (2è éd.), p. 84.

médicaux et d'être mieux pris en charge. En d'autres termes, « la recherche translationnelle assure le transfert réciproque des connaissances des chercheurs en laboratoire et des praticiens au chevet des patients »[1]. Elle accélère l'innovation thérapeutique vers l'arrivée de nouveaux traitements sur le marché.

La R&D est une recherche programmée en fonction des marchés potentiels et de la concurrence. L'objectif est de produire, commercialiser et exporter des produits qui répondent aux besoins réels de la société, capables de changer la vie des hommes[2].

Quant à la recherche-action, elle est une démarche visant à résoudre des problèmes concrets en situation. Elle est mise en œuvre avec la collaboration du chercheur et des acteurs d'une communauté ou d'un groupe donné. Elle porte sur l'élaboration des connaissances nouvelles en vue de transformer ou changer de façon plus au moins radicale la situation ou la réalité d'une institution, d'un groupe avec la participation active des acteurs concernés (chercheur, population impliquée). L'implication des acteurs du groupe concerné se situe à des niveaux différents selon la conception de la recherche. La recherche-action part de la pratique et de problème d'un milieu pour arriver à proposer des éléments de solution à ce problème. D'après W.E Van Trier, la spécificité de cette recherche tient au fait que le chercheur intervient d'une manière active sur le terrain étudié et qu'il vise, par cette intervention, un objectif double, à savoir :

- Premièrement, produire un changement social afin d'atteindre un but pratique fixé d'avance ;
- Deuxièmement, produire une information nouvelle en vue d'élargir les connaissances scientifiques du terrain concerné[3].

Enfin, le troisième type de recherche que nous avons retenu c'est la recherche évaluative. Celle-ci se définit comme un processus d'application de méthodes scientifiques visant à rassembler des données fiables et valides pour savoir comment et à quel degré des activités particulières produisent des effets ou des résultats particuliers. L'évaluation est axée non seulement sur les effets ou les résultats, mais aussi sur le processus de programmation. La recherche évaluative est perçue comme un processus d'évaluation de l'efficacité et de l'efficience des programmes donnés. Un tel processus suppose l'existence d'un programme évaluable qui doit satisfaire à certaines conditions préalables qui sont :

---

[1] V. MIGNON, « La recherche médicale à l'heure de la crise de Covid-19 », *Cahiers français*, 427 (Mai-juin 2022), p. 25.

[2] P. EVEN, *La recherche biomédicale en danger,* p. 145-146.

[3] W. E. VAN TRIER, « La recherche-action », dans *Déviance et Société*, 4, 2 (1980), p. 179, DOI : 10.3406/ds.1980.1758.

- Un programme bien articulé ;
- Des objectifs et/ou des résultats précis et clairement définis ;
- Un lien logique entre le programme et les objectifs et ou les résultats. Ces conditions devraient être élaborées au cours de la planification et de la mise en œuvre du programme.

On distingue aussi la recherche publique de la recherche privée. Cette distinction est basée essentiellement sur le lieu où la recherche est menée. La recherche publique est principalement effectuée au sein des établissements d'enseignement supérieur et des organismes nationaux de recherche comme le Centre national de la recherche scientifique (CNRS) et l'Inserm en France, l'INRB et l'Institut national de recherche agronomiques (INRA) en RDC. La recherche privée est menée dans des entreprises privées. La recherche publique et la recherche privée peuvent aussi mutualiser leurs efforts pour mener des recherches en partenariat public-privé[1].

1.3. La recherche en santé

Qu'est-ce que la santé ? La constitution de l'OMS définit la santé comme « un état de complet bien-être physique, mental et social, et ne consiste pas seulement en une absence de maladie ou d'infirmité ». Le concept de santé défini par l'OMS est souvent l'objet de critiques parce que jugé trop utopiste. En effet, cette définition fait de la santé un projet irréaliste et de tout être humain un malade[2]. Cette définition de la santé est sans doute utopiste, mais réelle. Elle inaugure une nouvelle façon de concevoir la santé et l'homme dans une dimension totale. La santé est perçue dans une perspective globale ou multidimensionnelle qui tient compte d'un ensemble de facteurs différents mais reliés entre eux. C'est donc une évolution ou un élargissement de la vision de la santé qui - au-delà de l'absence de maladies ou d'infirmités - prend en compte de différents déterminants de la santé, à savoir la dimension biologique et génétique, l'environnement et social, le style de vie et la prise en charge médicale[3].

Qu'est-ce que la recherche en santé ? Dans la dernière version des *Lignes directrices internationales d'éthique* élaborées par le CIOMS en 2016, il est écrit ceci :

> Le terme « recherche en matière de santé » fait référence aux activités ayant pour objectif de développer ou de contribuer au savoir généralisable en

---

[1] V. MIGNON, « La recherche : une spécificité française », dans *Cahiers français,* 427 (Mai-Juin 2022), p. 16-17.

[2] G. DURAND, *Introduction générale à la bioéthique. Histoire, concepts et outils*, Québec, Fides (Nouvelle édition), 2005, p. 394-395.

[3] H. DOUCET, *L'éthique de la recherche. Guide pour le chercheur en sciences de la santé,* Montréal, Les Presses de l'Université de Montréal, 2002, p. 230-231.

matière de santé dans le domaine plus classique de la recherche impliquant des participants humains comme les recherches axées sur l'observation, les essais cliniques, la mise en banque de matériel biologique et les études épidémiologiques »[1] .

Quant à la recherche impliquant des participants humains, elle regroupe toute recherche biomédicale, comportementale, épidémiologique ou des sciences sociales supposant la collecte ou l'analyse systématique de données en vue de générer de nouvelles connaissances et dans laquelle des êtres humains sont exposés à des interactions. Cela signifie que, soit les participants humains sont exposés à des manipulations, des interventions, des observations et d'autres interactions avec les chercheurs, directement ou à travers une modification de leur environnement ; soit ils deviennent individuellement identifiables par le biais du matériel biologique collecté, préparé ou utilisé par les chercheurs ou à travers des dossiers médicaux ou autres[2].

Par ailleurs, nous faisons remarquer que la définition de la recherche en santé formulée par le CIOMS ne s'adapte pas à toutes les recherches en santé, parce qu'elle évoque la vérification d'hypothèses et le savoir généralisable, et s'inscrit par conséquent dans une perspective statistique traditionnelle. Elle fait preuve de manque de reconnaissance à l'égard d'autres méthodes de recherche en santé qui ne s'appuient pas sur la vérification d'hypothèses et ne visent pas la généralisation du savoir. C'est pour cette raison que nous optons pour une conception plus large et plus inclusive de la recherche en santé telle que définie dans la Loi sénégalaise ci-dessous.

Pour la *Loi portant Code d'Éthique de la recherche en santé* du Sénégal élaborée en 2009, « La recherche en santé est un processus visant à obtenir une connaissance systématique et des technologies pouvant être utilisées pour améliorer la santé des individus ou des groupes de populations déterminés »[3]. Et la Loi sénégalaise d'ajouter : « Elle fournit une information de base sur l'état de santé ou les pathologies de la population, elle vise à mettre au point des outils pour prévenir et soigner la maladie, en atténuer les effets, et à concevoir des approches plus efficaces pour la prestation des soins de santé tant aux personnes qu'aux communautés »[4]. En d'autres termes, la recherche

[1] CIOMS, *Lignes directrices internationales pour la recherche en matière de santé impliquant des participants humains*, Genève 2016 (Préambule), https://cioms.ch/wp-content/2017/11/international-Ethical-Guidelines-FINAL_FRENCH.pdf.

[2] OMS, Comités d'éthique de la recherche. Notions de base pour le renforcement des capacités, OMS 2009, www.who.int/ethics/publications/en/

[3] « Loi n° 2009-17 du 9 mars 2009 portant Code d'Éthique pour la Recherche en Santé », https://www.dri.gouv.sn/sites/default/files/andocuments/LOI%202009%20 17%20 CODE%20D%27ETHIQUE...

[4] « Loi n° 2009-17 du 9 mars 2009 portant Code d'Éthique pour la Recherche... ».

en santé vise à acquérir des connaissances sur un problème de santé qui touche l'homme ou un groupe d'individus et à y apporter une solution.

Sa mission consiste à collecter des données sur une question donnée et à les analyser en vue de produire des informations à exploiter par les chercheurs, les décideurs, les praticiens, la communauté ; à produire de nouvelles connaissances ou réadapter les stratégies existantes de diagnostic, de traitement et de prévention de diverses maladies. *Son champ d'investigation* comprend : la recherche qualitative en santé, la recherche biomédicale ou recherche médicale, la recherche épidémiologique, la recherche sur le système de santé. Dans le contexte africain, on y ajoute aussi la recherche en médecine traditionnelle[1].

Par recherche qualitative en santé, on entend « tout type recherche, mené dans le champ de la santé, mettant en œuvre des modes de collecte de données et des méthodologies d'analyses pouvant être qualifiées de qualitatives, au sens où elles permettent d'accéder à la compréhension en profondeur du phénomène investigué »[2]. Les recherches qualitatives en santé regroupent divers domaines de recherches qui se différencient par leurs ancrages disciplinaires (anthropologie, sociologie, psychologie, médecine), leurs objectifs (démarche exploratoire, compréhension du vécu des malades, analyse des transformations du champ et des pratiques professionnelles, évaluation d'une action ou d'une intervention). Ceci veut dire que les recherches qualitatives en santé font intervenir plusieurs disciplines des sciences sociales et humaines, et les sciences du comportement.

Dans le domaine des sciences sociales, ce type de recherches porte sur le milieu, les relations, les interactions et les déterminants sociaux sur la santé. Ces recherches visent à comprendre pourquoi les individus, ou certains groupes d'individus se comportent comme ils le font vis-à-vis des soins de santé ; par exemple pourquoi ils appliquent ou rejettent, diverses mesures de prévention des maladies. Elles étudient, par exemple, les traditions et les coutumes des individus ou des groupes d'individus associés aux facteurs de la santé et des maladies. Aussi essaient-elles de comprendre la façon dont des personnes se comportent et agissent en rapport avec la santé.

Quant à la recherche épidémiologique, elle désigne l'étude de la distribution des déterminants, des incidences et la prévalence des maladies dans une population donnée ainsi que les moyens liés à leur contrôle ou surveillance. Elle s'applique aussi bien à l'étude de l'identification des facteurs de risques, des éléments sociaux déterminant certaines maladies qu'au contrôle des problèmes de santé dans une population ou des groupes

---

[1] « Loi n° 2009-17 du 9 mars 2009 portant Code d'Éthique pour la Recherche… ».

[2] F. BALARD, C. FOURNIER, J. KIVITS *et al.*, « Introduction » dans J. KIVITS, F. BALARD, C. FOURNIER *et al.*, *Les recherches qualitatives en santé,* Malakoff, Arman Colin, 2016, p. 15.

sociaux[1]. De nos jours, « l'épidémiologie englobe la surveillance, la recherche, les expériences et les applications soit dans une tranche de la population soit dans l'évaluation des soins de santé »[2]. Au service de la santé publique, la recherche en épidémiologie fournit des données scientifiques nécessaires à la planification des stratégies pour les interventions sur la santé d'une population, les services sanitaires généraux et l'administration de services de soins.

Enfin, le type le plus connu de la recherche en santé c'est sans doute la RBM. Celle-ci comprend la recherche clinique et la recherche génétique. Elle revêt plusieurs aspects ; c'est pourquoi, elle est souvent désignée par différents termes qui prêtent souvent à confusion : la recherche médicale, la recherche clinique, l'essai clinique... Une clarification sémantique s'impose pour mieux comprendre la spécificité de chaque terme.

1.4. Recherche médicale, recherche biomédicale… quelle différence ?

Commençons par le terme recherche médicale. D'après V. Diebolt et C. Misse, « La recherche médicale […] trouve son étymologie dans le terme latin *medicus*, « qui guérit » et fait référence à un dysfonctionnement du corps, au diagnostic et aux traitements pour le détecter et le traiter »[3]. La nouvelle version de la Déclaration d'Helsinki, adoptée en octobre 2024 à Helsinki pour ses 60 ans d'anniversaire, définit la recherche médicale par son objectif et stipule ceci : « L'objectif premier de la recherche médicale impliquant des participants humains est de générer des connaissances pour comprendre les causes, le développement et les effets des maladies, et d'améliorer les interventions préventives, diagnostiques et thérapeutiques, et, en fin de compte, de faire progresser la santé individuelle et publique »[4].

Pour Philippe Even et Bernard Debré, la recherche médicale s'applique aux malades et elle concerne le développement et l'évolution des procédures diagnostiques et thérapeutiques nouvelles, en particulier les essais cliniques et les transferts de technologies des unités de recherche vers les laboratoires hospitaliers. Elle est menée principalement par des médecins cliniciens sur des

[1] J. ARBOLEDA-FLOREZ, D. N. WEISSTUB, H. HOLLEY, « Questions éthiques dans la recherche épidémiologique », dans D. N. WEISSTUB (dir.), *Le consentement et la recherche épidémiologique*, Paris, L'Harmattan, 2001, p. 120.

[2] J. M. LAST, « Epidemiology and Ethics », cité par J. ARBOLEDA-FLOREZ, D. N. WEISSTUB, H. HOLLEY, « Questions éthiques dans la recherche épidémiologique », p. 120.

[3] V. DIEBOLT, C. MISSE, *Comprendre la recherche clinique et l'innovation à l'hôpital. Enjeux, réglementation, organisation et financement*, Paris, Dunod, 2014, p. 3.

[4] DÉCLARATION D'HELSINKI DE L'AMM, « Principes éthiques applicables à la recherche impliquant des participants humains », Helsinki, octobre 2014, n° 7.

malades dans les centres hospitaliers universitaires sur des projets de recherche soutenus par des institutions de recherche comme l'Inserm[1].

Venons-en à la RBM ? Intervenant dans un colloque organisé par l'OMS en 1968 sur le thème « Politique scientifique et recherche biomédicale », le Pr Jean Bernard fustigeait le terme « recherche biomédicale ». D'après lui, Il ne paraissait pas indispensable de remplacer le terme honorable et classique « recherche médicale » par ce nouveau concept. Ce dernier, poursuit-il, a l'inconvénient d'être un « barbarisme étymologique avec sa tête grecque et sa queue latine », et n'a aucun avantage par rapport au terme classique ci-dessus cité. Car on ne peut concevoir une recherche médicale indépendante ou en dehors de la vie[2].

Le terme « biomédical » est un néologisme d'origine anglo-saxonne, à la tête grecque (*bio*) et à la queue latine (*medicina*). Le concept recherche biomédicale est un pendant de la biomédecine et a réussi à voler la vedette au terme recherche médicale. En effet, ce terme est entré dans l'usage courant en dépit des critiques de nature sémantique ou épistémologique[3]. Comment définit-on la RBM ? Après la révision en 2004 de la loi Huriet sur la recherche biomédicale (1988), le Code de la Santé Publique en France (2005) a stipulé ceci : « le terme recherche biomédicale désigne les recherches organisées et pratiquées sur l'être humain en vue du développement des connaissances biologiques ou médicales »[4]. La RBM implique des sujets (participants) humains, leurs échantillons biologiques (sang, urine…). Elle cherche à comprendre le corps humain et porte tant sur le fonctionnement normal que sur les dysfonctionnements du système vivant. Elle ne se limite pas à l'homme, mais implique aussi des animaux vertébrés et/ou invertébrés en tant qu'êtres vivants.

Pour France Béréterbide, la RBM est une activité qui vise le développement le plus large possible des connaissances biologiques et médicales sur le corps humain, la compréhension des lois qui régissent son fonctionnement, son comportement[5]. Elle étudie donc le corps humain, les maladies qui l'affectent et leurs mécanismes d'action. L'objectif qu'elle poursuit est d'acquérir de nouvelles connaissances ou d'enrichir celles déjà acquises sur la santé et des maladies. Sa finalité est de formuler des stratégies ou de mettre au point de

---

[1] P. EVEN, B. DEBRÉ, *Savoirs et pouvoir. Pour une nouvelle politique de la recherche et du médicament*, Paris, le cherche midi, 2004, p. 95.

[2] J. BERNARD, cité par J.-F. PICARD, « Naissance de la biomédecine, le point de vue d'un historien », *Médecine/Sciences*, vol. 12, 1 (Janvier 1996), p. 97.

[3] A. CAMBROSO, P. KEATING, « Qu'est-ce que la biomédecine ? Repères socio-historiques », *Médecine/Sciences,* vol. 19, 12 (Décembre 2003), p.1280.

[4] Cité par M. C. CHEMTOB CONCÉ, *La recherche biomédicale. La cadre juridique international, européen et national,* Bordeaux, Les études hospitalières, 2006 (2e ed.), p. 24.

[5] F. BERETERBIDE, *Essais cliniques dans les pays du Sud : entre impérialisme éthique et relativisme moral ?*, Paris, L'Harmattan, 2014, p. 9.

nouvelles interventions diagnostiques, thérapeutiques ou de prévention en vue de soigner des maladies et d'améliorer la santé. Tout dépend de ce que l'on entend par objectif et finalité d'une recherche. La RBM inclut donc non seulement « les études conçues à l'origine pour accroître la base scientifique de l'information sur la physiologie et le développement normal et anormal », mais également « des études conçues à l'origine pour évaluer la sécurité, l'efficacité ou L'utilité d'un produit, d'une procédure ou d'une intervention médicale »[1].

La RBM représente une nouvelle forme de la recherche médicale. Son champ d'action s'étend sur tous les domaines de la biomédecine impliquant des interventions sur les systèmes des vivants. C'est dire qu'elle ne concerne pas seulement l'homme, mais aussi l'animal. En effet, le terme RBM a l'avantage d'inclure l'ensemble des recherches médicales sur l'homme, les micro-organismes, y compris celles portant sur les animaux. Aussi se distingue-t-elle par ses intervenants et son objectif. Premièrement, elle n'est plus le monopole des médecins cliniciens et ses acteurs ne font pas nécessairement partie d'une équipe soignante ; elle fait appel à plusieurs spécialistes, tels des biologistes, des pharmaciens, les psychologues, les sociologues, etc.[2] Deuxièmement, les sujets qui s'y prêtent ne sont pas nécessairement des patients, ils peuvent être des volontaires sains, des animaux, des parties ou des produits du corps humain, des cadavres, etc.[3] En ce sens, l'expression recherche biomédicale est plus inclusive que le terme recherche médicale.

Pour les professeurs Philippe Even et Bernard Debré, le terme RBM n'est pas univoque et il recouvre des acceptations bien différentes. Ils distinguent la RBM en différentes catégories : recherche biologique fondamentale, la RBM comme telle, la recherche médicale, la recherche épidémiologique en santé publique, la recherche et développement de l'industrie pharmaceutique. Pour ces deux scientifiques français, la RBM porte sur les maladies humaines ou animales. Menée autant par des médecins que par des scientifiques, au sein d'unités de recherche comme l'INSERM, implantées dans les facultés de médecine ou les hôpitaux, elle applique les concepts et les techniques de la recherche fondamentale, qu'elle enrichit en retour, les processus pathologiques étant susceptibles d'éclairer le mécanisme et la finalité des processus normaux[4].

---

[1] D. N. WEISSTUB, S.N. VERDUN-JONES, « Pour une distinction entre l'expérimentation thérapeutique et l'expérimentation non thérapeutique », dans D. N. WEISSTUB (dir.), *Réflexions philosophiques et historiques,* Paris, L'Harmattan, 2001, p. 205.

[2] CONSEIL D'EUROPE, *Protocole additionnel à la Convention sur les droits de l'homme et la biomédecine relatif à la recherche biomédicale*, 25.1., Strasbourg, 2005, p. 4.

[3] D. RODRIGUEZ-ARIAS, G. MOUTEL, C. HERVÉ, *Recherche biomédicale et populations vulnérables*, Paris, L'Harmattan, 2006, p. 39-40.

[4] P. EVEN, B. DEBRÉ, *Savoirs et pouvoir…*, p. 95.

Venons-en au concept « recherche clinique ». Étymologiquement, le terme clinique vient du mot grec *klinein* et signifie « être couché », au chevet du patient. Clinique s'appliquerait littéralement aux activités réalisées dans la relation entretenue entre une équipe soignante et un patient au lit. Cette relation relèverait simplement du traitement pour la guérison d'une maladie ou pour obtenir une connaissance sur celle-ci. Ainsi envisagée, la recherche clinique impliquerait d'être conduite au chevet des malades (comme le suggère la racine étymologique du terme clinique) et exclurait les activités réalisées sur des volontaires sains[1].

C'est l'option prise par la *Déclaration d'Helsinki* 1975 et ses versions successives jusqu'en 2000 qui ont considéré la recherche médicale combinée aux soins professionnels comme une recherche clinique parce qu'elle vise le bien du patient, tandis que la recherche non thérapeutique comme une recherche biomédicale non clinique à visée cognitive.

D. Gracia ne partage pas cette perception de la recherche clinique. Pour lui, l'activité clinique se réalise aussi bien sur l'homme sain que sur le malade en vue d'une meilleure connaissance et gestion des maladies ou de la santé[2]. Dans la même perspective, l'AP-HP (Assistance publique-Hôpital de Paris) définit la recherche clinique comme celle qui comprend la recherche de nouveaux médicaments ayant pour sujet de recherche l'être humain ; la comparaison entre plusieurs stratégies médicales ; l'évaluation de nouvelles thérapies cellulaires et géniques faisant appel à des technologies de pointe ; l'identification des mécanismes moléculaires ou cellulaires impliquées dans les pathologies humaines, etc.[3]

La recherche clinique désigne donc un type de la RBM qui vise la connaissance des pathologies, de leur évolution et des interventions (diagnostiques, thérapeutiques ou de prévention) à même de les enrayer. Elle consiste à vérifier une hypothèse de recherche, à tester les nouveaux produits de santé en disposant des éléments de comparaison et des outils d'analyse adéquats, et à évaluer le bénéfice et le risque de ces produits pour la santé, les conditions d'usage et les effets indésirables. La recherche clinique s'effectue en deux étapes : étape préclinique et étape clinique. L'étape préclinique se déroule dans les laboratoires des centres de recherche sur des modèles

[1] D. RODRIGUEZ-ARIAS, G. MOUTEL, C. HERVÉ, *Recherche biomédicale et populations vulnérables*, p. 21. « Emprunté du latin *clinicus*, du grec *klinikos*, 'propre au médecin qui exerce son art près du lit de ses malades', lui-même de *kliné* 'lit' ». Dictionnaire de l'Académie française, htttps://www.dictionnaire-academie.fr/A9C2610

[2] D. GRACIA cité par D. RODRIGUEZ-ARIAS, G. MOUTEL, C. HERVÉ, *Recherche biomédicale et populations vulnérables*, p. 20.

[3] D. RODRIGUEZ-ARIAS, G. MOUTEL, C. HERVÉ, *Recherche biomédicale et populations vulnérables*, p. 21.

biologiques, des cellules humaines en culture (*in vitro*) et sur des animaux (*in vivo*). À l'étape préclinique succède l'étape clinique qui implique l'homme[1].

Qu'est-ce qu'un essai clinique ? Un essai clinique peut être défini comme un procédé scientifique qui consiste à vérifier une hypothèse. Dans le domaine biomédical, un essai clinique se définit comme une forme appliquée de la recherche clinique qui est pratiquée sur l'homme (sain ou malade) pour évaluer les effets qu'ont sur la santé certains produits ou certaines interventions relatives à la santé[2]. La Directive 2001/20 de l'Union européenne définit l'essai clinique comme

> Toute investigation menée chez l'homme afin de déterminer ou de confirmer les effets cliniques, pharmacologiques et/ou les autres effets pharmacodynamiques d'un ou de plusieurs médicaments expérimentaux, et/ou de mettre en évidence tout effet indésirable d'un ou de plusieurs médicaments expérimentaux, [...] dans le but de s'assurer de leur innocuité et/ou efficacité[3].

C'est dire qu'un essai clinique cherche à établir la preuve scientifique de la tolérance et de l'efficacité clinique d'un candidat médicament ou d'un dispositif médical sur la base des faits avérés. Il est une étape clé de la validation et de la détermination des conditions d'utilisation d'un médicament[4]. L'essai clinique s'identifie aussi à l'expérimentation dans le domaine biomédical.

Qu'est-ce qu'une expérimentation ? D'après M.-L. Delfosse, le terme expérimentation a un double sens dans le domaine médical. Tantôt, il renvoie au fait d'essayer, c'est-à-dire d'agir sans être sûr du résultat, ou encore d'agir pour la première fois. Dans ce sens, le concept expérimentation et les termes qui lui sont connexes (expérience, expérimenter et expérimental) ont toujours figuré parmi le vocabulaire médical initial. En effet, depuis toujours, poursuit-elle, les médecins ont procédé par expérimentation dans certaines circonstances en posant des actes qui s'écartent de la pratique ordinaire, c'est-à-dire la pratique habituellement définie. L'objectif d'un tel acte est d'obtenir le meilleur effet clinique pour un patient déterminé ou particulier. Cet acte s'appelle un acte de soin expérimental et il s'identifie dans une relation thérapeutique. Tantôt, l'expérimentation désigne une méthode ou une technique pour conduire une investigation en vue d'accroître les

---

[1] G. BOUVENOT, M. VRAY, *Essais cliniques : Théorie, pratique et critique*, Paris, Flammarion, 2006 (4e éd.), p. 1-5.

[2] EPTC2, n° 11.

[3] Cité par M.-C. CHEMTOB CONCÉ, *La recherche biomédicale...*, p. 23.

[4] V. DIEBOLT, C. MISSE, *Comprendre la recherche Clinique...*, p. 2-3.

connaissances[1]. Ainsi, le terme expérimentation reçoit un sens nouveau qui se juxtapose à l'ancien. Dans son sens nouveau, l'expérimentation est désignée comme une démarche qui consiste à tester des hypothèses par la construction d'expériences rigoureusement contrôlées. « Expérimenter signifie alors chercher à accroître la connaissance par un recours systématique à l'expérience[2]. Ici, l'objectif n'est pas de soigner un patient, mais de vérifier une hypothèse, de chercher à accroitre des connaissances.

Comme on le voit donc, dans le domaine biomédical, l'expérimentation emprunte deux voix : la voix de la recherche pure d'une part, et celle du traitement ou de la thérapie d'autre part. Ainsi donc, l'expérimentation s'applique aussi bien à un acte de soin expérimental à visée thérapeutique qu'à un acte expérimental qui poursuit un objectif cognitif. Ces deux activités sont souvent confondues et prises l'une pour l'autre parce qu'elles se déroulent souvent dans le même contexte, avec le même personnel et comportent beaucoup de manœuvres semblables[3]. C'est pourquoi, une distinction s'impose.

1.5. Recherche, pratique et thérapie innovatrice

Lors de ses travaux de 1974 à 1978, la *Commission nationale américaine pour la protection des sujets humains en recherche biomédicale et comportementale* (CN) a entrepris un travail de clarification sémantique pour établir une distinction claire entre les activités relatives à la recherche et celles relatives à la pratique (de soins). En effet, les deux formes d'activités prêtent à confusion parce qu'elles ont souvent lieu en même temps[4]. En outre, si l'on veut assurer le respect et la protection des personnes impliquées dans ces activités médicales matériellement identiques, il est indispensable de préciser ce qui relève de l'une ou de l'autre.

Pour tracer la frontière entre ces différentes activités médicales, la CN a recouru à l'analyse épistémologique qui prend en considération l'objectif

---

[1] M.-L. DELFOSSE, « Soigner : une longue histoire et une aventure complexe... », *Ethica clinica*, 17 (2000), p. 9 ; ID., « Expérimentation médicale sur l'être humain et philosophie », dans J.-N. MISSA, *Le devoir d'expérimenter. Études philosophiques, éthiques et juridiques sur la recherche biomédicale*, Bruxelles, De Boecck Université, 1996, p. 208-209.

[2] COMMISSION DE RÉFORME DU DROIT DU CANADA cité par J. PATENAUDE, J. CABANAC, « Quelle recherche, quelle évaluation ? Le cas de la distinction entre soin expérimental et soin innovateur », dans *Éthique publique*, vol. 2, 2 (2000), p. 5.

[3] M.-L. DELFOSSE, « Soigner : une longue histoire et une aventure complexe... », p. 9.

[4] THE NATIONAL COMMISSION FOR THE PROTECTION OF HUMAN SUBJECTS ON BIOMEDICAL AND BEHAVIORAL RESEARCH, « Le Rapport Belmont. Principes d'éthique et lignes directrices pour la recherche faisant appel à des sujets humains », dans *Médecine et expérimentation,* Québec, Les Presses de l'Université Laval (Les cahiers de bioéthique 4), 1982, p. 234.

poursuivi (thérapeutique ou cognitif) et permet de cerner les caractéristiques spécifiques de l'expérimentation pratiquée sur des êtres vivants. À bien comprendre M.-L. Delfosse, le choix porté sur la démarche épistémologique se justifie par le fait que celle-ci permet de fournir des critères pertinents de distinction entre les différentes activités médicales sur l'homme ; tandis que les définitions qui procèdent de l'éthique prennent souvent pour point de départ la notion de risque ou de bénéfice, ou encore des populations concernées. Toutefois, la démarche épistémologique, poursuit la philosophe belge, recèle aussi un enjeu éthique dans la mesure où elle est dictée par la volonté de protéger et de respecter les personnes auxquelles la recherche fait appel[1].

1.5.1. Frontière entre recherche et pratique (de soins)

Au terme de ses travaux et dans son fameux rapport final appelé *Rapport Belmont*, la CN a tracé une frontière entre recherche et pratique, parce que la distinction entre les deux était confuse pour la simple raison que les deux activités se déroulent souvent dans un même lieu et parfois avec les mêmes acteurs. Pour la CN,

> le terme « pratique » se réfère à des interventions qui ont pour unique objectif d'améliorer le bien-être de tel patient ou client, et dont on peut attendre une réussite. Le but de la pratique médicale et de la thérapie du comportement est de fournir un diagnostic, et une thérapie préventive chez certaines personnes[2].

Par contraste, la Commission américaine a désigné le terme recherche comme :

> une activité qui cherche à vérifier une hypothèse, à permettre de tirer des conclusions, et partant d'élaborer un savoir généralisable ou d'y contribuer [...]. La recherche est habituellement décrite dans un protocole officiel qui fixe un objectif et un ensemble de procédures destinées à atteindre cet objectif[3].

La Commission a aussi identifié une autre pratique qu'un clinicien peut mener au cours de ses activités laquelle pratique n'est ni une recherche, ni une pratique valide, mais une pratique nouvelle appelée thérapie innovatrice ou innovante.

---

[1] M.-L. DELFOSSE, *L'expérimentation médicale sur l'être humain. Construire les normes, construire l'éthique*, Bruxelles, De Boeck-Université, 1993, p. 32 ; M.-L. DELFOSSE, « Expérimentation médicale sur l'être humain et philosophie », p. 208-209.
[2] THE NATIONAL COMMISSION, « Le Rapport Belmont... », p. 234-235.
[3] THE NATIONAL COMMISSION, « Le Rapport Belmont... », p. 235.

1.5.2. Thérapie innovatrice ou thérapie innovante

Au cours d'un acte clinique sur un patient, un clinicien peut s'écarter de la pratique courante ou habituelle pour poser des actes non-validés. Ces « pratiques non validées », c'est-à-dire menées de façon nouvelle, non-éprouvée ou différente, constituent certes une innovation ; mais elles ne sont pas une recherche, bien qu'elles soient menées d'une manière expérimentale[1]. Elles s'appellent « thérapie innovatrice ou innovante ». On parle aussi de soins innovants, acte de soin expérimental, traitement expérimental dans le contexte individuel. La Déclaration d'Helsinki (2000) emploie le terme *méthode non éprouvée ou nouvelle* » (n°31) ; les versions de 2008 et de 2013 parlent d'*intervention non avérée* (n°37) ; la dernière version en vigueur (2024) emploie le terme *intervention non éprouvée* (n°37). Dans notre ouvrage, nous utilisons indifféremment tous ces termes.

La thérapie innovante s'applique aux procédures médicales administrées pour le bénéfice d'un patient, mais dont les résultats sont incertains, parce qu'elle n'a pas encore donné les preuves de tolérance et d'efficacité sur le plan scientifique. Contrairement à la recherche, elle n'est pas conçue pour mettre à l'épreuve une hypothèse ou développer de nouvelles connaissances.

> D'après D. H. Cowan, « Les thérapies innovantes représentent habituellement des interventions non contrôlées et souvent individuelles dont l'intention est de gérer ou de résoudre des problèmes cliniques particuliers. Elles ne sont pas habituellement conçues pour mettre à l'épreuve des hypothèses »[2].

Autre considération à prendre en compte, c'est le fait que ces thérapies ne sont pas entreprises avec l'intention d'acquérir de nouvelles connaissances au-delà des besoins du patient. Bien que leur utilisation puisse mener au développement de nouvelles connaissances, cette conséquence est secondaire à leur but premier, lequel consiste à soigner les patients[3].

Selon M.-L. Delfosse, la démarche est essentiellement pratique et ce type d'acte a deux caractéristiques essentielles : il s'adresse à une personne déterminée, à un patient particulier et il s'agit de chercher comment obtenir le meilleur effet clinique pour lui. La thérapie innovante ou l'acte de soin expérimental s'identifie en définitive à la relation thérapeutique[4].

---

[1] THE NATIONAL COMMISSION, « Le Rapport Belmont… », p. 235.

[2] D. H. COWAN, « Innovative Therapy Versus Experimentation » cité par D. N. WEISSTUB, S. N. VERDUN-JONES, « Pour une distinction entre l'expérimentation thérapeutique… », p. 207.

[3] D. H. COWAN, « Innovative Therapy Versus Experimentation » cité par D. N. WEISSTUB, S. N. VERDUN-JONES, « Pour une distinction entre l'expérimentation thérapeutique… », p. 207.

[4] M.- L. DELFOSSE, « Expérimentation médicale sur l'être humain et philosophie », p. 210.

En résumé, les éléments ci-après caractérisent une thérapie innovatrice :

- ✓ Acte de soin non validé, nouvelle, menée de façon expérimentale ;
- ✓ Accompli au bénéfice d'un patient déterminé ou particulier ;
- ✓ Incertitude sur les résultats ;
- ✓ Une innovation certes, mais elle ne constitue pas une recherche parce qu'elle n'est pas menée selon un plan expérimental (protocole de recherche) et n'a pas pour objectif de vérifier une hypothèse ou de développer une nouvelle connaissance.

Étant donné que la thérapie innovatrice poursuit un intérêt ou un objectif thérapeutique, elle relève de la déontologie médicale et non de l'éthique de la recherche. Cependant, selon le *Rapport Belmont*, cette intervention devrait par la suite faire l'objet d'une recherche pour en évaluer la sécurité et l'efficacité.

Mais à quoi s'applique concrètement le terme thérapie innovante ? Est-ce à des procédures médicales déjà connues qui sont utilisées dans d'autres contextes thérapeutiques ou à de nouvelles procédures thérapeutiques en général ? Pour E. Kluge, l'expression thérapie innovante s'applique explicitement aux « procédures ou aux modalités qui sont déjà connues dans un autre domaine mais qui sont adaptées à un nouveau contexte sans qu'il y ait autant de certitudes qu'il y en a dans leur utilisation standard »[1]. Quant à J.-L. Baudouin, il affirme, en revanche, que le terme devrait s'appliquer plus généralement à toute procédure qui est « administrée au patient à la fois dans l'espoir que cela puisse avoir un effet curatif sur la maladie et avec l'intention de déterminer si elle est ou non vraiment efficace », et ce, à condition que l'intention principale soit thérapeutique. Pour B. M. Dickens, de telles techniques ou procédures peuvent seulement être utilisées lorsque « aucun traitement orthodoxe est disponible pour la condition du patient » en question.

En outre, Dickens précise que si une thérapie de référence est disponible et le médecin administre un nouveau traitement pour déterminer s'il est plus efficace que le traitement de référence, cette démarche correspond à une expérimentation plutôt qu'à une thérapie innovante. Il insiste sur le fait que le processus visant à distinguer la thérapie innovante de la recherche ou de l'expérimentation ne devrait pas être établi sur le critère de *l'intention du médecin* ; en d'autres termes, ce n'est pas le médecin qui doit fixer la limite entre les deux activités. Au contraire, le critère devrait être objectif et l'approche consisterait à chercher l'objectif principal poursuivi par l'intervention du médecin sur le patient en question[2].

D'autres experts ont défendu une position intermédiaire qui définit une thérapie innovante soit comme une nouvelle application clinique du savoir

---

[1] Cité par D. N. WEISSTUB, S. N. VERDUN-JONES, « Pour une distinction entre l'expérimentation thérapeutique… », p. 208.

[2] D. N. WEISSTUB, S. N. VERDUN-JONES, « Pour une distinction entre l'expérimentation thérapeutique… », p. 208.

médical actuel, soit comme une combinaison de formes usuelles de traitement. Dans les deux cas, une thérapie innovante est appropriée aux besoins particuliers d'un patient et motivée par l'intention spécifique de le traiter. En outre, il est important que les médecins épuisent tous les traitements classiques avant d'essayer une thérapie innovante[1].

Cette activité se caractérise par l'absence de la validation de sa sécurité et de son efficacité. En d'autres termes, c'est un acte qui sort de l'ordinaire.

Ainsi donc, en utilisant une méthode innovatrice ou une méthode non validée, un médecin ne fait pas de la recherche, mais il administre *un traitement de dernière chance ou de compassion*. En effet, « Dans la mesure où l'innovation vise l'intérêt thérapeutique du patient, le traitement n'est pas assimilé à la recherche, bien que les résultats puissent présenter un grand intérêt et avoir une utilité considérable »[2].

Enfin, la distinction entre *le traitement innovateur ou l'acte de soin expérimental et l'acte expérimental à but cognitif* est difficile à établir. Mais le document helvétique apporte plus de lumière et de précision en distinguant une thérapie standard d'une thérapie expérimentale dans le cadre individuel et d'un traitement dans le cadre d'un projet de recherche. Dans ces directives, les termes sont ainsi définis :

- *Thérapie standard* : ce traitement englobe tous les traitements médicaux qui reposent sur des recommandations professionnelles valables ou – en l'absence de telles recommandations – qui correspondent à la pratique générale d'expertes reconnues.
- *Thérapie expérimentale dans le cadre individuel* : cette expression décrit un traitement qui diverge du traitement standard ou qui est appliqué en l'absence d'un traitement standard en contexte de soins ;
- *Traitement dans le cadre d'un projet de recherche* : on parle de traitement dans le cadre de recherche lorsque celui-ci se déroule dans le cadre d'un questionnement scientifique et qui permet d'acquérir des connaissances généralisables. Pour ce faire, un des critères suivants doit être rempli, à savoir :
  1) les données de plusieurs patients sont collectées et évaluées de manière prospective ;
  2) la nature de la thérapie et les modalités d'application ne sont pas uniquement orientées selon les besoins du patient, mais définies par le projet de recherche ;
  3) des données supplémentaires sont recueillies, des examens sont

[1] D. N. WEISSTUB, S. N. VERDUN-JONES, « Pour une distinction entre l'expérimentation thérapeutique... », p. 209.
[2] J. PATENAUDE, J. CABANAC, « Quelle recherche, quelle évaluation... », p. 90.

pratiqués qui ne sont pas indispensables au traitement (p.ex. pharmacocinétiques)[1].

On parle *d'usage compassionnel* lorsqu'un praticien, du fait de l'indépendance et de la liberté dont jouit un homme de l'art, prescrit à un individu ou à un groupe d'individus des traitements qui ne disposent pas d'AMM dès lors que ces patients sont en impasse thérapeutique et que leur vie est menacée, *en dehors des urgences de santé publique. L'usage compassionnel est sans visée expérimentale* et n'a pas pour but premier de faire avancer la science[2]. Il s'agit de prescrire un traitement avant son AMM à des patients atteints de pathologies graves ou potentiellement mortelles pour lesquelles aucun médicament autorisé n'est efficace ou disponible. Cette démarche sort de la pratique courante et elle est une démarche de dernière chance qui permet de traiter des malades n'ayant aucun autre recours ni le temps d'attendre l'obtention de l'AMM d'un médicament.

1.5.3. Recherche associée aux soins

La Déclaration d'Helsinki dans sa version de 1975 a envisagé le cas d'une recherche associée aux soins. « Lors du traitement d'un malade, le médecin doit être libre de recourir à une nouvelle méthode diagnostique ou thérapeutique, s'il (si elle) juge que celle-ci offre un espoir de sauver la vie, rétablir la santé ou soulager les souffrances du malade » (art. II. 1). Et la Déclaration d'ajouter : Le médecin ne peut associer la recherche biomédicale avec des soins médicaux en vue de l'acquisition de connaissances médicales nouvelles que dans la mesure où cette recherche biomédicale est justifiée par une utilité diagnostique ou thérapeutique potentielle pour le patient (art. II. 4).

La Déclaration a classé ce cas dans la catégorie de la recherche clinique (à la différence de la recherche biomédicale non thérapeutique). Le Rapport Belmont a aussi envisagé le cas où la recherche et les soins sont associés, c'est-à-dire les deux activités sont combinées et menées au même moment pour évaluer l'efficacité et la tolérance d'une thérapie chez un malade[3].

La distinction entre la recherche et le soin établie clairement par le Rapport Belmont aux États-Unis (1978) est sans doute l'un des acquis les plus importants du développement de l'éthique de la recherche en santé, mais aussi le moins bien connu de professionnels de santé et surtout du grand public.

---

[1] ACADÉMIE SUISSE DES SCIENCES MÉDICALES (ASSM), « Directives 'Distinction entre thérapie standard et thérapie expérimentale dans le cadre individuel' : version définitive » 2014, p. 916, *Bulletin des médecins suisses/Schweizeizerische Arztezeitung/Bollettino dei medici svizzeri*, 95, 24 (2014), p. 916.

[2] V. PIRARD, « Temps de l'épidémie, temps de l'éthique : une impossible compatibilité ? Tension entre soin et recherche », dans E. HIRSCH (dir.), *Pandémie 2020. Éthique, société et politique*, Paris, Cerf, 2020, p. 577-578.

[3] THE NATIONAL COMMISSION, « Le Rapport Belmont… », p. 236.

Distinguer ce qui relève de la recherche de ce qui relève du soin peut être complexe dès lors que la recherche est menée avec des malades (et non des volontaires sains) et dans des structures de soins (hôpitaux, dispensaires…). Cette complexité tient à deux facteurs. D'abord, la recherche est conduite au pied du lit de malades hospitalisés ; ensuite les actes de soins et de recherche sont concomitants et administrés par les mêmes personnes, à savoir des professionnels de santé qui sont à la fois des soignants et des investigateurs dans le cadre d'une recherche clinique[1].

Outre cette complexité, la combinaison de la recherche avec les soins est aussi source de malentendu thérapeutique par lequel un acte de recherche est pris pour un acte de soins. Il y a malentendu par rapport à l'aspect thérapeutique d'un essai clinique, lorsque les participants à un essai ne comprennent pas que le projet de recherche vise principalement à produire des connaissances et qu'il pourrait ne pas leur procurer de bénéfice thérapeutique attendu. Le risque de malentendu est le plus élevé lorsque le cadre ne paraît pas avoir changé (même lieu et même médecin)[2]. Ce qui engendre aussi une confusion entre recherche thérapeutique et recherche non-thérapeutique, et rend difficile la distinction entre l'objectif thérapeutique et l'objectif cognitif. Le détail dans le développement qui suit.

1.6. La conception de la recherche dans la Déclaration d'Helsinki

La *Déclaration d'Helsinki* est un document élaboré par l'Association médicale mondiale (AMM) et publié pour la première fois à Helsinki en 1964 pour réglementer la recherche médicale portant sur les sujets humains. Cette déclaration a introduit une distinction jugée fondamentale entre la recherche clinique thérapeutique (*Clinic Resarci Combined with Professional Care)* et la recherche clinique non thérapeutique (*Non-therapeutic Clinic Research*). Ses versions successives ont été structurées, jusqu'en 1996, autour de cette distinction. Depuis, ce document a fortement influencé la réglementation sur la recherche biomédicale impliquant des sujets humains.

1.6.1. La recherche thérapeutique et la recherche non-thérapeutique

La Déclaration d'Helsinki (1964) établit une distinction entre la recherche clinique thérapeutique (*Clinic Research Combined with Professional Care)* et

[1] V. PIRARD, « De l'éthique en recherche. Propos introductifs », dans F. COULÉE *et al.* (dir.), *Sciences et pandémies : quelles éthiques pour demain ?*, Toulouse, ERES, 2023, p. 23-24.

[2] P. AMIEL, *Des cobayes et des hommes. Expérimentation sur l'être humain et justice*, Paris, Les belles lettres, 2011, p. 135 ; lire aussi EPTC2, p. 167.

la recherche clinique non-thérapeutique (*Non-therapeutic Clinic Research*). La première est définie comme celle qui vise à améliorer l'état de santé du sujet de recherche, elle a un but diagnostique ou thérapeutique pour le patient qui y participe ; tandis que la seconde poursuit un objectif purement cognitif sans visée diagnostique ou thérapeutique pour la personne qui y participe.

La version de Tokyo (1975) a maintenu la distinction entre les deux types de recherche, mais elle a opté pour les expressions ci-après : recherche médicale associée aux soins médicaux (recherche clinique) : *Medical Research Combined with Professional Care* (*Clinical Research)* et recherche biomédicale non thérapeutique impliquant des sujets humains (recherche biomédicale non clinique) : *Non-Therapeutic Biomedical Research involving Human Subjects* (*Non-Clinical Biomedical Research*). La première appelée recherche clinique vise l'acquisition des connaissances médicales nouvelles et le bénéfice des sujets-patients qui y participent. Elle se justifie essentiellement par l'utilité diagnostique ou thérapeutique potentielle pour le patient. La seconde considérée comme une recherche biomédicale non clinique vise aussi à produire un savoir mais sans bénéfice pour les sujets qui y participent. Une expérience purement scientifique, sa visée est cognitive[1]. Comme exemple d'une recherche non thérapeutique, on pourrait citer le cas d'un essai clinique de phase I avec des volontaires sains pour vérifier la toxicité d'un produit. Vérifier l'efficacité de ce même produit sur des patients malades susceptibles d'en tirer un bénéfice constitue une recherche thérapeutique. La recherche non-thérapeutique requiert une justification *sui generis* et la définition des normes plus rigoureuses que la recherche clinique puisque, à la différence de la première, elle ne vise pas directement à améliorer le bien-être des sujets de recherche[2].

La distinction entre la recherche thérapeutique et non-thérapeutique s'est concrétisée en France dans la loi Huriet (1988) qui l'a renchérie par l'opposition entre la recherche avec bénéfice individuel direct (ABID) et la recherche sans bénéfice individuel direct (SBID), pérennisant ainsi la confusion entre soin et recherche[3]. La loi Huriet définit la recherche ABID comme celle dont on attend un bénéfice direct pour les personnes qui s'y prêtent ; celle qui peut générer des bénéfices individuels (thérapeutiques, diagnostiques, pronostiques, palliatifs…) pour le sujet de recherche. Cela ne signifie pas que le sujet doit en tirer *nécessairement* un bénéfice, mais qu'il existe une *possibilité* de bénéfice individuel pour le sujet. En revanche, la

[1] AMM, « Déclaration d'Helsinki 1975 » 2, 3, dans G. HOTTOIS, J.-N. MISSA, *Nouvelle encyclopédie de Bioéthique. Médecine, environnement, biotechnologie*, Bruxelles, De Boeck Université, 2001, p. 797.

[2] M.-L. DELFOSSE, *L'expérimentation médicale sur l'être humain…*, p. 29-30.

[3] F. LEMAIRE, « Les 60 ans du procès des médecins de Nuremberg. Pourquoi le Code n'a-t-il pas été appliqué avant plusieurs décennies ? », *Médecine/Sciences*, 23, 11 (nov. 2007), p.1066-1067.

recherche SBID est celle dont les résultats attendus ne constitueront aucun bénéfice direct pour le sujet qui participe à la recherche. Cette expérimentation ne vise pas à améliorer la santé ni à obtenir des informations sur l'état de santé du sujet de recherche en tant qu'individu, mais seulement à produire une connaissance qui servira à traiter d'autres patients[1].

Dans la perspective d'Helsinki et de la loi française, la protection des sujets de recherche demeure au centre des préoccupations de cette distinction. Moins le bénéfice direct est présent, plus l'accord explicite du sujet est important et exigé. Le but est de s'assurer à travers le recueil du consentement ou la balance entre bénéfice et risque que le sujet soit protégé contre toute forme d'exploitations et de risques. « La Déclaration d'Helsinki s'inscrit ainsi dans une logique déontologique pour laquelle le respect et la protection envers la personne – et non pas l'intérêt commun – sont les valeurs prédominantes »[2]. Elle privilégie une approche globale de l'expérimentation axée sur la notion de finalité thérapeutique[3].

1.6.2. Les réactions suscitées

La dichotomie entre recherche thérapeutique et non-thérapeutique a suscité de nombreux débats concernant notamment l'absence de critères concrets ou d'éléments objectifs pour l'établir ou la fonder. Aussi a-t-elle été mise en cause autant pour les problèmes d'application qu'elle posait que pour les incohérences qu'elle générait[4]. Selon M.-L. Delfosse, l'approche globale de la recherche axée sur la notion de finalité thérapeutique qu'elle a proposée s'est révélée insuffisante à double titre.

D'une part, « la recherche 'associée aux soins médicaux' peut inclure des interventions non thérapeutiques qui devraient être prises en considération en tant que telles »[5]. Robert Levine cite l'exemple d'un essai clinique contrôlé et randomisé dont le comparateur est un placebo. Dans cet essai, ni le patient ni l'investigateur ne savent si c'est le placebo ou le médicament qui est administré à tel groupe. L'administration d'un placebo ne se justifie certainement pas par la valeur thérapeutique que ce produit inactif n'a pas. Son administration est donc une intervention non thérapeutique dans une recherche dite pourtant thérapeutique. En outre, selon les principes (III, 2) d'Helsinki 1975, les sujets de la recherche non thérapeutique doivent être des volontaires sains (c'est-à-dire en bonne santé) ou des patients dont la maladie

---

[1] D. RODRIGUEZ-ARIAS, G. MOUTEL, C. HERVÉ, *Recherche biomédicale et populations vulnérables,* p. 37.

[2] D. RODRIGUEZ-ARIAS, G. MOUTEL, C. HERVÉ, *recherche biomédicale et populations vulnérables,* p. 38.

[3] M.-L. DELFOSSE, *L'expérimentation médicale sur l'être humain...,* p. 30.

[4] D. RODRIGUEZ-ARIAS D. RODRIGUEZ-ARIAS, G. MOUTEL, C. HERVÉ, *Recherche biomédicale et populations vulnérables,* p. 38.

[5] M.-L. DELFOSSE, *L'expérimentation médicale sur l'être humain...,* p. 30.

est sans rapport avec la recherche en question. Et une interprétation stricte d'Helsinki amènerait à interdire toute recherche pure sur l'être humain dans le but d'explorer un agent pathogène. Car, elle ne justifie aucune valeur diagnostique ou thérapeutique qu'elle pourrait représenter pour le patient. Ce qui n'a pas de sens non plus[1].

Karen Lebacqz relève aussi les mêmes incohérences. Il reprend l'exemple d'un essai contrôlé et randomisé dans lequel le premier groupe reçoit une thérapie courante, le deuxième une intervention innovatrice (non validée) et le troisième un placebo. Il pose la question de savoir si cette recherche est thérapeutique. L'est-elle pour le premier groupe qui a reçu un traitement, et pas pour le second et le troisième groupe qui ont reçu respectivement une intervention innovatrice et un placebo ? Et Lebacqz de conclure en ces termes : d'abord, ce qui fait qu'il y a recherche dans les deux cas, c'est l'étude comparée des données qui est menée dans le but d'en tirer un savoir généralisable ; ensuite, même si tous les sujets reçoivent une thérapie au cours de cette recherche, celle-ci par elle-même n'est pas thérapeutique. Il faudrait plutôt dire que la recherche est associée avec le processus thérapeutique, c'est-à-dire elle se déroule en même temps que les soins[2].

Même dans le cas où un essai clinique consiste à comparer les effets de deux traitements validés, le but visé n'est pas de soigner les sujets inclus dans l'essai, mais de connaître lequel des deux est le plus approprié pour un cas spécifique. Cependant, les sujets peuvent tirer profit indirectement du bénéfice qui peut s'en dégager. En d'autres termes, « il n'est bien entendu pas question de nier que certaines recherches puissent apporter un bénéfice à certains patients. Mais il n'existe pas de catégorie spéciale de la recherche médicale conférant automatiquement un bénéfice direct »[3] aux personnes qui y participent.

D'autre part, les termes « thérapeutique » et « non-thérapeutique » ainsi que la notion de finalité thérapeutique, au lieu de clarifier la nature de la recherche, n'ont fait que la rendre confuse, c'est-à-dire favoriser la confusion entre la recherche poursuivant un objectif thérapeutique et l'activité de soin[4]. La distinction entre la recherche thérapeutique et non-thérapeutique a aussi provoqué une attitude quelque peu suspecte du point de vue éthique vis-à-vis

---

[1] R.J. LEVINE, « Clarifier les concepts de l'éthique de la recherche », dans *Médecine et expérimentation* (Les Cahiers de bioéthique 4), Québec, Les Presses de l'Université Laval (Les Cahiers de bioéthique 4), 1982, p. 256-257.

[2] K. LEBACQZ, « Profil et analyse critique des recommandations de la Commission nationale », dans *Médecine et expérimentation*, Québec, Les Presses de l'Université Laval (Les Cahiers de bioéthique 4), 1982, p. 271.

[3] F. LEMAIRE, « La recherche avec bénéfice individuel direct existe-t-elle ? », dans *Médecine/Sciences*, 20, 2 (fév. 2004), p. 247.

[4] K. LEBACQZ, « Profil et analyse critique des recommandations… », p. 271 ; M.-L. DELFOSSE, *L'expérimentation médicale sur l'être humain…*, p. 30.

de la recherche non thérapeutique par le fait qu'elle n'apportait aucun bénéfice au sujet de recherche. C'est pourquoi on exigeait d'elle une meilleure justification et elle était soumise à des mécanismes plus rigoureux pour sauvegarder les droits et le bien-être des participants[1].

Enfin, on a aussi reproché à la *Déclaration d'Helsinki* son esprit conservateur, car elle a donné au critère subjectif de *l'intention* (de bienfaisance) la lettre de noblesse en tant que critère validant la recherche alors que le passage de la recherche classique à la recherche moderne avait signé son abandon au profit du critère objectif de validation. Pour D. Gracia qui refuse la distinction la recherche thérapeutique et non-thérapeutique, ce sont les preuves et non pas l'intention qui rendent une intervention thérapeutique ou non thérapeutique ; seules les pratiques validées peuvent être considérées comme thérapeutiques ou cliniques[2].

1.6.3. L'abandon de la distinction

Lors des travaux de la CN américaine, la distinction entre recherche thérapeutique et non-thérapeutique était au cœur des débats. La CN a estimé qu'une telle distinction suscitait plus de difficultés qu'elle en résolvait. C'est pourquoi, elle a entrepris un travail de clarification sémantique pour redéfinir le terme recherche en l'écartant des catégories « thérapeutique » et « non thérapeutique ». À l'issu de la clarification sémantique, la CN a renoncé à utiliser les termes « recherche thérapeutique » et « non-thérapeutique » dans ses différents rapports. Après la publication du *Rapport Belmon*t, l'expression recherche thérapeutique n'est plus guère utilisée en Amérique du Nord. Parce que l'expression recherche thérapeutique risque d'induire en erreur un sujet de recherche qui croirait participer à une recherche qui lui serait immédiatement profitable ou bénéfique[3].

Abondant dans le même sens, Tom L. Beauchamp et James F. Childress ont à la fois mis en garde contre l'emploi abusif du terme recherche thérapeutique et conseillé d'en faire usage avec précaution, car il peut faire perdre de vue qu'il s'agit d'un travail de recherche. En effet,

> En tant qu'effort scientifique, la recherche thérapeutique est distincte à la fois de la thérapie de routine et de la thérapie expérimentale ou innovante, qui s'adresse à des patients particuliers. Associer le qualificatif favorable « thérapeutique » à la recherche peut être dangereux car il suggère une

---

[1] R. J. LEVINE, « Clarifier les concepts de l'éthique de la recherche », p. 257.

[2] D. RODRIGUEZ-ARIAS, G. MOUTEL, C. HERVÉ, *Recherche biomédicale et populations vulnérables,* p. 39.

[3] H. DOUCET, *L'éthique de la recherche...,* p. 148.

« intervention justifiée » en faveur de patients particuliers et peut susciter de fausses idées[1].

À la lumière de toutes ces clarifications, on a observé dans la littérature nord-américaine la propension à utiliser l'expression « recherche clinique » au lieu de recherche thérapeutique. En effet, le terme « recherche clinique » a l'avantage de désigner une pratique qui peut être thérapeutique ou non thérapeutique pour le patient qui y participe[2]. Toutefois, si l'on utilise le terme recherche (ou essai) thérapeutique, comme c'est le cas souvent en Europe, il doit être compris comme une recherche relative aux traitements, notamment à leur mise au point, non pas au sens d'une recherche qui soigne comme elle est souvent comprise par le public (et même par des professionnels de santé)[3].

Lors de son Assemblée générale tenue à Édimbourg en octobre 2000, l'AMM a fini par prendre en compte les critiques formulées depuis des décennies contre la distinction entre recherche thérapeutique et recherche non-thérapeutique. La *Déclaration d'Helsinki* a abandonné cette distinction au profit de la distinction entre la « recherche » et le « soin ». Elle a opté pour la formulation ci-après : « Principes additionnels pour la recherche médicale associée à des soins médicaux ». Mais cette formulation n'a pas résolu le problème parce que le « malentendu thérapeutique » par lequel un acte de recherche est pris pour un acte de soins a persisté. En effet, le risque de confusion est plus élevé lorsque la recherche est associée à des soins médicaux, car le champ d'activité paraît n'avoir pas changé[4]. Pour éviter davantage ce malentendu, la dernière version de la *Déclaration d'Helsinki* adoptée en octobre 2013 à Fortaleza (Brésil) a abandonné à son tour le principe C d'Helsinki 2008 formulé en ces termes « Principes additionnels pour la recherche médicale associée à des soins médicaux ».

Après toutes les clarifications de nature sémantique ou épistémologique sur la distinction entre la « recherche thérapeutique » et la « recherche non-thérapeutique », il est curieux de constater que cette distinction soit revenue en force en mars 2013 dans les *Codes Harmonisés de Déontologie et d'exercice des Médecins dans l'espace CEDEAO* (chap. 2 et 3, art. 107-115) en ces termes : « recherche médicale associée aux soins médicaux (recherche clinique) » et « recherche biomédicale non thérapeutique impliquant des sujets humains (recherche biomédicale non clinique »[5], et ce, trente-cinq et treize ans respectivement après la publication du Rapport

---

[1] T. L. BEAUCHAMP, J.F. CHILDRESS, *Les principes de l'éthique biomédicale,* Paris, Les Belles lettres, 2008, p. 467.

[2] T. L. BEAUCHAMP, J.F. CHILDRESS, *Les principes de l'éthique biomédicale*, p. 467.

[3] P. AMIEL, *Des cobayes et des hommes...*, p. 303.

[4] P. AMIEL, *Des cobayes et des hommes...*, p. 135.

[5] « Codes Harmonisés de Déontologie et d'Exercice des Médecins dans l'Espace CEDEAO », httsp://ordredesmedecins.ml/storage/resources/1702996934_Code_de_ Deontologie_ Mali.pdf.

Belmont (1978) et de la Déclaration d'Helsinki (2000). En effet, publiés en 2013, ces Codes auraient dû se référer à la version d'Helsinki (2000) alors en vigueur. Mais ils ont préféré se référer à la Déclaration d'Helsinki (1983), pourtant une version caduque devenue une simple référence historique. Quel intérêt épistémologique y avait-il à exhumer une distinction controversée autant pour les problèmes d'application qu'elle posait que pour les incohérences qu'elle générait ?

2. L'avènement de la recherche biomédicale

L'expérimentation sur l'homme dans le but d'évaluer l'efficacité et la toxicité d'un nouveau produit pharmaceutique ou d'une procédure n'est pas nouvelle. En effet, depuis les temps immémoriaux et dans toutes les civilisations existantes, l'homme a toujours été en quête des moyens d'interventions efficaces pour guérir des maladies, soulager la souffrance, restaurer la santé et améliorer la qualité de la vie. Cette préoccupation l'a amené à pratiquer sur l'homme des expérimentations de façon artisanale dans le but de trouver des moyens thérapeutiques appropriés. De la Mésopotamie à Alexandrie en Égypte, on atteste la pratique des expérimentations médicales sur des esclaves et des condamnés à mort. Certains écrits des médecins grecs et romains de l'Antiquité ainsi que des traités de médecine arabe font allusion à des expériences directes sur les personnes pour l'avancement des connaissances médicales. Toutes ces pratiques sans planification ni méthodologie précise ont prévalu jusqu'à l'avènement de la médecine scientifique au XIXe siècle. De la médecine scientifique à la biomédecine au XXe siècle, la médecine a connu une évolution tant sur le plan de la pratique des soins que sur celui de l'expérimentation sur l'homme.

Pour rendre compte de cette évolution, nous avons divisé cette section en cinq paragraphes. Le premier paragraphe décrit le passage de la recherche classique à la recherche moderne et les facteurs ayant favorisé cette évolution. Le deuxième paragraphe traite de la genèse de la biomédecine et montre comment la médecine scientifique a pris son essor à la fin du XIXe siècle et au début du XXe siècle. Le troisième parle de l'émergence de la biomédecine et explique comment cette dernière a innové les sources du savoir médical et les méthodes de la recherche médicale. Le quatrième définit la RBM comme une nouvelle forme de la recherche médicale qui s'identifie désormais avec la biologie (moléculaire) et la génétique, et travaille avec l'industrie pharmaceutique. Le cinquième aborde la problématique du fondement de la recherche biomédicale.

2.1. De la recherche classique à la recherche moderne

D. Gracia distingue trois étapes historiques en Occident qui ont marqué l'évolution de la recherche médicale. La première remonte à l'Antiquité jusqu'en 1900 ; la deuxième va de 1900 à 1947 et la troisième commence à la fin de la deuxième guerre mondiale jusqu'à nos jours. Au fil des siècles, deux principaux critères distinctifs ont prévalu pour évaluer les activités médicales, à savoir les critères subjectifs d'intention de bienfaisance et d'analogie, et le critère objectif de validation[1]. Le passage d'un critère à un autre a signé le passage de la recherche classique à la recherche moderne. Une évolution à la fois épistémologique et éthique.

2.1.1. Les critères subjectifs d'intention de bienfaisance et d'analogie

Depuis l'époque hippocratique jusqu'au début du XXe siècle, l'activité médicale devait être clinique (diagnostique, thérapeutique). Les pratiques cliniques étaient effectuées sur des malades avec l'*intention explicite* de bienfaisance. Le critère d'intention de bienfaisance distinguait la pratique de soins de l'expérimentation. Cette distinction a eu des implications éthiques de ne retenir acceptables que les seules interventions ayant pour but de bénéficier au patient. La thèse de fond ayant prévalu pendant toute la période classique était la suivante : *tout ce qui n'est pas clinique ne peut être expérimental* C'est dire que l'expérimentation pure sur l'homme se voyait exclue des bonnes pratiques médicales pendant la période classique[2]. Quels étaient alors les moyens des connaissances qui ont permis d'accéder aux découvertes importantes que l'humanité a connues ?

Si l'expérimentation pure était exclue de la pratique médicale, les moyens de connaissance autorisés étaient *l'occasion fortuite pendant les pratiques cliniques et l'analogie.* À l'occasion des activités thérapeutiques (ayant un bénéfice pour le patient), le médecin pouvait dégager *indirectement* une connaissance sur le corps humain et des maladies qui l'affectent. En d'autres termes, lorsqu'un médecin traitait un patient, il en profitait *accidentellement* pour puiser des connaissances scientifiques. L'expérimentation sur l'être humain n'avait lieu que dans le contexte thérapeutique de façon *fortuite.* Elle n'était ni provoquée ni organisée dans des conditions scientifiques requises. Quant à l'analogie, elle consistait à appliquer à l'homme les connaissances acquises grâce à des expériences réalisées sur les animaux. On considérait qu'il suffisait que le résultat du produit testé sur un animal soit positif pour

---

[1] D. GRACIA, *Profesiòn médica, investigaciòn y justicia sanitaria,* El Bùho, Bogotà 1998 cité par D. RODRGUEZ-ARIAS, G. MOUTEL. C. HERVÉ, *Recherche biomédicale et populations vulnérables,* p. 23.

[2] D. RODRIGUEZ-ARIAS, G. MOUTEL, C. HERVÉ, *Recherche biomédicale et populations vulnérables*, p. 23-24.

qu'on établisse par analogie la preuve de son efficacité chez l'homme. On sous-estimait les incompatibilités ou les différences (anatomiques, génétiques, immunologiques, métaboliques...) entre les espèces animales et l'homme.

À la fin du XIXe et au début du XXe siècle, les critères subjectifs d'intention et d'analogie sont entrés en crise. Ils sont remplacés progressivement par le critère objectif de validation.

2.1.2. Le critère objectif de validation

Au début du XXe siècle, les réformateurs médicaux (élites médicales universitaires et administrateurs de la santé) ont pris position contre, d'une part, le lobbying et le marketing de l'industrie pharmaceutique, et d'autre part, l'improvisation et la routine des pratiques en thérapeutique. On exigeait désormais qu'un nouveau traitement fournisse les preuves plus rigoureuses, quantifiables et mesurables de son efficacité[1]. Cette nouvelle exigence a favorisé l'évolution de la conception de la recherche et de sa méthodologie, et le passage du critère subjectif de l'intention au critère objectif de validation.

Évolution de la conception de la recherche et de sa méthodologie

L'évolution de la conception de la recherche est favorisée par deux facteurs : d'une part, la reconnaissance de la recherche et de sa méthodologie ; et d'autre part, l'affaiblissement de la bienfaisance au profit de l'autonomie du sujet de recherche.

Au début du XXe siècle, les *Directives* du ministère de l'intérieur du Reich allemand (1931) sur les nouveaux traitements médicaux et l'expérimentation scientifique sur l'être humain fixent des règles dont la cohérence est encore d'actualité. Elles donnent un statut juridique et une reconnaissance sociale à l'expérimentation médicale sur l'homme. La recherche et la méthode scientifique sont donc acceptées éthiquement en tant que telles. La recherche se professionnalise.

Du fait de la reconnaissance de la recherche, la connaissance scientifique ne peut plus se contenter des preuves occasionnelles et hasardeuses qu'offre la pratique clinique. Les phénomènes contingents ne suffisent plus à fournir des éléments permettant de valider ou de refuser une hypothèse. D'où la nécessité de contrôler le processus d'acquisition de connaissances.

L'évolution de la méthode de recherche scientifique a été aussi favorisée par la crise du principe d'analogie. Cette crise est née de la prise en compte de plus en plus, d'une part, des incompatibilités entre les espèces d'animaux et

[1] O. KEEL, *La médecine des preuves. Une histoire de l'expérimentation thérapeutique par essais cliniques contrôlés,* Montréal, Les Presses de l'Université de Montréal, 2011, p. 33-34.

l'être humain, et d'une part, de la grande complexité entre les espèces animales[1].

> Les différences (anatomiques, génétiques, immunologiques...) qui existent entre l'être humain et d'autres animaux (même ceux qui appartiennent aux espèces considérées les 'plus proches' de l'être humain), s'avèrent parfois trop importantes pour pouvoir présumer que les résultats obtenus chez les animaux sont transposables à l'homme[2].

On exige désormais qu'un nouveau médicament fournisse les preuves rigoureuses de son efficacité. En réponse à cette exigence, le principe d'analogie est progressivement remplacé par celui de la *validation.*

Au fil des ans, la méthodologie d'expérimentation s'est formalisée et affinée permettant ainsi d'améliorer l'évaluation des résultats de l'expérimentation. Pour ce, deux critères d'innovation sont entrés en jeu, à savoir la recherche en coopération entre plusieurs centres cliniques ou hôpitaux et portant sur un grand nombre des malades, et la randomisation des patients (détermination au hasard par tirage au sort) repartis en groupe expérimental et en groupe témoin[3].

Issue des méthodes et des concepts statistiques mis au point par Fisher dans les années 1930 pour évaluer les données expérimentales dans le domaine de l'agriculture, la randomisation a été introduite en médecine par les réformateurs thérapeutiques après la seconde guerre mondiale pour s'affranchir d'une part, de la faillibilité du jugement humain et d'autre part, de l'influence qu'exercent les publicités de l'industrie pharmaceutique sur les pratiques médicales. En d'autres termes, la randomisation a été introduite dans les essais cliniques pour contrôler les biais de sélection et aussi pour des raisons statistiques. Les travaux de Fischer en agriculture vont servir de modèle pour concevoir les essais cliniques randomisés (ECR) du service public US et les essais du *British Medical Research Council* (MRC) sur la streptomycine dans le traitement contre la tuberculose dans les années 1940[4]. La randomisation est venue renforcer la méthode d'évaluation et de validation des thérapies. L'étape britannique a été la plus décisive, l'étape américaine ayant été marquée par des limites et des obstacles. C'est ainsi que les deux critères d'innovation renforcés par les statistiques ont élevé l'essai clinique contrôlé (ECC) de MRC sur la streptomycine au rang de modèle de l'ETC, l'étalon-d 'or (*gold standard*) de la recherche clinique. Ils ont permis

---

[1] D. RODRIGUEZ-ARIAS, G. MOUTEL, C. HERVÉ, *Recherche biomédicale et populations vulnérables*, p. 24-27.

[2] D. RODRIGUEZ-ARIAS, G. MOUTEL, C. HERVÉ, *Recherche biomédicale et populations vulnérables,* p. 27.

[3] O. KEEL, *La médecine des preuve…*, p. 13, 30.

[4] O. KEEL, *La médecine des preuve…*, p. 76-79 ; H. M. MARKS, « L'irruption de la preuve statistique en médecine », http://www.lareccherche.fr/savoirs/irruption-preuve-statistique-medecine.

l'émergence des ECC modernes et de ce qu'on a appelé *Evidence-Based Medicine* (EBM), c'est-à-dire la médecine fondée sur des preuves ou la médecine des preuves, la médecine factuelle pour ainsi dire. À ces deux critères d'innovation sont venus se joindre, sans être inhérents à l'ECC, l'essai en aveugle et le recours au placebo[1]. Nous y reviendrons.

Ainsi donc, on est passé de la recherche rétrospective qui consiste à saisir le cours naturel d'événements qui ont lieu à la recherche prospective au sens où l'on planifie une expérience à partir d'une hypothèse. On part d'une « hypothèse nulle » qui consiste à penser qu'à priori le traitement qui sera soumis au contrôle n'a pas d'effet thérapeutique et qu'il devra fournir la preuve de son efficacité à l'issue de l'expérimentation. La recherche prospective permet de mieux définir et contrôler les facteurs constants et, par-là, d'obtenir une connaissance plus précise du comportement des variables. Ce processus de validation s'appelle un « protocole expérimental » qui se définit comme un ensemble de procédures permettant de réaliser une expérimentation en vue de valider ou non une hypothèse de recherche[2].

À la fin de la décennie 1950, l'ECR est alors accepté par plusieurs chercheurs comme « un instrument idéal pour produire un savoir thérapeutique scientifique ». Fort de ce consensus, il sera adopté par l'agence américaine des médicaments, la *Food and Drug Administration* (FDA) comme « critère de preuve pour juger des nouvelles thérapies »[3]. C'est ainsi qu'un consens scientifique international s'est formulé sur les règles méthodologiques de validation lequel consensus anticipait la formulation d'un consensus international sur les règles éthiques et juridiques devant encadrer l'expérimentation sur l'homme[4].

Comme on le voit, du critère d'analogie on est passé à celui de validation basée sur des preuves pour produire une savoir thérapeutique scientifique ou juger de nouvelles thérapies. De ce changement de paradigme résultera une nouvelle façon de concevoir le rapport entre la pratique clinique et la recherche : « les pratiques cliniques seront conçues comme celles qui ont *déjà été validées*, tandis que les pratiques de recherche ou *pratiques expérimentales* seront celles *en cours de validation* »[5]. Un nouveau principe opposé au

---

[1] O. KEEL, *La médecine des preuves…*, p. 18, 30, 57-58.

[2] D. RODRIGUEZ-ARIAS, G. MOUTEL, C. HERVÉ, *Recherche biomédicale et populations vulnérables*, p. 26.

[3] H. MARKS, *La médecine des preuves. Histoire et anthropologie des essais cliniques (1900-1990)*, Le Plessis-Robinson, Institut Synthélabo, 1999, p. 192-193.

[4] P. AMIEL, *Des cobayes et des hommes…*, p. 22-23.

[5] D. RODRIGUEZ-ARIAS, G. MOUTEL, C. HERVÉ, *Recherche biomédicale et populations vulnérables*, p. 23.

principe antérieur qui a prévalu jusqu'au XIXe siècle est imposé : « *tout ce qui n'est pas expérimental ne peut pas être clinique* »[1].

Toutefois, un traitement validé n'est pas pour autant valide une fois pour toutes. Car, le processus de validation ne garantit aucune perfection dans sa méthodologie et ses exigences éthiques. Parce qu'après la validation, des effets secondaires et de nouveaux impacts peuvent apparaître au fil du temps. Ce qui nécessite pour chaque produit validé un suivi à long terme appelé communément la pharmacovigilance[2].

Affaiblissement de la bienfaisance et l'émergence de l'autonomie du sujet

Depuis Hippocrate (460-377 av. J.-C.) jusqu'à la fin du XIXe siècle, l'exigence de bienfaisance s'est imposée comme le critère éthique fondamental légitimant les activités médicales sur l'homme. Mais au début du XXe siècle, elle a montré ses limites. En effet, l'affaiblissement de la bienfaisance au profit de l'autonomie est illustré par l'affaire Neisser (1892) en Allemagne au tournant du siècle. Albert Neisser (1855-1916), professeur de dermatologie et vénérologie à l'université de Breslau, est le découvreur du gonocoque (agent infectieux de la blennorragie). À la recherche d'une méthode de prévention contre la syphilis, il inocule un sérum antisyphilitique à cinq prostituées et trois enfants dans l'espoir de les immuniser contre ladite maladie et ceci, sans avoir informé au préalable les sujets d'expérimentation ni recueilli leur consentement ou celui de leurs responsables légaux.

La presse se saisit de l'affaire et une polémique s'en est suivie. Neisser est traduit en justice et doit répondre de ses actes. À l'issu d'un procès retentissant, il est condamné et sommé de payer une forte amende, non pas pour son expérimentation par ailleurs valide scientifiquement, mais à cause du défaut de consentement des patients. Un débat parlementaire s'empare de l'affaire et demande, en 1899, au gouvernement d'agir. C'est ainsi que, le 29 décembre 1900, le ministère prussien de la religion, de l'éducation et de la santé promulgue un décret exigeant désormais le consentement éclairé des sujets d'expérimentation et prohibant l'expérimentation scientifique sur des mineurs et des incapables. D'après les juristes, conduire une expérimentation sur un sujet humain sans son consentement remplissait les critères de blessure volontaire au sens pénal[3]. Michael A. Grodin décrit ce décret comme étant

---

[1] D. RODRIGUEZ-ARIAS, G. MOUTEL, C. HERVÉ, *Recherche biomédicale et populations vulnérables,* p. 24.

[2] D. RODRIGUEZ-ARIAS, G. MOUTEL, C. HERVÉ, *Recherche biomédicale et populations vulnérables,* p. 24.

[3] Y. TERNON, « Genèse et sens du Code de Nuremberg », dans M. BENASAYAG, A. COMTE-SPONVILLE, D. FARHI *et al., De Nuremberg à la loi Huriet. Essais thérapeutiques et recherche médicale*, Paris, Ellipses, 2001, p. 100 ; P. AMIEL, *Des cobayes et des hommes…*, p. 50-52.

probablement le premier document officiel à traiter de l'éthique de l'expérimentation sur les sujets humains et à reconnaître spécifiquement le besoin de protection des populations vulnérables telles que les mineurs et les incapables[1].

La directive du ministre prussien de la religion a eu peu d'impact sur les médecins expérimentateurs parce qu'elle n'était pas contraignante[2]. C'est pourquoi, l'expérimentation a pris une forme débridée et elle était ponctuée de scandales dans les années 1920. Face à ces dérives, deux médecins, Alfons Staudler et Friedrich Muller, dénoncent devant le Conseil de la santé du Reich « l'immoralité expérimentale régnant dans le milieu de la recherche médicale et biologique, une immoralité suscitée d'abord par l'appétit scientifique et la quête de succès académique »[3]. La prise de conscience des risques inhérents à l'expérimentation sur l'homme conduit le pouvoir public à fixer des garde-fous pour sauvegarder la dignité de l'homme qui participe à une expérimentation et protéger sa santé. Sous l'impulsion du Conseil de la santé, le ministère de l'Intérieur du Reich allemand publie une circulaire datant du 28 février 19 relatives aux « *Directives concernant les nouveaux traitements médicaux et l'expérimentation scientifique sur l'homme* »[4]. Si le décret de 1900 a fait suite au scandale provoqué par l'expérimentation de Neisser, le texte de 1931 s'est inscrit dans le cadre d'un débat public sur l'évolution de la recherche et sur l'expérimentation lequel débat a commencé à la fin des années 1920. Ce dernier texte affirme à la fois la nécessité de la recherche sur l'homme pour le progrès de la médecine et le caractère impératif du consentement informé du sujet d'expérimentation[5].

---

[1] G.J. ANNAS, M.A. GRODIN (ed), *The nazi doctors and the Nuremberg Code. Human rights in medical experimentation* cité par S.S. FLUSS, « Perspectives historiques et contemporaines dans la réglementation de l'expérimentation sur les sujets humains », dans D.N. WEISSTUB, C. MORMONT, C. HERVÉ (dir.), *La régulation de la recherche*, Paris, L'Harmattan, 2001, p. 36.

[2] J. VOLLMANN, R. WINAU, *The prussian regulation of 1900: Early Ethical Standard for Human Experimentation in Germany* cité par A.G. SPAGNOLO, R. MINACORI, « Il consenso informato alle sperimentazioni mediche prima e dopo Norimberga », dans A. TARANTO, R. ROCCO (a cura di), *Il processo di Norimberga a cinquant'anni dalla sua celebrazione. Atti del simposio internazionale, Lecce, 5-6-7 dicembre 1997*, Milano, Guiffrè editore, 1998, p. 175.

[3] Y. TERNON, « Genèse et sens du Code de Nuremberg », p. 100 ; lire aussi P. AMIEL, *Des cobayes et des hommes...*, p. 53-56.

[4] DIRECTIVES DU REICH ALLEMAND SUR L'EXPÉRIMENTATION SCIENTIFIQUE (1931), REICH ALLEMAND. Circulaire du ministère de l'Intérieur du Reich au sujet des directives concernant les nouveaux traitements médicaux et l'expérimentation scientifique sur l'homme (Circulaire datée du 28 février 1931 - Extrait), dans *Médecine et expérimentation*, Québec, Les Presses de l'Université Laval (Les Cahiers de bioéthique 4), 1982, p. 455-458.

[5] P. AMIEL, *Des cobayes et des hommes...*, p. 53.

Les nouvelles Directives fixent le cadre légal et éthique de l'expérimentation sur l'homme en quatorze points. À la différence du décret précédent du ministre de la Religion et de l'éducation, elles se montrent plus claires, précises et concrètes. Elles ne limitent pas le consentement aux seuls sujets jouissant de la capacité légale de consentir. Aussi différencient-elles l'essai de nouveaux traitements de l'expérimentation scientifique. Le nouveau traitement ne doit être appliqué sur une personne qu'après son consentement déclaré sans équivoque. À défaut de consentement, on ne peut expérimenter un nouveau traitement qu'en cas d'urgence pour sauver la vie ou pour prévenir une grave atteinte à la santé (5). Les Directives autorisent l'application d'un nouveau traitement sur les enfants et des adolescents de moins de 18 ans (6), mais l'interdisent pour l'expérimentation scientifique même si elle ne devait les exposer qu'à un très faible danger. Aussi interdisent-elles l'expérimentation sur les mourants ainsi que l'exploitation de la situation sociale (vulnérabilité) des sujets sains ou malades. Dans tous les cas où le consentement n'est pas obtenu, l'expérimentation est interdite (12).

Dans le milieu juridique, ces *Directives* sont bien accueillies, tandis que le monde médical leur réserve un accueil tiède et les trouve sans doute étrangères à leurs préoccupations[1].

Ces textes réglementaires sur l'expérimentation n'inscrivent pas seulement la notion de consentement dans la loi pour remédier aux insuffisances du principe de bienfaisance, mais ils établissent aussi le droit d'expérimenter sans bénéfice thérapeutique direct pour les sujets d'expérimentation[2]. « A cet égard, ce pays fait figure de précurseur, tant en ce qui concerne l'autorité à l'origine de la réglementation qu'en ce qui concerne le contenu de la réglementation »[3].

À l'arrivée des nazis au pouvoir, ces Directives sont encore en vigueur, mais elles ne seront pas appliquées par le nouveau pouvoir, parce que la guerre et l'effort de guerre les ont probablement relayées au second plan[4]. Ironie de l'histoire, c'est encore en Allemagne que naîtra le *Code de Nuremberg* des horreurs d'expériences biomédicales abominables et inhumaines perpétrées par des Nazis sur les déportés dans les camps de concentration. Ce Code a fait de l'exigence du consentement un préalable à toute expérimentation sur

---

[1] A.G. SPAGNOLO, R. MINACORI, « Il consenso informato alle sperimentazioni… », p. 182.

[2] C. BONAH, A. RASMUSSEN, « Histoire de l'expérimentation humaine », dans C. BONAH, C. HAXAINE, J.-C. MOUILLIE *et al.* (eds), *Médecine, santé et sciences humaines*, Paris, Les Belles lettres, 2015, p. 561-562.

[3] S. MONNIER, *Les comités d'éthique et le droit. Éléments d'analyse sur le système normatif de la bioéthique*, Paris, L'Harmattan, 2005, p. 58-59.

[4] B. HALIOUA, « Du procès au Code de Nuremberg : principes de l'éthique biomédicale », dans E. HIRSCH, J.-C. AMEISEN (dir.) *Éthique, médecine et société. Comprendre, réfléchir, décider*, Paris, Vuibert, 2007, p. 161.

l'homme, « la clé de voûte de l'éthique médicale moderne ». Repris par la Déclaration d'Helsinki en 1964, l'exigence de consentement du sujet d'expérimentation sera réaffirmée par le Rapport Belmont en 1978. Depuis, plusieurs pays l'ont transposée dans leurs législations sur la recherche et sur les soins.

En conclusion, de la recherche classique à la recherche moderne, on est passé des critères subjectifs aux critères objectifs d'évaluation des activités de la recherche. Les moyens des connaissances ont aussi subi la même évolution au gré des crises et des découvertes. Une évolution à la fois épistémologique et éthique jusqu'à l'avènement de la biomédecine.

2.2. La genèse de la biomédecine

Dans cette section divisée en cinq paragraphes, nous essayons de décrire le passage de la médecine empirique à la médecine scientifique. L'avènement de la médecine scientifique au début du XXe siècle a favorisé la reconnaissance de la recherche et de ses méthodes. Au fil des années, la médecine scientifique a pris son envol pour donner naissance à la biomédecine. L'émergence de la biomédecine a innové les sources du savoir médical et les méthodes de recherche pour donner naissance à son tour à une nouvelle forme de la recherche médicale appelée la recherche biomédicale.

2.2.1. De la médecine empirique à la médecine scientifique

Jusqu'au XIXe siècle, l'activité médicale est essentiellement thérapeutique, c'est-à-dire soignante. Elle se base sur l'examen ou l'observation clinique du patient dans un colloque personnel entre médecin et malade. Elle vise avant tout le bénéfice du malade. L'expérimentation n'est envisagée que dans la dimension clinique en ce sens qu'elle a lieu dans le contexte ordinaire de la pratique de soins. À l'occasion des soins, un médecin peut obtenir de façon accidentelle et fortuite des données scientifiques pour comprendre les systèmes du corps humain. La médecine est empirique parce qu'elle se réfère à des pratiques médicales fondées non pas sur des preuves (au sens de la preuve fournie par une expérimentation), mais sur l'observation et l'expérimentation fortuite, les découvertes par hasard, c'est-à-dire imprévues par des théories. La médecine empirique se base sur un savoir dogmatique, sur l'autorité des maîtres. L'apprentissage par cœur des aphorismes d'Hippocrate fait partie de l'enseignement médical jusqu'au XVIIIe siècle. L'expérimentation n'est ni programmée ni organisée dans les conditions scientifiques idéales[1]. En d'autres termes, il n'y a ni stratégie de recherche ni plan expérimental au sens moderne du terme.

---

[1] P. AMIEL, *Des cobayes humains et des hommes*..., p. 24.

Pour se démarquer de la médecine empirique considérée comme non scientifique, le physiologiste français Claude Bernard (1813-1878) affirme, comme son maître François Magendie (1783-1855), que la simple observation clinique des faits ne suffit pas à atteindre seule le véritable objectif de la médecine, la thérapeutique, et à la faire progresser. Pour être efficace et devenir scientifique, la médecine doit avoir recours à la méthode expérimentale qui a déjà fait ses preuves dans d'autres domaines comme la physique et la chimie. Claude Bernard est convaincu que la médecine ne peut devenir scientifique que si elle s'appuie sur la connaissance expérimentale des fonctions du vivant. Il fixe le fondement de la médecine expérimentale dans la physiologie parce que celle-ci peut expliquer les phénomènes morbides en montrant les rapports qu'ils ont avec l'état normal. Dans son ouvrage magistral *Introduction à la médecine expérimentale* (1865), il fonde le statut de scientificité de la médecine expérimentale sur la physiologie à laquelle se joignent la bactériologie et la microbiologie.

L'avènement de la médecine expérimentale au XIXe siècle marque un tournant décisif dans la médecine occidentale et introduit une discontinuité dans l'histoire de la pensée médicale. En effet, l'expérimentation est désormais envisagée comme une procédure de recherche spécifique d'acquisition de connaissances et d'information. Elle est devenue une méthode scientifique d'approche des phénomènes vitaux laquelle méthode s'inspirait du modèle de la physique et de la chimie pour connaître les mécanismes du vivant et du vivant humain en particulier. Les connaissances médicales découlent désormais de l'observation rationnelle des phénomènes spontanés ou provoqués. Elles sont contrôlées par des faits et non plus par des dogmes, des doctrines ou l'expertise des maîtres. Des connaissances nouvelles sont validées par des plans expérimentaux. On passe alors de la recherche rétrospective fondée sur le cours naturel des événements qui ont eu lieu à la recherche prospective qui consiste à planifier une expérience à partir d'une hypothèse. Ainsi, l'expérimentation jette les bases d'une médecine scientifique[1].

Mais quelle est la finalité de l'expérimentation ? Est-ce la constitution d'un savoir scientifique ou l'efficacité thérapeutique ? Si Magendie, Claude Bernard et Charles Nicolle (1866-1936) partagent la conviction que la médecine doit reposer sur des bases scientifiques, il y a chez Nicole, à la différence des deux autres, une volonté de créer une telle médecine qui a une préoccupation immédiatement pratique[2]. C'est pourquoi, « sans cesser d'être une méthode d'investigation scientifique, l'expérimentation trouve sa finalité, non d'abord dans la constitution d'un savoir, mais dans la recherche d'une efficacité thérapeutique »[3].

---

[1] M.-L. DELFOSSE, *L'expérimentation médicale sur l'être humain…*, p. 37-42.
[2] M.-L. DELFOSSE, *L'expérimentation médicale sur l'être humain…*, p. 49.
[3] M.-L. DELFOSSE, *L'expérimentation médicale sur l'être humain…*, p. 49.

La médecine scientifique s'engage dans un immense travail de laboratoire à la suite duquel elle connaît une révolution dans ce qu'on a appelé plus tard sciences médicales : bactériologie, physiologie, chimie physiologique et pharmacie. Ces sciences acquièrent chacune les moyens de produire et de manipuler dans le laboratoire les phénomènes morbides grâce à l'effort de nombreux chercheurs[1]. La bactériologie fait un bond spectaculaire en identifiant au moins les principaux germes pathogènes (lèpre, paludisme, typhoïde, tétanos, la peste, maladie du sommeil, syphilis, et bien d'autres maladies). La chimie, par exemple, participe largement au progrès de la pharmacologie, notamment dans la mise au point des procédés thérapeutiques et des vaccins appropriés pour combattre des maladies et les prévenir.

La recherche médicale bénéficie de l'apport de ces sciences et connaît un essor considérable dans la compréhension du mécanisme des maladies et la découverte des moyens de les traiter. Synonyme d'épidémiologie, elle s'identifie avec la physiopathologie et la microbiologie. Les savoirs de la médecine sont devenus synonymes de recherche en laboratoire. Mais la médecine scientifique, bien qu'enseignée dans les facultés de médecine, est demeurée l'affaire de l'élite de la profession, sans grand impact sur la pratique de soins[2]. Toutefois, envisagée déjà par les Grecs depuis l'Antiquité et prônée au XVIIe siècle par Francis Bacon (1561-1626), cette médecine prend finalement son envol au XXe siècle.

Au début du XXe siècle, la médecine développe des liens étroits avec les sciences exactes, notamment la physique, la chimie et la biologie. Ces sciences sont mises à contribution pour le développement des connaissances médicales, le perfectionnement des techniques médicales et l'amélioration des soins. La médecine devient une médecine de laboratoire, une médecine d'instruments, une médecine technique et des spécialistes ; elle s'affirme davantage comme une médecine scientifique basée sur la rigueur et la précision des sciences exactes. C'est la médecine moderne[3]. Sa modernité tient au fait qu'elle s'appuie sur les connaissances biochimiques, anatomiques et physiques ainsi que sur des techniques pour parvenir aux décisions cliniques[4]. En d'autres termes, la médecine moderne accorde une importance prépondérante aux preuves objectives fournies par les procédures scientifiques de laboratoires et

---

[1] H. MARKS, *La médecine des preuves...*, p. 52.

[2] J.-P. GAUDILLIÈRE, *Inventer la biomédecine : La france, l'amérique et la production des savoirs du vivant (1945-1965),* Paris, La Découverte, 2002, p. 10.

[3] G. DURAND, A. DUPLANTIE, Y. LAROCHE *et al.*, *Histoire de l'éthique médicale et infirmière. Contexte socioculturel et scientifique,* Montréal, Les Presses de l'Université de Montréal, 2000, p. 260-261.

[4] H. MARKS, *La médecine des preuves...*, p. 15-16.

les appareils mécaniques ou électroniques pour parvenir aux décisions cliniques[1].

La rencontre de la médecine et de nouvelles sciences de la vie relaye au second plan les préoccupations de la santé publique qui ont dominé la recherche médicale au XIXe siècle afin de favoriser l'essor d'une nouvelle forme de la recherche médicale : la « recherche biomédicale ». Deux étapes importantes marquent cet essor, à savoir l'institutionnalisation de la recherche médicale et le passage de la médecine à la biomédecine.

2.2.2. L'institutionnalisation de la recherche médicale

Durant les trois premières décennies du XXe siècle, un nouveau pas est franchi, à savoir l'institutionnalisation de l'expérimentation. Amorcée déjà par l'affaire Neisser (1892), la reconnaissance de l'expérimentation reçoit une légitimité dans les *Directives du ministère de l'intérieur du Reich* lesquelles définissent clairement les « traitements nouveaux » comme une intervention sur l'homme à des fins thérapeutiques et l'expérimentation scientifique une intervention sur l'homme à des fins de recherche[2]. Cette différence consacre « la reconnaissance de la recherche et de la méthode scientifique. La recherche devient non seulement acceptable, mais aussi nécessaire. Sa justification ne découle plus du caractère *per se* bénéfique de l'intervention clinique sur le malade. En d'autres termes, il devient moins indispensable que la recherche apporte un bénéfice à ceux qui y participent et l'obtention des connaissances devient une fin en soi. Le médecin moderne n'est plus seulement un médecin hippocratique bienfaisant envers des malades, il est aussi devenu un chercheur ayant des obligations envers le reste de la société[3]. On assiste à une augmentation significative de la recherche autant du point de vue quantitatif que qualitatif et celle-ci porte davantage sur l'homme. Les pays anglo-saxons ouvrent donc la porte à la recherche non-thérapeutique, tandis qu'en France, pour ne citer que ce pays, elle est encore illégale.

Une véritable politique de la recherche se met en place dans les pays anglo-saxons laquelle politique consiste à fournir un effort concerté de mobilisation de chercheurs et de moyens ainsi que de planification d'activités de recherche. La recherche ne se fait plus comme du temps de Claude Bernard (XIXe siècle), par un chercheur presque seul, dans un petit laboratoire, sans grand moyen. Au XXe siècle, elle change de modalité : désormais, elle devient une affaire d'équipe qui travaille en collaboration avec une série d'institutions couplées avec des laboratoires publics et privés, des cliniques spécialisées et des

---

[1] G. DURAND, A. DUPLANTIE, Y. LAROCHE *et al.*, *Histoire de l'éthique médicale et infirmière*..., p. 269.

[2] DIRECTIVES DU REICH ALLEMAND SUR L'EXPÉRIMENTATION SCIENTIFIQUE (1931) ... p. 455-458.

[3] D. RODRIGUEZ-ARIAS, G. MOUTEL, C. HERVÉ, *Recherche biomédicale et populations vulnérables*, p. 29.

universités. Des gouvernements créent de grands organismes de subvention pour financer la recherche avec des fonds publics, car elle demande beaucoup d'argent. Des fonds considérables, d'origine publique ou privée, sont affectés à la recherche scientifique. Mais ce qui a surtout changé c'est le fait que la recherche est davantage planifiée et porte de plus en plus sur les sujets humains[1]. La diversité organisationnelle et la conjonction d'efforts entre différents partenaires ont permis aux chercheurs d'expérimenter différentes stratégies pour relier le travail scientifique du laboratoire à la pratique clinique[2]. Les résultats sont importants.

Les découvertes et leurs applications cliniques

La recherche médicale avance à grands pas et aboutit à d'importantes découvertes qui se succéderont à un rythme accéléré avec de nombreuses retombées sur le plan diagnostique, thérapeutique et de prévention. Dans les années 1930, la découverte des sulfamides antibactériens entraîne une chute spectaculaire des maladies infectieuses. Les sulfamides donnent naissance à une quantité impressionnante de médicaments contre des pathologies aussi variées que diverses. Pendant décennie 1940, on découvre la pénicilline, streptomycine, cortisone, etc.[3] Des découvertes vont se poursuivre dans la seconde moitié du XXe siècle jusqu'à la décennie 1980. La pharmacopée recense un nombre croissant de médicaments efficaces ; les techniques d'imagerie et de chirurgie progressent. C'est un « *véritable arsenal thérapeutique* » marqué par la combinaison de la mise au point des molécules originales et de nouvelles techniques. De nombreux domaines de la médecine sont aussi exploités : la biologie moléculaire, la cancérologie, la génétique, l'immunologie, la virologie, les neurosciences... Des innovations qui ont ouvert de nouvelles perspectives en médecine.

Comme on le voit donc, la recherche médicale a accompli de grands progrès et donné à la médecine une efficacité jusque-là inégalée et naguère insoupçonnée. En un quart de siècle, elle a transformé le traitement de la plupart des maladies humaines et bouleversé la vie des millions de personnes par l'accroissement de la durée moyenne de la vie de près de dix ans. Ainsi, on a pu parler à juste titre de la « *révolution thérapeutique* ».

L'ère du rendement décroissant

Au cours des deux dernières décennies du XXe siècle, les découvertes thérapeutiques ont continué, mais à un rythme ralenti. On est entré dans l'ère

---

[1] G. DURAND, A. DUPLANTIE, Y. LAROCHE *et al.*, *Histoire de l'éthique médicale et infirmière...*, p. 266-267.

[2] H. MARKS, *LA médecine des preuves...*, p. 77-78.

[3] P. PIGNARRE, *Le grand secret de l'industrie pharmaceutique*, Paris, La Découverte, 2004, p. 40-42.

des rendements décroissants. C'est l'inversion de tendance et la fin de la révolution thérapeutique. Les maladies infectieuses ont laissé la place aux maladies du vieillissement comme principale cause de mortalité dans les pays riches, tandis qu'elles continuent de sévir et demeurent la cause principale de mortalité dans les pays pauvres. En 1971, on met au point une combinaison de médicaments (stéroïdes, vincristine, methotrexante, cyclophosphami-de, etc.) pour traiter avec succès la leucémie et on invente aussi la radiothérapie[1]. Les décennies 1970 et 1980 sont particulièrement marquées par des recherches sur l'assistance médicale à la procréation en vue de remédier à la fertilité des couples en difficulté ou d'éviter la transmission d'une maladie héréditaire. De nouvelles techniques de procréation sont mises au point, notamment la fécondation *in vitro* par laquelle arrive au monde en Angleterre le premier « bébé éprouvette » en 1978, une fillette nommée Louise Brown. La France emboîte le pas en 1982. Ces prouesses font grand bruit, suscitent des interrogations et des débats publics passionnés largement médiatisés[2].

En 1994, treize ans depuis l'apparition du VIH - qui plaçait la recherche biomédicale devant une multitude de questions et de défis majeurs, et près de onze ans depuis que le virus a été isolé par le Professeur Luc Montagnier, des essais cliniques aléatoires sur une méthode de prévention débouchaient enfin sur des résultats positifs. À la fin de 1995, le premier produit d'un nouveau groupe de médicaments anti-VIH est approuvé par la FDA. Quelques mois plus tard, en 1996, un autre groupe d'agents antirétroviraux – les inhibiteurs non nucléosidiques - sont mis au point. Ainsi bombardé par trois agents antirétroviraux, le VIH est de manière efficace rendu presque inoffensif. Contraignante (des effets secondaires) et onéreuse, la thérapie des antirétroviraux a cependant permis à de nombreux séropositifs en Occident d'abord, puis dans le reste du monde, de pousser un soupir de soulagement, car elle leur a permis de survivre à cette maladie mortelle transformée désormais en maladie chronique[3]; et ce, en attendant la molécule miracle qui portera à la guérison.

Nous disions que dans la même seconde moitié du XXe siècle, de nouveaux domaines ont été explorés comme la biologie moléculaire, la génétique, l'immunologie, la virologie, la cancérologie, les neurosciences. Selon Anne Fagot-Largeault, « La biologie éclipse la physique »[4]. Les percées des sciences biologiques dépassent toutes les attentes et les prévisions des spécialistes. On découvre la structure de l'ADN (1953), on assiste au déchiffrement du code génétique et au développement de la technique de

---

[1] P. PIGNARRE, *Le grand secret de l'industrie pharmaceutique,* p. 44.
[2] G. DURAND, *Introduction générale à la bioéthique…*, p. 33-35, 539.
[3] P. PIGNARRE, *Le grand secret de l'industrie pharmaceutique,* p. 45.
[4] A. FAGOT-LARGEAULT, *L'homme bioéthique. Pour une déontologie de la recherche sur le vivant,* Maloine, Paris 1985 cité par G. DURAND, *Introduction générale à la bioéthique…*, p. 32.

l'ADN recombiné. La médecine se perfectionne grâce à la contribution de ces nouveaux domaines qui favorisent le changement de rapport entre la médecine et la biologie. La convergence entre les deux disciplines constitue une force majeure d'innovation et elle donne naissance à ce qu'on appellera la biomédecine.

2.2.3. La naissance de la biomédecine

Jusqu'au début du XXe siècle, la médecine et la biologie sont considérées comme deux domaines distincts. Une conception dualiste de la médecine règne en maître laquelle se garde de confondre la science médicale de l'art médical. Les médecins affichent une attitude de méfiance face aux avancées de la biologie. La recherche médicale fondamentale aussi bien qu'appliquée reste un domaine réservé aux sciences. Ce domaine et celui de la médecine sont maintenus dans une stricte séparation par le corps médical qui refuse toute association avec les chercheurs[1].

Mais loin d'être irréductible, le dualisme médical n'a pas empêché une révolution intellectuelle s'opérer dans certains pays. En effet, l'idée de faire bénéficier en priorité à la médecine les progrès de la biologie surgit en Allemagne. Les universités et instituts de ce pays deviennent un pôle d'attraction en médecine pour les étudiants du monde entier. Entre 1870 et 1914, près de quinze mille étudiants américains fréquentent les écoles allemandes de médecine. De retour au pays, cette nouvelle génération des médecins américains décide de formaliser et de concrétiser la révolution en médecine. La première innovation prévoit une nouvelle configuration des sources du savoir médical. Un programme d'enseignement médical moderne est conçu et intègre les tâches de soins, d'enseignement et de recherche, selon une disposition qui prévoit de réunir en un même lieu un hôpital, une université et des laboratoires. Ce nouveau schéma est exécuté dès les années 1890 à la faculté de médecine de l'Université de Johns-Hopkins (Baltimore) avec la contribution de grandes fondations scientifiques comme *Rockefeller Institute for Medical Research* pour réunir les laboratoires de recherche à côté d'un hôpital afin de développer la nouvelle biologie. Cette nouvelle configuration du savoir médical fait perdre progressivement à la médecine sa prééminence comme source de savoir médical. Par conséquent, une réforme de l'enseignement médical s'avère indispensable.

La seconde innovation met en place la réforme de l'enseignement médical dont la charge est confiée à Abraham Flexner. Dans son rapport sur l'enseignement de la médecine en Amérique du Nord et en Europe, lequel rapport est réalisé à la demande de la grande fondation scientifique Carnegie,

---

[1] J.-F. PICARD, « Naissance de la biomédecine, le point de vue d'un historien », *Médecine/Sciences*, vol. 12, 1 (Jan. 1996), p. 98, lire aussi V. DEPADT-SEBAG, *Droit et bioéthique*, Bruxelles, Larcier, 2012 (2e éd.), p. 17.

Abraham Flexner préconise de fondre l'Université dans la clinique, c'est-à-dire de sédentariser à l'hôpital des médecins-enseignants-chercheurs. Ce programme est adopté par la Fondation Rockefeller qui fournit des moyens nécessaires aux universités qui acceptent de l'appliquer. La première à s'y engager est l'Université Johns-Hopkins qui sera suivie par de principales facultés de médecine d'Amérique du Nord (Université Washington de Saint Louis, Université de Yale, Université de Chicago, Université McGill du Montréal au Canada, mais avec quelques exceptions notables comme la prestigieuse école de médecine de l'Université de Harvard[1].

La Grande Bretagne emboîte le pas aux initiatives américaines. Grâce au soutien de la Fondation Rockefeller, le *Medical Research Council* britannique est créé en 1919 et a pour tâche d'installer des laboratoires à l'hôpital. Dans les pays anglo-saxons et surtout en Allemagne où l'idée est née de faire bénéficier en priorité à la médecine les progrès de la biologie, la révolution est en marche. En France, cependant, la conception dualiste de la médecine domine et s'affirme avec plus de véhémence qu'ailleurs. Les médecins continuent d'envisager la médecine comme une science autonome de la biologie et se tiennent à l'écart de la recherche médicale. Deux réalités aussi distinctes qu'il faut se garder de confondre. Cette situation entretenue par l'indifférence des pouvoirs publics perdurera jusqu'à la moitié du XXe siècle. L'épineuse question de savoir à qui confier l'innovation médicale, aux médecins ou aux biologistes est demeurée sans réponse. Par conséquent, en France, lors du déclenchement de la Seconde guerre mondiale, la recherche médicale est quasiment inexistante[2].

Après la guerre, une nouvelle génération de médecins s'insurge contre « le conservatisme à la fois politique et scientifique du milieu médical ambiant » et elle décide de prendre en main l'avenir de la profession comme l'avait fait, avant elle, la nouvelle génération de jeunes médecins américains formés en Allemagne. Sous l'initiative de ces jeunes médecins français, la recherche biologique est intégrée dans la pratique hospitalière qui l'ignorait jusque-là. Les laboratoires de biologie investissent les hôpitaux et deviennent le centre des découvertes et des innovations dans le domaine médical. Le programme de l'enseignement médical subit aussi une réforme appelée la « réforme Debré » du nom de son auteur qui s'inspire du programme de l'Américain Abraham Flexner, c'est-à-dire l'intégration des fonctions soins-enseignement-recherche et la fusion de la faculté de médecine avec l'hôpital. D'où la création des centres hospitalo-universitaires (CHU) qui se voient confier la triple fonction d'enseigner, de soigner et d'innover comme aux États-Unis, une quarantaine d'années plus tôt[3].

---

[1] J.-F. PICARD, « Naissance de la biomédecine... », p. 98-99.
[2] V. DEPADT-SEBAG, *Droit et bioéthique*, p. 17-19.
[3] J.-F. PICARD, « Naissance de la biomédecine... », p. 99-100.

La fusion entre les sciences biologiques et les sciences médicales brouille les frontières entre la biologie, la pratique clinique et le laboratoire ; elle marque la fin du dualisme de l'avant-guerre entre les deux sciences[1].

> C'est la rencontre de deux disciples : la médecine qui est une application des sciences au maintien de la santé et la biologie qui est, au sens moderne du terme, une science dont la démarche est d'expliquer le fonctionnement de la vie au niveau cellulaire. Cette rencontre ne s'est faite que partiellement dans la logique d'avancée scientifique[2].

Cette rencontre a été rendue possible par un sursaut d'audace de différents corps professionnels (médecins, biologistes...). Il a fallu vaincre d'une part, le conservatisme médical et la prétention des médecins à être les seuls à même d'expliquer l'ensemble des mécanismes vitaux ; d'autre part, la prétention des biologistes jugeant les médecins incompétents d'expliquer ces mêmes mécanismes. La rencontre s'est opérée à des époques différentes selon les pays ; d'abord en Amérique du Nord et en Allemagne (d'où l'idée a vu le jour), puis dans certains pays anglo-saxons (Royaume-Uni), tardivement en France[3], et ailleurs.

On assiste à une sorte de « brouillage des frontières entre laboratoire et clinique par opposition à la situation de la première moitié du siècle où le premier était l'auxiliaire de la seconde »[4]. Ainsi, la biomédecine voit le jour en France « au miroir de l'Amérique », pour reprendre le mot de Richard Kuisel. Elle est l'aboutissement d'un long processus intellectuel amorcé par la révolution physiologique et bactériologique à la fin du XIXe siècle, et marqué par l'évolution de la médecine et de la biologie caractérisée par le processus de molécularisation.

Ainsi donc, « La biomédecine représente la recherche médicale dans sa forme nouvelle, symbolisée par l'alliance entre différents corps professionnels, autrefois éloignés les uns des autres par leurs formations et leurs objectifs. Elle symbolise l'alliance de la médecine, de la biologie et aussi de l'industrie »[5]. On pourrait dire que la biomédecine c'est la médecine occidentale contemporaine devenue de plus en plus scientifique avec la biologie pour paradigme, outillée de technologies d'imagerie et de réparation de l'organisme humain.

---

[1] V. DEPADT-SEBAG, *Droit et bioéthique*, p. 20.

[2] J.-F. PICARD, « Naissance de la biomédecine... », p. 97.

[3] J.-F. PICARD, « Naissance de la biomédecine... », p. 97.

[4] J.-P. GAUDILLIÈRE, *La médecine et les sciences XIX-XXe siècles*, Paris, La Découverte, 2006, p. 85.

[5] V. SEBAG-DEPADT, « Droit et bioéthique », dans E. HIRSCH, J.-C. AMEISEN (dir.), *Éthique, médecine et société...*, p. 189.

La biomédecine a généré une innovation dans les méthodes de la recherche médicale et favorisé l'essor de la recherche biomédicale comme une nouvelle forme de la recherche médicale.

2.3. De la biomédecine à la recherche biomédicale

D'après J.-F. Picard, « La recherche médicale était jusque-là synonyme d'épidémiologie »[1]. Elle consistait en une recherche sur des pathologies. Elle était physiologique et pharmacologique en ce sens que « les découvertes thérapeutiques étaient fondées sur la physiologie, c'est-à-dire l'analyse du fonctionnement des organes, cœur, rein, muscles, etc., et sur la pharmacologie, c'est-à-dire l'étude des altérations de ces fonctionnements induites par telle ou telle substance »[2].

Avec l'avènement de la biomédecine, la recherche a changé d'échelle et ne travaille plus sur la physiologie de quelques organes comme du temps de Claude Bernard et du siècle qui a suivi, ni même au niveau des cellules isolées. La recherche s'identifie désormais à la biologie et à la génétique, et travaille au niveau moléculaire, intracellulaire[3]. Depuis 1980, la recherche pharmaceutique est donc devenue moléculaire et elle « consiste à identifier une cible moléculaire, sa structure et sa fonction, et à dessiner et fabriquer la clé qui va ouvrir cette serrure, le boulet qui va atteindre la cible en plein cœur »[4].La recherche a changé de paradigmes. C'est pourquoi, « la génétique, la biologie moléculaire, la biologie cellulaire et leurs technologies de plus en plus complexes, les *biotechnologies, sont devenus les clés exclusives du progrès* thérapeutique »[5].

Selon Claude Le Pen qui reprend l'expression de Philippe Meyer, « Le temps n'est plus celui des ‘ médicaments du hasard ‘, [...] où l'on découvrait les propriétés de substances connues à la suite d'expériences plus ou moins volontaires ou de tâtonnements, par essais successifs et aléatoire »[6].

> Car, désormais, [...] on ne découvre plus de médicaments sans même connaître leurs mécanismes d'action, comme c'était le cas auparavant. On renverse le paradigme. On cherche d'abord à comprendre les grands circuits moléculaires de la biologie, on tente d'identifier les anomalies des molécules, gènes ou protéines et de leurs récepteurs [...] impliqués dans telle ou telle pathologie, et on cherche à les corriger par des **traitements spécifiques**

---

[1] J.-F. PICARD, « Naissance de la biomédecine... », p. 100.
[2] P. EVEN, B. DEBRÉ, *Savoirs et pouvoir...*, p. 39.
[3] P. EVEN, B. DEBRÉ, *Savoirs et pouvoir...*, p. 39.
[4] P. EVEN, B. DEBRÉ, *Savoir et pouvoir...*, p. 54.
[5] P. EVEN, B. DEBRÉ, *Savoir et pouvoir...*, p. 39.
[6] C. LE PEN, « Economie de l'innovation et médicaments », dans J.-N. BAIL (dir.), *Les enjeux de l'innovation,* Paris, John Libbey Eurotext, 2002, p. 58-59.

ciblés sur ces molécules devenues anormales, souvent par mutation génétique[1].

Le paradigme a donc changé, parce que maintenant « C'est l'heure du comprendre, *puis traiter* » et non plus « *traiter, puis Comprendre* »[2]. Cela ne signifie pas que la recherche traditionnelle ou classique va disparaître. Mais l'exploitation systématique du hasard est remplacée par une recherche ciblée qui vise à mettre au point des médicaments plus ciblés, plus efficaces et plus personnalisés, entraînant moins d'effets secondaires pour une meilleure prise en charge du patient[3].

Les innovations thérapeutiques passent désormais par la biologie moléculaire et les biotechnologies. Ces dernières désignent une multiplicité et diversité de techniques ayant pour point commun la manipulation d'organismes vivants grâce à la biologie moléculaire des gènes et des protéines. La découverte de l'ADN et l'identification de sa structure moléculaire par la biologie cellulaire et moléculaire ont permis aux chercheurs de comprendre en détail le fonctionnement du corps humain. On connaît désormais quels sont les gènes, les protéines, les enzymes qui interviennent dans les processus normaux ou pathologiques et comment ils interagissent. Ces innovations ont ouvert la voie à de nouvelles thérapeutiques et fourni des armes pour produire des médicaments (imitant le système défensif de l'organisme) par la manipulation des gènes, la synthétisation des protéines, des enzymes, des anticorps et autres substances produites par le corps humain pour combattre les maladies. Les médicaments issus de biotechnologies sont appelés des protéines recombinantes[4].

Le premier médicament recombinant est apparu en 1984 : l'insuline humaine. Après avoir identifié le gène du pancréas impliqué dans la production de l'insuline, les chercheurs sont parvenus à reconstruire artificiellement ce processus pour produire de l'insuline humain qui n'est rien d'autre que la réplique exacte de l'insuline extraite du pancréas du porc ou du bovin, comme c'était le cas auparavant. Outre l'insuline, de centaine de protéines recombinantes sont sur le marché et traitent notamment l'anémie, les déficiences de croissance chez l'enfant, l'hémophilie, etc. Des centaines autres protéines sont en phase d'études cliniques. Au nombre des maladies qui pourraient bénéficier de thérapies par les gènes, on note des maladies génétiques, de nombreux cancers et des maladies infectieuses comme le paludisme, le sida, coronavirus. C'est le cas des vaccins à messager ARN mis

[1] P. EVEN, B. DEBRÉ, *Guide des 4000 médicaments utiles, inutiles ou dangereux au service des malades et des praticiens*, Paris, le cherche midi, 2012, p. 83.

[2] P. EVEN, B. DEBRÉ, *Guide des 4000 médicaments utiles…*, p. 83.

[3] P. EVEN, B. DEBRÉ, *Guide des 4000 médicaments utiles…*, p. 83.

[4] O. RÉVÉLANT, *La médecine de demain. Le gène apprivoisé,* Toulouse, édit. Milan, 2001, p. 10-13, lire aussi E. ZERHOUNI, *Les grandes tendances de l'innovation biomédicale au XXI*[e] *siècle*, Paris, Fayard, 2011, p. 26-27.

au point par les laboratoires Pfizer-BioNTech, Moderna et autres pour lutter contre la maladie du Covid-19 causée par une infection respiratoire due à un coronavirus appelé syndrome respiratoire aigu sévère (SRAS-CoV-2).

Autre révolution, c'est la pharmacogénétique. Celle-ci étudie la façon dont des patients réagissent aux médicaments en fonction de leurs particularités génétiques. Le but est de repérer le profil génétique des patients et de leur proposer des dosages adaptés à leur besoin. D'autres approches sont en cours de développement dont le but est d'utiliser le gène comme médicament (thérapie génique) ou des cellules saines en remplacement des cellules malades (thérapie cellulaire) pour traiter des maladies dégénératives comme la maladie d'Alzheimer, la maladie de Parkinson, la leucémie et d'autres[1].

Bien que les résultats des biotechnologies ne soient pas encore pour le moment à la hauteur des espoirs et des attentes, l'avenir de la recherche biomédicale repose en grande partie sur elles. Déjà un grand nombre de médicaments sur le marché, notamment des vaccins ou des traitements anticancéreux en sont issus.

Pas à pas, la recherche biomédicale ouvre la voie à une « médecine personnalisée » qui, à terme, pourra offrir aux patients des « traitements à la carte »[2]. Ainsi, habitée par l'utopie de « la santé parfaite », elle dotera la médecine des moyens d'intervention plus efficaces à même de guérir des maladies jusque-là incurables, d'identifier des risques de cancers ou des maladies dégénératives, de détecter de façon fiable des prédispositions héréditaires à d'autres pathologies. « Aujourd'hui, des médecins interviennent après qu'une maladie a frappé un patient. Demain, ils interviendront avant qu'une maladie n'affecte un patient ». C'est le grand défi que la RBM entend relever.

2.4. Le fondement de la recherche biomédicale

Quel est le fondement de la RBM ? Est-ce le bienfait que représente le projet pour la société ou la valeur scientifique du projet de recherche ? En d'autres termes, « faut-il partir de l'éthique, c'est-à-dire du bien que procure une nouvelle thérapeutique, ou de l'épistémologie, c'est-à-dire du savoir lui-même ? »[3]. Pour répondre à cette question, nous recourons à l'histoire.

Au XVIIe siècle, l'époque du renouveau de la médecine clinique, Francis Bacon (1561-1626), député, professeur de droit et grand chancelier anglais, s'intéresse aux méthodes et au progrès des sciences. Son livre *Du progrès et de la promotion des savoirs*, publié en anglais en 1605, dresse l'état des lieux des connaissances de son époque et en détermine les déficiences ou les

---

[1] M. BETTI-CUSSO, E. DELAFOSSE, « Médicaments, l'avenir sur ordonnance », *Le Figaro Magazine* 1356 (21 oct. 2006), p. 54.

[2] M. BETTI-CUSSO, E. DELAFOSSE, « Médicaments, l'avenir sur ordonnance », p. 54.

[3] H. DOUCET, *L'éthique de la recherche…*, p. 61.

lacunes. Il prône une nouvelle approche de la connaissance par la méthode inductive basée sur l'empirisme (doctrine philosophique selon laquelle la connaissance dérive directement ou indirectement de l'expérience sensible, directe ou indirecte). Il considère que sa nouvelle approche constitue un moyen d'acquérir un véritable pouvoir sur le réel ou sur la nature[1]. Dans son œuvre *Novum Organum scientiarum* ou *De la Dignité de l'accroissement des sciences*, Francis Bacon critique la connaissance scientifique d'avoir trop cherché à se conformer à la nature plutôt qu'à tenter de la dominer pour la mettre au service de la bonne santé. Pour lui, jusque-là, la médecine n'a pas agi conformément à sa mission qui est d'alléger le poids de la condition humaine. C'est pourquoi, il assigne à la médecine la tâche d'améliorer l'état de santé des populations et le bien-être de l'humanité. Grâce aux nouveaux instruments de connaissance qui visent des résultats pratiques et non pas des connaissances théoriques ou spéculatives, la médecine permettra aux hommes et aux femmes de vivre en bonne santé jusqu'à l'âge avancé. Elle diminuera la fréquence des maladies incurables et fera en sorte que le malade aspire à une mort douce et paisible, lorsqu'il n'y a plus d'espoir de vie.

Dans la perspective de la pensée de Bacon, chaque nouvelle découverte scientifique et technique constitue un instrument du progrès. Le soulagement de la souffrance et l'amélioration de la condition humaine sont placés au cœur des objectifs de découvertes scientifiques et techniques. La médecine va jouer un rôle primordial dans le cadre de ce nouvel ordre qui se met en place[2].

Reprenant la pensée de Francis Bacon, Claude Bernard met en évidence la connaissance des mécanismes physiologiques et pathologiques qui doivent servir d'appui à la définition des thérapeutiques. Quant à Charles Nicolle, il réaffirme le but essentiellement pratique de la médecine qui doit viser la prévention des maladies et leur guéri[3]. Dans la même optique, le *Code de Nuremberg* (art. 2) retient comme fondement de tout projet d'expérimentation le bienfait que celle-ci représente pour la société. La valeur (bien-fondé) d'un projet de recherche est donc jugée en fonction des résultats pratiques que la recherche attend procurer à la société. La *Déclaration d'Helsinki* abonde aussi dans le même sens, mais y apporte une nuance ; elle subordonne les intérêts de la science et ceux de la société au bien-être du sujet (Helsinki 1975, III, 4).

Le *Rapport Belmont* écarte l'idée d'une recherche qui se justifierait en raison de ses bienfaits éventuels. En effet, d'abord la recherche ne procure pas seulement des avantages appréciables à la société ; elle peut aussi nuire, porter atteinte aussi bien à des patients individuels qu'à toute une population. Elle peut modifier des systèmes écologiques entiers et soulever ainsi des problèmes

---

[1] F. BACON, *Du progrès et de la promotion des savoirs*, 1605 cité par G. DURAND, A. DUPLANTIE, Y. LAROCHE *et al., Histoire de l'éthique médicale et infirmière*, p. 152-153.

[2] H. DOUCET, *L'éthique de la recherche…*, p. 40-41.

[3] M.-L. DELFOSSE, *L'expérimentation médicale sur l'être humain…*, p. 49.

éthiques sérieux. C'est le cas particulièrement de certaines recherches biologiques, génétiques ou chimiques[1]. Ensuite,

> La révélation des scandales témoigne des contradictions qui habitent la science biomédicale et les conflits d'intérêt dont les chercheurs sont prisonniers. On découvre que la science n'est pas une activité désintéressée. De plus, non seulement les progrès coûtent-ils chers sur différents plans, mais ils n'ont pas que des conséquences positives sur la vie sociale[2].

Compte tenu de cette ambivalence, le *Rapport Belmont* emprunte une autre voix pour définir le fondement de la RBM. Insistant sur la nécessité de donner au protocole de recherche un solide fondement scientifique, il assigne à la recherche le but d'un plus grand savoir plutôt que des bienfaits possibles sur la santé. Dans l'esprit du rapport américain, le but premier de la recherche biomédicale n'est pas celui de guérir tel malade individuel, mais d'acquérir des connaissances sur le corps humain et les maladies qui l'affectent.

De l'avis de H. Doucet, la nouvelle orientation prise par le *Rapport Belmont* se comprend dans le contexte de l'époque : celui de la révélation des abus de certaines expériences biomédicales sur les sujets humains pendant et après la seconde guerre mondiale[3]. La révélation de ces scandales témoigne de l'ambivalence de la science biomédicale.

En outre, dans un protocole de recherche, le bénéfice – s'il en est un - n'est que *potentiel* et à ce titre ce bénéfice ne suffit pas, à lui seul, pour justifier un projet de recherche. Car, tout projet de recherche part toujours d'une hypothèse nulle consistant à penser qu'à priori le traitement à valider n'a pas d'effet thérapeutique et qu'il requiert donc de prouver son efficacité. Si l'on sait d'avance que tel traitement est bénéfique, il cesse d'être une expérience ou un projet de recherche.

L'objectif premier de la recherche biomédicale consiste donc à faire progresser les connaissances sur le corps humain et les maladies qui l'affectent. Le bénéfice individuel direct n'entre pas dans les intentions premières de l'investigateur, mais il peut être subsidiaire, c'est-à-dire subordonné à l'objectif principal, à savoir apporter un bénéfice à la collectivité. En ce sens, toute expérimentation médicale sur l'homme a une visée cognitive[4]

Même si le *Rapport Belmont* retient la valeur scientifique comme fondement d'un projet de recherche et non les bienfaits potentiels, il reconnaît

---

[1] C. BLOMQUIST, « Ethical Guidelines for Biomedical Research », dans *Annals of Clinical Research* 7(1975), 291-294 cité par J.-M. THEVOZ, *Entre nos mains l'embryon : Recherche bioéthique,* Genève, Labor et Fides, 1990, p. 265.

[2] H. DOUCET, *L'éthique de la recherche...,* p. 61.

[3] H. DOUCET, *L'éthique de la recherche...,* p. 61.

[4] A. FAGOT-LARGEAULT, « Expérimentation humaine », dans G. HOTTOIS, J.-N. MISSA, *Nouvelle encyclopédie de bioéthique. Médecine, environnement, biotechnologie,* Bruxelles, De Boeck Université, 2001, p. 445.

cependant que « Le principe de la bienfaisance joue souvent un rôle de justification dans plusieurs secteurs de la recherche faisant appel à de sujets humains »[1], notamment la recherche impliquant des enfants.

Après avoir parcouru l'évolution de la recherche, - de la recherche classique à la recherche moderne - et clarifié son objectif et sa finalité, venons-en à l'innovation thérapeutique.

3. L'innovation thérapeutique

On ne peut pas traiter de la recherche biomédicale sans parler de l'innovation thérapeutique. Qu'est-ce que l'innovation thérapeutique ? Sur quoi porte-t-elle ? Quels en sont les acteurs ? Avant de répondre à toutes ces questions, il est utile de distinguer le mot innovation des autres termes avec lesquels il est souvent confondu, à savoir la découverte, l'invention.

3.1. Question de vocabulaire

Découverte, invention, innovation, quelle différence ? Il fut un temps où les termes « découverte et invention » étaient synonymes. Aujourd'hui, on prend soin de les distinguer, mais la différence n'est pas toujours facile à percevoir. Essayons de comprendre ce qui distingue l'un de l'autre.

Une découverte est l'action de faire connaître ce qui était jusque-là caché, ignoré, inconnu. En d'autres termes, c'est le fait de dévoiler l'existence de quelque chose mais qui était inconnue ou inexplorée avant. Découvrir c'est trouver par hasard ou par une recherche un objet ou une idée. Le mot « découverte » suggère que l'objet découvert est réel et préexistant à l'action de découvrir. À titre d'exemple, le savant grec Archimède (287 av. J.-C. - 212 av. J.-C.) qui, prenant son bain, découvre la loi de la pesanteur et s'écrie *Eurêka* : j'ai trouvé ; la découverte de la loi de l'hérédité en 1865 par Mendel (1822-1884) ; la découverte de l'Amérique en 1492 attribuée à l'italien Cristofo Colombo (1451-1506) ; la découverte de l'agent infectieux responsable de VIH-Sida par Luc Montagnier en 1983, etc. Avant que ces découvertes ne soient trouvées et portées à la connaissance du monde, elles existaient.

L'invention se distingue de la découverte. Elle est l'action de créer, en faisant preuve d'ingéniosité ou de génie, quelque chose de nouveau, d'original, dont personne n'avait eu l'idée auparavant. C'est le fait de concevoir une idée, une connaissance ; créer un objet matériel, un dispositif jusque-là ignoré ou inexistant. Toute invention consiste à faire quelque chose de rien, de nouveau. Elle suppose une créativité, une imagination, une inspiration. Par exemple, l'invention d'une machine, d'une technique

[1] THE NATIONAL COMMISSION, « Rapport Belmont… », p. 239.

(machine à vapeur, imprimerie, téléphone). L'invention touche tous les domaines : inventer des dispositifs, des objets matériels concrets ou imaginaires, des histoires réelles ou des histoires fictives. Les inventions peuvent faire l'objet d'un dépôt de brevet[1].

Venons-en au terme innovation. Le mot latin *novus* a donné naissance en français à deux substances, à savoir nouveau et neuf. Le dictionnaire *Petit Robert* définit l'adjectif nouveau comme ce qui apparaît pour la première fois, ce qui vient d'apparaître, ce qui est récent ; tandis que le neuf est la forme populaire de l'adjectif nouveau et signifie : 'qui vient d'être fait et n'a pas encore servi'. « Le 'neuf' est nouveau dans son *être* ou son *usage*, mais non dans ses propriétés »[2]. Distinction subtile, pas toujours facile à percevoir, mais elle est claire dans ces deux phrases : « j'ai une voiture neuve » et « j'ai une voiture nouvelle ». Quand il y a ambiguïté, nous dit François Grémy, le contexte aidera à distinguer les deux significations.

De l'adjectif nouveau sont tirés le verbe *innover* et le substantif *innovation*. Le verbe innover signifie « introduire dans une situation établie quelque chose *d'inconnu* jusque-là »[3]. Innover c'est introduire quelque chose de nouveau, d'inexistant avant dans un usage, une croyance, une théorie, un système scientifique ou un domaine particulier.

Le terme innovation a été formalisé par Joseph Schumpeter (1883-1950) qui l'a désigné comme l'introduction réussie sur le marché d'un produit nouveau issu de nouveaux matériaux et composants, d'un nouveau processus de fabrication ou encore d'une nouvelle forme organisationnelle de l'entreprise. Cela signifie que l'innovation ne concerne pas seulement la mise au point d'un produit nouveau, elle couvre des données aussi variées que les méthodes de production, le système d'organisation et les services, les méthodes de marketing. L'innovation correspond à la création et à la mise sur le marché des produits, de processus ou des services radicalement nouveaux. Elle introduit nécessairement une amélioration dans la façon de faire en augmentant les performances d'un produit ou en réduisant les coûts de production sans changer la manière de faire. Deux critères importants qui caractérisent l'innovation : nouveau et amélioration[4].

Une innovation est construite sur une invention, mais toute invention ne donne pas lieu à une innovation. Celle-ci consiste en particulier à apporter un ou des changements positifs à une invention en vue d'améliorer une pratique. Elle se caractérise par son aspect économique et social qui la distingue de la découverte et de l'invention. En ce sens, l'innovation n'est pas

---

[1] F. GREMY, « Peut-on définir l'innovation », dans J.-N. BAIL, *Les enjeux de l'innovation*, Paris, John Libbey Eurotext, 2002, p. 7-8.

[2] F. GREMY, « Peut-on définir l'innovation ? », p. 7.

[3] F. GREMY, « Peut-on définir l'innovation ? », p. 7.

[4] « Théories de l'innovation », https://intelligence-territoriale.fr/outils/innovation-territoriale/theories-innovation.

qu'un simple processus scientifique et technique d'acquisition ou d'accroissement des connaissances, elle est aussi et surtout un processus social qui vise à changer les pratiques, à changer la vie[1].

Pour résumer ces trois concepts, nous recourons aux définitions de Didier Roux selon lesquelles les découvertes sont liées à la science fondamentale, les inventions aux dispositifs techniques (machines) opérationnels et les innovations technologiques aux dispositifs opérationnels ayant trouvé leur marché. Et notre auteur de poursuivre qu'il y a interactions incessantes et subtiles entre découvertes, inventions et innovations. Ces allers et retours constants entre ces domaines permettent de faire progresser à la fois la recherche fondamentale et les innovations[2]. Qu'en est-il dans le domaine biomédical ?

3.2. L'innovation dans le domaine biomédical

Dans le domaine biomédical, l'innovation thérapeutique consiste en la mise au point ou en la création des produits ou des interventions diagnostiques, thérapeutiques et de prévention pour améliorer la pratique médicale en vue de guérir des maladies et de restaurer la santé. Mieux encore, « L'innovation thérapeutique concerne toute découverte ou invention qui propose une nouvelle approche thérapeutique et qui apporte un bénéfice significatif en termes d'efficacité, de confort et de sécurité au patient »[3]. Elle vise avant tout à changer les pratiques ou les interventions, à changer le mode de faire, de soigner.

Quel est l'objet de l'innovation thérapeutique ? Sur quoi porte-t-elle ? L'innovation thérapeutique peut concerner plusieurs aspects de la chaîne du médicament. Elle peut porter soit sur les produits pharmaceutiques, soit sur la méthode de recherche ou de fabrication des produits pharmaceutiques, soit encore sur la découverte de nouvelles aires thérapeutiques, de nouveaux marchés[4]. La plus spectaculaire et la plus connue c'est l'innovation des médicaments.

Dans le domaine pharmaceutique, « l'agence [américaine] classe les médicaments de deux façons : selon leur originalité chimique et selon leur supériorité thérapeutique sur les médicaments préexistants ». Dans le premier cas, la classification porte sur la composition chimique de la molécule. S'il s'agit *chimiquement d'un composé original, l'agence l'appelle nouvelle entité moléculaire* (NEM) et elle la classe alors comme médicament « numéro 1 ». S'il s'agit, en revanche, d'une molécule déjà sur le marché sous une forme ou sous une autre, l'agence classe comme dérivé. Il peut s'agir d'une nouvelle

[1] C. LE PEN, « Économie de l'innovation et médicaments », p. 57.

[2] D. ROUX, *Découvertes, inventions et innovations*, Paris, Fayard, 2017, p. 21, 23.

[3] www.fondationsconcorde.com/publications.

[4] C. LE PEN, « Économie de l'innovation et médicaments », p. 57.

formulation, de combinaison de médicaments anciens ou de la présentation d'une molécule ancienne par un nouveau fabricant. Dans le second cas, la classification porte sur *la valeur thérapeutique de la molécule*. S'il s'agit d'une molécule qui marque un progrès dans le traitement, le diagnostic ou la prévention d'une maladie spécifique, la molécule reçoit l'abréviation « P » et elle est évaluée par la FDA dans le cadre des études prioritaires. Dans le cas contraire, c'est-à-dire si les molécules semblent présenter des qualités thérapeutiques similaires aux médicaments préexistants, elles font l'objet d'une analyse standard, notée « S »[1].

Toutes les nouvelles entités moléculaires chimiques, ou NEM, ne sont pas justifiables d'une étude prioritaire, car elles peuvent ne pas être donc supérieures, voire inférieures, aux traitements plus anciens. Inversement, des molécules qui ne sont pas des NEM peuvent le justifier très occasionnellement, lorsqu'une molécule ancienne a été modifiée de telle façon qu'elle apporte un avantage décisif sur la molécule dont elle dérive[2].

Le problème est de définir ce qui est nouveau ou sur quoi porte l'innovation. Sur la molécule ou sur l'indication ou encore sur l'effet clinique ? « Une molécule ancienne peut avoir de nouvelles indications. Une molécule nouvelle peut ne pas offrir d'effets thérapeutiques nouveaux par rapport à une molécule déjà existante. »[3].

Comme le voit donc, l'innovation des produits pharmaceutiques peut porter soit sur les nouveaux produits soit sur les anciens, c'est-à-dire des produits ayant déjà obtenu l'AMM. L'innovation de nouveaux produits porte sur la composition chimique du médicament constituée d'ingrédients actifs originaux (NEM). C'est le principe actif du médicament. L'innovation qui porte sur des produits déjà sur le marché vise à découvrir de nouvelles applications ou indications comme la méthode d'utilisation, la présentation galénique (formulation, c'est-à-dire la nature physique du médicament : liquide ou capsule) et le mode d'administration (par la bouche ou par injection). En d'autres termes, l'innovation d'un produit ancien peut viser l'amélioration de ce dernier. Cette amélioration peut concerner soit l'augmentation de la puissance, soit l'obtention d'un profil d'activité plus spécifique, soit encore une formulation plus pratique ou la réduction des effets secondaires. Les molécules qui dérivent des anciennes sont appelées des dérivés ou des variantes. Celles-ci ne sont pas à confondre avec les génériques.

En règle générale, une molécule n'est vraiment innovante que s'il s'agit à la fois d'une NEM et qu'elle marque un progrès en termes d'effets thérapeutiques par rapport aux médicament existants. Mais l'industrie pharmaceutique utilise couramment le mot innovant pour caractériser toute

---

[1] M. ANGELL, *La vérité sur les compagnies pharmaceutiques. Comment elles nous trompent et comment les contrecarrer,* Montebello, Le mieux-être, 2005, p. 84.
[2] M. ANGELL, *La vérité sur les compagnies pharmaceutiques*..., p. 84.
[3] C. LE PEN, « Économie de l'innovation et médicaments », p. 57.

NEM sans tenir compte de ce qu'elle apporte ou non un bénéfice sur le plan clinique par rapport aux traitements préexistants[1]. « L'innovation thérapeutique n'est pas une fin en soi et elle se justifie par le bénéfice qu'elle peut apporter au patient. Elle est, en ce sens, souvent un progrès, du moins si elle passe les filtres scientifiques et éthiques qui président à son acceptation sociale »[2]. Il revient donc aux agences spécialisées de fixer des limites pour distinguer l'innovation de ce qui ne l'est pas.

3.3. Les sources de l'innovation thérapeutique

Le monde pharmaceutique connaît deux acteurs principaux de l'innovation thérapeutique qui sont d'une part les centres de recherche universitaires et les laboratoires publics ou privés, et d'autre part l'industrie pharmaceutique. Traditionnellement, le premier groupe a pour activité principale le progrès des connaissances et le second la découverte des produits ou des interventions thérapeutiques. Depuis les années 1980, le rôle s'est inversé. Désormais, les centres de recherche universitaires et les laboratoires publics ou privés s'investissent dans le progrès des connaissances et la découverte des molécules, tandis que les laboratoires des industries sont devenus des développeurs, des fabricants de molécules qu'ils achètent aux premiers.

3.3.1. Les centres de recherche publics ou privés

L'activité principale des centres de recherche universitaires ou académiques, publics ou privés, est la recherche pure, le progrès des connaissances. Et comment procèdent-t-ils, par exemple, face à l'apparition d'une nouvelle maladie ou d'une urgence sanitaire ?

Dès qu'une nouvelle maladie fait son apparition, les chercheurs s'attellent à comprendre sa nature, les mécanismes de son action dans l'organisme et ce qui ne fonctionne plus normalement dans celui-ci.

Cette compréhension doit être la plus précise possible, le plus souvent au niveau moléculaire pour découvrir un médicament capable d'interférer efficacement et en toute sécurité avec la ou l'une des molécules responsables de la maladie. En d'autres termes, ce qu'espèrent les chercheurs, c'est de découvrir un médicament qui puisse agir spécifiquement sur une des molécules impliquées dans le mécanisme de la maladie, pour la normaliser, comme on tire une balle au centre d'une cible[3].

Pour illustrer ce processus, prenons l'exemple du virus VIH/Sida et de la fièvre hémorragique Ebola. En 1979, une épidémie d'origine inconnue éclate à Manhattan aux États-Unis. Les victimes présentent les symptômes d'une maladie inconnue, étrange et puissante ; leur système immunitaire quasiment

---

[1] M. ANGELL, *La vérité sur les compagnies pharmaceutiques*..., p. 84.

[2] C. LE PEN, « Économie de l'innovation et médicaments », p. 57.

[3] M. ANGELL, *La vérité sur les compagnies pharmaceutiques*..., p. 56.

anéanti, mais personne ne sait de quelle maladie il s'agit. En 1981, les *Centers for Disease control* (CDC), agence américaine d'épidémiologie, font état pour la première fois d'une étrange déficience immunitaire constatée chez des homosexuels aux États-Unis.

D'après Sonia Shah, l'administration Reagan hostile aux homosexuels a affiché une indifférence totale à ce problème sanitaire jusqu'à interdire le chef de service fédéral de la santé de faire la moindre déclaration publique sur cette situation sanitaire[1]. Mais après des mois, on a découvert que la pathologie ne frappait pas seulement des homosexuels et des drogués, elle affectait aussi des hétérosexuels. C'est ainsi qu'elle a été déclarée un problème de santé publique et une menace pour la sécurité des États-Unis. Pour ce, l'État a alloué des ressources nécessaires pour organiser la recherche sur ladite maladie[2].

En 1981, des chercheurs se sont mis au travail pour trouver la cause de cette mystérieuse épidémie et identifier son agent infectieux, dans un climat d'âpre concurrence entre chercheurs américains (NIH) et européens (Institut Pasteur de Paris). Diverses hypothèses sont évoquées : « drogues illégales contaminées, étranges toxines haïtiennes, champignons inconnus, entre autres »[3]. Finalement, en 1983, les professeurs Luc Montagnier et Françoise Barré-Sinoussi découvrent l'agent infectieux responsable de cette maladie que l'équipe désigne à l'époque sous le nom de *Lymphadenopathy Associated Virus* désigné par le sigle LAV. Les résultats de la recherche sont envoyés au laboratoire du fameux chercheur américain Robert Gallo qui en accuse réception en avril 1983. Et en mai 1983, un article envoyé par Luc Montagnier à Robert Gallo est publié par la revue *Science*.

De l'autre côté de l'Atlantique, en avril 1984, dans une conférence de presse convoquée par le ministère de la santé des USA et le chercheur Robert Gallo, l'équipe de recherche de Gallo annonce à son tour avoir réussi à isoler les causes de la maladie et à séquencer le génome du virus. Gallo s'est vu aussi attribuer la découverte du virus du Sida. Depuis, les deux équipes de recherche (française et américaine) se sont engagées dans une bataille scientifique et éthique, et se disputaient le leadership de cette découverte. Enfin, en 1986, Gallo a finalement reconnu avoir travaillé sur l'échantillon de LAV lui envoyé par Montagnier. Le débat était clos. L'aveu de Gallo et la reconnaissance du leadership de l'équipe française sur cette découverte ont valu à Luc Montagnier et à sa collègue F. Barré-Sinoussi le prix Nobel de médecine leur attribué en octobre 2008[4].

---

[1] S. SHAH, *Cobayes humains. Le grand secret des essais pharmaceutiques,* Paris, Demopolis, 2007, p. 140.

[2] P. H. DUESBERG, *AIDS. Il virus inventato*, Baldini Castoldi Dalai, Milano 2004, p. 15.

[3] M. ANGELL, *La vérité sur les compagnies pharmaceutiques...*, p. 58.

[4] M. SCHWARTZ, J. CASTEX, *La découverte du virus du SIDA. La vérité sur l'affaire Gallo/Montagnier*, Paris, Odile Jacob, 2009, p. 189-203.

Les recherches sur cette maladie ont permis de mieux connaître son agent infectieux. Il s'agit d'un rétrovirus, c'est-à-dire un virus dénué d'ADN et possédant seulement l'ARN comme la rougeole, les oreillons, la fièvre jaune, la grippe, la poliomyélite, la fièvre aphteuse. Le rétrovirus ne peut survivre et se reproduire qu'en détruisant les cellules vivantes. Les chercheurs ont constaté que ce rétrovirus est particulièrement menaçant ; il infecte le système immunitaire et prend le contrôle de postes de commande centralisés qui défendent l'organisme contre les agents pathogènes, les cellules CD. Ainsi invalidé, le corps devient dangereusement vulnérable aux infections. Le rétrovirus se reproduit à très grande vitesse à de dizaine de milliards d'exemplaires chaque jour ; certains d'entre eux présentent de légères variations ou mutations rendant ainsi plus complexe le traitement de la maladie.

Les résultats de ces recherches ont permis de tracer le profil d'une molécule capable de lutter contre le VIH/sida. Finalement, en 1986, on a mis au point les premiers traitements, encore insuffisants mais dotés déjà d'une certaine efficacité. Ces avancées ont été suivies d'une série d'essais cliniques de vaccins et de médicaments antisida à grande échelle[1].

Ce parcours nous aide à comprendre encore une fois l'objectif poursuivi par les centres de recherches publics ou privés, à savoir la recherche fondamentale consistant dans le présent cas à identifier une maladie et à définir son étiologie avant de penser à mettre au point une intervention ou une molécule capable d'agir efficacement et en toute sécurité sur l'agent infectieux pour le combattre.

Comme le voit, comprendre la nature des maladies est le point de départ obligé de la partie initiale de la R&D. C'est le travail des biologistes, des microbiologistes dans des centres de recherche ; « [...] ils sont [...] seuls capables de décortiquer les circuits de fonctionnement des cellules, en identifiant une à une les molécules qui les gouvernent, et seuls capables de découvrir les composés susceptibles d'interagir avec ces cibles, comme les clés ouvrent des serrures »[2]. D'après Marcia Angell, « Contrairement à la propagande de l'industrie, cette étape essentielle n'est qu'exceptionnellement issue de ses propres laboratoires et, au contraire, développée au sein des laboratoires de recherche universitaires ou gouvernementaux… »[3]. Depuis les années 1980, l'innovation vient toujours des laboratoires universitaires et des centres de recherche publics (américains, anglais, suisses…). Les grandes industries pharmaceutiques achètent aux chercheurs et à leurs universités leurs découvertes, brevets compris, pour une bouchée de pain (un prix modique pour ainsi dire)[4]. En d'autres termes, elles ne sont que des utilisateurs à grande

---

[1] S. SHAH, *Cobayes humains…*, p. 140-141.

[2] P. EVEN, B. DEBRÉ, *Savoirs et pouvoir…*, p. 61.

[3] M. ANGELL, *La vérité sur les compagnies pharmaceutiques…*, p. 56.

[4] P. EVEN, B. DEBRÉ, *Guide des 4000 médicaments utiles…*, p. 88-92.

échelle des technologies inventées au sein des laboratoires publics ou des start-ups.

3.3.2. L'industrie pharmaceutique

L'industrie pharmaceutique peut être définie comme une firme qui regroupe les activités de recherche, de fabrication et de vente des produits pharmaceutiques, notamment des médicaments, dans les meilleures conditions du marché. Elle utilise les acquis des sciences biologiques et médicales pour mettre au point des médicaments, en collaboration souvent avec des équipes de recherche universitaires et des centres de recherche publics et privés[1].

C'est une industrie comme toutes les autres industries « à l'image du capitalisme moderne ». En d'autres termes, « Ce sont avant tout des entreprises industrielles et commerciales dirigées par des managers et des financiers, ni médecins, ni pharmaciens, au service des actionnaires qui les ont choisis »[2]. En tant que telle, l'industrie pharmaceutique vise avant tout le profit, le chiffre d'affaires.

Dans cette perspective, le médicament a d'abord et avant tout une dimension d'entreprise, une dimension industrielle pour ainsi dire.

Par sa vocation, elle est une industrie innovante. « L'innovation y est l'activité économique principale et la part considérable des personnels engagés dans le processus de mise au point de produits nouveaux, par rapport aux personnels de gestion, en témoigne »[3]. L'industrie pharmaceutique vit de l'innovation et de la protection de ses brevets. D'où la nécessité d'inventer en permanence et, quand le rythme de l'invention ralentit, de garder le monopole des anciennes innovations le plus longtemps possible, et d'augmenter les quantités vendues. Dans les phases d'expansion du marché, c'est le premier terme qui l'emporte sur le second, tandis que dans les phases de contraction, la question des brevets prend le dessus sur l'innovation thérapeutique[4]. C'est le cas actuellement.

Les compagnies pharmaceutiques sont à quelques fusions près presque toutes américaines (Pfizer, Merck, Johnson&Johnson), anglaises (Glaxo-Smith-kline), anglo-suédoise (Astra-Zenecca), suisses (Roche, Novartis, Sandoz, Ciba), allemandes (Hoescht, Bayer), françaises (Sanofi-Aventis, Rhône-Poulenc, Roussel), Japonaise (Takeda). Les mêmes qui règnent sur le marché mondial des médicaments depuis des décennies. Ce marché est constitué de 80 % des consommateurs de pays développés, c'est-à-dire le traditionnel triangle Amérique du Nord-Europe-Japon[5].

---

[1] C. LE PEN, « Économie de l'innovation et médicaments », p. 55.

[2] M. ANGELL, *La vérité sur les compagnies pharmaceutiques…*, p. 192-193.

[3] M. ANGELL, *la vérité sur les compagnies pharmaceutiques…*, P. 192-193.

[4] P. PIGNARRE, *Le grand secret de l'industrie pharmaceutique*, p.18.

[5] P. EVEN, B. DEBRÉ, *Savoirs et pouvoir…*, p. 21.

À quel moment l'industrie pharmaceutique intervient-elle dans la chaîne du médicament ? L'industrie pharmaceutique intervient en amont du processus de la R&D, mais le plus souvent dans la partie d'aval du développement de la R&D, c'est-à-dire après que les centres de recherche ont identifié ou ciblé la maladie à l'étude et bien compris ses mécanismes d'action dans le corps humain. L'industrie pharmaceutique est impliquée dans la découverte ou la synthèse d'une molécule qui corrigera ou combattra l'anomalie. Ceci est la « partie d'aval du développement » de la R&D. « C'est ici que les compagnies pharmaceutiques sont impliquées, quelquefois très tôt, le plus souvent tardivement »[1].

La partie d'aval du développement de la R&D est divisée en deux étapes : préclinique et clinique. Ici, les compagnies jouent un rôle important dans le développement des molécules (synthèse, isolement ou extraction de séries de molécules, leur screening et leur étude in vitro et chez l'animal au laboratoire ; et les essais sur l'homme). Un travail qui s'étale sur plusieurs années. On est là au cœur du métier propre de l'industrie pharmaceutique. Elle est la seule techniquement capable de mener les études précliniques et cliniques lentes, aléatoires, parsemées souvent d'échecs et toujours onéreuses. C'est son métier. Car, elle a le savoir-faire et les moyens de transformer une molécule en médicament. Elle donc irremplaçable[2].

Autrefois, l'industrie pharmaceutique était innovante, elle découvrait 80 % des nouvelles molécules, contre 20 % dans le milieu académique[3]. En effet, de 1940 à 1980, *elle a inventé presque seule des centaines de molécules qui restent encore aujourd'hui l'essentiel des moyens thérapeutiques*. Dans cette chaîne de découverte des médicaments, le milieu académique (faculté de médecine ou de pharmacie) n'a joué d'autre rôle que d'évaluation et non de découverte. À l'industrie pharmaceutique donc, on doit ces grands médicaments qui, avec l'amélioration des conditions de vie, de logement, de travail, de nutrition et d'environnement, ont changé la vie de millions des personnes, l'ont allongée de 20, 30 ans en Occident : antibiotiques, anti-inflammatoires, vaccins, traitements contre les maladies cardiaques, le diabète et le cancer, etc. Cet arsenal thérapeutique a créé une médecine moderne qui soigne et guérit des maladies comme cela n'avait jamais été ainsi auparavant[4]. Ainsi, on a pu parler de la « révolution thérapeutique ».

Aujourd'hui, c'est exactement le contraire. « Désormais, les industriels ne sont plus des découvreurs, mais seulement des développeurs »[5]. Les découvertes viennent donc toujours aujourd'hui des laboratoires universitaires (et ces labos sont américains, anglais ou suisses en majorité). Les grandes

---

[1] M. ANGELL, *La vérité sur les compagnies pharmaceutiques*..., p. 56.
[2] P. EVEN, B. DEBRÉ, *Guide des 4000 médicaments utiles*..., p. 90.
[3] P. EVEN, B. DEBRÉ, *Guide des 4000 médicaments utiles*..., p. 88.
[4] P. EVEN, B. DEBRÉ, *Guide des 4000 médicaments utiles*..., p. 81.
[5] P. EVEN, B. DEBRÉ, *Guide des 4000 médicaments utiles*..., p. 88.

firmes achètent leurs découvertes pour une bouchée de pain, pour peu d'argent pour ainsi dire.

Depuis les années 1980, l'industrie pharmaceutique connaît une chute de l'innovation thérapeutique, c'est-à-dire une diminution drastique de la production de sa R&D et de la mise sur le marché des nouvelles molécules (comportant au moins un principe actif nouveau). Non pas qu'elle ne découvre plus de nouveaux médicaments, mais elle trouve de moins en moins de nouveaux médicaments à même de remplacer de manière significative les anciens médicaments qui sont sur le marché. Le sort de la plupart de grandes compagnies pharmaceutiques est suspendu encore à quelques médicaments *blockbusters* (médicament vedette ou star générant des revenus supérieurs à 1 milliard de dollars par an et par médicament). Les pipelines sont à sec, les sources ont tari. L'industrie pharmaceutique traverse une crise de l'innovation thérapeutique pour ainsi dire.

En effet, « Là où, il y a cinquante ans, on cherchait des éléphants dans les couloirs, aujourd'hui, on cherche une aiguille dans une botte de foin », ironise Stéphane Thiroloix, directeur du laboratoire américain Bristol Myers Squilbb[1]. De grandes et vraies percées de l'après-guerre sont bien rares. Pourtant, avec des technologies surpuissantes, des moyens humains et financiers gigantesques, des centaines de milliers de chercheurs dans le monde alors qu'il n'y avait que quelques dizaines de milles vers les années 1960, et de centaines de millions pour produire un seul médicament. Peu de médicaments apportent un progrès sensible aujourd'hui, sinon de simples ajustements, sauf pour quelques pathologies ne touchant que quelques malades, ou si onéreux que tous les malades du monde ne peuvent en bénéficier, par exemple, dans le sida ou en rhumatologie, etc.[2]

Depuis quatre ou cinq décennies environ, peu de progrès d'envergure si l'on évalue la situation en prenant en compte les critères comme l'originalité et le progrès en termes de supplément d'efficacité, de tolérance ou de facilité d'administration par rapport aux médicaments antérieurs[3]. Il y a diminution du nombre des NEM et baisse de la courbe thérapeutique.

En un mot, depuis les années 1980 l'industrie pharmaceutique est beaucoup moins innovante qu'elle ne l'était avant. Le nombre de nouvelles molécules commercialisées a certes augmenté, mais leur performance moindre. Les nouvelles molécules remplacent les médicaments anciens sans les dépasser en efficacité ou en tolérance. Elles n'apportent rien ou pas grand-chose de nouveau et sont redondantes.

Voilà l'industrie pharmaceutique présentée brièvement dans sa croissance, sa toute-puissance, sa crise actuelle. C'est une industrie comme toutes les

---

[1] Cité par C. SAUVAIRE, « Les labos inventent-ils nos maladies ? », *Ça m'intéresse,* 310, (déc. 2006), p 39.

[2] P. EVEN, B. DEBRÉ, *Savoirs et pouvoir...*, p. 31.

[3] P. EVEN, B. DEBRÉ, *Guide des 4000 médicaments utiles...*, p. 32.

autres industries « à l'image du capitalisme moderne ». En d'autres termes, « Ce sont avant tout des entreprises industrielles et commerciales dirigées par des managers et des financiers, ni médecins, ni pharmaciens, au service des actionnaires qui les ont choisis »[1]. Leur principale activité est d'investir dans la recherche, acquérir des données scientifiques, fabriquer des médicaments et les vendre dans les meilleures conditions du marché. En tant que telles, elles visent avant tout le profit, le chiffre d'affaires. Dans cette perspective, le médicament a d'abord et avant tout une dimension d'entreprise, une dimension industrielle pour ainsi dire. La santé publique et l'éthique c'est à part[2]. C'est dans cette logique marchande que les compagnies pharmaceutiques ont entrepris sans état d'âme une action en justice, en 1999, contre l'Afrique du Sud confrontée à une urgence sanitaire. Les intérêts économiques prennent cyniquement le dessus sur l'éthique. Une situation qui sollicite la recherche d'un équilibre entre d'une part l'innovation et la protection de la propriété privée, et d'autre part la santé publique, l'intérêt privé et l'intérêt général, c'est-à-dire le droit à la santé pour tous. C'est une question de justice dans l'accès aux médicaments en quantité et en qualité suffisantes dans les PED en général et en Afrique en particulier.

4. Le financement de la recherche biomédicale

Selon Pierre Marie Tebeu, « Le financement est l'action par laquelle un État, un organisme ou une personne obtient et alloue des fonds à un tiers dans l'objectif de soutenir un programme ou un projet »[3]. La RBM est généralement subventionnée par trois sources de financement : le financement public, le financement privé et le financement du Partenariat Public-Privé (PPP). Les deux premières sources de financement forment ce qu'on appelle le financement traditionnel, tandis que le dernier est appelé financement alternatif. Le financement public est constitué de fonds publics. L'État finance la recherche avec l'argent des contribuables à travers ses organes d'exécution (ministère, organisme de subvention, institut de recherche, etc.). Le financement privé émane des firmes pharmaceutiques et des fondations caritatives. Quant au financement alternatif, il est constitué de financement public et de financement privé dans le cadre du partenariat entre divers acteurs publics et privés. Une recherche organisée et programmée par des privés peut aussi bénéficier d'un financement partiel ou total des fonds publics. C'est pourquoi, la distinction entre le financement public et le financement privé est difficile à établir, car la plupart des pays accordent aux entreprises des soutiens

---

[1] M. ANGELL, *La vérité sur les compagnies pharmaceutiques*..., p. 192-193.

[2] P. EVEN, B. DEBRÉ, *Guide des 4000 médicaments utiles, inutiles*..., p. 110.

[3] P. M. TEBEU, *Manuel d'initiation à la recherche en santé*, Paris, L'Harmattan, 2019, p. 34.

souvent supérieurs aux investissements propres de telle sorte que celles-ci financent largement leurs dépenses de recherche sur des fonds publics reçus directement ou par le biais d'exonérations fiscales au titre de la R&D[1].

4.1. Le financement public

Le financement de la recherche par le pouvoir public n'est pas nouveau, il a un précédent lointain. La recherche et les découvertes ne se sont développées que là où et quand l'ont voulu des Princes éclairés ; la science naît de la volonté des puissants. Il n'y a pas de progrès de savoir qui ne soit lié à la volonté du Prince et la révolution scientifique trouve ses racines dans les institutions qu'il a chargées de cette mission[2]. Il est donc du devoir de l'État de mettre sur pied une politique de la recherche définie en termes de programmation et de réglementation de la recherche tant du point de vue scientifique qu'éthique pour le développement du pays. L'État pourvoit au financement de la recherche aussi bien dans le secteur rentable que moins rentable économiquement pour promouvoir l'équité et le bien-être social de l'ensemble de la collectivité[3]. D'après Othmar Keel, « force est de constater que les plus grandes conquêtes de la thérapeutique (médicaments) et de la médecine préventive (vaccins, etc.) ont été faites dans les années 1940, 1950 et 1960, lorsque les essais cliniques contrôlés étaient décidés, organisés et planifiés dans un cadre public et financés dans un tel cadre »[4]. Et le même auteur de poursuivre que « non seulement les ECC étaient pratiquement en totalité financés par les fonds publics, mais surtout qu'ils étaient pensés, décidés, programmés, organisés et menés en fonction d'objectifs d'intérêt public et de santé publique par des agences et des services publics »[5]

Le financement de la R&D varie de façon spectaculaire entre les pays développés (États-Unis, Union européenne, Japon, Suisse, etc.). La différence entre le premier pays et le dernier varie dans le rapport de 1 à 11 pour les budgets civils de recherche et de développement (BCRD) globaux, c'est-à-dire publics et privés ; tandis que le rapport est de 1 à 45 pour les contributions publiques, mais de 1 à 38 pour les financements privés qui font l'essentiel de la différence.

Parmi les pays développés, les États-Unis viennent au premier rang des États qui investissent massivement dans la R&D. En 2001, le budget total

---

[1] P. EVEN, *La recherche biomédicale en danger*, p. 299.

[2] J. BLAMONT cité par P. EVEN, B. DEBRÉ, *Savoir et pouvoir...*, p. 100.

[3] E. SGRECCIA, «La politica della ricerca biomedica: valori e priorità», dans J. DE D. VIAL CORREA – E. SGRECCIA, *Etica della ricerca biomedica. Per una visione cristiana. Atti della nona assemblea generale della pontificia accademia per la vita. Città del Vaticano, 24-26 febbraio 2003*, Città del Vaticano, Libreria editrice vaticana, 2004, p. 327-328.

[4] O. KEEL, *La médecine des preuves...*, p. 130.

[5] O. KEEL, *La médecine des preuves...*, p. 131.

américain de la recherche s'élevait à 360 milliards de dollars comprenant 90 milliards de dollars pour la recherche publique (moitié civile et moitié militaire) ; la recherche privée des entreprises représentait 270 milliards dont 170 milliards de dollars de fonds propres et 100 d'aides publiques de l'État sous différentes formes (commandes, subventions, détaxations). En 2003, le budget a augmenté de 24 % (+ 18 % pour la recherche civile, + 29 % pour la recherche militaire). Un fossé avec l'Europe dont le budget total de recherche représentait un montant de 140 milliards de dollars, soit 2,6 fois moins que l'Amérique. Le budget public : 53 milliards de dollars, 45 pour le civil, 10 pour le militaire. Le budget R-D des entreprises : 87 milliards de dollars, le tiers des États-Unis.

Le financement de la RBM suit la même courbe. Les États-Unis lui consacrent 50 % du BCRD public. Les budgets de *National Institutes of Health* (NIH) augmentent de 15 % par an et ont doublé entre 1998 et 2003 pour atteindre le montant de 30 milliards d'euros environ, 30 fois le budget de l'INSERM et le CERS-SV en France. Outre les fonds publics, les investissements privés constituent aussi une contribution substantielle pour la RBM aux États-Unis.

En Europe, ce sont l'Angleterre et l'Allemagne qui ont procédé à l'augmentation sensible de leurs investissements dans la RBM. Depuis 1998, l'Angleterre a augmenté ses budgets de 5 % par an, 30 % en cinq ans à travers ses institutions spécialisées (*Medical Research Council, Biological Biotechnology and Science Research Council…*). L'Allemagne a aussi accru son budget de recherche de 3-4 % par an à travers ses instituts et universités[1].

Signalons au passage qu'aux États-Unis le financement de certaines recherches en biomédicale varie selon la sensibilité éthique de l'administration en place (républicaine ou démocrate). Sous l'administration républicaine de George Bush (2000-2008), le financement fédéral à la recherche sur les cellules souches embryonnaires avait été suspendu en 2001, parce que celle-ci était considérée comme illicite. Cette administration autorisait, cependant, que des fonds publics financent la recherche sur les cellules adultes. Son successeur Barack Obama a signé, ce 9 mars 2009, un décret autorisant le financement fédéral de la recherche sur les cellules souches humaines, levant ainsi les restrictions imposées par son prédécesseur. En perspective, se profilait à l'horizon le rebondissement du débat sur le clonage thérapeutique et reproductif. À la différence des États-Unis, beaucoup de pays développés financent la recherche biomédicale sans trop d'interférence du pouvoir politique. Cette façon de faire a l'avantage de garantir la *dépolitisation de la recherche biomédicale*[2].

De ce qui précède on peut retenir que l'État finance la recherche publique par l'entremise de ses services et organismes spécialisés de subvention avec

---

[1] P. EVEN, B. DEBRÉ, *Savoirs et pouvoir…*, p. 112-123.

[2] E. SGRECCIA, « La politica della ricerca biomedica: valori e priorità », p. 332.

des fonds constitués de l'argent des contribuables. Le financement public subventionne généralement la recherche fondamentale et la R&D dans sa partie d'amont. Ces recherches sont menées dans des centres de recherche publics ou privés sans but lucratif, des centres hospitaliers ou cliniques universitaires. L'État pourvoit au financement de la recherche dans le secteur rentable et non rentable économiquement pour promouvoir l'équité et le développement de l'ensemble de la collectivité.

4.2. Le financement privé

Le financement privé en faveur de la santé publique internationale provient des fondations philanthropiques et des firmes multinationales (FMN). Les principales fondations philanthropiques donatrices sont : *Bill & Melinda Gates Foundation* (BMGF), Rockefeller, Clinton, Soros ; et parmi des firmes multinationales, on compte les firmes pharmaceutiques et les firmes non médicales. Les fonds privés en provenance de ces institutions ont considérablement augmenté depuis les années 1990. Les philanthropes contribuent avec de grosses sommes d'argent qui concurrencent les subventions des États.

La Fondation Rockefeller créée en 1913 est le pionnier de l'action philanthropique en faveur de la santé. Au début, elle a concentré ses activités aux États-Unis ; par la suite ses activités ont pris une orientation internationale précoce sur cinq secteurs au premier desquels se trouve la santé. Quant à la BMGF créée en 2000 et basée à Seattle (USA), elle fournit une contribution annuelle substantielle d'environ 2 milliards de dollars dans les projets visant surtout à améliorer la santé de plus pauvres ; c'est l'équivalent du budget annuel de l'OMS[1]. Elle est depuis des années le deuxième plus grand contributeur volontaire du budget de l'OMS, après les États-Unis en 2019 et l'Allemagne en 2021[2]. Cette position lui permet d'influencer et d'orienter en grande partie les politiques de l'Organisation onusienne. Les dons offerts par les philanthropes contribuent certes à la mise en place des projets de santé remarquables surtout dans les pays du Sud. Toutefois, les motivations et les conséquences de leurs actions sont diverses[3]. Par ailleurs, « *le destin sanitaire des régions entières semble dépendre davantage des opinions et des engagements de quelques individus très riches que des avis des institutions politiques locales ou organisations internationales* » [4]. Cette situation

---

[1] P. EVEN, B. DEBRÉ, *Savoirs et pouvoir*…, p. 22.

[2] Editorial, « The Who at 75 : what doesn't kill you makes you stronger », *Nature*, vol. 616, 616 (5 avril 2023), p. 8 cité par A. C. ZIELINSKA, « La philanthropie sanitaire, une gouvernance non démocratique », dans F. COULÉE, E. HIRSCH, V. PIRARD *et al.* (dir.), *Sciences et pandémies : quelle éthique pour demain ?*, Toulouse, ÉRES, 2023, p. 249.

[3] A. C. ZIELINSKA, « La philanthropie sanitaire… », p. 249-250.

[4] A. C. ZIELINSKA, « La philanthropie sanitaire… », p. 250.

apparemment récente, au lieu de nous flatter, doit au contraire nous interpeller. Elle attire notre attention sur deux aspects de la philanthropie qui paraissent contradictoires, selon Anna C. Zeilinska.

> D'un côté, la philanthropie, en particulier dans les secteurs relatifs à la santé, apporte des bénéfices admirables, voire intimidants. De l'autre côté pourtant, grâce à la légitimité gagnée par des actions, la philanthropie est susceptible de faire avancer des agendas qui n'ont rien de désirable. Les écueils que l'on identifie, [...] se retrouvent amplifiés dans le contexte de la gestion internationale des problèmes de santé, et de la recherche en particulier[1].

Depuis les années 1980, on a vu naître ce qui a été qualifié de *philanthrocapitalisme* qui s'est installé dans le secteur de la santé mondiale et occupe une place de plus en plus importante dans le financement de la santé mondiale. C'est dans ce cadre que certains donateurs appliquent les méthodes commerciales à la philanthropie, en insistant sur la stratégie, l'orientation vers l'impact... Leurs propositions sont souvent impressionnantes. En 2022, par exemple, la BMGF a promis 7 milliards de dollars supplémentaires pour stimuler à la fois la santé et l'agriculture en Afrique, notamment en Afrique du Sud, au Nigeria et au Kenya. Pourquoi alors s'offusquer devant la philanthropie, se demande Anna C. Zielinska ? Leurs œuvres, poursuit-elle, ne doivent pas être vues comme une concurrence aux États parce qu'elles sont plutôt comme une ressource complémentaire aux actions des États et limitent les dysfonctionnements de ces derniers[2].

Mais notre auteure fait remarquer que « La dépendance de la santé publique mondiale à l'argent privé, face à la fragilisation des systèmes de santé publics dans plusieurs pays du monde, n'est ni moralement ni politiquement neutre »[3]. Le philanthrocapitalisme doit être constamment analysé et surveillé. Le modèle économico-idéologique qui sous-tend la philanthropie doit être repensé, malgré plusieurs admirables succès dans le domaine de la recherche et de la santé à l'échelle mondiale. Toutefois, on ne peut pas se priver entièrement de l'argent de la philanthropie. Mais les philanthropes, surtout ceux qui prennent part au développement des pays du Sud, devraient alors écouter davantage de voix locales, dans leur diversité de positions et d'expertise[4].

Les FMN se sont impliquées au cours des dix dernières années. Les firmes pharmaceutiques directement intéressées aux questions de santé publique ont été les plus promptes à s'investir. Certaines firmes non médicales se sont aussi impliquées. Les acteurs des FMN sont regroupés en différents réseaux dont les plus importants sont la *Global Business Coalition to Fight AIDS,*

---

[1] A. C. ZIELINSKA, « La philanthropie sanitaire... », p. 250.

[2] A. C. ZIELINSKA, « La philanthropie sanitaire... », p. 258-259.

[3] A. C. ZIELINSKA, « La philanthropie sanitaire... », p. 270.

[4] A. C. ZIELINSKA, « La philanthropie sanitaire... », p. 270-271.

Tuberculosis and Malaria (GBC). Créée en 2001, la GBC est un réseau d'entreprises qui soutient la participation du secteur privé à la lutte contre les trois grandes pandémies que sont le VIH/sida, la tuberculose et la malaria. À l'origine, elle comptait 17 membres ; aujourd'hui elle rassemble plus de 200 entreprises issues de secteurs divers : le conseil ou la communication, automobile, nouvelles technologies.

Le paysage du financement privé est largement dominé par les acteurs américains, bien que certains acteurs privés en Europe se démarquent aussi. Aux États-Unis, par exemple, durant les deux ou trois dernières décennies, les fonds privés mobilisés par des firmes pharmaceutiques et les fondations philanthropiques pour la recherche ont augmenté de manière considérable jusqu'à prendre le dessus sur les subventions publiques[1]. Les investissements de grandes firmes multinationales pharmaceutiques avoisinent les 50 milliards d'euros et les grandes fondations caritatives apportent 3 milliards de plus avec en tête la BMGF qui fournit une aide substantielle. Les firmes pharmaceutiques jouent aussi un rôle déterminant dans le financement des essais cliniques des médicaments dans une proportion de 70 % alors que les NIH ne fournissent que 30 % de financement[2]. Comme on le voit donc, aujourd'hui le financement privé l'emporte largement sur le financement public.

La place primordiale et toujours croissante qu'occupent les entreprises privées dans le financement de la recherche biomédicale lie étroitement celle-ci au secteur économique et la place sous la dépendance du complexe industriel pharmaco-médical tombé sous le contrôle des titans du capitalisme financier. Des structures académiques, des centres de recherche et des chercheurs se voient de plus en plus impliqués dans le monde de l'industrie et de la finance. Les enjeux économiques sont considérables et juteux, la santé étant devenue une marchandise comme toute autre marchandise de l'économie du marché. En génétique, par exemple, on peut dire sans exagérer que « le gène est devenu une sorte de marchandise aussi vitale pour l'économie des pays développés que l'est le pétrole »[3].

Selon M.-H. Parizeau, du fait de la prédominance du financement privé sur l'échiquier de la recherche, il en résulte des changements dans le fonctionnement de l'activité même de la RBM où sont introduites la loi du marché et des considérations de profit ou de rentabilité. Par conséquent, l'orientation et les finalités de la recherche s'en trouvent changées ou

---

[1] L. CHABAT, O. SEXTON, « Financements privés à la santé en Afrique », dans D. KERQUEDAN, *Santé internationale. Les enjeux de santé au sud*, Paris, Les Presses SciencesPo, 2011, p. 467-475.

[2] H. DOUCET, *L'éthique de la recherche...*, p. 167-168.

[3] A. KAHN, « Les enjeux éthiques de la génétique », dans Y. MICHAUD (dir.), *Qu'est-ce que la vie ?*, Paris, Odile Jacob, 2000, p. 380-384 cité par H. DOUCET, *L'éthique de la recherche...*, p. 202.

modifiées. En effet, les projets de recherche doivent être avant tout utile et rentable, c'est-à-dire les investissements consentis doivent rapporter à court terme. Pour ce, la recherche doit être compétitive ; ceci entraîne aussi une compétition entre les entreprises pharmaceutiques transnationales[1].

La compétition économique dans laquelle la RBM est engagée entraîne des conséquences néfastes sur l'activité scientifique même. « Le secret remplace la libre circulation des données, la compétition, entre les équipes, se substitue à la coopération, la liberté académique est limitée par la nature contractuelle, exclusive, du financement par l'entreprise privée »[2]. Pire encore, « Cette compétition économique pèse aussi de plus en plus sur les chercheurs [...] et entraîne dans certains cas des comportements qui jettent le doute sur l'intégrité scientifique et les capacités d'auto-contrôle de la communauté scientifique et médicale »[3].

Quelles sont les causes qui ont conduit les acteurs privés à s'investir dans la santé internationale ? Quelles sont leurs priorités et leurs modalités de financement ?

Plusieurs facteurs peuvent expliquer l'implication croissante des privés dans le domaine de la santé. Lucie Chabat et Olivia Sexton en retiennent trois, à savoir l'idéologie néolibérale dominant, l'apparition du VIH/sida et le désenchantement de l'OMS.

Premièrement, il est à noter que, dans les années 1970 et 1980, l'idéologie néolibéral mettait en avant les limites de l'intervention étatique et louait les vertus du secteur privé, capable d'allouer efficacement les ressources rares et de générer des résultats tangibles et mesurables. En outre, dans les années 1980, les conséquences des coupes budgétaires opérées au détriment des secteurs sociaux (santé, éducation, etc.) dans le cadre des ajustements structurels, ainsi que les dysfonctionnements internes des systèmes de santé de la plupart des pays en développement (PED) ont conduit les partenaires à envisager, avec des pays bénéficiaires, des alternatives au financement public de la santé. Puis, l'avènement du troisième millénaire a marqué un nouveau tournant dans l'histoire du financement de la santé avec un regain d'intérêt pour la coopération sanitaire internationale. La Déclaration du Millénaire et ses objectifs ainsi que les autres textes de diverses institutions internationales ont appelé et encouragé les acteurs du développement à redoubler les efforts

---

[1] M.-H., PARIZEAU, « Une éthique de la recherche avec des sujets humains est-elle encore possible ? », dans C. HERVÉ (éd.), *Éthique de la recherche et éthique clinique,* Paris, L'Harmattan, 1998, p. 235.

[2] M.-H. PARIZEAU, « Une éthique de la recherche avec des sujets humains... », p. 235.

[3] M.-H. PARIZEAU, « Les comités d'éthique au Canada et au Québec : des instances de régulation sociale ? Entre contrôles administratifs et réflexivité éthique », dans M.-L. DELFOSSE (éd.), *Les comités de la recherche biomédicale. Exigences éthiques et réalités institutionnelles. Belgique – France – Canada et Québec*, Namur, PUN, 1997, p. 119.

afin que leurs activités aient un véritable impact sur la santé des populations à travers le monde. Ainsi donc, il est aisément compréhensible que les nouvelles ressources mobilisées par les acteurs privés ne viennent pas se substituer aux financements publics, mais elles s'ajoutent à ces derniers pour un meilleur engagement en faveur de la coopération sanitaire internationale.

Deuxièmement, l'apparition du VIH dans les années 1980. L'apparition de la maladie du sida causée par le VIH a placé la recherche devant un grand défi à relever à brève échéance. Face au risque sanitaire, il fallait que les États réagissent pour trouver une réponse adéquate contre cette maladie devenue une urgence de santé publique de portée internationale. Au-delà de la R&D publique, il est apparu nécessaire de mutualiser les efforts, de travailler avec les firmes pharmaceutiques pour mettre au point dans les meilleurs délais des traitements efficaces. Par ailleurs, l'existence d'un risque sanitaire important pour les populations du Nord a encouragé les gouvernements et les donateurs privés de ces pays, ainsi que les organisations internationales dont les instances de décision sont encore largement dominées par les pays de l'OCDE (organisation de coopération et de développement économique), à s'engager plus activement contre ce fléau.

Troisièmement enfin, le désenchantement des institutions des Nations unies. Après les grands espoirs placés en l'ONU et ses agences spécialisées, est arrivé le moment de désamour. Dès les années 1980, les agences des Nations Unies ont apparu aux yeux de certains comme inefficaces, bureaucratiques, aux mandats mal définis et générant de gaspillage. À cela s'est ajouté le mécontentement sur la rivalité entre l'OMS et l'Unicef en ce qui concerne les soins de santé primaire. Pour ces raisons, certains États ont décidé de sanctionner les Nations-Unies en appliquant une politique de croissance zéro sur les fonds leur versés. Les États-Unis, principal contributeur de l'OMS, sont allés plus loin en suspendant le versement de leur participation au budget régulier de l'organisation onusienne. La nécessité pour celle-ci de trouver d'autres sources de financement que les fonds publics des États membres se fit sentir, car sa capacité d'action en dépendait[1].

Dans le même registre, M.-H. Parizeau retient aussi trois facteurs principaux ayant favorisé la prédominance du financement privé sur le public : le coût de la R&D de plus en plus élevé (coûts des technologies et de la formation hyperspécialisée des chercheurs), l'insuffisance de fonds publics alloués à la recherche par des pays donateurs du Nord confrontés aux contraintes budgétaires et l'entrée de la recherche dans l'économie mondialisée[2].

Face à la défaillance des agences internationales publiques chargées de la gestion de la santé, au déficit de l'aide publique au développement et au manque d'intérêt pour les maladies tropicales dites négligées, une troisième

---

[1] L. CHABAT, O. SEXTON, « Financements privés de la santé en Afrique », p. ,475-477.
[2] M.-H. PARIZEAU, « Les comités d'éthique au Canada et au Québec…, », p. 119.

voie de financement s'est imposée : celle du partenariat entre les acteurs publics et privés (PPP)[1].

4.3. Les partenariats public-privé

Les PPP rassemblent différents acteurs autour d'un objectif commun d'amélioration de la santé des populations, suivant des rôles et des principes sur lesquels ils s'accordent mutuellement. Ces acteurs peuvent être des OIG, des ONG, des laboratoires publics et privés, des sources de financement publiques et privées. Concrètement, ce sont des organisations internationales (Nations Unies), des organisations bilatérales comme l'USAID (*United States Agency for International Development*), la Commission européenne, des ONG internationales ou locales, des membres de la société civile, des universités ou instituts de recherche, les firmes et les fondations, les ministères des pays bénéficiaires. Le degré d'implication et les liens organisationnels qui unissent les différents acteurs diffèrent d'un PPP à l'autre si bien qu'il est difficile d'élaborer leur typologie. Toutefois, ils ont mutualisé leurs efforts pour promouvoir la santé, notamment la R&D sur les maladies liées à la pauvreté, afin d'inciter les laboratoires pharmaceutiques à se lancer dans le développement des médicaments contre les maladies tropicales dites négligées. L'essentiel de financement des PPP se concentre sur les trois grandes maladies tueuses que sont le VIH/sida, la tuberculose et le paludisme. La plupart des PPP visent à développer ou à mettre à la disposition des populations plus pauvres des médicaments ou des vaccins, beaucoup plus rarement à fournir des services de santé ou à renforcer les systèmes en place.

Nombreux sont les PPP de santé publique qui pourraient être cités, mais nous en retenons seulement deux : le Fond Mondial (FM) de lutte contre le sida, la tuberculose et le paludisme, et le GAVI (*Global Alliance for Vaccines and immunization*). Créé en 2002, le FM rassemble l'OMS, l'Onusida, des organismes bilatéraux, les gouvernements des pays bénéficiaires, des ONG et des membres de la société civile, notamment les représentants des communautés affectées par les trois maladies. Il est associé à d'autres PPP comme l'initiative Halte à la tuberculose (*Stop TB Initiative*) ou Faire reculer le paludisme (*Roll Back Malaria Partnership*). Le FM reçoit des contributions significatives de la Fondation Bill et Melinda Gates.

Quant au programme GAVI, il a été lancé en 2000 par une donation initiale de 753 millions de dollars sur cinq ans de la BMGF. Il réunit des gouvernements, des institutions ou des OIG (Unicef, OMS, Banque mondiale…), des philanthropes sanitaires (BMGF, J.P. Morgan, la Fondation La Caixa…) et des géants de l'industrie pharmaceutique. GAVI s'est fixé comme objectif de sauver la vie des enfants et de protéger leur santé en

[1] L. CHABAT, O. SEXTON, « Financements privés de la santé en Afrique », p. 477.

facilitant ou en améliorant l'accès à la vaccination des pays pauvres (à revenu faible)[1].

On serait tenté de conclure que le financement public et le financement privé sont deux modes séparés de subvention aux finalités distinctes. Le premier est tourné vers la recherche fondamentale ; tandis que le second, guidé par la logique marchande et le profit (par ailleurs légitime) est tourné vers la recherche appliquée. En outre, l'origine de financement influence le résultat de la recherche ; cela signifie que cette dernière n'est pas seulement une question scientifique, mais aussi économique. Le PPP vient concilier les deux sources de financement pour la santé publique internationale au bénéfice surtout des PED confrontés aux défis de santé de tout genre.

Au cours de la dernière décennie, on a observé une augmentation sensible d'investissement dans la recherche scientifique dans le monde. Entre 2014 et 2018, cet investissement a progressé de 19 %. Selon le Rapport de l'Unesco, cette augmentation reste dominée par les États-Unis et la Chine. Nous y reviendrons plus en détail au troisième chapitre.

Après le parcours de ce chapitre, il ressort que la RBM est une investigation scientifique qui a pour objectif l'acquérir des connaissances sur le fonctionnement du corps humain et les maladies qui l'affectent. La finalité est de mettre au point de nouvelles molécules ou interventions diagnostiques, thérapeutiques ou de prévention afin de soigner des maladies et restaurer la santé. Pour devenir un médicament, la nouvelle molécule identifiée doit passer par des essais cliniques afin que soient évaluées sa tolérance et son efficacité clinique en vue de l'obtention d'une AMM.

---

[1] L. CHABAT, O. SEXTON, « Financements privés de la santé en Afrique », p. 474-475.

CHAPITRE 2
Les essais cliniques

Nous avons précédemment défini l'essai clinique comme une investigation scientifique réalisée sur l'homme ou l'animal afin de vérifier une hypothèse. Dans le domaine biomédical, un essai clinique désigne un type de recherche clinique pratiquée sur l'homme (sain ou malade) pour évaluer les effets qu'ont sur la santé certains produits ou certaines interventions relatives à la santé[1].

Pour bien comprendre le déroulement d'un essai clinique, nous divisons ce chapitre en sept sections. La première section présente les généralités sur les essais cliniques. La deuxième explique les exigences scientifiques et éthiques auxquelles les essais cliniques doivent répondre. Dans la troisième, il est question de différents types d'essais cliniques et de leurs méthodes. La quatrième porte sur les principes méthodologiques à appliquer pour conduire des essais cliniques. Quant à la cinquième, elle clarifie la notion des essais cliniques contrôlés. La sixième décrit les différentes étapes du développement d'une molécule. Aussi passe-t-elle en revue les différents acteurs impliqués dans le déroulement des essais cliniques, du promoteur de l'essai clinique aux sujets de recherche, en passant par l'investigateur et les instances de contrôle. La dernière traite de nouvelles approches des essais cliniques appelés les essais adaptatifs.

1. Les généralités

Depuis la nuit des temps, l'homme est toujours en quête des moyens d'interventions efficaces pour guérir des maladies, soulager la souffrance, restaurer la santé et améliorer la qualité de la vie. Cette préoccupation l'a amené à pratiquer sur l'homme des expérimentations artisanales dans le but de trouver des moyens thérapeutiques appropriés. De la Mésopotamie à Alexandrie en Egypte, on atteste la pratique des expérimentations sur des esclaves et des condamnés à mort. Certains écrits des médecins grecs et romains de l'Antiquité ainsi que des traités de médecine arabe font allusion à des expériences directes sur les patients pour expérimenter les effets des plantes médicinales sur l'homme en vue de l'avancement des connaissances médicales[2]. Cette pratique sans méthodologie précise a prévalu au fil des siècles jusqu'à l'avènement de la médecine expérimentale au XIXe siècle.

---

[1] EPTC2, 11.

[2] M. MOLIMARD, B. CHARBIT, *Initiation à la connaissance du médicament*, Paris, Vernazobres-Greco, 2010, p. 10.

Au XIXe siècle, la médecine et la pharmacologie expérimentales prennent un essor remarquable. Dans l'un comme dans l'autre cas, l'expérimentation devient le passage obligé pour comprendre les modifications des paramètres physiologiques par l'administration d'une substance et induire son efficacité thérapeutique. Au cours du XXe siècle, la méthodologie des essais cliniques est progressivement définie et les ECR sont mis sur pied améliorant ainsi la qualité scientifique et éthique de la méthodologie de l'expérimentation. Ainsi, les essais cliniques sont devenus une véritable méthodologie scientifique pour la validation des candidats médicaments.

Selon Yannick Bardie qui se réfère à J.-P. Floch et L. Perlemuter, il y a une « différence intrinsèque » entre l'étude clinique et l'essai clinique. La voici : « L'étude clinique est une approche scientifique visant à évaluer une technique ayant pour but la prévention, le diagnostic ou le traitement d'une pathologie (évaluation pouvant se faire en utilisant des données existantes, sans exposer des sujets) » [1].

En revanche, l'essai clinique étudie les thérapeutiques nouvelles et expérimentales, suivant le stade de développement du produit de santé. L'étude se situe dans une phase de I à IV avec l'objectif premier de confirmer l'innocuité de la molécule, de mesurer son efficacité et d'évaluer sa tolérance sur des personnes qui y participent[2].

Même si un essai clinique est associé à un traitement ou mené au cours d'un traitement et peut être bénéfique aux participants, son objectif ne consiste pas à soigner, mais à évaluer une thérapie ou une intervention expérimentale[3]. Dans cette perspective, un essai clinique est et demeure une activité de recherche ou une investigation scientifique qui a pour but de récolter les données relatives à une molécule ou à une intervention à l'étude et de tirer des conclusions. C'est dire qu'il apporte la preuve scientifique de l'efficacité clinique d'un candidat médicament sur la base des faits avérés.

Pourquoi les essais cliniques ? La pratique des essais cliniques est fondée sur l'idée qu'il n'est pas conforme à l'éthique d'administrer à l'homme un traitement dont on ne connaît ni l'efficacité ni la toxicité.

> À notre époque, plus question de proposer des traitements fantaisistes ou empiriques issus de l'élucubration ; […] ni d'exposer, sans garde-fous, des malades à certaines audaces thérapeutiques sous prétexte d'anticipation, d'une urgence à guérir, ou encore à seule fin de ne pas entraver la marche du progrès. L'évaluation et la validité d'une thérapeutique ne peuvent venir que

---

[1] Y. BARDIE, *Essais cliniques. Du patient à l'objet de science*, Montpellier, Sauramps medical, 2013, p. 70.
[2] Y. BARDIE, *Essais cliniques…*, p. 70.
[3] EPTC2, 11.

d'une démarche scientifique, réalisée selon une méthodologie rigoureuse, celle de l'essai clinique[1].

Il n'est plus question de faire subir aux malades des pratiques thérapeutiques dogmatiques, erronées dont les siècles précédents avaient fait leur routine et qui n'avaient pourtant jamais fait leurs preuves[2]. Il n'est évidemment pas possible de tester directement chez l'homme, au hasard ou sur de simples intuitions, des molécules chimiques pour observer si elles lui apportent quelque chose. Cela prendrait du temps et serait aussi dangereux pour l'homme.

En bref, aux malades, consommateurs privilégiés des médicaments, on ne doit proposer que des produits ayant été correctement testés et validés ou éprouvés pour ne pas les exposer à des risques inutiles et dangereux. Le temps des élixirs et des panacées est révolu[3]. C'est pourquoi les essais cliniques constituent une étape incontournable et indispensable à la validation et à la commercialisation d'une nouvelle intervention diagnostique, thérapeutique ou de prévention. Avant leur mise en œuvre, ils doivent répondre à deux « exigences contradictoires », à savoir les exigences scientifiques et éthiques, pour reprendre les mots de M.-L. Delfosse.

2. Les exigences scientifiques et éthiques

L'expérimentation médicale est un processus incontournable pour l'acquisition des connaissances biomédicales. Cependant, elle comprend un certain nombre de risques et de contraintes liés à la nature même de la démarche scientifique. C'est pourquoi elle doit satisfaire à des exigences scientifiques et éthiques afin de garantir d'une part, la validité scientifique du projet de recherche et d'autre part, le respect des personnes y impliquées, la protection de leur santé ainsi que de leurs droits. Selon M.-L. Delfosse, les essais cliniques constituent l'exemple privilégié qui illustre bien le problème de l'articulation de ces deux exigences[4].

2.1. Les exigences scientifiques

Le Code de Nuremberg a défini trois critères scientifiques sur lesquels doit reposer toute expérimentation sur l'homme : les connaissances scientifiques, la rigueur méthodologique et la compétence du chercheur. Il stipule que l'expérience doit être fondée sur les résultats d'expériences scientifiques

[1] G. BOUVENOT, M. VRAY, *Essais cliniques : théorie, pratique et critique, Paris, Flammarion* (4e éd.), 2006, p. 156.

[2] G. BOUVENOT, M. VRAY, *Essais cliniques :* p. 156.

[3] G. BOUVENOT, M. VRAY, *Essais cliniques…*, p. 157.

[4] M.- L. DELFOSSE, *L'expérimentation médicale sur l'être humain…*, p. 53.

antérieures faites sur des animaux et sur la connaissance de la genèse de la maladie ou des questions relatives à l'étude, de manière à justifier la pratique de l'expérimentation par les résultats attendus. Aussi l'expérience doit-elle être conduite selon une méthodologie rigoureuse et pratiquée par des personnes scientifiquement qualifiées[1].

Un projet de recherche non fondé scientifiquement est contraire à l'éthique, parce qu'il expose les participants à des risques injustifiés et inutiles. Jean Bernard, premier président du Comité consultatif national d'éthique (CCNE) de France soutenait que *tout ce qui n'est pas scientifique n'est pas éthique*[2].

2.2. Les exigences éthiques

La prise en compte de la dimension éthique de l'expérimentation médicale sur l'homme remonte légalement à l'adoption des premières législations sur l'expérimentation en Allemagne en 1900 et en 1931 avec l'obligation pour tout chercheur d'obtenir le consentement des sujets humains impliqués dans une expérimentation. Le Code de Nuremberg en 1947 définissant les conditions éthiques de l'expérimentation sur l'homme a repris la règle du consentement et en a fait la clef de voûte de son édifice. Aussi a-t-il donné une nouvelle impulsion à l'éthique de l'expérimentation par son caractère international.

Depuis, tous les textes régulateurs de la recherche insistent sur la nécessité de recueillir le consentement des participants à l'expérimentation auquel consentement s'ajoute l'équilibre (balance) entre les bienfaits et les risques. En effet, le respect du sujet de recherche passe par le recueil de son consentement libre et éclairé ; la protection de sa santé exige que soit établi un équilibre entre les bienfaits escomptés et les risques encourus pour éviter de l'exposer aux risques disproportionnés. La tâche du CER consiste justement à trouver « [...] le meilleur équilibre entre les exigences contradictoires que sont, d'une part, la progression des connaissances scientifiques bénéfiques à l'humanité et, d'autre part le respect et la protection des personnes impliquées dans les expérimentations »[3]. Selon M.-L. Delfosse, la recherche de cet équilibre fut le point de départ d'une dynamique d'institutionnalisation qui déboucha sur la création des comités d'éthique et sur la production de normes de natures diverses (à la croisée notamment de l'éthique et du droit) chargées d'encadrer les activités d'expérimentation humaine en définissant les conditions de leur acceptabilité[4].

---

[1] G. HOTTOIS, « Textes internationaux. 1. Code de Nuremberg », 2, 3, 8, dans G. HOTTOIS, J.-N. MISSA, *Nouvelle encyclopédie de bioéthique, médecine, environnement, biotechnologie*, Bruxelles, De Boeck-Université, 2001, p. 794.

[2] Cité par H. DOUCET, *L'éthique de la recherche*..., p. 74.

[3] M.-L. DELFOSSE, « Soigner : une longue histoire et une aventure complexe... », p. 11.

[4] M.-L. DELFOSSE, *L'expérimentation médicale sur l'être humain*..., p. 52.

Pour parvenir à concilier les deux exigences contradictoires, la Déclaration de Manille (1981) a distingué trois niveaux d'appréciation graduellement conditionnés les uns par les autres. Premièrement, l'examen de la validité scientifique doit permettre d'évaluer s'il est justifié d'exposer les participants à des risques ou inconvénients inhérents à la recherche. Dans l'affirmative, on passe au deuxième niveau qui consiste à évaluer si les bénéfices attendus sont susceptibles de contrebalancer les risques connus et si les méthodes utilisées par la recherche minimisent les dommages et maximisent les bénéfices. Si le deuxième niveau est affirmatif, on passe alors au troisième point qui cherche à savoir si les procédures d'obtention du consentement éclairé du sujet sont satisfaisantes et celles de la sélection des sujets de recherche équitables[1].

Dans son *Avis sur les problèmes éthiques posés par les essais de nouveaux traitements chez l'homme*, le CCNE adopte la même approche d'appréciation qu'il décline en cinq points suivant un ordre déterminé avec insistance sur le fait qu'une condition non remplie dispense d'examiner les suivantes :

- L'obligation du prérequis, notamment une expérimentation animale rigoureuse et suffisante ;
- La valeur scientifique du projet ;
- Un bilan acceptable des risques et des bénéfices ;
- Le consentement libre et éclairé des sujets ;
- L'avis d'un comité d'éthique[2].

Abondant dans le même sens, la philosophe belge, M.-L. Delfosse spécifie que pour surmonter les conflits de valeurs, toute expérimentation sur l'homme doit respecter un certain nombre de conditions qui reposent sur cinq principes fondamentaux qui sont :

- ➢ Le *principe de pertinence* : la question qui fait l'objet de l'expérimentation doit apporter une possibilité de progrès dans les connaissances ;
- ➢ Le *principe de scientificité* : la recherche doit être réalisée dans des conditions scientifiques adéquates avec une méthodologie rigoureuse ;
- ➢ Le *principe de bienfaisance* : le respect du bien-être des personnes impliquées dans la recherche, les risques encourus limités et en rapport avec les bénéfices escomptés ;
- ➢ Le *principe d'autonomie* : le consentement libre et éclairé comme préalable à toute participation à la recherche ;

---

[1] DÉCLARATION DE MANILLE (1981), 20 citée par J.-P. CHIPPAUX, *Pratique des essais cliniques en Afrique*, p. 282.

[2] CCNE, Avis 002 du 9 octobre 1984, « Avis sur les essais de nouveaux traitements chez l'homme. Réflexions et propositions », 2-5, www.ccne-ethique.fr/sites/defaut/files/2021-02/avis002.pdf.

- Le *principe d'une évaluation collégiale* : tout projet d'expérimentation humaine doit être évalué avant sa réalisation par un comité d'éthique interdisciplinaire et indépendant suivant la hiérarchie des principes ci-dessus présentée.

Enfin, M.-L. Delfosse élargit la perspective et fait remarquer qu'il convient de tenir compte aussi du principe de justice qui, à son avis, est trop peu explicité dans les textes normatifs. Outre la sélection des participants à la recherche et la répartition équitable des charges expliquées dans ce principe, le principe de justice concerne aussi les personnes qui sont généralement exclues en raison de leur vulnérabilité et ces personnes peuvent être exploitées par leur inclusion. Le principe de justice recommande de leur offrir un accès équitable à des soins de santé de qualité[1].

Après avoir abordé les exigences contradictoires auxquelles la recherche biomédicale en général et les essais cliniques en particulier doivent répondre, venons-en à présent aux différents types d'essais cliniques.

3. Les types d'essais cliniques

On distingue plusieurs types d'essais cliniques selon qu'il s'agit de l'objet de l'étude, de la méthodologie utilisée et des objectifs poursuivis. Du point de vue de l'objet, les essais cliniques peuvent porter sur des produits de santé ou des interventions médicaux à des buts thérapeutiques comme les médicaments, les produits radiopharmaceutiques, les cellules et autres produits biologiques, les interventions chirurgicales ou les techniques chirurgicales, les techniques radiologiques, les instruments ou matériels médicaux, les thérapies géniques, les changements dans le protocole de soins, les soins préventifs, les psychothérapies (portant sur une intervention psychothérapeutiques visant à traiter un trouble du comportement ou une autre maladie mentale), produits cosmétiques… Ils peuvent aussi porter sur des questions qui ne sont pas liées directement à des buts thérapeutiques, par exemple, sur le métabolisme d'un médicament[2]. Les essais cliniques peuvent concerner les recherches ne portant pas sur des produits de santé. C'est le cas des recherches de physiopathologie, de psychologie et autres[3]. Les plus connus de tous sont les essais cliniques portant sur des médicaments.

Du point de vue de la méthodologie, on distingue les essais cliniques ouverts des essais cliniques en aveugle (à simple aveugle, à double aveugle et à triple aveugle), les essais cliniques contrôlés (en groupes parallèles) des

---

[1] M.-L. DELFOSSE, « Soigner : une longue histoire et une aventure complexe… », p. 10-11.

[2] EPTC 2, 11.

[3] A. LAUDE, D. TABUTEAU (dir.), *Essais clinique, quels risques ?*, Paris, PUF, 2007, p. 71-72.

essais cliniques croisés, les essais cliniques monocentriques des essais cliniques multicentriques. Les essais cliniques explicatifs se distinguent des essais cliniques pragmatiques par leurs objectifs ; il en est de même des essais cliniques vaccinaux et des essais cliniques portant sur des médicaments[1].

L'essai clinique portant sur un candidat médicament vérifie l'innocuité et l'efficacité de ce dernier. Il se distingue de l'essai vaccinal. Le premier a pour objectif de comparer les propriétés d'un traitement par rapport soit à un traitement reconnu et existant, soit à l'absence d'un traitement. La finalité ici est le traitement des maladies. Le second a pour finalité la prévention, l'immunogénicité. Les autres différences entre les deux portent sur les sujets humains auxquels les essais font appel et sur les méthodes utilisées. Dans un essai vaccinal, les sujets sont à priori en bonne santé au moment de l'inclusion dans l'essai ; dans un essai clinique des médicaments, les sujets sont soit sains soit malades selon les phases d'inclusion dans l'essai clinique[2]. La méthode d'évaluation diffère également. La méthode de l'essai vaccinal est négative parce que l'essai vise à faire échec à une maladie. En effet, l'administration du produit précède l'apparition du symptôme ou de la maladie. La décision est prise sur l'incidence ou le délai d'apparition du critère choisi. Dans l'essai clinique pharmaceutique, c'est le contraire ; la décision est prise sur le résultat de la comparaison entre le nouveau traitement et le traitement existant ou le placebo. Toutefois, les protocoles de ces deux essais et leur analyse rejoignent le schéma du protocole d'un essai clinique standard[3].

Les essais cliniques des médicaments ne sont pas l'unique moyen qui peut fournir des indications sur des médicaments. Des études rétrospectives (reposant sur la consultation ou l'analyse de registres médicaux concernant des cas survenus avant l'enquête en cours), l'observation attentive, des analyses épidémiologiques peuvent aussi fournir des indications utiles. Mais l'essai clinique se présente comme la démarche privilégiée, parce qu'il a l'avantage d'être réalisé suivant une méthodologie qui a été progressivement définie et s'est affinée au fil des années laquelle est acceptée dans ses grandes lignes par la communauté scientifique. Et puis, les différentes phases de son déroulement permettent de se rendre compte, mieux qu'à travers d'autres exemples, de la complexité de l'expérimentation médicale sur l'homme. Enfin, il est l'unique à être sous le contrôle direct d'un investigateur[4].

Selon le sénateur français Claude Huriet, deux évolutions récentes ont marqué les essais cliniques pendant ces deux dernières décennies. D'une part, la *diversification des domaines de recherche clinique*. En effet, outre les

---

[1] J.-P. CHIPPAUX, *Pratique des essais cliniques en Afrique*, p. 83-93 ; G. BOUVENOT, M. VRAY, *Essais cliniques...*, p. 12-15.

[2] J.-P. CHIPPAUX, *Pratique des essais cliniques en Afrique*, p. 64.

[3] J.-P. CHIPPAUX, *Pratique des essais cliniques en Afrique*, p. 87-88.

[4] A.G. SPAGNOLO, *Bioetica nella ricerca e nella prassi medica*, Torino, Camilliane, 1997, p. 462 ; M.-L. DELFOSSE, *L'expérimentation médicale sur l'être humain...*, p. 53.

médicaments et les vaccins, d'autres produits de santé comme les dispositifs médicaux (instrument, appareil équipement, matière utilisée chez l'homme à des fins médicales), les produits cosmétiques, les thérapies géniques et cellulaires sont l'objet d'essais cliniques. D'autre part, la *méthodologie des essais cliniques est de plus en plus exigeante*. L'une des exigences porte sur le nombre des sujets à inclure surtout dans la phase III lequel nombre peut atteindre des dizaines de milliers de sujets de recherche. Seuls des essais « multicentriques » impliquant plusieurs centres dans un pays ou dans plus d'un pays répondent à cette exigence entraînant ainsi dans ce dernier cas l'internationalisation des essais cliniques[1].

4. Les principes méthodologiques

La méthodologie des essais cliniques consiste à comparer les effets d'un traitement ou plus d'un traitement sur deux groupes (ou plus) de patients. C'est une démarche expérimentale qui cherche à établir les liens de causalité pour prédire des phénomènes et à déterminer l'effet d'une intervention sur des variables. Cette méthodologie repose sur trois principes fondamentaux, à savoir la *comparaison* (plan expérimental, placebo), la *comparabilité* (tirage au sort, double aveugle) et *significativité* (nombre de sujets nécessaires, analyse statistique des résultats)[2].

La sélection des sujets de recherche doit obéir aux critères ci-après : *homogénéité* (maintenir la comparabilité des groupes pendant toute la durée de l'étude), *représentativité* des sujets par rapport à la population cible, puisque de la représentativité dépend la généralisation ou l'extrapolation des résultats ; et enfin la stabilité de l'état des sujets au cours de l'essai pour que soient respectées l'homogénéité et la représentativité[3].

La répartition des sujets se fait de manière à garantir la comparabilité des groupes expérimentaux. Pour ce, les groupes seront constitués de façon homogène pour réduire la variabilité dans la réponse et rendre plus sensible la comparaison statistique. La différence entre les sujets ou les groupes ne doit reposer que sur la nature du traitement à leur administrer.

Comment procède-t-on pour constituer des groupes ? La constitution des groupes se fait le plus souvent par tirage au sort (randomisation) pour former deux ou plusieurs groupes comparables. La randomisation consiste à répartir les sujets de recherche en fonction de critère de hasard, de façon aléatoire,

---

[1] C. HURIET, « Éthique et mondialisation des essais cliniques », dans F. HIRSCH, E. HIRSCH (dir.), *Éthique de la recherche et des soins dans les pays en développement*, Paris, Vuilbert, 2004, p. 28.

[2] M. MOLINARD, B. CHARBIT, *Initiation à la connaissance du médicament*, p. 20 ; G. BOUVENOT, M. VRAY, *Essais cliniques…*, p. 12-13.

[3] J.-P. CHIPPAUX, *Pratique des essais cliniques en Afrique,* p. 209-211.

c'est-à-dire par tirage au sort. Il s'agit d'une « méthode systématique, statistiquement équilibrée mais non biaisée, de répartition des sujets entre divers groupes expérimentaux en vue d'obtenir des résultats valides du point de vue statistique »[1]. La randomisation est la méthode privilégiée pour répartir les sujets entre les divers groupes de l'essai clinique, sauf si une autre méthode telle que les contrôles historiques ou documentaires se justifie du point de vue scientifique et éthique[2]. En effet, la randomisation a l'avantage de garantir une analyse statistique de qualité et de réduire aussi le biais dans l'attribution des traitements aux patients. Aussi a-t-elle valeur de norme scientifique dans le domaine des essais cliniques[3].

Les sujets de recherche sont donc répartis selon des critères déterminés qui assurent l'équilibre dans les caractéristiques des sujets sélectionnés (stratification). Par la constitution des groupes de sujets, on distingue l'essai en groupes parallèles (un groupe témoin et un groupe de référence ou deux), il s'agit de l'*essai contrôlé*. Ce genre d'essai est largement utilisé dans les essais des phases I et II. Dans l'essai croisé (cross-over) : un seul groupe dans lequel le sujet est pris pour son propre témoin. Dans ce cas, il s'agit de comparer deux mesures chez le même sujet qui sera soumis aux différents traitements de l'essai clinique. Tous les sujets de l'essai passent par les mêmes périodes de traitement et l'essai croisé est randomisé lorsque l'ordre des périodes de traitement est tiré au sort pour chaque sujet[4]. Des individus peuvent être constitués en groupes ou en unités comme une école, une classe. Ici, ce ne sont pas les individus qui sont randomisés, mais des groupes d'individus ou clusters (par exemple une école, une classe…) et les interventions sont aléatoirement allouées. On parle alors d'essais communautaires ou essais clustérisés (*cluster-randomized trials*, CRT)[5].

Une dernière méthode de répartition c'est celle qui constitue le groupe d'essai clinique appelé *essai avec appariement des sujets*. Cet essai consiste à administrer chacun des deux traitements à une paire de sujets constituée au préalable[6].

En quoi consiste la comparaison de la molécule ? Elle consiste à évaluer une nouvelle molécule à un traitement de référence ou à un placebo (substance inactive), s'il n'existe pas de traitement de référence ou s'il est préféré à ce dernier. La comparaison se fait selon un schéma précis. L'attribution des traitements aux sujets de recherche se fera aussi de façon aléatoire, par tirage

---

[1] SANTÉ ET BIEN-ÊTRE SOCIAL CANADA, 1989, 21 cité par H. DOUCET, *L'éthique de la recherche…*, p. 150.

[2] CIOMS, *Lignes directrices internationales d'éthique…*, 11 (commentaire).

[3] Y. BARDIE, *Essais cliniques…*, p. 76.

[4] G. BOUVENOT, M. VRAY, *Essais cliniques…*, p. 15.

[5] G. BOUVENOT, M. VRAY, *Essais cliniques…*, p. 60-61.

[6] J.-P. CHIPPAUX, *Pratique des essais cliniques en Afrique*, p. 85.

au sort (randomisation), pour éviter les biais, c'est-à-dire les facteurs pronostics ou les possibilités de fausser les résultats de l'étude[1].

Le groupe de référence (groupe actif) reçoit la nouvelle substance à tester, tandis que le groupe témoin le traitement de référence ou le placebo, ceci en vue de distinguer la part de réactions liée à l'effet pharmacologique du nouveau produit de celle liée au traitement de référence ou au placebo. Dans le cas d'un essai croisé, le sujet pris comme son propre témoin reçoit successivement dans un ordre tiré au sort le placebo et les différents traitements à comparer. Les effets sont analysés simultanément dans l'ordre de l'administration du produit. Peu informatif, l'essai croisé appelé aussi essai intra-individu est exposé à de nombreux biais et facteurs de confusion. Il est généralement utilisé dans le cas des maladies rares, de préférence avec des traitements de courte durée.

L'ECR fait appel à d'autres outils méthodologiques pour éviter tout biais de jugement. Il peut se dérouler *en double aveugle (ou double insu) ou en un insu*. En double aveugle, ni le patient, ni l'investigateur ne connaissent le traitement administré. Le but est d'éviter le biais c'est-à-dire la part de subjectivité que les différentes parties impliquées dans la recherche peuvent introduire dans l'appréciation des effets et des résultats. Le double aveugle peut aussi s'étendre au moniteur et aux analystes (évaluateurs). Cela suppose que le produit à tester a été rendu indiscernable en ce qui concerne sa présentation, le mode et le rythme d'administration. La procédure en double aveugle assure la meilleure égalité possible du suivi indépendamment des effets de traitements ; c'est pourquoi elle est toujours préférable aux autres, car elle cherche à évaluer les données aussi objectivement que possible.

L'essai clinique peut aussi se dérouler en *simple insu*, si le double insu n'est pas possible ; dans ce cas, seul l'investigateur connaît le traitement reçu par le patient, ce dernier est tenu dans l'ignorance. Lorsque le patient et l'investigateur connaissent tous les deux les traitements administrés, on parle d'essai ouvert[2].

5. Clarifications sur les essais cliniques contrôlés

Il existe une confusion dans la compréhension de la notion des ECC. Une idée largement partagée - même dans le milieu scientifique - ramène tout ECC à un essai clinique randomisé (ECR) mené avec placebo et la méthode aveugle (double ou simple). En outre, le placebo et la méthode aveugle sont présentés comme les instruments indispensables à la réalisation d'un ECR, lesquels instruments offrent les garanties de fiabilité et de validité requises. C'est

---

[1] G. BOUVENOT, M. VRAY, *Essais cliniques...*, p. 13 ; H. DOUCET, *L'éthique de la recherche...*, p. 149-150.

[2] M.-L. DELFOSSE, *L'expérimentation médicale sur l'être humain...*, p. 58.

pourquoi, la pratique des ECC contre placebo est devenue presque la norme surtout dans les PED, même dans le cas où le placebo n'est pas recommandé du point de vue éthique.

Pour bien comprendre en quoi consiste les ECC, il est indispensable de relire les conditions sociohistoriques et épistémologiques de leur mise en place, et de leur expansion telles qu'expliquées par Othmar Keel. Nous distinguons deux moments importants, à savoir les ECC anciens et les ECC modernes.

5.1. Les essais cliniques contrôlés anciens.

On peut considérer le philosophe et médecin perse, Avicenne (980-1037), comme le précurseur du concept de comparaison dans l'expérimentation d'un médicament sur l'homme. En effet, Avicenne a été le premier à évaluer un traitement identique chez deux malades différents. Il a introduit la notion de terrain dans l'analyse de l'efficacité d'un traitement et jeté les bases d'une analyse comparative[1]. L'idée a fait son chemin à travers des siècles. Mais il a fallu sept siècles environ pour qu'elle prenne corps.

En effet, en 1747, James Lind (1716-1794), médecin écossais, est dans le navire La Royal Navy British à bord duquel des marins sont malades de scorbut dû à un déficit en vitamine C. Le médecin écossais décide de réaliser une expérimentation thérapeutique. Il sépare les douze marins malades en six groupes de deux. Il donne à tous le même régime de base. Au régime d'un groupe, il ajoute des agrumes (oranges et citrons), tandis que les cinq autres reçoivent le traitement de l'époque (cidre, vitriol, vinaigre, eau de mer…). Lind constate que seuls les deux marins ayant consommé les agrumes sont guéris. Une amélioration notable de leur état clinique. Cette expérimentation a permis de traiter cette grave maladie et, par la suite, de la prévenir.

L'originalité de Lind est d'avoir réalisé une expérimentation utilisant des groupes témoins concurrents auxquels six traitements différents ont été comparés entre eux. Il a sélectionné les sujets sur l'homogénéité de l'aspect clinique et les a placés tous dans le même environnement et dans les mêmes conditions de comparabilité, de nourriture notamment. L'expérimentation de Lind comportait un véritable plan d'expérience avec un groupe de contrôle bien identifié. À ce titre, James Lind est considéré comme l'inventeur du premier essai thérapeutique contrôlé

Après l'essai clinique de James Lind, d'autres formes d'expérimentation comportant des groupes témoins furent menées ici et là. Dans les écoles de médecine de Paris et de Vienne, Pierre-Charles-Alexandre Louis (1787-1872) et Josef Dielt (1804-1878) ont testé des pratiques thérapeutiques courantes à l'époque comme la saignée pour traiter la pneumonie. Ces expérimentations

[1] J.-P. CHIPPAUX, *La pratique des essais cliniques…*, p. 35 ; Y. BARDIE, *Essais cliniques…*, p. 23.

ont eu le mérite de démontrer, à l'aide de l'analyse statistique (méthode numérique), l'inefficacité, voire la nocivité de certains traitements traditionnels.

Dans les années 1890, Behring et ses collègues ont testé le sérum antidiphtérique pour évaluer son efficacité sur une trentaine de patients dont six moururent. Ils ont comparé ce résultat non pas avec celui d'un groupe témoin, mais avec la mortalité habituelle qui était de 50 % pour cette maladie à la mortalité diphtérique de l'année précédente dans le même hôpital, mortalité qui avait été de 66 %. En 1898, au Danemark, Johannes Fibiger améliora la qualité de l'essai contrôlé du sérum antidiphtérique en utilisant une méthode de contrôle plus perfectionnée, celle de contrôle alterné : lorsqu'un nouveau patient était traité, le suivant servait automatiquement de contrôle sans avoir été traité. L'utilisation de la méthode des contrôles alternés a représenté une avancée conceptuelle significative dans la pratique de l'expérimentation thérapeutique contrôlée, car elle a évalué de manière objective les résultats d'un traitement avec le souci méthodologique de l'axiome selon lequel toutes choses doivent demeurer égales[1].

Jusque-là, toutes ces formes d'expérimentation thérapeutique contrôlée (ETC) ne répondaient pas encore à des critères de l'ETC au sens actuel ou moderne. Il a fallu attendre la première moitié du XXe siècle pour que de nouveaux critères soient mis en place afin de définir les essais cliniques comparatifs au sens moderne du terme, à savoir des ECC menés dans le cadre d'une recherche en coopération (ou multicentrique) et la randomisation des patients faisant partie respectivement du groupe expérimental et du groupe témoin. Comment ces critères ont-ils été introduits dans la pratique de l'expérimentation thérapeutique ? Nous répondons à cette question dans le développement qui suit.

5.2. La naissance des essais cliniques contrôlés modernes

Au début de XXe siècle, les réformateurs médicaux (élites médicales universitaires et administrateurs de la santé) ont pris position contre d'une part, le lobbying et le marketing de l'industrie pharmaceutique et d'autre part, l'improvisation et la routine des pratiques en thérapeutique. De cette initiative a vu le jour un programme d'expérimentation exigeant qu'un nouveau traitement devrait désormais fournir les preuves plus rigoureuses, quantifiables et mesurables de son efficacité. En réponse à cette exigence méthodologique, deux critères d'innovation sont entrés en jeu, à savoir la recherche en coopération entre plusieurs centres cliniques ou hôpitaux et portant sur un grand nombre des malades, et la randomisation des patients (détermination au hasard par tirage au sort) faisant partie respectivement du groupe expérimental et du groupe témoin. Ces nouveaux critères ont été

[1] O. KEEL, *La médecine des preuves*..., p. 27-30.

utilisés indépendamment l'un de l'autre et ce, progressivement à partir des années 1920 jusque dans les années 1950, d'abord aux États-Unis et ensuite en Angleterre. Ils ont permis l'émergence des ECC modernes et de ce qu'on a appelé la *médecine des preuves* (*evidence-based medicine : EBM*). À ces deux critères d'innovation se sont joint, éventuellement et sans être inhérents à l'ECC, l'essai en aveugle (simple ou double) et le recours au placebo[1]. Nous décrivons, étape par étape, le processus de constitution des ECC modernes pour mettre en évidence les deux piliers qui les caractérisent et les distinguent des ECC anciens. Nous nous limitons à l'étape britannique, parce que c'est la plus décisive, l'étape américaine ayant été marquée par des limites et des obstacles qui ont été surmontés peu de temps après par l'essai clinique de 1947-1948 en Angleterre[2].

5.2.1. L'essai clinique contrôlé de 1947-1948

La Grande-Bretagne a joué un rôle important dans l'émergence d'un véritable essai clinique contrôlé randomisé tel qu'il est pratiqué aujourd'hui. Sans recourir au placebo et au double aveugle, l'ECC britannique de 1947-1948 sur la streptomycine, conduit par *Medical Research Council* (MRC) et dirigé par Austin Bradford Hill et Marc Daniels, est devenu le modèle de l'essai thérapeutique contrôlé, "l'étalon-or" de la recherche clinique.

Après la seconde guerre mondiale, le MRC décide d'organiser un essai clinique sur l'utilisation de la streptomycine dans le traitement de la tuberculose, puisque l'efficacité de cet antibiotique n'avait pas été évaluée adéquatement aux États-Unis par une procédure de contrôle rigoureuse à cause des obstacles et de réticences d'une bonne partie de cliniciens. Le but de l'essai britannique n'était pas de prouver l'efficacité de la streptomycine dans le traitement de la tuberculose, mais d'étudier les conditions optimales d'utilisation de cet antibiotique et, avant tout, de démontrer l'efficacité de l'ETC dans l'évaluation des thérapies. Commencé en janvier 1947, l'essai clinique a pris fin en mars 1948, soit 15 mois de pratique[3].

L'essai était multicentrique, c'est-à-dire qu'il s'est déroulé simultanément dans plusieurs centres différents, notamment dans 7 hôpitaux dont certains hors de Londres, car on ne trouvait pas suffisamment dans la capitale de cas de tuberculose pulmonaire bilatérale aiguë d'origine récente[4].

> [...] les études en coopération ont l'avantage d'étudier une population plus large, et les différents centres cliniques introduisent aussi une certaine variabilité dans le "matériel" clinique, ce qui rend les conditions plus largement applicables quand les différences vont dans la même direction dans chaque établissement. Lorsque ce n'est pas le cas, cela permet de se

---

[1] O. KEEL, *La médecine des preuves...*, p. 30.
[2] O. KEEL, *La médecine des preuves...*, p. 57.
[3] O. KEEL, *La médecine des preuves...*, p. 61-63.
[4] O. KEEL, *La médecine des preuves...*, p. 70.

demander si des patients de types différents ne réagiraient pas différemment au traitement étudié[1].

Il s'agissait d'un essai contrôlé consistant à comparer les groupes expérimentaux recevant la molécule à tester avec des groupes de contrôle (groupes témoins) ayant reçu un non-traitement, c'est-à-dire un traitement non pharmacologique.

Les critères d'inclusion et d'exclusion étaient la nature de la maladie, le degré d'affection et l'âge. Les personnes qui participaient à l'essai devaient être atteintes d'une forme particulière de la maladie : tuberculose pulmonaire bilatérale aiguë progressive, d'origine en principe récente, non accessible à la collapsothérapie. La tranche d'âge devait varier entre 15 et 30 ans[2].

En ce qui concerne la répartition des patients, Bradford Hill conscient des problèmes et des limites de la méthode de l'alternance avait proposé celle de la randomisation (distribution des sujets de recherche dans les différents bras de l'essai selon le critère du hasard). En effet, avec la méthode de l'alternance, l'assignation des patients aurait été faite au tirage au sort au hasard, mais le problème des biais possibles se serait posé en raison de la transparence du système d'assignation. C'est pourquoi, Bradford Hill choisit la méthode de la randomisation pour contrôler les biais de sélection. Ainsi, l'essai clinique de 1947-1948 devenait le *premier essai strictement randomisé* ayant marqué le *début d'une nouvelle ère en médecine*[3].

La répartition des patients était donc faite par la randomisation. Chaque groupe était placé dans une salle différente. De là, on procéda au tirage au sort, à la distribution au hasard des patients dans les différents groupes. Cette randomisation avait été faite à partir de deux services des statistiques du MRC, donc à l'extérieur des centres cliniques impliqués. L'assignation des patients au groupe expérimental (55 patients) et au groupe de contrôle (52 patients) avait été faite selon la règle de la séquence qui consiste à assigner de façon aléatoire les patients dans les deux bras de l'essai et à préserver le secret de l'assignation des patients avant et jusqu'à la répartition dans le groupe expérimental et le groupe de contrôle[4]. La séquence d'assignation générée par Bradford Hill avait pour but d'éviter les biais de sélection dans les centres cliniques participant à l'essai clinique et les éléments générateurs de confusion. La préservation du secret d'assignation consistait en ce que le protocole ne permettait pas à ceux qui participaient à l'essai de connaître les assignations à venir. En d'autres termes, une fois les premières assignations faites, les patients ne pouvaient pas connaître les assignations suivantes ou connaître à quel groupe serait assigné le prochain patient participant à l'essai[5].

---

[1] O. KEEL, *La médecine des preuves*..., p. 13.
[2] O. KEEL, *La médecine des preuves*..., p. 61, 63, 70.
[3] O. KEEL, *La médecine des preuves*..., p. 66, 74.
[4] O. KEEL, *La médecine des preuves*..., p. 63-64.
[5] O. KEEL, *La médecine des preuves*..., p. 71, 75-76.

Le critère principal de l'attribution du médicament aux différents groupes de l'essai fut l'utilisation du hasard. Les patients du groupe expérimental étaient traités par la streptomycine et le repos au lit. Ceux du groupe de contrôle étaient soumis au repos au lit seulement. C'est dire que les malades du groupe témoin n'avaient reçu ni traitement de référence, ni placebo, mais ils étaient soumis au repos au lit, tout comme ceux du groupe expérimental afin que toutes choses demeurent égales. Autrement dit, l'essai n'a eu recours qu'au non-traitement comme comparateur. Dans les deux groupes, chaque patient devait garder le lit pendant au moins six mois au bout desquels on procéda à l'évaluation des résultats de l'essai.

En ce qui concerne l'évaluation de cet essai clinique, elle fut faite par deux radiologistes (pathologistes) et un clinicien sur base des clichés radiologiques de manière totalement anonyme et indépendante. Ces trois évaluateurs ne faisaient pas partie des chercheurs engagés dans l'essai et ignoraient les groupes auxquels appartenaient les patients dont ils examinaient les clichés. Mais les chercheurs, eux au moins, le savaient. Les conclusions de MRC sur l'essai de 1947-1948 étaient très partielles, modestes et prudentes. La streptomycine n'était efficace que pour une forme peu commune de la tuberculose pulmonaire (bilatérale aiguë d'origine récente). Si la mortalité était inférieure dans le groupe expérimental (traité) par rapport au groupe de contrôle (non traité), il n'y avait eu, cependant, aucune guérison spectaculaire. Ces résultats avaient mis en évidence une résistance importante au traitement de la tuberculose à la streptomycine. Cet antibiotique était loin donc d'apparaître comme un médicament en tout point efficace, un médicament miracle, contre la tuberculose[1]. Toutefois, l'essai avait permis de démontrer l'efficacité de l'ETC dans l'évaluation des thérapies.

De l'essai clinique de 1947-1948 sur la streptomycine, il ressort que le prototype de cet ECC avait été produit par la combinaison du principe de l'essai multicentrique et celui de la randomisation sans impliquer le placebo et le double ou le simple aveugle. Les deux conditions de la randomisation avaient été aussi respectées, la première étant la séquence d'assignation générée à partir d'une série d'échantillonnages produits aléatoirement et la seconde c'est la préservation du secret de la séquence d'assignation. La seconde condition est considérée comme la plus importante pour la validité méthodologique de l'ECR. Cette innovation méthodologique avait élevé l'ECC de MRC sur la streptomycine au rang de modèle des ETC, l'étalon-or (*gold standard*) de la recherche clinique[2].

Après avoir analysé les conditions sociohistoriques et épistémologiques de la mise en place de l'ECC de 1947-1948 sur le traitement de la tuberculose à la streptomycine en Angleterre, nous comprenons mieux les deux conditions auxquelles un ECC doit répondre :

---

[1] O. KEEL, *La médecine des preuves*..., p. 87-88.

[2] O. KEEL, *La médecine des preuves*..., p. 18, 61.

- L'essai doit être conduit en comparaison avec un groupe de contrôle (témoin) et dans le cadre d'une recherche en coopération (multicentrique) ;
- L'essai clinique contrôlé doit être randomisé (sans pour autant impliquer nécessairement la procédure du double ou du simple aveugle et le placebo).

Comme l'essai clinique de 1947-1948 avait prouvé l'efficacité relative de la streptomycine contre la tuberculose et les résultats avaient mis en évidence une importante résistance à la streptomycine, il avait été décidé d'entreprendre d'autres essais cliniques pour déterminer si les souches résistantes à la streptomycine pouvaient être prévenues par l'association des médicaments ou par un autre rythme de traitement particulier.

5.2.2. Les essais cliniques contrôlés de 1949 et de 1951

Le MRC avait organisé un ECC en 1949 avec les mêmes protagonistes de l'essai de 1947-1948, à savoir Marc Daniels et Austin Bradford Hill, pour évaluer le traitement de la tuberculose par la combinaison de la streptomycine et de l'acide para-aminosalicylique (APS). L'essai était multicentrique impliquant 8 hôpitaux et 2 sanatoriums à travers l'Angleterre. Les patients au nombre de 166 étaient répartis au hasard selon la règle de secret de la séquence d'assignation, à peu près également en 3 groupes. On appliqua les mêmes critères d'inclusion-exclusion que dans l'essai précédent, les patients atteints de la même forme de tuberculose, c'est-à-dire tuberculose pulmonaire bilatérale aiguë d'origine récente. Dans le premier groupe, les patients étaient traités par la streptomycine, dans le deuxième par l'APS et dans le troisième par la combinaison de deux traitements. Ce qui était une innovation. Cet essai n'avait fait intervenir ni le double insu, ni le placebo[1].

Les résultats de l'essai de 1949 permirent de conclure que l'association de la streptomycine à l'APS prévenait le développement de souches bactériennes résistantes. Cette association rendait le médicament plus efficace et plus utilisable. Cependant, quelques effets secondaires dus à l'APS furent constatés (vertiges, éruptions fébriles, diarrhée, etc.) ; ce qui conduisit à envisager un troisième essai clinique avec une dose inférieure de l'APS associée à la streptomycine[2].

En 1951, un troisième ECC fut organisé sous la direction des mêmes responsables et dans les mêmes conditions méthodologiques. Cet essai compara le traitement de la tuberculose par la streptomycine associée à une dose de 20 g d'APS par jour au traitement par la streptomycine associée à une dose inférieure d'APS de 5 à 10 g par jour.

---

[1] O. KEEL, *La médecine des preuves*..., p. 73, 83, 96.
[2] O. KEEL, *La médecine des preuves*..., p. 90.

Au total, de 1947 à 1951, 3 ETC organisés par le MRC en Angleterre sur le traitement de la tuberculose par la streptomycine. De ces trois ECC, on peut retenir que l'essai de 1949 était conçu comme le prolongement de celui de 1947-1948 et celui de 1951 comme la suite des deux autres[1]. Ils avaient suivi, à chaque fois, la même procédure expérimentale et méthodologique : essais contrôlés, multicentriques et randomisés sans recourir sur terrain ni au double aveugle ni au placebo. Ils avaient non seulement étudié les conditions optimales d'utilisation de la streptomycine dans le traitement de la tuberculose, mais aussi démontré l'efficacité de l'ETC dans l'évaluation des thérapies ou mieux défini les conditions d'administration de la preuve de l'efficacité des thérapies. L'essai de 1947-1948, fondateur de la pratique de l'ECR fut proclamé le *gold standard* pour les essais cliniques ultérieurs[2].

5.2.3. Le premier ECR britannique avec double insu et placebo en 1950

Il est important de noter que le premier ECC à avoir utilisé à la fois la randomisation, la méthode de double aveugle et le placebo fut mené en Suède en 1949. L'essai suédois ne portait ni sur un antibiotique ni sur une molécule thérapeutique, mais sur une mesure de prévention contre le rhume.

Ce qui est probablement, après l'essai suédois, le second ECC randomisé, à la fois multicentrique comportant également la méthode du double aveugle et du placebo, avait été mis en place par le MRC en Grande-Bretagne en 1950. Mais cet essai testait un médicament contre le rhume (antihistaminique) non pas contre la tuberculose (streptomycine). Il est à noter que Bradford Hill et D'Arcy Hart y avaient participé. Bradford Hill était même le concepteur du protocole. Malgré la notoriété des protagonistes, la procédure du double aveugle et de placebo utilisé est demeurée isolée, c'est-à-dire qu'elle ne s'était pas imposée comme paradigme dans la série des essais cliniques de MRC d'après 1950 sur la tuberculose[3].

Il est intéressant de souligner que Bradford Hill et les responsables de STTC du MRC, même après cette étude avec placebo et en double aveugle, continuaient à considérer que les ECC randomisés, même sans procédure en double aveugle et placebo, offraient toutes les garanties de fiabilité et de validité requises[4].

Il faut donc distinguer les *premiers essais cliniques en double (ou simple) aveugle et éventuellement avec placebo des premiers essais cliniques*

---

[1] O. KEEL, *La médecine des preuves*..., p. 83-84.
[2] O. KEEL, *La médecine des preuves*..., p. 72.
[3] O. KEEL, *La médecine des preuves*..., p. 84-85, 103.
[4] O. KEEL, *La médecine des preuves*..., p. 86.

randomisés. En effet, le premier essai clinique avec placebo et la méthode aveugle avait été mené de 1926 à 1931 au sanatorium de Northville, près de Detroit (États-Unis). Mais cet essai n'était pas randomisé. Et puis, dès les années 1930, on trouvait en Angleterre et aux États-Unis des essais cliniques thérapeutiques non randomisés et non multicentriques, mais avec un groupe de contrôle recevant un placebo. C'est seulement à partir de l'essai clinique contrôlé de 1947-1948 organisé par le MRC que la randomisation avait été mise en pratique *complète et effective* en Angleterre, tandis qu'aux États-Unis à partir de 1952 (après que les tentatives antérieures s'étaient heurtées à des obstacles chez une partie importante des cliniciens)[1].

En conclusion, ce sont deux histoires différentes des essais cliniques :

Celle des essais randomisés multicentriques, d'une part, et celle des essais cliniques avec placebo et en double aveugle qui pouvaient n'être pas multicentriques de l'autre. Au début, c'est seulement dans quelques cas que ces deux types d'essais se rejoindront et seront combinés[2].

Ce parcours sociohistorique et épistémologique nous a permis de comprendre les critères d'innovation qui ont fait de l'essai clinique de 1947-1948 du MRC britannique sur la streptomycine le modèle des essais cliniques contrôlés, le *gold standard* de la recherche clinique.

5.3. La nature et le statut des ECC

Après avoir parcouru l'itinéraire sociohistorique et épistémologique des ECC, il est facile de comprendre les confusions majeures et fréquentes auxquelles succombent beaucoup de gens à cause de la mauvaise interprétation des critères ayant élevé l'essai clinique de 1947-1948 au rang de *gold standard.*

Premièrement, une thèse erronée très largement partagée et véhiculée curieusement dans certains manuels classiques accrédite l'idée que tous les essais cliniques contrôlés sont randomisés. Dans un article, Méry écrit ceci :

> Réaliser un essai contrôlé, c'est constituer 2 (ou plus) groupes de patients qui vont bénéficier de modalités thérapeutiques différents […]. Il est fondamental que les groupes constitués soient identiques au début de l'essai : le seul moyen d'y parvenir est le tirage au sort[3].

---

[1] O. KEEL, *La médecine des preuves…*, p. 107, 114.

[2] O. KEEL, *La médecine des preuves…*, p. 114.

[3] O. C. MÉRY, « Aveugle et placebo », dans C. CAULIN, C. CHASTANG, R. DAHAN (dir.), *Méthodologie de l'évaluation thérapeutique*, cité par O. KEEL, *La médecine des preuves…*, p. 15.

Chevret va encore plus loin en affirmant que « Les essais thérapeutiques non randomisés introduisent un biais potentiel dans la constitution des groupes et doivent donc être rejetés »[1]. Entre les deux auteurs, c'est Caulin qui prend une position intermédiaire en ces termes : l'essai thérapeutique comparatif suppose dans l'extrême majorité des cas une randomisation[2].

Contrairement à cette idée erronée, il est possible de mener des ECC valides sans randomisation. La méthode dite des *contrôles historiques* pratiquée autrefois et revalorisée aujourd'hui permet de mener des ECC sans recourir à la randomisation. Cette méthode consiste à comparer les résultats obtenus avec un nouveau traitement à ceux obtenus précédemment avec le traitement habituel, les malades de ce groupe étant appelés témoins historiques. La méthode des contrôles historiques a été réhabilitée dans certaines conditions, la principale étant que le groupe témoin soit récent et ait été observé par l'auteur même de l'essai. C'est dire que lorsqu'on parle d'essai clinique contrôlé, cela ne signifie pas nécessairement qu'il y a randomisation[3].

Deuxièmement, la plus grande des confusions et la plus courante, écrit Othmar Keel, est celle qui consiste à « assimiler essai clinique contrôlé et essai clinique en double aveugle et avec placebo ». C'est le cas de Löwy qui affirme que « l'essai [de 1947-1948] fut conduit en double aveugle – ni le malade, ni son médecin traitant ne savaient si la patiente avait reçu de la streptomycine ou le placebo »[4]. Harry Marks le dit aussi en ces termes : « ils [les réformateurs] ont proposé un critère impersonnel d'intégrité scientifique : l'essai contrôlé randomisé en double aveugle »[5].

Rappelons que la randomisation est l'innovation la plus importante ayant permis au départ aux ETC modernes de se distinguer des essais cliniques antérieurs. L'ECR britannique de 1947-1948 du MRC (le *gold standard*) qui a inauguré une nouvelle ère de la médecine moderne n'a impliqué sur terrain ni la procédure de double aveugle ni le placebo. Que les deux conditions d'un essai randomisé aient été respectées, à savoir la séquence d'assignation au hasard et la préservation du secret de la séquence d'assignation, cela ne signifie pas que l'essai clinique de 1947-1948 avait été mené en aveugle (simple ou double)[6].

En effet, même si la répartition des sujets avait été faite auparavant au hasard et à l'insu des chercheurs, et la préservation du secret d'assignation des patients était respectée, les cliniciens et le personnel infirmier savaient par la

[1] Cité par O. KEEL, *La médecine des preuves*..., p. 15.

[2] C. CAULIN, C. CHASTANG, R. DAHAN, *Méthodologie de l'évaluation thérapeutique*, cité par O. KEEL, *La médecine des preuves*..., p. 15.

[3] O. KEEL, *La médecine des preuves*..., p. 15-16.

[4] I. LÖWY, « Essais cliniques », dans D. LECOURT (dir.), *Dictionnaire de la pensée médicale*, Paris, PUF, 2004, p. 443.

[5] H. MARKS, *La médecine des preuves*..., p. 18.

[6] O. KEEL, *La médecine des preuves*..., p. 72-73.

force des choses qui recevait des injections et qui n'en recevait pas ; quel patient était du groupe expérimental (S) et quel patient était du groupe de contrôle (C). Autrement dit, une fois l'assignation ou allocation des patients à un groupe effectué, le médecin savait et devait savoir à quel bras de l'essai avait été assigné chacun des patients pour pouvoir apporter à l'unité de recherche statistique centrale de MRC les données observées sur les différents traitements suivis. Pour les mêmes raisons, le simple aveugle n'a pas pu être observé vis-à-vis des patients, malgré le fait que Bradford Hill affirme que l'on ne disait pas aux patients qu'ils faisaient partie d'un essai clinique. Cela a été confirmé de manière irréfutable, en 1999, par J. G. Scadding, un des derniers témoins du STTC de 1947-1948 qui souligne que c'est précisément parce que l'essai clinique ne pouvait pas être mené en aveugle – ni simple, ni double – que la méthode d'allocation par randomisation, plus compliquée, fut retenue comme étant celle qui offrait le meilleur moyen de minimiser les biais méthodologiques[1].

Il est capital, souligne Keel, de faire la différence entre la mise en place des ECC randomisés et la procédure de l'essai à double aveugle et contre placebo. En effet, il y a une différence entre e secret d'assignation. En effet, le secret d'assignation n'est pas à confondre avec l'insu.

> Le secret d'assignation a pour but d'éviter les biais de sélection et les éléments générateurs de confusion ; il sauvegarde la séquence d'assignation avant et jusqu'à la répartition des patients dans le groupe expérimental et dans le groupe de contrôle […]. En revanche, l'insu a pour objectif d'éviter que le personnel et les participants puissent savoir à quel groupe les participants ont été affectés ; il sauvegarde la séquence après l'assignation, et il ne peut pas toujours être établi et respecté[2].

Ceci confirme encore une fois que la méthode aveugle vient après la séquence d'assignation des patients dans les différents bras d'un ECC.

Troisièmement, il y a aussi confusion entre le déroulement d'un essai en double aveugle et l'évaluation en aveugle. Il est vrai que les résultats de l'ECC de 1947-1948 furent évalués de manière anonyme sur la base des clichés radiologiques, dans la mesure où les deux radiologistes et le clinicien qui lurent les clichés ne connaissaient pas les malades et ne savaient pas si le dossier examiné était celui d'un malade du groupe S ou celui d'un malade du groupe C.

L'évaluation était donc en aveugle, mais cela ne signifie pas que l'essai était planifié en double aveugle et que ces trois techniciens évaluateurs avaient participé à l'essai sur terrain. Il y a deux processus différents à distinguer, à

---

[1] O. KEEL, *La médecine des preuves…*, p. 65-95.

[2] K. SCHULZ, « Assessing allocation concealment and blinding in randomised controlled trials : why bother ? », cité par O. KEEL, *La médecine des preuves…*, p. 70-71.

savoir la procédure du déroulement de l'essai en double aveugle sur terrain et l'évaluation en aveugle ou, mieux l'évaluation indépendante, c'est-à-dire à l'extérieur du déroulement de l'essai de divers résultats (cliniques, pathologiques, bactériologiques) par des chercheurs qui ne sont pas des participants à l'essai sur le terrain[1].

Quatrièmement, une autre confusion consiste à affirmer que la mise en place de la recherche dite coopérative (multicentrique) a eu lieu dans l'entre-deux-guerres et a impliqué d'emblée le recours à l'essai contre placebo. Cette confusion se trouve aussi chez Philippe Pignarre qui écrit ceci : « Les études contre placebo ont été imaginées dans l'entre-deux-guerres par des cliniciens américains que les historiens appellent les 'réformateurs thérapeutiques' »[2]. Or, les études contre placebo dataient des années 1926 aux États-Unis. On les trouvait aussi en Angleterre et encore aux États-Unis dans les années 1930 avec un groupe de contrôle recevant un placebo. Elles n'étaient ni randomisées ni multicentriques. Les études multicentriques contre placebo n'ont été mises en œuvre qu'au début des années 1950 par les réformateurs thérapeutiques britanniques et américains[3].

Cinquièmement, le placebo est aussi confondu avec le non-traitement. C'est le cas justement de Löwy qui confond l'administration d'un placebo et l'absence de traitement dans l'ECC de 1947-1948. Sans utiliser un placebo, cet essai avait eu recours au traitement non pharmacologique de repos au lit pour le groupe témoin. Selon Braford Hill, « c'est la rareté de la streptomycine qui a permis de faire accepter sur le plan éthique [...] l'idée d'un essai clinique contrôlé, c'est-à-dire d'un essai dans lequel les patients du bras de contrôle étaient laissés sans médicament »[4]. La rareté de la streptomycine a été l'une des conditions ayant déterminé la mise en œuvre de cet essai clinique avec comme comparateur le traitement non pharmacologique, le seul disponible à l'époque. Outre Braford Hill, d'Arcy Hart a donné la même version des faits.

Sixièmement, on trouve chez certains auteurs une autre grande confusion qui leur fait considérer la procédure du placebo et du simple ou double aveugle comme étant le fondement de ce qui permettrait aux ECC de tester l'efficacité des médicaments et d'obtenir des résultats valides.

D'après Othmar Keel, cette thèse est fallacieuse. En effet, il est vrai que le double insu a indéniablement contribué à la rigueur de l'expérimentation thérapeutique. Mais de l'avis des spécialistes des ECC, comme Schulz, pour valider un essai contrôlé, le facteur décisif n'est pas la mise en œuvre de la méthode de double aveugle, parce que certains essais cliniques ne peuvent être

---

[1] O. KEEL, *La médecine des preuves...*, p.109-110.

[2] P. PIGARRE, « Placebo », dans D. LECOURT (dir.), *Dictionnaire de la pensée médicale*, p. 877.

[3] O. KEEL, *La médecine des preuves...*, p. 17-18.

[4] O. KEEL, *La médecine des preuves...*, p. 67.

menés en double aveugle. L'indicateur le plus important de la validité d'un essai clinique, c'est la randomisation ; cependant, celle-ci doit être accompagnée de la tenue au secret de la séquence d'assignation des patients dans les deux (ou plus) bras de l'essai clinique[1].

Quant au placebo comme instrument essentiel à la validation des médicaments, cela relève aussi d'une fausse thèse. L'essai clinique de 1947-1948 et bien d'autres conduits après n'avaient pas utilisé le placebo ; c'est pourquoi, « pour Bradford Hill les méthodes du simple ou double aveugle et de l'essai contre placebo n'étaient pas *toujours* indispensables pour la méthode de l'essai contrôlé par randomisation »[2]. D'après Othmar Keel, « Il est donc fallacieux et trompeur d'affirmer, comme le font nombre d'auteurs [...], que la procédure du placebo et du simple ou double aveugle serait l'instrument permettant la réalisation d'essais cliniques contrôlés »[3]. Le placebo n'est donc pas un instrument inhérent ou incontournable pour la validation d'un nouveau médicament.

Il y a certes actuellement une tendance de plus en plus répandue qui exhibe la procédure du placebo comme une caution prétendument scientifique et indiscutable de la légitimité et de la fiabilité des ECC. D'après Othmar Keel, « Il s'agit là, sur plusieurs plans, d'un véritable détournement des essais cliniques contrôlés et de l'esprit des pratiques de recherche à partir duquel ces essais ont été mis en place »[4], dans les années 1947-1948 en Angleterre. Un détournement méthodologique des ECC randomisés.

Confrontées à la crise de l'innovation thérapeutique, les compagnies pharmaceutiques décident *arbitrairement et abusivement* de soumettre à l'expérimentation un nouveau médicament en le comparant non pas à un médicament de référence pour montrer la supériorité du premier sur le second, mais à un placebo. Elles se bornent donc à comparer une nouvelle molécule à une simple pilule d'amidon. Dans ces conditions, l'obstacle à franchir est extrêmement bas et toutes leurs molécules peuvent le franchir pour être homologuées, même si elles sont inférieures aux médicaments déjà sur le marché pour traiter les mêmes pathologies. Faute de découvrir de nouveaux médicaments innovants, ces compagnies se sont réfugiées dans la fabrication en cascade et la commercialisation des copies et des quasi-copies de leurs molécules originales dites *princeps*. Ces copies appelées *me too* (moi aussi) n'apportent rien de neuf à la panoplie thérapeutique existante sinon confusion et surcoûts[5].

---

[1] O. KEEL, *La médecine des preuves...*, p. 120-121.
[2] O. KEEL, *La médecine des preuves...*, p. 69.
[3] O. KEEL, *La médecine des preuves...*, p. 152.
[4] O. KEEL, *La médecine des preuves...*, p. 137-138.
[5] M. ANGELL, *La vérité sur les compagnies pharmaceutiques...*, p. 102-117 ; lire aussi P. EVEN, B. DEBRÉ, *Guide des 4000 médicaments utiles...*, p. 83-84.

Cette dérive méthodologique tient essentiellement à la mainmise quasi exclusive des firmes privées sur les essais cliniques. En effet, les compagnies pharmaceutiques financent ou ont le contrôle de la grande majorité du financement des essais cliniques, et donc du choix des produits à soumettre aux essais cliniques en fonction d'impératifs de marché. Aussi se portent-elles garantes de leur objectif, de leur validité et de leur sécurité[1]. Les conséquences d'une telle emprise sur la chaîne du médicament sont préjudiciables. Les essais cliniques biaisés à toutes les étapes, leurs résultats faussés. La crédibilité sociale des compagnies pharmaceutiques et des agences de contrôle est aussi mise en doute[2].

Nous avons essayé de répertorier les clarifications faites par Othmar Keel sur la notion de l'ECC en vue de lever les confusions et les distorsions. La confusion la plus courante est celle qui assimile tout ECC randomisé à un essai clinique contre placebo et en simple ou double aveugle. L'analyse sociohistorique et épistémologique a montré que les deux critères d'innovation ayant élevé l'ECC de 1947-1948 organisé par MRC en Angleterre au rang de *gold standard* sont l'essai multicentrique et la randomisation ; et ce, sans impliquer la méthode aveugle (double et simple) et le placebo. S'il est vrai que la méthode aveugle a contribué à la rigueur de l'ETC, elle n'est pas cependant le facteur décisif pour valider un essai clinique. L'indicateur le plus important de la validité d'un essai clinique contrôlé c'est la randomisation qui doit être accompagnée de la tenue au secret de la séquence d'assignation des sujets de recherche dans les deux bras de l'essai. Ce sont deux histoires des essais cliniques à distinguer, à savoir, d'une part, celle des essais multicentriques et randomisés et de l'autre, celle des essais cliniques avec placebo et en aveugle. Mais les deux histoires peuvent se joindre si la méthodologie l'exige. Après avoir clarifié la notion des ECC, nous en arrivons au développement d'une nouvelle molécule.

6. Le développement d'un nouveau médicament

Les origines des médicaments sont multiples. Les médicaments peuvent provenir d'une substance biologique d'origine animale (comme l'insuline) ou végétale (digitaline), d'une substance de synthèse chimique (bétabloquants). Il peut s'agir aussi d'un produit d'extraction minérale (par exemple l'hydroxyde d'aluminium), d'un dérivé sanguin (albumine) ou d'un produit de biotechnologie (hormone recombinante) obtenu à partir de la manipulation de la matière vivante (tissu, cellules, protéines). Tels les vaccins obtenus à

[1] O. KEEL, *La médecine des preuves*..., p. 128, 153 ; M. ANGELL, *La vérité sur les compagnies pharmaceutiques*..., p. 83.

[2] O. KEEL, *La médecine des preuves*..., p. 125-131 ; P. EVEN, B. DEBRÉ, *Guide des 4000 médicaments utiles*..., p. 94-100.

partir de bactéries ou virus tués ou atténués, les antibiotiques obtenus à partir des souches de micro-organismes[1].

Aujourd'hui, la plupart des médicaments sont obtenus par synthèse chimique et certains proviennent des biotechnologies. Les médicaments d'origine minérale ou végétale sont de moins en moins utilisés du fait des progrès de la synthèse chimique. Ceux d'origine animale ou humaine (hormone de croissance) tendent à être abandonnés en raison des impuretés biologiques et des risques de contamination par des virus ou des prions[2]. Quelle est la démarche à suivre pour arriver à la découverte d'une nouvelle molécule ?

6.1. La découverte d'une molécule

Avant d'inventer ou de découvrir un nouveau médicament, il faut d'abord bien comprendre la nature de la maladie que l'on cherche à traiter et ce qui ne fonctionne pas dans l'organisme infecté par cette même maladie. Comprendre la nature de la maladie, sa cause et ses mécanismes d'action dans l'organisme constitue le point de départ obligé de toute la partie de la R&D. C'est la partie d'amont de la R&D, la plus longue – parce que cela peut exiger beaucoup de temps, parfois des décennies – et la plus difficile aussi, la plus créative et la plus incertaine de la R&D[3]. Cette étape de la recherche fondamentale est généralement effectuée au sein des centres de recherche universitaires ou publics grâce au financement public. À ce stade, les chercheurs espèrent découvrir un médicament qui puisse agir spécifiquement sur une des molécules impliquées dans le mécanisme de la maladie pour la normaliser.

Dès qu'une molécule est identifiée, le découvreur dépose une demande de brevet pour sauvegarder l'exclusivité de sa découverte. Les grandes industries pharmaceutiques achètent aux chercheurs et à leurs universités leurs découvertes, brevets compris[4]. Molécule en main, elles commencent la partie terminale (en aval) de la R&D. Cette partie en aval comprend deux étapes qui sont l'étape préclinique et l'étape clinique[5].

6.2. L'étape préclinique

Après avoir sélectionné et identifié une molécule susceptible d'avoir un intérêt thérapeutique, des études vont être menées *in vitro* et *in vivo* (sur des animaux). On parle alors des essais précliniques. Cette étape permet de tracer, à ce stade précoce, le premier profil de sécurité et le métabolisme de la

---

[1] G. BOUVENOT, M. VRAY, *Essais cliniques...*, p. 1 ; M. MOLINARD , B. CHARBIT, *Initiation à la connaissance du médicament*, p. 100.

[2] M. MOLINARD, B. CHARBIT, *Initiation à la connaissance du médicament*, p. 44-45.

[3] M. ANGELL, *La vérité sur les compagnies pharmaceutiques...*, p. 55-57.

[4] P. EVEN, B. DEBRÉ, *Guide des 4000 médicaments utiles...*, p. 88-92.

[5] M. ANGELL, *La vérité sur les compagnies pharmaceutiques...*, p. 56.

molécule. En d'autres termes, il s'agit de déterminer l'importance de la toxicité de la molécule et de prédire sa dangerosité pour l'homme ; mieux encore, l'étape préclinique indique le type de surveillance à déployer lors de l'administration du produit à l'homme[1]. Les principes de l'éthique de la recherche recommandent de disposer de prérequis suffisants obtenus au laboratoire, c'est-à-dire des résultats obtenus *in vitro* et *in vivo*.

6.2.1. L'expérimentation au laboratoire

L'étape préclinique se déroule au laboratoire. D'abord, on procède, selon le cas, à la synthèse, à l'isolement ou à l'extraction de séries ou de familles de molécules susceptibles d'avoir une activité thérapeutique. Ensuite, le criblage ou screening(screening) de milliers de composés, leur étude dans les cultures cellulaires, sur des organes isolés et chez des animaux (souris, rat, chiens et parfois singes)[2].Les essais sur des animaux ont pour objectif de connaître l'effet de la molécule sur l'organisme vivant. En effet, ils permettent de définir les *conditions d'efficacité* et de *sécurité* d'une nouvelle molécule.

Pour définir les *conditions d'efficacité* d'une nouvelle molécule, il faut procéder par deux études, à savoir les études pharmacodynamiques et les études pharmacocinétiques. Les études pharmacodynamiques visent à définir l'effet thérapeutique (dose efficace, type de durée dans l'organe isolé ou dans différentes espèces animales), son mécanisme d'action, ses effets secondaires (dits indésirables) et les doses maximales entraînant l'effet thérapeutique et les effets secondaires. Ces investigations étudient les effets thérapeutiques sur les maladies animales proches des maladies humaines. Des animaux utilisés sont souvent les rats, les souris, les lapins, les cochons d'Inde, les poissons, les chiens, les chats, les porcs, voire les singes, les vaches, les chevaux, etc.

Les études pharmacocinétiques déterminent le devenir de la molécule dans l'organisme, c'est-à-dire les conditions d'absorption du produit par le tube digestif, sa diffusion dans les tissus et les cellules (la biodisponibilité), les voies de sa dégradation, c'est-à-dire son métabolisme plus au moins rapide dans l'organisme, en particulier le foie qui détermine sa durée de vie et d'action, et son élimination par voie urinaire et biliaire.

Quant aux *conditions de sécurité* de la nouvelle molécule, elles sont définies par les études de toxicité. Ces dernières visent à déterminer les doses toxiques chez l'animal et les organes malades. Elles sont pratiquées au moins chez deux espèces de mammifères (comme le rat et la souris), par deux voies différentes d'administration dont l'une est identique à la voie qui sera préconisée pour l'homme. On administre aussi le produit aux animaux de deux sexes. Les études toxicologiques visent à déterminer chez l'animal les posologies tolérées, sans effets indésirables. Elles sont effectuées sur deux

---

[1] G. BOUVENOT, M. VRAY, *Essais cliniques...*, p. 158.

[2] M. ANGELL, *La vérité sur les compagnies pharmaceutiques...*, p. 56.

espèces de mammifères dont l'un n'est pas rongeur (le rat et le chien par exemple). Dans le choix des espèces, on tiendra compte du fait que le métabolisme d'une des espèces doit être proche du métabolisme de l'homme[1].

6.2.2. L'expérimentation animale et ses limites

L'expérimentation animale, disions-nous, permet d'étudier les effets du candidat médicament sur l'organisme vivant pour vérifier l'innocuité ou la bonne tolérance, l'efficacité de nouvelles molécules. Un outil indispensable à toute avancée de la recherche biomédicale. Cependant, « *In vitro*, les modèles cellulaires et animaux conçus pour reproduire la maladie humaine, s'ils sont suffisants pour développer de nouveaux traitements, s'avèrent en fait décevants en termes de prédiction : plus de 95 % des médicaments anticancéreux actifs chez les souris ne le sont pas chez l'homme »[2]. Cette méthode ancienne a montré des limites tant soulignées par plusieurs études[3]. Voici les raisons de ces limites :

- Le nombre relativement restreint d'animaux employés ;
- La durée forcément limitée de l'observation ne permettant pas de mettre en évidence certains effets d'expression retardée ;
- Les différences très importantes de métabolisme (notamment hépatique) selon les espèces, tant sur le plan quantitatif que qualitatif (par exemple, absence de processus d'acétylation hépatique chez le chien et de conjugaison chez le chat). Cela est capital du point de vue prédictif, car l'accumulation de la substance dans certains tissus ou l'apparition de certains métabolites toxiques peut se révéler très différente chez l'homme et chez l'animal ;
- L'impossibilité de reproduire chez les animaux habituellement utilisés (souris, rat) certaines manifestations pourtant graves (par exemple, syndrome de Lyell […] ou des effets sans expression anatomique (douleur, hallucination, dépression) ;
- La difficulté ou l'impossibilité de reproduire fidèlement chez l'animal, pour en étudier l'influence, la maladie humaine ou toutes les interactions possibles avec l'environnement, l'alimentation et les autres thérapeutiques[4].

---

[1] G. BOUVENOT, M. VRAY, *Essais cliniques…*, p. 2-3.

[2] E. ZERHOUNI, *Les grandes tendances de l'innovation biomédicale au XXIe siècle*, p. 32.

[3] H. MARKS, *La médecine des preuves…*, p. 59-60 ; C. SUSANNE, « Les controverses sur l'expérimentation animale », dans J.-N. MISSA (dir.), *Le devoir d'expérimenter. Étude philosophiques, éthiques et juridiques sur la recherche biomédicale*, Bruxelles, De Boeck-Université, 1996, p. 98-99.

[4] G. BOUVENOT, M. VRAY, *Essais cliniques…*, p. 136.

Bref, les études sur des animaux sont utiles, mais elles restent insuffisamment prédictives de la sécurité d'utilisation chez l'homme. Parce que l'animal présente une grande complexité dans son organisme. Il réagit aux maladies et aux médicaments par une grande variété individuelle selon les espèces. Toutes les espèces animales ne réagissent pas de la même façon que les êtres humains à certains médicaments telle la pénicilline, la morphine[1]. En 2006, à Londres, six volontaires s'étaient retrouvés en urgence après que l'on a testé sur eux un anticorps monoclonal contre la leucémie, alors que les doses de 500 fois plus élevées de cette molécule avaient été données à l'animal sans provoquer des effets secondaires[2].

> Les différences (anatomiques, génétiques, immunologiques, psychologiques, sociales) qui existent entre l'être humain et d'autres animaux (même ceux qui appartiennent aux espèces considérées les « plus proches » de l'être humain), s'avèrent parfois trop importantes pour pouvoir présumer que les résultats obtenus chez les animaux sont transposables à l'homme[3].

Certains experts en la matière estiment que l'expérimentation animale est obsolète et n'est plus indispensable au progrès de la RBM et de la médecine. En remplacement de cette expérimentation, ils proposent des solutions alternatives plus fiables qui existent déjà : cultures de tissus et de cellules, micro-organismes à améliorer et à promouvoir. On chemine donc vers des médicaments sans test sur des animaux. En 2022, le cap a été franchi.

En effet, aux États-Unis, l'obligation de tester l'efficacité et l'innocuité d'une molécule sur des animaux avant de lancer des essais cliniques chez l'homme remontait à une loi de 1938. Une nouvelle loi supprimant cette obligation a été adoptée au Sénat en septembre 2022 et approuvée par la Chambre des représentants en décembre 2022. Le président américain l'a promulguée, le 29 décembre 2022[4]. Ainsi donc, la FDA n'est plus tenue d'exiger des données issues de tests sur des animaux pour évaluer l'efficacité et l'innocuité des candidats médicaments. Une première.

Une décision attendue de longue date par les défenseurs de la cause animale, mais qui fait encore débat chez les scientifiques lesquels affirment que les tests sur des animaux restent le meilleur moyen d'examiner les effets physiologiques, neuroanatomiques, reproductifs, développementaux et

---

[1] C. SUSANNE, « Les controverses sur l'expérimentation animale », p. 116 ; D. RODRIGUEZ-ARIAS, G. MOUTEL, C. HERVÉ, *Recherche biomédicale et populations vulnérables,* p. 27.

[2] C. SOULAY, « Nos médicaments sont-ils assez testés ? », *Ça m'intéresse,* 336 (fév. 2009), p. 41-42.

[3] D. RODRIGUEZ-ARIAS, G. MOUTEL, C. HERVÉ, *Recherche biomédicale et populations vulnérables,* p. 27.

[4] The U.S. FDA Modernization Act.2.0 Now the animal testing mandate is removed learn what can be embraced in its place, https://cn-bio-com/us-fda-modernization-act-2-what-does-it-mean.

cognitifs complexes des médicaments. Quoi qu'il en soit, la levée de l'obligation de tester sur des animaux ne signifie pas que les laboratoires vont arrêter le test des candidats médicaments sur les animaux ; ce test reste une procédure classique. « En revanche, cette phase pourra dorénavant être évitée si le laboratoire pharmaceutique arrive à démontrer que le niveau de sécurité du médicament évalué par des méthodes alternatives est comparable à ce qu'il aurait obtenu avec des tests sur les animaux »[1]. Là aussi, le laboratoire sera seul à évaluer ce niveau ; il sera donc juge et partie.

S'il est vrai que des méthodes alternatives peuvent offrir les meilleures perspectives de remplacement de l'expérimentation animale, elles n'excluent cependant pas le recours à des analyses expérimentales sur l'animal. Pour être valides les résultats des méthodes alternatives doivent être comparés à ceux obtenus par l'expérimentation animale. En effet, les méthodes alternatives ne fournissent qu'une approximation d'interactions qui prennent place dans un modèle vivant ; et puis, elles ne tiennent pas compte du métabolisme animal ou humain[2]. Il serait donc erroné de vouloir éliminer totalement l'expérimentation animale qui a fait ses preuves au cours de l'histoire en apportant à l'humanité des biens mémorables en termes des connaissances, des moyens thérapeutiques et de prévention ayant eu des retombées positives sur la santé et la vie de milliers d'hommes, à savoir les soins et la guérison des maladies comme cela n'avait jamais été auparavant, la diminution de la mortalité humaine et l'augmentation de l'espérance de vie.

On ne peut pas se limiter à des tests *in vitro* puisque ceux-ci ne répondent pas à des phénomènes de métabolisme et de régulation. L'expérimentation animale, même limitée, reste encore indispensable à la recherche biomédicale, ne serait-ce, pour contribuer tant soit peu à l'évolution des sciences de la vie et de la médecine. Aussi doit-elle être menée dans le respect de la réglementation en vigueur pour éviter le gaspillage et toute souffrance inutile infligée aux animaux[3].

Au terme de l'étape préclinique, si les résultats sont concluants (c'est-à-dire molécule absorbable avec une bonne diffusion dans l'organisme, peu ou pas d'effets toxiques, pas de risque disproportionné par rapport au savoir recherché, effets thérapeutiques intéressants), le cap est franchi et c'est alors qu'on envisage de passer à la seconde étape qui est l'essai clinique.

---

[1] I. BALANSARD cité par D. CHAYET, « Vers des médicaments sans test sur les animaux », *Le* Figaro, 23/1/2023, www.lefigaro.fr/sciences/medicaments-vers-la fin-des tests-sur-les-animaux-20230123?msockid=1693d7d88d5e63882d78c2f88c8…

[2] C. SUSANNE, « Les controverses sur l'expérimentation animale », p. 118-119.
[3] C. SUSANNE, « Les controverses sur l'expérimentation animale », p. 98-99, 125-126.

6.3. L'étape clinique

C'est l'étape de l'administration du candidat médicament à l'homme. Elle se déroule en quatre phases. Les trois premières phases ont lieu avant l'autorisation de mise sur le marché (AMM). Ces trois phases poursuivent les objectifs ci-après : mesurer la tolérance, vérifier et confirmer l'effet thérapeutique, déterminer la posologie et choisir les voies, les formes et les rythmes d'administration de la substance. Les résultats négatifs d'une phase dispensent de passer à l'étape suivante. Diverses méthodes interviennent aussi au cours de cette étape. La quatrième phase est menée pendant que le médicament est sur le marché pour la consommation[1]. Voici les quatre phases du déroulement d'un essai clinique des médicaments.

6.3.1. Phase I : Cerner la toxicité de la molécule

La phase I constitue la première étape du passage délicat de l'expérimentation animale à l'homme. Elle vise à déterminer par rapport au prérequis chez l'animal la tolérance de l'organisme humain à l'administration de la nouvelle molécule en vue de déterminer la dose maximale tolérée. La substance est testée sur un nombre limité des volontaires sains (environ 10 à 100)[2], sous strict contrôle médical d'un médecin pharmacologue clinicien, en milieu hospitalier ou dans un centre dûment agréé. Pour certaines pathologies graves comme le cancer, le sida ou l'Ebola, cette phase fait appel directement à des malades et non aux volontaires sains ; en d'autres termes, la phase I est combinée avec la phase II. En effet, il serait dangereux de prescrire, par exemple, la chimiothérapie à des volontaires sains ; et puis les cancéreux ont besoin de traitement en urgence. L'essai de phase I est de courte durée (7 à 10 jours) et a pour but :

- D'évaluer la toxicité de la molécule, c'est-à-dire vérifier si la tolérance observée chez l'animal apparaît également chez l'homme en fonction de la dose maximale que le sujet humain peut tolérer ;
- D'observer et mesurer les paramètres pharmacocinétiques (étude sur l'absorption, la diffusion dans les différents organes, (notamment le foie et les reins), la métabolisation (transformation) et l'excrétion

[1] Signalons au passage que 80 % des essais cliniques (soit 2/3) de phase I, II, III et IV sont financés, organisés et conduits par la seule industrie pharmaceutique, sans contrôle extérieur ; le reste par des organismes publics tel NIH aux États-Unis, MRC en Grande-Bretagne et l'Agence nationale de sécurité des médicaments (ANSM) en France. Lire à ce propos P. EVEN, B. DEBRÉ, *Guide des 4000 médicaments utiles…*, p. 92, 872.

[2] H. DOUCET, *L'éthique de la recherche…*, p. 151-152.

(élimination) du produit. Plusieurs formes galéniques sont utilisées pour comparer diverses voies d'administration[1].

- De fixer la dose maximale tolérée chez l'homme.

Comme cette phase fait appel à des volontaires sains, elle n'a pas de visée thérapeutique, c'est-à-dire qu'elle ne cherche pas à déterminer les effets thérapeutiques immédiates de la molécule. Au terme de cette phase, si les résultats sont concluants, on passe à la phase II.

6.3.2. Phase 2 : efficacité pharmacologique

Cette phase correspond à la première administration de la molécule aux malades (patients). L'essai est de courte durée (quatorze à trente-cinq mois), mené sur un nombre limité de patients (de 100 à 1000). Les essais contrôlés sont généralement randomisés (ECR) et peuvent être ou non en simple ou en double aveugle. On compare les effets de la nouvelle molécule administrée au groupe actif à ceux du traitement de référence ou du placebo.

L'objectif de cette phase est de confirmer l'efficacité thérapeutique de la molécule ou apprécier son intérêt thérapeutique, déterminer à quelle la dose elle est efficace et tolérée (posologie utile), c'est-à-dire la meilleure dose et le meilleur mode d'administration en fonction de l'effet recherché. On évalue aussi le rapport entre le bénéfice et le risque que présente la nouvelle molécule. Enfin, on identifie les effets indésirables survenus à court- terme. Pour un vaccin, on cherche la tolérance et l'immunogénicité en fonction de la dose, l'intensité de la réponse, les événements indésirables. À la fin de cette phase, on est censé être fixé sur la preuve de l'efficacité du médicament. Si le résultat est positif, on passe à la phase suivante ; dans le cas contraire l'essai clinique s'arrête là[2].

---

[1] M.-L. DELFOSSE, *L'expérimentation médicale sur l'être humain...*, p. 56 ; voir aussi G. BOUVENOT, M. VRAY, *Essais cliniques...*, p. 6 ; M. MOLINARD, B. CHARBIT, *Initiation à la connaissance du médicament*, p. 125.

[2] M.-L. DELFOSSE, *L'expérimentation médicale sur l'être humain...*, p. 56.
D'après M. Molimard et B. Charbit (*Initiation à la connaissance du médicament*, p. 125), dans des conditions exceptionnelles pour des maladies graves comme le sida et les cancers, sous réserve de l'autorisation des agences de contrôle des médicaments, certains médicaments nouveaux peuvent être prescrits à des patients particuliers après validation des études pilotes. Il s'agit d'Autorisations Temporaires d'Utilisation (ATU) qui peuvent être données soit à titre individuel (« traitements compassionnels »), soit pour des groupes de patients qui présentent des caractéristiques similaires laissant penser que le nouveau médicament pourrait être efficace : ce sont les ATU de cohorte.

6.3.3. Phase 3 : efficacité thérapeutique

La troisième phase est décisive dans l'évaluation de la nouvelle molécule. Les ECR en double aveugle portent sur de centaines à plusieurs milliers de patients, sur une population cible. Ils se déroulent dans plusieurs centres. En effet, l'exigence méthodologique portant sur le grand nombre de patients à inclure dans cette phase ne peut être satisfaite que par des essais organisés à grande échelle dans plus d'un site. C'est pourquoi, ces essais sont appelés essais multicentres. Ils peuvent se dérouler soit dans un même pays soit dans plus d'un pays. Dans ce dernier cas, ils entraînent l'internationalisation des essais cliniques.

Signalons au passage que la plupart des essais cliniques conduits dans les pays en développement (PED) en général et en Afrique en particulier interviennent dans les phases 2 et 3, les essais de phase 1 (qui représentent les plus de risques de dommages, puisque c'est le premier contact de la molécule avec l'homme) sont généralement réalisés dans les dans les pays du Nord. La propagande complotiste contre les essais cliniques en Afrique accusés d'exploiter la vulnérabilité des populations pauvres est donc à nuancer[1]. Sans nier la possibilité de l'exploitation de la vulnérabilité des populations, étant donné que tous les investigateurs n'ont pas la même sensibilité éthique, l'Afrique offre des facilités de travail qui prêtent à tout débordement si l'on n'y prend pas garde. Quitte aux comités locaux d'éthique de la recherche des pays hôtes de s'en tenir à la réglementation internationale et nationale (si cette dernière existe). Encore faudra-t-il qu'ils aient une expertise en la matière. Malheureusement ce n'est pas toujours le cas. À cela s'ajoute la corruption.

Revenons à la phase 3 des essais cliniques. De longue durée (de 3 à 5 ans), les ECR se déroulent dans des milieux ouverts et moins spécialisés que dans les phases précédentes (médecine générale, services hospitaliers, des hôpitaux universitaires et des cliniques privées). Ici, les conditions dans lesquelles se déroulent les essais cliniques doivent être aussi identiques que possible à celles de l'utilisation du médicament après sa mise sur le marché.

Cette phase a pour objectif de démontrer l'effet thérapeutique de la molécule sur un large groupe de sujets, d'apporter la preuve statistique de son efficacité et de sa tolérance, et d'établir le rapport entre les bénéfices et les préjudices. Elle permet également de définir les caractéristiques de patients qui en seront bénéficiaires, d'adapter la dose en fonction du type de patient (ajuster par exemple la posologie ou le mode d'emploi chez les femmes enceintes, les enfants, personnes âgées, les contre-indications), de déterminer la durée du traitement et les interactions de celui-ci avec d'autres médicaments. Si la phase III démontre que la molécule est efficace et apporte

[1] A. OUVRIER, « La recherche médicale en Afrique est un moyen pour l'Occident de tester des médicaments dangereux », dans V. RIDDE, F. OUATTARA (dir.), *30 idées reçues en santé mondiale*, Rennes, Presses de l'EHESP (2e éd.), 2015, p. 137-140.

plus de bénéfices que de préjudices, le nouveau produit obtient le feu vert ; il sort des centres d'essais cliniques pour entamer le parcours administratif en vue de l'obtention de l'AMM.

La démarche pour obtenir l'AMM permet de certifier que le nouveau médicament répond à des exigences d'efficacité, de sécurité et de qualité de fabrication. L'autorité compétente qui délivre l'AMM est la FDA aux États-Unis, l'ANSM en France et l'*European Medicines Agency* (EMA) pour l'Union européenne.

En France, par exemple, le parcours administratif se présentait comme suit en 2012 : enregistrement ou homologation, fixation du prix, décret au journal officiel. Le dossier de la demande de l'AMM est constitué – outre les données administratives - de toutes les données expérimentales, analytiques et cliniques prouvant la qualité, la sécurité et l'efficacité du candidat médicament. Tous les résultats de l'essai clinique à partir de l'étape préclinique jusqu'à l'étape clinique constituent aussi les éléments du dossier. Celui-ci est alors présenté à l'ANSM pour évaluation technique avant, pendant et après les essais cliniques[1]. L'Agence délivre un avis qui tient compte de l'efficacité du produit, de ses effets indésirables, de l'intérêt pour la santé publique et de la place à lui accorder au regard des autres médicaments.

Chaque année, environ 1200 dossiers de demande de l'AMM sont déposés et 5 à 10 % rejetés. Si la demande reçoit un avis favorable, l'AMM est accordée. Les démarches se poursuivent encore. Dossier entre les mains, le laboratoire contacte un autre service pour négocier le prix de vente. Il s'agit du Comité économique des produits de santé (CEPS) : un organisme interministériel chargé de fixer les prix et les taux de remboursement des médicaments par la Sécurité sociale. Enfin, le ministre de la Santé signe un décret - à publier dans le Journal officiel de la République - validant le prix du médicament et le taux de remboursement. Le parcours administratif dure au moins de deux à trois ans à l'issu desquels le médicament (remboursé et celui qui ne le sera pas) arrive en pharmacie pour la commercialisation[2].

Dans l'Union Européenne (UE), depuis la création de l'EMA en 1995, l'AMM est délivrée soit par les autorités compétentes nationales, soit par les autorités communautaires, l'EMA. Celle-ci évalue le produit et transmet ses conclusions à la Commission Européenne à Bruxelles qui prend la décision d'autoriser ou non la commercialisation du produit dans l'ensemble des pays membres. Toutefois, la fixation du prix et les conditions de remboursement relèvent du ressort de chaque pays membre[3].

Durant ces dernières années, on a constaté que les demandes de l'AMM sont devenues de plus en plus européennes, c'est-à-dire les procédures se

---

[1] M. MOLINARD, B. CHARBIT, *Initiation à la connaissance du médicament*, p. 61-72.

[2] C. SAUVAIRE, « Comment fabrique-t-on un médicament ? », *Ça m'intéresse* 310 (déc. 2006), p. 44-45.

[3] M. MOLINARD, B. CHARBIT, *Initiation à la connaissance du médicament*, p. 62-63.

centralisent à l'image de ce qu'est la FDA aux États-Unis. L'AMM délivrée par l'EMA est valable pour l'ensemble des pays membres de l'UE[1].

Qu'en est-il en Afrique ? En Afrique francophone, à en croire Jean-Philippe Chippaux, jusqu'en 2004, aucun laboratoire ne pouvait exercer sur place un contrôle effectif de ce genre faute de moyens appropriés. Ce sont le plus souvent les règles de l'agence française, ANSM, qui s'appliquaient. En conséquence, les pays africains concernés exigeaient que les médicaments importés soient accompagnés de l'AMM du pays exportateur ou d'un pays industrialisé qui dispose d'un organisme de surveillance agréé et fonctionnel[2]. La situation a-t-elle changé près de vingt ans après ?

Oui, la situation est en train de changer. En effet, en février 2019, les États membres de l'UA ont adopté à Addis-Abeba un traité portant création d'une Agence africaine des médicaments (*African Medicines Agency*, en sigle AMA) calquée sur le modèle de l'EMA. Après l'adoption du traité, les États membres devaient le ratifier et déposer la ratification auprès de la Commission. Le nombre de quinze ratifications déposées à la Commission était requis pour l'entrée en vigueur de ce traité. En février 2021, il n'y avait que neuf ratifications déposées à la Commission (Algérie, Burkina Faso, Ghana, Guinée, Mali, Namibie, Rwanda, Seychelles, Sierra Leone). Par la suite, d'autres pays ont rejoint le groupe de neuf. Après la ratification du Cameroun le 5 octobre 2021, le nombre des ratifications requises était atteint et le traité de la création de l'AMA est entré en vigueur le 5 nombre 2021 donnant ainsi une existence opérationnelle à l'AMA. En ce premier jour du mois de janvier 2025, 28 pays ont ratifiés la convention d'AMA.

L'AMA est chargée de fournir un leadership dans la création d'un environnement réglementaire favorable au développement du secteur pharmaceutique ; d'évaluer les produits médicaux pour le traitement des maladies prioritaires ; d'inspecter, coordonner et partager des informations sur des produits et d'harmoniser les législations sur les médicaments[3]. Trois ans après l'entrée en vigueur du traité de sa création, nous imaginons que l'AMA est encore en train de se mettre en place afin d'accomplir sa mission à l'exemple de l'EMA.

Revenons au processus des essais cliniques. Après l'obtention de l'AMM, l'obligation est faite au promoteur de l'essai clinique de faire connaître son médicament aux médecins et aux consommateurs par divers moyens :

- La publication scientifique à l'intention de la communauté scientifique ;

[1] M. MOLINARD, B. CHARBIT, *Initiation à la connaissance du médicament*, p. 205.
[2] J.-P. CHIPPAUX, *Pratique des essais cliniques en Afrique*, p. 49, 299.
[3] « Traité portant création de l'agence africaine du médicament », https://au.int/fr/treaties/traite-portant-creation-de-lagence-africaine-du-medicament.

- Le marketing : congrès, conférences… pour diffuser l'information, vulgariser les propriétés du médicament afin de faciliter son utilisation ;
- La campagne d'information auprès de la population ayant participé à l'étude (les sujets de recherche et leurs autorités sanitaires)[1].

De la mise au point de la molécule à l'arrivée en pharmacie, la durée moyenne est de 7 à 12 ans. Travail de longue haleine. Parcours du combattant semé d'obstacles, d'échecs et d'espoirs. La sélection est drastique et sans pitié. Sur les 100.000 molécules identifiées au départ par les laboratoires pharmaceutiques, 100 en moyenne seront testés *in vitro*, 10 candidats médicaments retenues pour les essais *in vivo*, 1 seule franchira toutes les étapes de l'essai clinique pour devenir un médicament[2].

Notons au passage qu'après avoir obtenu l'AMM, une molécule ou une combinaison de molécules peut être de nouveau soumise à un essai clinique appelé « essai de stratégie thérapeutique » qui consiste à tester ladite molécule pour poursuivre d'autres buts comme ce qui suit : optimiser l'utilisation du produit à tester, élargir ou étendre ses indications, améliorer la présentation ou l'étude de l'efficience, en raison de l'évolution des stratégies thérapeutiques ou pour diminuer les effets secondaires, rendre le produit accessible et plus efficace en fonction des besoins de santé de la population concernée[3].

Les essais cliniques ne s'arrêtent pas à la commercialisation du médicament. Une fois que le produit arrive sur le marché, intervient la phase IV des études post-AMM.

6.3.4. Phase 4 : études post-AMM

La phase 4, dénommée pharmacovigilance, a pour but de « préciser l'usage du produit afin d'en optimiser l'utilisation mais aussi de détecter les effets indésirables plus rares qui n'avaient pas pu être décelés lors des essais cliniques par une exposition trop faible en nombre de sujets et/ou en durée »[4].

D'apparition récente dans les années 1960, la pharmacovigilance comme système de surveillance a été définie par l'OMS comme « la science et les activités visant à détecter, à comprendre et à prévenir les effets indésirables ou tout autre problème pouvant être relié à la prise de médicaments »[5]. Elle tend à obtenir des indications systématiques sur les liens de causalité probables entre la prise d'un médicament et les réactions adverses[6]. Appelées

---

[1] J.-P. CHIPPAUX, *Pratique des essais cliniques en Afrique,* p. 67-68.

[2] M. MOLINARD, B. CHARBIT, *Initiation à la connaissance du médicament*, p. 111.

[3] J.-P. CHIPPAUX, *Pratique des essais cliniques en Afrique,* p. 249 ; A. OUVRIER, « La recherche médicale en Afrique… », p. 138.

[4] M. MOLINARD, B. CHARBIT, *Initiation à la connaissance du médicament*, p. 127.

[5] OMS cité par M. MOLINARD, B. CHARBIT, *Initiation à la connaissance du médicament*, p. 200.

[6] G. BOUVENOT, M. VRAY, *Essais cliniques…*, p. 133.

communément effets indésirables, les réactions adverses peuvent être définies comme « toute réaction nocive et non désirée survenant chez un sujet traité (ou ayant été traité par un (ou plusieurs) médicament(s) et qui est attribuable à ce (s) dernier(s) »[1].

La pharmacovigilance a élargi son sens et dépasse le cadre de l'identification et de diagnostic des effets indésirables pour s'intéresser aussi aux facteurs de risque, au mécanisme de survenue des effets indésirables et à la prévention. Elle fait appel à l'approche épidémiologique des effets indésirables de médicaments.

> Il s'agit en effet de détecter une association éventuelle entre la prise d'un médicament et la survenue d'une maladie (l'effet indésirable), d'en préciser l'incidence (rapport du nombre de cas identifiés au cours d'une période donnée au nombre de sujets exposés) et les circonstances de survenue des cas (dose, évolution du risque en fonction du temps, facteurs de risque éventuels, etc.)[2].

On parle alors de pharmaco-épidémiologie définie comme un ensemble d'activités mettant en application les méthodes et/ou le raisonnement épidémiologique(s) pour détecter, évaluer, généralement sur de grandes populations, l'efficacité, les effets indésirables des médicaments[3].

Même si la pharmacovigilance ne constitue pas à proprement parler une étude structurée comme les phases précédentes, sa conception et sa méthodologie doivent faire preuve de rigueur aussi importante que celle des phases précédentes, car il y va de la vie des gens et de l'avenir du médicament. Les protagonistes de la pharmacovigilance sont les professionnels de santé (médecins, pharmaciens, sage-femme…), les firmes pharmaceutiques et les associations des malades.

La pharmacovigilance peut être répartie sur un territoire national en centres régionaux de pharmacovigilance chargés de recueillir les alertes et de les transmettre à l'agence qui a mission d'expertise. En France, par exemple, selon les données envoyées à l'ANSM par les centres régionaux de pharmacovigilance, 87 % d'alertes sont données par des médecins, 11 % par les pharmaciens et 2 % par des patients[4]. Dès que les données des effets secondaires arrivent à l'ANSM, elles sont analysées et l'agence en apprécie la gravité. Si les effets sont confirmés, l'agence lance des avertissements et, au besoin, ordonne le retrait dudit médicament du marché selon la gravité constatée.

---

[1] G. BOUVENOT, M. VRAY, *Essais cliniques…*, p 134.

[2] G. BOUVENOT, M. VRAY, *Essais cliniques…*,145.

[3] G. BOUVENOT, M. VRAY, *Essais cliniques…*, p. 145

[4] C. SAUVAIRE, « Les labos inventent-ils nos maladies ? », p. 40.

D'après l'OMS, les effets secondaires sont, selon les pays, entre la quatrième et la sixième cause de mortalité[1]. Durant les deux ou trois dernières décennies, les effets secondaires des médicaments ayant causé les désastres sanitaires se sont multipliés. Certains médicaments ont été mis sous surveillance, d'autres retirés carrément de la consommation à la suite des effets secondaires graves observés. En 2001, la Cerivastatine (Staltor et Cholsat), prescrite contre l'hypercholestérolémie), est retirée du marché par ses fabricants (Bayer et Fournier). Trois ans après l'AMM lui délivrée, on a constaté des atteintes musculaires graves pouvant se compliquer en insuffisance rénale. Aux États-Unis, elle a causé le décès d'une trentaine de personnes[2]. L'anti-inflammatoire Celebrex mis sur le marché en 2000 tambour battant a été enterré en silence. Il avait été présenté comme le chef de file d'une nouvelle génération d'anti-inflammatoires sans effets secondaires des produits classiques. Son prix de vente, trente fois plus cher aux États-Unis et quatre fois plus élevé en France que les médicaments de référence, était à la hauteur des promesses. On a fini par vite déchanter en 2004[3]. La même année, ce fut le tour de Vioxx d'être retiré du marché, un anti-inflammatoire très connu sur le marché mondial pour ses bénéfices évidents. Aucun effet grave n'avait été signalé lors de l'essai clinique. Au terme de la deuxième, voire la troisième année de la mise sur le marché du produit, on a constaté une corrélation entre sa prescription et la survenue des complications cardiaques.

En octobre 2008, l'Acomplia (rimonabant), la pilule contre l'obésité du laboratoire Sanofi-Aventis est aussi retirée du marché par l'EMA après la découverte de graves effets indésirables (risques de troubles de l'humeur et de dépression)[4]. La liste peut s'allonger. Parmi les médicaments ayant défrayé la chronique durant les dernières décennies, on peut citer le Médiator du laboratoire français Servier.

Le Médiator a été commercialisé de 1976 à 2009 initialement pour faire baisser le taux de cholestérol. Puis, en 1987, son indication a été élargie à la diabétologie pour traiter des personnes avec hypertriglycéridémie. Mais on a constaté qu'il était peu efficace et présentait des risques cardiovasculaires. En dépit des alertes dénonçant sa toxicité déjà en 1998 et intensifiées en 2006, on a laissé ce médicament sur le marché pendant plus de trente ans. Il serait responsable de 500 à 2000 morts et de plus de 3 500 hospitalisations[5].

Le laboratoire Servier a été accusé de « mensonge obstinément maintenu pendant trente-cinq ans » et de déni de quinze ans. Un mensonge sur ce

---

[1] OMS citée par P. PIGNARRE, *Le grand secret de l'industrie pharmaceutique,* p. 153.

[2] C. SOULAY, « Nos médicaments sont-ils assez testés ? », p. 40.

[3] P. PIGNARRE, *Le grand secret de l'industrie pharmaceutique,* p. 33-34.

[4] C. SOULAY, « Nos médicaments sont-ils assez testés ? », p. 40-43.

[5] P. TROUDE-CHASTENET, « Santé publique et démocratie : affaire du Médiator », *Etvdes* 4153 (Sept. 2011), p. 185.

qu'était sa molécule, un déni sur sa dangerosité[1]. Ce laboratoire était poursuivi en justice par des victimes ou leurs membres de familles.

Pourquoi les alertes n'ont-elles pas été prises en considération à temps par l'autorité de contrôle ? « Comment ce médicament est-il parvenu à échapper à la vigilance des experts et à franchir les barrières qui auraient dû l'arrêter... ? »[2]. À la limite on se pose la question de savoir si les médicaments sont suffisamment testés aujourd'hui.

Les enquêtes ont révélé que le Médiator a échappé à la vigilance de l'agence française de contrôle à cause du dysfonctionnement de celle-ci et des conflits d'intérêts (décideurs et experts au service de l'industrie)[3]. Quant à la question de savoir si les médicaments sont suffisamment testés aujourd'hui, on peut affirmer qu'ils sont suffisamment testés. Mais on ne doit pas oublier trois faits importants, à savoir les limites des essais cliniques, la mainmise quasi totale de l'industrie pharmaceutique sur les essais cliniques et la collusion des agences de réglementation avec l'industrie pharmaceutique.

Premièrement, les limites des essais cliniques et le caractère imprévisible des effets secondaires de médicaments. Il faut d'abord signaler les limites des études menées sur l'animal dont les résultats sont d'une grande variété pour pouvoir présumer leur extrapolation chez l'homme. En effet, beaucoup de cibles cellulaires et de modèles animaux sont de faible prédictivité vis-à-vis des maladies humaines. Ensuite, les essais cliniques ne peuvent identifier tous les effets secondaires possibles, parce qu'ils portent sur un nombre limité des sujets pendant un temps limité. Certains effets secondaires n'apparaissent qu'après la mise sur le marché du médicament.

Avec la commercialisation de celui-ci, le nombre de patients augmente dans les conditions réelles d'utilisation et la durée de prescription s'allonge aussi. Les effets secondaires qui n'étaient pas décelés avant sur une population limitée peuvent se dévoiler et des conséquences parfois imprévisibles apparaissent. En outre, les médicaments ne sont pas toujours utilisés dans les mêmes conditions que celles des essais cliniques : négligences ou interactions médicamenteuses concourent à l'apparition des effets secondaires[4]. Enfin, nous ne devons pas oublier que le « risque zéro » n'existe pas dans ce domaine, et ceci compte tenu du caractère inattendu et inévitable des effets

---

[1] P. EVEN, B. DEBRÉ, *Guide des 4000 médicaments utiles…*, p. 851-852 ; P. URFALINO, « Évaluer un médicament demande plus de vigilance », Propos recueillis par N. CHEVASSUS-AU-LOUIS, *La Recherche* 451 (avr. 2011), p. 76.

[2] P. TROUDE-CHASTENET, « Santé publique et démocratie : affaire du Médiator », p. 185.

[3] Pour plus d'informations, lire P. EVEN, B. DEBRÉ, *Les leçons du Médiator. L'intégrité du rapport sur les médicaments,* Paris, le cherche midi, p. 2011.

[4] P. EVEN, B. DEBRÉ, *Guide des 4000 médicaments utiles…*, p. 43 ; C. SAUVAIRE, « Les labo inventent-ils nos maladies ? », p. 40 ; C. SOULAY, « Nos médicaments sont-ils assez testés ? », p. 43.

secondaires ou de la quasi-impossibilité de les mettre en évidence ou de les prévoir lors du développement d'un médicament.

Deuxièmement, point n'est besoin de rappeler que depuis quatre décennies environ, ce sont les firmes pharmaceutiques occidentales qui, presque seules, financent ou contrôlent la grande majorité des essais cliniques. L'industrie pharmaceutique ne se limite pas là, elle exerce aussi un contrôle considérable sur leur mise en œuvre et la publication des résultats. Cela est tout à fait nouveau. Elle se porte donc garante de leur objectivité, de leur validité et de leur sécurité[1].

> Les compagnies sont impliquées dans tous les détails des essais cliniques – de l'organisation générale à l'analyse des résultats et à la décision de les rendre ou non publics. Cette implication a rendu la distorsion des résultats non seulement possible, mais très probable. Les chercheurs n'ont plus le contrôle des essais. Ce sont les commanditaires qui l'ont[2].

Selon Marcia Angell, les essais cliniques sont aujourd'hui biaisés et infiltrés par une multitude de distorsions. « Une étude récente a montré que les recherches financées par l'industrie étaient près de quatre fois plus souvent favorables aux molécules de la compagnie commanditaire que ne le sont les essais indépendants financés par les NIH... »[3]. La distorsion la plus courante est la suppression partielle des résultats en ne présentant que les résultats favorables et en masquant les autres. La forme la plus grave de distorsion est la suppression de tous les résultats négatifs, non favorables à une molécule. Cette forme de distorsion est très facile à mettre en œuvre avec les essais cliniques organisés par les *Contract Research Organizations* (Organismes de Recherche sous Contrat) ou CRO[4], prestataires de service à la solde de l'industrie pharmaceutique.

Troisièmement, la collusion des agences de réglementation avec l'industrie pharmaceutique. Prenons l'exemple de la FDA. L'Agence américaine était la plus lente des agences de réglementation et de contrôle des médicaments, parce que ses contrôles étaient rigoureux avant de délivrer l'homologation. Mais au cours des dernières décennies, elle est devenue la plus rapide du monde. À en croire Marcia Angell, le temps d'homologation peut être ramené à quelques semaines, parce qu'un nombre important de molécules subit une analyse accélérée, ce qui implique que ces molécules arrivent sur le marché sur la base des preuves moins solides[5].

---

[1] O. KEEL, *La médecine des preuves...*, p. 125-126.
[2] M. ANGELL, *La vérité sur les compagnies pharmaceutiques...*, p. 124.
[3] M. ANGELL, *La verité sur les compagnies pharmaceutiques...*, p. 129.
[4] M. ANGELL, *La verité sur les compagnies pharmaceutiques...*, p. 131.
[5] M. ANGELL, *La vérité sur les compagnies pharmaceutiques...*, p. 67,178.

La FDA a perdu son autonomie. En effet, aujourd'hui elle est si dépendante des firmes qu'elle en est devenue sa servante. Tout se passe comme si l'Agence américaine était au service de l'industrie et non du public

Il y a aussi des honoraires versés à la FDA. Marcia Angell révèle que les compagnies versent des honoraires à la FDA pour chaque molécule examinée. Cette rémunération à la pièce en fait une employée de l'industrie et crée un conflit d'intérêt majeur. Outre les honoraires, il faut aussi signaler l'inclusion dans les comités d'évaluation de la FDA des experts liés à l'industrie. Il y a donc conflit d'intérêts[1]. Dans ces conditions, il est normal que le jugement de ces experts sur les molécules à évaluer soit influencé par leur lien avec l'industrie. Voilà pourquoi « [...] le directeur de la FDA a reconnu publiquement, il y a déjà un certain temps, que son agence n'était plus à même de garantir la sécurité des médicaments mis en marché aux États-Unis »[2]. Tout est dit.

On dira que le phénomène n'est pas nouveau, il a toujours existé dans le monde de la recherche. Mais la particularité aujourd'hui réside dans le fait que le contexte contemporain impose aux chercheurs des contraintes à tel point que les conflits d'intérêts paraissent plus présents qu'autrefois. « Effet, différents types de pression pèsent sur les chercheurs en raison, entre autres, de la commercialisation de la recherche, de la place croissante prise par l'entreprise privée dans le financement de la recherche et de la concurrence s'exerçant entre les chercheurs eux-mêmes »[3].Tant que la mainmise quasi-totale de l'industrie sur les essais cliniques et la collusion des agences de contrôle avec celle-ci prévaudront, affirme Othmar Keel, les fraudes sur le plan scientifique et éthique, et les accidents sanitaires qui en résultent perdureront.

Toutes ces considérations nous imposent un devoir de surveillance des effets secondaires durant la vie du médicament. La pharmacovigilance est donc d'une importance capitale et elle nécessite la collaboration réelle de toutes les parties concernées.

Ce bref parcours des principes méthodologiques d'essais cliniques nous donne une idée sur la complexité des problèmes de diverses natures (scientifiques, épistémologiques et éthiques) que ces essais cliniques soulèvent. Dans la partie qui suit, nous parlons de différents intervenants dans les essais cliniques.

6.4. Les différents acteurs des essais cliniques

La mise en œuvre d'un essai clinique est un travail difficile, lourd et coûteux qui requiert la collaboration de plusieurs intervenants et services,

---

[1] M. ANGELL, *La vérité sur les compagnies pharmaceutiques...*, p. 246-247.

[2] Cité par O. KEEL, *La médecine des preuves...*, p. 126.

[3] H. DOUCET, *L'éthique de la recherche...*, p. 111.

chacun avec un rôle spécifique à jouer. Ces intervenants peuvent être classés en quatre groupes, à savoir le promoteur, l'investigateur, les contrôleurs et les sujets de recherche.

6.4.1. Le promoteur

Dans la catégorie du promoteur se trouvent le promoteur lui-même, le pharmacien, le moniteur, l'assistant de recherche clinique, le statisticien, le logisticien et le CRO.

Le *promoteur* de la recherche peut être une personne physique ou morale (institution publique ou privée, institution scientifique, firme pharmaceutique). Il prend l'initiative de l'essai clinique, le finance et assure sa mise en œuvre jusqu'à son terme. En tant que tel, le promoteur en assume l'entière responsabilité juridique. Pour gérer l'essai, il choisit un moniteur et des attachés de recherche clinique (ARC). Le moniteur, avec l'aide des ARC, coordonne les activités de chaque investigateur et contrôle le suivi[1].

Depuis les années 1980, un autre partenaire du promoteur est né à la suite de l'explosion du marché des médicaments, il s'agit de CRO. Autrefois, la plupart des essais cliniques financés par les compagnies pharmaceutiques étaient réalisés par des équipes universitaires (dans les facultés de médecine et des hôpitaux) et les institutions publiques. Ce n'est plus le cas. Pressées de terminer rapidement les essais, les compagnies pharmaceutiques ont créé ce nouveau type de compagnies commerciales qui les sous-traitent. Les CRO organisent les essais cliniques et les mettent en route, c'est-à-dire elles identifient les sites, recrutent les patients et mènent l'étude pour le compte d'un promoteur. Elles sont des entreprises privées, des prestataires de services à la réputation de fournir en un temps record ce dont l'industrie pharmaceutique a besoin, à savoir des patients, des investigateurs et des résultats d'essais cliniques[2]. Depuis quelques années, les CRO ont commencé à s'installer dans les pays émergents comme la Chine, la Corée, la Malaisie, la Thaïlande, l'Inde[3]. En 2001, on en comptait un millier à travers le monde avec un chiffre d'affaires global versé par les industries pharmaceutiques de l'ordre de 7 milliards de dollars américains[4]. La réalisation des essais cliniques sur un site est confiée à un investigateur.

6.4.2. L'investigateur

Un investigateur est un chercheur désigné par un promoteur pour réaliser un projet de recherche. La Nouvelle version de la Déclaration d'Helsinki

---

[1] J.-P. CHIPPAUX, *Pratique des essais cliniques en Afrique,* p. 71-73.

[2] S. SHAH, *Cobayes humains...*, p. 33-34 ; M. ANGELL, *La vérité sur les compagnies pharmaceutiques...,* p. 61.

[3] J.-P. CHIPPAUX, *Pratique des essais cliniques en Afrique*, p. 25, 27.

[4] M. ANGELL, *La vérité sur les compagnies pharmaceutiques...,* p. 61.

stipule que « La recherche impliquant des participants humains doit être conduite uniquement par des personnes ayant acquis une éducation, une formation et des qualifications appropriées en éthique et en science ». En outre, « Cette recherche nécessité la supervision d'un médecin ou d'un autre chercheur compétent et dument qualifié »[1].

« [L'investigateur] doit bien connaître les produits étudiés, les documents de prérequis, le protocole (à l'élaboration duquel il peut participer et sur lequel il a donné son avis) et ses annexes, dont le cahier d'observation »[2]. Il est chargé de la sélection et du recrutement des sujets de recherche. Il a la charge de constituer son équipe qu'il tient informé en détail de toutes les modalités de l'essai. L'équipe sera formée du personnel médical ou paramédical pour l'assister dans ses tâches. Bref, l'investigateur dirige et surveille le déroulement de l'essai clinique. Il en assume responsabilité scientifique et éthique.

Pendant le déroulement de l'essai, il veille au respect scrupuleux du protocole et de ses annexes. Il s'engage à se conformer aux bonnes pratiques cliniques (BPC) et à accepter notamment les visites périodiques du moniteur, des ARC, ou d'un mandataire de l'autorité de tutelle. Il est aidé par l'ARC au cours des visites périodiques. Avec ce dernier, il veille à l'authenticité et à la qualité du recueil des données. Aussi doit-il garantir le bon déroulement de l'essai dans le délai imparti.

Si l'essai est réalisé par une équipe, l'investigateur joue le rôle de chef d'équipe et peut-être appelé investigateur principal. Les membres de son équipe sont ses collaborateurs (médecin, technicien d'étude clinique, infirmier, pharmacien...). Ceux-ci sont désignés par l'investigateur pour exercer sous sa surveillance des fonctions dans le cadre de la réalisation dudit projet de recherche.

Il y a aussi la figure de l'investigateur coordonnateur dans le cadre d'une recherche multicentrique. Lorsqu'un promoteur confie la réalisation d'un projet de recherche dans plus d'un centre à plusieurs investigateurs, il choisira parmi ceux-ci un investigateur qui coordonnera toutes les activités des autres investigateurs appelés investigateurs associés lesquels sont affectés dans les différents sites de recherche[3]. Signalons au passage que nous avons retenu deux alternatives pour parler de l'investigateur : investigateur pour la recherche monocentrique et investigateur principal pour la recherche multicentrique ; ou bien investigateur principal pour la recherche monocentrique et investigateur coordonnateur pour la recherche multicentrique menée avec des investigateurs associés.

---

[1] Déclaration d'Helsinki, Octobre 2024, n°12.

[2] G. BOUVENOT, M. VRAY, *Essais cliniques…*, p. 21.

[3] G. BOUVENOT, M. VRAY, *Essais cliniques…*, p. 21-22.

6.4.3. Les contrôleurs

Le groupe des contrôleurs comprend l'autorité nationale compétente, les CER et dans une certaine mesure les associations des malades. Chaque acteur exerce le contrôle dans les limites de ses attributions.

L'autorité compétente

Par l'autorité compétente, on désigne l'organe doté d'un pouvoir décisionnel en ce qui concerne la tenue d'une recherche biomédicale. En d'autres termes, c'est un organe spécialisé qui donne l'autorisation de réaliser une recherche biomédicale dans un site déterminé. Cet organe spécialisé a généralement en charge la réglementation de la recherche biomédicale, le contrôle et/ou la sécurité des produits de santé, notamment les médicaments. Aussi veille-t-elle à la conformité des essais cliniques aux BPC. C'est le cas de FDA aux États-Unis d'Amérique et de l'ANSM en France. Un essai clinique ne peut démarrer qu'après avoir reçu l'autorisation de cet organe, outre l'avis favorable du CER locale. Dans un pays respectueux des lois et des règles, aucun essai clinique, - local ou international, public ou privé – ne peut se passer de cette procédure. L'autorité compétente peut aussi effectuer un contrôle sur le terrain pour expertiser les différentes étapes de la réalisation d'un essai clinique[1]. Elle a le pouvoir de suspendre un essai clinique en cours d'exécution pour manquements après l'avis du CER. En Afrique, ce genre d'organe spécialisé n'existe pas dans la plupart des pays. L'autorisation de réaliser une recherche biomédicale est délivrée par le ministère de tutelle (le ministère de la santé ou de la recherche selon les pays).

Le CER

Tout essai clinique sur l'homme – financé par des fonds publics ou privés - doit, avant sa réalisation, faire l'objet d'une évaluation par un CER. L'évaluation porte sur l'aspect scientifique et éthique du protocole de recherche. Le CER approuve ou désapprouve un protocole de recherche. Aussi peut-il proposer des amendements dont l'investigateur devra tenir compte. En outre, il assure le suivi de l'essai clinique et peut être aidé dans cette tâche par un comité restreint. Il veille au respect des procédures pendant le déroulement de l'essai clinique et recommande l'arrêt de celui-ci en cas d'accident ou d'imprévus graves. Le CER a pour mission principale d'assurer la protection des participants à un essai clinique[2]. Aussi a-t-il la mission de promouvoir la qualité des projets de recherche. Nous y reviendrons plus en détail. Outre le

---

[1] P. PIGNARRE, *Le grand secret de l'industrie pharmaceutique*, p. 60-61.

[2] P. PIGNARRE, *Le grand secret de l'industrie pharmaceutique*, p. 72 ; H. DOUCET, *L'éthique de la recherche...*, p. 149.

CER comme instance de contrôle ou de surveillance des essais cliniques, il y a aussi les associations des malades.

Les associations des malades

Pour bien comprendre le sens du contrôle exercé par les associations des malades, il faut recourir à l'histoire et cette histoire est américaine. Les associations des consommateurs de soins médicaux remontent aux années 1960 aux États-Unis à la suite de l'émergence des mouvements de revendications des droits individuels. Le regain d'intérêts pour les droits individuels donne aux Afro-américains l'occasion de revendiquer les droits civils ; le mouvement social du féminisme trouve aussi son compte et connaît un renouveau. C'est la machine des revendications de droit à l'autodétermination qui se met en marche.

Une des revendications qui a eu plus d'influence est celle liée au mouvement des droits de consommateurs lequel a trouvé rapidement écho dans le domaine de la santé. Les consommateurs des soins de santé critiquent le paternalisme médical qui donne la parole ou toute décision au médecin et la prive au patient. Ils renversent la dialectique par la revendication du droit de participer à la prise de décision concernant leur santé et les soins à leur fournir[1]. Parti des États-Unis, le mouvement des associations de consommateurs s'est répandu dans des pays occidentaux.

L'apparition du sida dans les 1980 a changé la donne. On a assisté à l'émergence d'un nouveau modèle des collectifs de malades à la fois patient, militant, expert et acteur de la biomédecine, telle Act Up, Aides, Arcat-sida... Tenez, « les associations sida ne se sont pas en effet contentées de faire pression pour que cette nouvelle épidémie devienne un objet de campagne de santé publique [...], elles se sont aussi intéressées de très près aux politiques de recherche »[2]. Pour constituer leur propre expertise, certains de leurs militants se sont formés à la lecture d'articles scientifiques, à l'évaluation de leurs résultats, au maniement du vocabulaire des chercheurs afin d'obtenir la prise en compte de leur expertise de la maladie dans les négociations des protocoles des essais cliniques[3]. « Les associations de consommateurs se sont jointes à un débat autrefois strictement professionnel, défiant ainsi l'autorité des chercheurs en médecine habitués à déterminer unilatéralement les politiques d'évaluation des nouveaux médicaments »[4]. Elles sont devenues désormais les alliés des sociétés savantes.

Les associations des malades se sont constituées en groupes de pression qui ont permis de rééquilibrer partiellement les rapports de force entre producteur

---

[1] G. DURAND, *Introduction générale à la bioéthique...*, p. 38.

[2] J.-P. GAUDILLIÈRE, *La médecine et les sciences XIXe-XXe siècles*, p. 97.

[3] J.-P. GAUDILLIÈRE, *La médecine et les sciences XIXe-XXe siècles*, p. 97.

[4] H. MARKS, *La médecine des preuves...*, p. 195.

et consommateur des produits pharmaceutiques. Elles ont mené un travail de surveillance et de lobbying qui a contraint les grands laboratoires à modeler leurs projets de recherche sur les médicaments à tester, et à modifier leur stratégie. Aux industries pharmaceutiques, les associations des malades ont imposé, par exemple, « de réfléchir à des formes galéniques plus supportables pour les patients, ou d'accélérer la mise sur le marché de ces nouveaux traitements »[1].

> En France, des groupes inter-associatifs se sont constitués, comme le TRT-5, qui ont développé une expertise citoyenne, obligeant parfois les industriels à changer la méthodologie de leurs essais, remettant en cause l'usage du placebo dans certaines expérimentations, obligeant surtout les industriels à gérer « l'après-essai », en procurant par exemple la nouvelle molécule à ceux qui avaient participé aux recherches[2].

Au Cameroun en 2005, les associations des malades du sida ont été à l'avant-garde de la contestation de l'essai de tenofovir suspendu par la suite après qu'un audit a confirmé les manquements dénoncés par REDS (un réseau local de l'association des malades du sida) et relayés par Act Up (France).

La révision de la législation française (2004) sur la recherche biomédicale a introduit une nouveauté, à savoir l'inclusion d'un représentant des associations de patients au sein du Comité de protection des personnes (CPP) parmi les sept membres issus de la société civile. Ainsi, les associations des malades sont devenues un des acteurs institutionnels de l'évaluation. Une bataille gagnée. Une façon de reconnaître la légitimité du combat mené par ces associations pour le respect et la protection des droits de malades en général et de sujets de recherche en particulier.

6.4.4. Les participants humains à la recherche

Dans la nouvelle version de la Déclaration d'Helsinki (2024), le terme « sujets de recherche » est remplacé par le terme « participants humains » à la recherche. La Déclaration rejoint ainsi l'EPTC2 du Canada qui a toujours préféré le terme « participants à la recherche » à l'expression « sujets de recherche ». L'idée sous-jacente est que les participants à la recherche sont envisagés non pas comme des individus qui subissent la recherche, mais comme des partenaires de la recherche, des collaborateurs. Selon le document canadien, les personnes qui choisissent de participer à un projet de recherche y jouent un rôle plus actif que le rôle évoqué par le terme « sujets de recherche » qui fait penser aux personnes qui subissent des interventions, des stimuli ou des questions (pour les sujets humains) de la part du chercheur.

Autre précision. Le terme « participants humains » à la recherche désigne ici des individus sur lesquels on fait de la recherche et non ceux qui participent

---

[1] S. SHAH, *Cobayes humains...*, p. 22.
[2] S. SHAH, *Cobayes humains...*, p. 23.

à la conduite de la recherche. Les participants à la recherche assument de nombreux risques liés au projet de recherche. Leurs réponses ou leurs réactions ont une incidence sur la question de recherche[1]. Les participants à la recherche sont soit des volontaires en bonne santé, soit des patients. Dans cet ouvrage, nous employons indifféremment les expressions ci-après : « participants humains », « êtres humains », « sujet de recherche ».

Les volontaires en bonne santé

Anne Langlois définit les volontaires sains (en bonne santé) comme des personnes bien-portantes et lucides qui acceptent, parfois contre une indemnisation ou rétribution, de participer à la recherche biomédicale pour le développement des connaissances. Ces personnes ne retirent généralement aucun bénéfice personnel direct de la recherche à laquelle elles participent. Pourquoi un homme se fait-il le devoir de participer à une expérimentation dont il ne tirera aucun bénéfice direct ?

Pour Hans Jonas, un sujet humain n'a pas l'obligation morale individuelle de devenir objet d'expérimentation pour le bien de la société ; cette dernière n'est pas non plus en droit d'imposer à l'individu l'exercice de ce type de solidarité sacrificielle. Jadis et dans certaines civilisations anciennes, le sacrifice était un moyen de sauver la société d'une calamité. Aujourd'hui, il n'y a pas de péril en la demeure, il ne lui est pas permis d'exiger au nom de sa préservation le sacrifice de ses membres[2]. « La collectivité ne peut exiger comme un dû que l'on se prête à des études à visée purement cognitive ; même si elle les estime nécessaires, elle n'en doit imposer le fardeau à personne »[3].

> Personne n'a le droit de choisir des martyrs pour la science. [...] Mais personne, pas même la société, n'a le moindre droit de demander pareille consécration ou de s'y attendre. Elle nous est accordée comme une *grata gratis data*[4].

Un *don* et un *sacrifice de soi* pour la survie d'autres personnes et l'amélioration de la société. Un principe de gratuité[5]. En d'autres termes, « c'est uniquement par idéalisme personnel, [...] une question de grâce et non

---

[1] EPTC-2, art. 2,1.

[2] H. JONAS, « Réflexions philosophiques sur l'expérimentation humaine », dans *Médecine et Expérimentation,* Québec, Presses de l'Universitaire Laval, 1982, p. 308-309 ; D. RODRIGUEZ-ARIAS, G. MOUTE, C. HERVÉ, *Recherche biomédicale et populations vulnérables,* p. 47.

[3] A. LANGLOIS, « Éthique et connaissance /la recherche à visée cognitive. L'acceptabilité sociale des essais cliniques sur volontaires sains en France », dans M.-H. PARIZEAU, *Les fondements de la bioéthique,* Bruxelles, De Boeck-Université, 1992, p. 162.

[4] H. JONAS, « Réflexions philosophiques sur l'expérimentation… », p. 308.

[5] H. JONAS, « Réflexions philosophiques sur l'expérimentation… », p. 309-310.

de décret, qu'un individu peut accepter de se soumettre à une expérimentation »[1]. La contribution des sujets à la recherche doit conserver son caractère altruiste : celui d'un geste généreux, geste libre et de solidarité envers la société. À ce titre, ce geste exclut toute forme de contrainte et d'incitation financière. C'est pourquoi, si le sujet de l'essai clinique poursuit un avantage matériel, il ôte à son geste sa valeur morale. En effet, personne ne peut porter atteinte à son intégrité pour l'argent[2] Or, une enquête effectuée en 1987 a révélé que la motivation principale des volontaires sains de se porter sujets de recherche était l'argent.

Aujourd'hui en Occident, on constate, d'une part, le moins d'engouement à participer aux essais cliniques alors que le besoin en nombre de sujets est important ; d'autre part, la facilité de recruter des volontaires sains dans la catégorie de la population en situation de précarité : des sans-emploi, des étudiants, des pauvres, des immigrés et des sans domicile fixe (SDF). La majorité des volontaires est constituée de personnes en situation de précarité. Ces personnes se font volontaires pour gagner de l'argent[3].

Un journal suisse, *Le Quotidien jurassien*, a révélé en 2010 que des cobayes étrangers sont assidus dans les laboratoires suisses pour participer aux tests cliniques. Le tourisme pharmaceutique observé dans les cantons de Tessin et de Bâle-Campagne est alimenté par des Italiens et des Allemands. En échange de leur service, ces cobayes reçoivent un défraiement qui varie d'un canton à l'autre. Au Tessin, par exemple, c'est près de 750 Italiens qui choisissent chaque année de séjourner dans l'un des laboratoires du canton pour arrondir leurs revenus. Ils gagnent environ 250 € par jour ; en 4-5 jours ils peuvent totaliser 1000 à 1200 €. Au fil des ans, ces cobayes étrangers constitués d'étudiants au départ ont été rejoints par des travailleurs précaires, des chômeurs et des ménagères qui peinent à boucler la fin du mois. Ils constituent près de 4/5 des volontaires sains qui choisissent de prêter leur corps à la médecine.

Dans le canton de Bâle-Campagne, à Allschwill où se trouve la clinique *Swiss Pharma Contract*, « quelques 80 % des patients proviennent d'Allemagne ». Ce ne sont que rarement des étudiants. Les montants de défraiement qui leur sont versés varient selon « la nature des tests qu'ils subissent et la durée des séjours ». Les défraiements peuvent aller de 1350 francs pour cinq traitements ambulatoires de quelques heures, à 6500 francs, voire davantage pour une prochaine étude[4].

---

[1] M.-G. PINSART, « Nature humaine ou expérimentation humaine chez Hans Jonas », dans J.-N. MISSA, *Le devoir d'expérimenter*..., p. 195.

[2] A. FAGOT-LARGEAULT, « L'expérimentation humaine et les questions d'autonomie, de don et de solidarité », dans M.-H. PARIZEAU, *Les fondements de la bioéthique*, p. 148.

[3] S. SHAH, *Cobayes humains*..., p. 16.

[4] *Le Quotidien jurassien* 198, 30 août 2010, p. 15.

Selon le médecin cantonal Giovan Maria Zanini, l'argent est « la seule raison qui motive ces volontaires. Personne ne sacrifierait ses vacances et ses loisirs par altruisme et au seul motif de faire avancer la médecine »[1]. À la limite de ce geste, c'est toute la dimension éthique de la question qui est soulevée ici. S'il en est ainsi des participants à la recherche dans les pays dits développés, qu'en est-il des populations vulnérables dans les pays pauvres ?

Concernant la participation des volontaires sains en France, le Code de santé publique (CSP) reprenant la loi Huriet a exclu certaines catégories de populations d'être sollicitées comme volontaires sains ; telles les femmes enceintes, les parturientes et les mères allaitant, les personnes privées de libertés, les mineurs et les majeurs protégés. Quoiqu'avec beaucoup de précaution, certaines réglementations tranchent en faveur de leur participation aux essais cliniques qui pourraient être bénéfiques pour la catégorie à laquelle ces personnes appartiennent. C'est question de justice. Outre les volontaires sains, la recherche biomédicale fait appel aux patients.

Les patients

Les patients sont des personnes affligées par la maladie et en quête de guérison. Ces personnes représentent la source la plus disponible à l'expérimentation et interviennent généralement dans les phases II et III de l'essai clinique. Dans le cas des maladies graves comme le cancer, l'Ebola, la phase I fait économie des volontaires sains pour impliquer directement les malades. L'expérimentation sur des malades peut être réalisée avec visée thérapeutique ou encore avec visée uniquement cognitive. Dans ce dernier cas, les patients sont désignés comme des volontaires malades.

En conclusion, nous pouvons retenir que les essais cliniques constituent une immense entreprise scientifique et économique qui exige la participation de plusieurs acteurs. Ils mettent en scène de multiples enjeux tant sur le plan financier que sur celui de la santé. À ce titre, ils apparaissent en définitive comme un lieu de tension entre plusieurs principes et objectifs : d'une part, l'objectivité scientifique, la rentabilité économique et l'utilité sociale et d'autre part, le respect des personnes qui y participent et la protection de leur santé. Voilà pourquoi les essais cliniques soulèvent des problèmes éthiques liés à la fois à la nature de leur méthodologie et au contexte de leur réalisation.

7. Nouvelles approches des essais cliniques

La méthodologie classique des essais cliniques de médicaments suit un schéma séquentiel organisé en trois phases d'essais cliniques avant l'obtention

[1] *Le Quotidien jurassien* 198, 30 août 2010, p. 15.

de l'AMM et une quatrième phase après l'AMM. Cette démarche classique comprend beaucoup de contraintes qui rendent la réalisation des essais cliniques lourde, complexe, longue, coûteuse, nécessitant un grand nombre de patients En outre, aucune modification du protocole n'est autorisée pendant que l'essai clinique est en cours d'exécution.

Ces contraintes ont poussé les experts à chercher des voies alternatives qui rendraient le déroulement et l'évaluation de nouveaux médicaments plus simples, plus rapides et moins coûteux, sans altérer la validité et l'intégrité de l'étude, et le haut degré de crédibilité des résultats attendus. C'est dans ce contexte qu'ont vu le jour de nouvelles approches méthodologiques dites les méthodologies adaptatives pour l'évaluation des médicaments[1].

Qu'est-ce qu'un essai adaptatif ? L'essai adaptatif désigne un ensemble hétérogène d'essais cliniques ayant en commun la possibilité d'apporter des modifications planifiées de manière prospective à un ou plusieurs aspects du plan expérimental, sur la base des données accumulées au cours de l'essai. Ou encore c'est un plan d'expérience dans lequel les données accumulées au cours de l'essai sont utilisées pour éventuellement en modifier certains aspects sans en compromettre la validité et l'intégrité.

D'après cette définition admise par la FDA, un essai dont le plan d'expérience est modifié exclusivement sur des données extérieures à l'essai n'utilise pas un schéma adaptatif. En revanche, dans un essai séquentiel par groupe où il est prévu un arrêt précoce pour futilité ou efficacité après un ou plusieurs analyses intermédiaires, il s'agit d'un essai adaptatif. L'essai adaptatif « consiste à tester simultanément plusieurs traitements et à supprimer rapidement ceux qui semblent inefficaces ou à ajouter de nouveaux médicaments au programme s'ils semblent porteurs d'espoir.

La notion d'essai clinique adaptatif suppose une conduite séquentielle de l'essai, avec une ou plusieurs analyses intermédiaires, afin de pouvoir adapter le plan d'expérience en fonction des données observées. Cette notion est centrale et commune à tout type d'essai adaptatif. Le but poursuivi par ces approches est d'accélérer le déroulement et l'évaluation des essais cliniques avec l'objectif de permettre aux patients un accès plus précoce aux nouveaux traitements[2].

La méthodologie adaptative offre la possibilité de planifier à l'avance une adaptation possible de certains aspects du devis de recherche. Cette adaptation est basée sur l'évaluation des données intermédiaires des participants et

---

[1] « Nouvelles approches des essais cliniques : méthodologies adaptatives », https://toolbox.eupati.eu/nouvelles-approches-des-essais-cliniques-methodologies-adaptatives.

[2] R. PORCHER, B. LECOCQ, M. VRAY *et al.*, « Les méthodes adaptatives : quand et comment les utiliser dans les essais cliniques ? », dans *Thérapie,* vol. 66, 4 (2011), p. 309.

accumulées pendant l'essai clinique sans compromettre la validité de l'étude. Les changements peuvent concerner les aspects tels que :

- La taille de l'échantillon : adapter le nombre total de patients à inclure dans l'essai) ;
- La décision sur la poursuite ou l'arrêt de l'étude ;
- Les règles d'assignation (randomisation) ;
- La possibilité de combiner deux phases dans un même essai ;
- L'objectif de l'essai ou l'hypothèse ;
- Les critères d'éligibilité dans l'essai ;
- La modification de la dose : adapter le traitement ou la dose ;
- Le consentement éclairé ;
- L'équilibre clinique et la répartition des risques et des avantages, etc.[1]

La mise en œuvre de telles méthodologies s'avère particulièrement utile, notamment lorsqu'il y a un nombre important de candidats médicaments à évaluer ou une situation de besoin urgent d'évaluation pour répondre à une urgence sanitaire, etc. Ces méthodologies sont utilisées en oncologie depuis longtemps. Elles connaissent un essor important depuis les dernières crises sanitaires d'Ebola en Afrique et la pandémie de Covid-19, pour l'évaluation de nouveaux médicaments ou le repositionnement des médicaments déjà commercialisés[2].

Le terme essai adaptatif recouvre un éventail d'approches méthodologiques très diverses. Il comprend les formes d'essais cliniques ci-après : essai plateforme (*platform trial*), essai panier (*basket trial*), essai parapluie (*umbrella trial*), essai combiné ou essai sans couture (*seamless trial*), essai multi-bras et multi-étapes (*multi-arm, multi-stage trial-MAMS*), et bien d'autres formes.

D'après l'EPCT-2, les essais adaptatifs présentent des avantages mais aussi des inconvénients. Comme avantages, ils permettent notamment : de raccourcir les essais, de réduire le nombre de participants et de déterminer rapidement quelles sont les interventions les plus ou les moins prometteuses. Les essais adaptatifs maximisent les chances de démontrer l'efficacité statistique du traitement (la puissance) ou (à puissance équivalente) minimisent le nombre de patients inclus dans l'essai. Sur le plan éthique, ils permettent d'arrêter (stopper) prématurément un essai qui aura trop peu de chances de démontrer la supériorité du traitement testé et évitent ainsi d'exposer inutilement des patients à un risque d'effets indésirable ou à des

---

[1] EPTC-2-2022, Ch. 11.

[2] O. MARBOT, « Covid : une étude 100 % africaine pour tester les traitements disponibles », https:// www.jeuneafrique.com/1079793/societe/covid-une-etude-100-africaine-pour-tester-les-traitements-disponibles/ ; M. ROUSTIT, O. DEMARCQ, S. LAPORTE *et al.*, « Les essais plateformes », dans *Thérapie* vol. 78, 1 (Jav.-fév. 2023), p. 19-28.

essais dangereux et répétitifs. Inversement, l'arrêt précoce d'un essai pour supériorité permet de proposer à tous les patients le traitement le plus efficace. Les essais adaptatifs donnent aux patients l'occasion de confirmer leur consentement de façon publique. Enfin, la flexibilité des essais adaptatifs est un atout majeur pour les promoteurs et les financiers des essais cliniques. Car, un arrêt précoce signifie « essai moins long et moins coûteux ».

Quant aux inconvénients, les essais adaptatifs soulèvent des questions particulières d'éthique. D'après le document canadien, les personnes qui intègrent un essai à une phase ultérieure pourraient courir moins de risques que celles qui ont participé aux phases antérieures de l'essai et elles pourraient profiter de plus d'avantages que les participants des phases antérieures. En outre, en intégrant tardivement des participants à un essai plus prometteur déjà en cours, on risque de les exposer davantage à des effets secondaires mettant le plus de temps à se manifester. Et puis, un petit nombre de participants peut nuire à la capacité d'effectuer des analyses plus nombreuses et ciblées. Enfin, la possibilité des résultats faussement positifs ou faussement négatifs pourrait augmenter[1].

[1] EPTC-2-2022, Ch. 11.

DEUXIÈME PARTIE
LA RECHECHE BIOMÉDICALE
EN AFRIQUE

TROISIEME CHAPITRE
Où en est la recherche biomédicale en Afrique ?

Dans les chapitres précédents nous avons reconstruit le contexte sociohistorique de la naissance et du développement de la recherche biomédicale, et montré comment on est passé de la recherche classique à la recherche moderne. Aussi avons-nous expliqué en quoi consistaient les essais cliniques en mettant l'accent sur la différence entre essai clinique et pratique de soins. Ces deux chapitres ont déblayé le terrain pour nous permettre d'atterrir en douceur sur le troisième chapitre qui tente de répondre à la question de savoir où en est la recherche biomédicale en Afrique.

Ce chapitre est divisé en trois sections. La première retrace le contexte historique de la RBM en Afrique, de la colonisation à l'après-les-indépendances africaines. La deuxième montre comment la RBM en Afrique est passée de la méconnaissance à la reconnaissance internationale. La troisième dresse l'état des lieux de cette recherche sur le continent africain.

1. Le contexte général de la recherche biomédicale en Afrique

1.1. L'époque coloniale

La pratique des essais cliniques au sens moderne en Afrique n'est pas nouvelle, elle remonte à l'époque coloniale. En effet, au lendemain de la Conférence de Berlin (1884-885) qui a décidé le partage de l'Afrique entre les grandes puissances européennes, celles-ci se sont préoccupées de la situation sanitaire du continent caractérisée par des maladies infectieuses et parasitaires de tout genre (paludisme, fièvre jaune, variole, lèpre, maladie du sommeil, onchocercose, etc.) qui infectaient les territoires à coloniser. Cette situation était perçue comme une menace pour la vie des Européens qui devaient se rendre en terre de conquête afin de s'y installer durablement pour la mission civilisatrice. Très vite, les puissances coloniales ont mis en place des politiques sanitaires qui répondaient essentiellement aux impératifs économiques de l'administration coloniale et à la stratégie de domination[1]. Cette politique sanitaire se basait essentiellement sur la lutte contre les maladies tropicales. Pour ce, la recherche médicale a joué un grand rôle dans la découverte des maladies, de leurs agents pathogènes et des mécanismes

[1] J.-P. BADO, *Médecine coloniale et grandes endémies en Afrique 1900-1960. Lèpre, trypanosomiase humaine et onchocercose*, Paris, Karthala, 1996, p. 9.

d'action de ceux-ci dans l'organisme humain. Ces travaux de recherche ont abouti à la mise au point des médicaments pour les combattre.

1.1.1. La recherche médicale

La fin du XIXe et le début du XXe siècle constituent une période importante dans l'histoire des maladies tropicales dont l'étiologie est longtemps restée confuse jusqu'au XIXe siècle. La politique sanitaire coloniale a fourni un solide appui à la recherche médicale. Plusieurs agents pathogènes et leurs vecteurs sont découverts permettant ainsi à la recherche de mettre au point des interventions diagnostiques, thérapeutique et de prévention contre cette maladie redoutable. Commençons par le paludisme, L'honneur revient à un Français. En effet, Charles Louis Alphonse Lavéran (1845-1922), un officier militaire français exerçant à Constantine en Algérie, s'intéresse aux causes microbiennes du paludisme alors très prévalent sur le pourtour du bassin de la méditerranée. Il découvre dans le sang des malades atteints du paludisme, un organisme microscopique particulier qu'il nomme hématozoaire dont la présence dans le sang est associée à la survenue d'une crise fébrile. Après une observation et un examen minutieux du sang d'un cavalier à l'hôpital de Constantine le 6 novembre 1880, il identifie dans les globules rouges des éléments mobiles qui ne lui laissent plus aucun doute, il s'agit de l'agent pathogène du paludisme. Le parasite responsable du paludisme est donc découvert : le *Plasmodium*. Le chercheur français fait aussitôt présenter, le 23 novembre, par son ancien professeur, une communication à l'Académie de médecine sur ce nouveau parasite trouvé dans le sang de plusieurs malades atteints de fièvre palustre. Mais la communication est accueillie avec scepticisme par la communauté scientifique[1]. Cependant, les recherches vont se poursuivre.

En 1897, le Britannique Ronald Ross (1857-1932), médecin militaire, démontre dans des conditions très précaires aux Indes que le paludisme est transmis par la piqûre de certains moustiques. En 1898, les chercheurs italiens Giovanni Battista Grassi (1854-1925), Giuseppe Bastianelli (1862-1959) et Amico Bignani (1862-1929), réussissent pour la première fois à transmettre de manière expérimentale le paludisme grâce à des moustiques infectés préalablement. Ils démontrent le rôle spécifique de l'anophèle comme le seul vecteur de paludisme et décrivent le cycle de vie du *Plasmodium*. Leurs découvertes complètent et confirment les observations de Ross, mais elles seront injustement mésestimées. En effet, c'est Ross qui recevra seul le Prix Nobel de médecine en 1902 pour les recherches sur le paludisme ; Alphonse Laveran recevra le sien cinq ans plus tard, en 1907, pour l'ensemble de ses

[1] P. SALIOU, « Alphonse Laveran, prix Nobel de physiologie et de médecine », https:// francearchives.gouv.fr/ pages_histoire/39776.

recherches sur le paludisme[1]. L'histoire paradoxale de cette maladie ne s'est pas arrêtée là et les travaux de recherche médicale se sont poursuivis sur d'autres maladies infectieuses.

En décembre1880, le médecin anglais Evan annonça la découverte du trypanosome, germe de la maladie du sommeil. La découverte des germes de ces pathologies s'accompagna de celle des agents pathogènes. C'est ainsi qu'en 1881 le moustique transmettant la fièvre jaune fut découvert. En 1901 les biologistes anglais Ford et Dutton trouvèrent dans le sang des malades, un parasite auquel ils ont donné le nom de trypanosome. En 1903, les médecins italien Aldo Castellani et anglais David Bruce découvrirent le vecteur du parasite, la mouche tsé-tsé, responsable de la trypanosome brucei-gambiense[2]. Les recherches ont continué sur d'autres maladies tropicales.

Les découvertes historiques de toutes ces maladies et de leurs étiologies mirent un terme à plusieurs siècles d'ignorance et d'incertitude scientifique sur leur nature et leur mode de transmission. En outre, pour faciliter la recherche et la lutte contre les maladies tropicales en Afrique, l'Institut Pasteur de France a créé ses filiales sur le continent : Tunis et Alger (créées en 1894), Brazzaville (1908), Dakar (1923), Antanarivo (1927), Casablanca (1931), Yaoundé (1959), Bangui (1961).

1.1.2. Des essais cliniques dans l'espace colonial francophone

La découverte des pathologies et de leurs agents pathogènes a permis de mettre au point des molécules pour les combattre. Les instituts Pasteur de Dakar et de Tunis ainsi que la Fondation Rockefeller se lancent dans la quête d'un vaccin contre la fièvre jaune, à travers les travaux de recherche de médecins des troupes coloniales, Jean Laigret et Constant Mathis, et de Andrew W. Sellards, professeur de médecine tropicale à Harvard University. Ces trois chercheurs ont joué un rôle déterminant dans la mise au point des vaccins et des traitements contre les maladies tropicales. La médecine coloniale se lance alors, dans les années 1920, dans une campagne d'essais cliniques de vaccination et de lutte contre ces endémies. À la suite des essais précliniques concluants du candidat vaccin contre la fièvre jaune, Laigret (1893-1966) entreprend de tester, entre 1931 et 1934, le candidat vaccin sur 70 personnes dont lui-même. Le succès de ce vaccin le fait solliciter dans un des foyers les plus dangereux de cette maladie, l'Afrique de l'Ouest, où en deux mois, 3 000 volontaires sont vaccinés. En raison de ce nouveau succès, la vaccination devient obligatoire et s'étend dans d'autres pays jusqu'au

---

[1] P. AMBROISE-THOMAS, « La petite et grande histoire du paludisme », www.academie-medecine.fr/la-petite-et-grande-histoire-du-paludisme/.

[2] J.-P. BADO, *Médecine coloniale et grandes endémies en Afrique 1900-1960...*, p. 47.

Congo-Belge[1]. Dans ce pays appelé aujourd'hui RDC, un essai vaccinal sur la poliomyélite mené de 1957 à 1960 a défrayé la chronique sur l'origine du VIH/Sida. Nous y reviendrons.

1.2. La période postcoloniale

1.2.1. L'héritage de la colonisation

Après les indépendances, les structures sanitaires modernes (embryonnaires et peu accessibles) héritées de la colonisation ont continué de fonctionner. Les États africains indépendants se sont efforcés de mettre en place à leur tour des systèmes de santé nationaux organisés et calqués sur le modèle d'État-providence ayant comme principe fondamental « la gratuité des soins à tous ». La préoccupation des États africains était d'étendre les services de santé à l'ensemble de la population. La nécessité et l'urgence de trouver des solutions rapides aux problèmes de santé les a conduits à orienter davantage le développement des systèmes de santé vers les traitements des affections épidémiques et endémiques. Cela a eu pour conséquence de reléguer la recherche médicale au second rang. En outre, dans les années 1960, la recherche médicale est demeurée le monopole des chercheurs étrangers qui ont choisi de rester en Afrique après le départ des colons. Peu d'Africains étaient formés dans ce domaine. La décolonisation a aussi entraîné le désintérêt des pays colonisateurs pour des maladies tropicales. Nous y reviendrons

1.2.2. La création de nouveaux centres de recherche

Après les indépendances, L'Institut Pasteur a créée d'autres filiales : à Abidjan (1976) et à Niamey (2007). En outre, de nouveaux centres de recherche ont été créés à l'initiative des pays africains comme l'Institut des sciences biomédicales appliquées au Bénin, l'Institut national de recherche en santé publique à Bamako au Mali, le Centre de recherche sur les maladies infectieuses et pathologies associées (CERMIPA) à Abidjan en Côte-d'Ivoire, le Centre international de recherches médicales de Franceville au Gabon, la Fondation congolaise pour la recherche médicale (FCRM) de Brazzaville au Congo, l'INRB de Kinshasa en RDC, etc.

En Afrique anglophone, on peut citer quelques centres de recherche comme : *Kumasi Centre for Collaborative Research in Tropical Medicine* (KCCRI) au Ghana ; *The Kenya Medical Research Institute* (KEMRI) au Kenya ; *Institute of Endemic Diseases* au Soudan ; *Ifakara Health Institute* (IHI) et *National Institute for Medical Reserch* (NIMR-Mbeya) en Tanzanie ;

---

[1] J.-P. BADO (dir.), *Les conquêtes de la médecine moderne en Afrique,* Karthala, Paris, 2006, 12-13.

Institute of Infectious Disease and Molecular Medicine (IIDMM) au Cap en Afrique du Sud. En Afrique lusophone, le *Centro de investigaçao em saùde de Manhiça* (CISM) au Mozambique, etc.

1.2.3. Les maladies tropicales, les laissés-pour-compte

Après les indépendances africaines, les maladies tropicales n'ont plus intéressé la recherche médicale des pays occidentaux, elles sont devenues des maladies tropicales négligées (MTN), des laissés-pour-compte. Par MTN, l'OMS désigne un ensemble de 17 maladies infectieuses qu'on rencontre dans les zones tropiques (à climat chaud et humide) et qui touchent les pays pauvres. Ces maladies ont un impact important sur la morbidité et la mortalité. Elles sont dites négligées parce qu'elles n'intéressent pas les grandes compagnies pharmaceutiques occidentales pour la simple raison que leur marché n'est pas solvable. En d'autres termes, le déficit de recherche sur les maladies tropicales est dû au fait que ces maladies affectent des populations qui ne représentent pas un marché rentable pour les laboratoires pharmaceutiques[1].

À ce propos, on constate que les efforts de R&D pour les nouveaux médicaments ne font qu'augmenter et atteignent des chiffres pharamineux. Cette augmentation est marquée par un déséquilibre scandaleux. En effet, 90 % des dépenses liées à la recherche de nouveaux médicaments ne profitent qu'à 10 % de la population mondiale, c'est-à-dire la population du triangle Amérique du Nord, Europe (Union-européenne et Suisse), Asie-Pacifique ; les 10 % de dépenses qui restent sont consacrés aux maladies tropicales qui sont pourtant responsables de 90 % de la morbidité mondiale.

La situation se caractérise par « un manque d'intérêt des chercheurs des pays riches pour les maux spécifiques des pays pauvres. Il y a peu de recherche sur le paludisme, l'onchocercose, la bilharziose, la lèpre, par rapport aux besoins des pays en développement »[2]. En effet, « on estime que seulement 0,3 % des efforts financiers de recherche et de développement des firmes pharmaceutiques ont concerné les maladies tropicales entre 1975 et 1997 »[3]. Et inversement, sur les 56 milliards de dollars dépensés chaque année dans le monde pour la recherche biomédicale, « 90 % de ces dépenses ne profitent qu'à 10 % de la population mondiale ; les 10 % qui restent sont consacrés aux

---

[1] N. LABOUX, *La notion de médicament,* p. 175 ; P. BENKIMOUN, *Morts sans ordonnances,* Paris, Hachette Littératures, 2002, p. 28 ; M. MOLIMARD, B. CHARBIT, *Initiation à la connaissance du médicament*, p. 80-81.

[2] A. FAGOT-LARGEAULT, « Éthique de l'investigation scientifique sur l'être humain », dans Y. MICHAUD (dir.), *Université de tous les savoirs. La Philosophie et l'éthique*, Odile Jacob, Paris 2002, p. 74.

[3] S. SHAH, « Globalizing clinical research », *The Nation* (Juil. 2002) cité par M. COT, « Faut-il soutenir la recherche clinique… », p. 298.

maladies négligées, pourtant responsables de 90 % de la morbidité mondiale »[1].

Dans une étude copubliée en 1999, P. Trouillet *et al.* révélaient une choquante vérité : sur 1450 nouveaux médicaments commercialisés entre 1972 et 1977, 13 seulement (soit 1 %) concernaient les maladies tropicales ; médicaments considérés pourtant comme essentiels pour les PED[2]. Abondant dans le même sens, le Forum de Porto Alegre a souligné le fait que les grands laboratoires pharmaceutiques délaissaient la recherche sur les maladies touchant les pays pauvres et qu'entre 1979 et 2002, seulement 1 % des nouvelles molécules à la source de médicaments concernait les maladies tropicales[3]. En mai 2000, on recensait dans le monde 425 essais cliniques répartis comme suit : 1 en Afrique, 3 en Australie, 9 en Asie, 97 en Europe, 310 en Amérique et 5 multi-continentaux[4].

Selon *Médecins Sans Frontières* (MSF), entre 1975 et 2004, sur 1 556 nouveaux médicaments mis sur le marché, seulement 20 concernaient le traitement de maladies parasitaires ou infectieuses qui, pourtant tuent chaque année 15 millions de personnes. En conséquence, les médicaments qui existent pour ces pathologies sont anciens, difficiles à administrer, de moins en moins efficaces, voire toxiques pour les malades[5]. Dans les années 1990, MSF avait dressé un constat catastrophique : des médicaments trop chers pour le sida, inefficaces pour le paludisme, archaïques ou obsolètes pour la tuberculose ; trois maladies qui comptent parmi les premières causes de mortalité à l'échelle mondiale en général et en Afrique en particulier[6].

Par ailleurs, les maladies infectieuses qui touchent les pays pauvres telles que la fièvre hémorragique Ebola, n'intéressent les pays occidentaux que quand il y a risque de contagion sur leurs territoires. Depuis quelques années, ces derniers pays commencent à craindre que les maladies tropicales migrent chez eux. En effet, depuis 2015, des signaux inquiétants se sont manifestés et l'OMS a sonné l'alarme sur le retour de paludisme dans des zones où il avait été éradiqué (Europe, Amérique du Nord). 127 cas autochtones de paludisme ont été recensés en 2023 sur le continent européen, contre moins de 10 cas par

---

[1] C. HURIET, « Éthique et mondialisation des essais cliniques », p. 28 ; MÉDECINS SANS FRONTRIÈRES, « Maladies négligées. L'urgence d'investir dans la recherche médicale », *MSF infos* 125 (Avril 2006), p. 8, www.msf.fr/sites/default/files/2006-04-journal.infos-125.pdf.

[2] P. TROUILLER, C. BATTISTELLA, J. PINEL *et al.*, « Is orphan drug status beneficial to tropical disease control ? Comparison of the American and future European orphan drug acts », *Trop Med Int Health,* vol. 4, 6 (Jun 1999), 412-420, DOI : 10.1046/j.1365-3156.1999.00420.x ; PMID : 10444316.

[3] FORUM DE PORTO ALEGRE cité par CCNE, Avis n°78 « Inégalité d'accès aux soins… », www.ccne-ethique.fr/sites/default/files/2021/avis078.pdf (note 20).

[4] O. RÉVÉLANT, *La médecine de demain…*, p. 45.

[5] MÉDECINS SANS FRONTRIÈRES, « Maladies négligées… », p. 8.

[6] MÉDECINS SANS FRONTRIÈRES, « Maladies négligées… », p. 2.

an avant 2020. Les foyers principaux où le paludisme autochtone avait été détecté sont la Grèce, l'Italie et le Sud de la France[1]. Plusieurs facteurs expliquent cette résurgence du paludisme, notamment le réchauffement climatique, les migrations et les augmentations des voyages internationaux[2].

Revenons à l'industrie pharmaceutique. Nous ne devons pas perdre de vue qu'elle est une industrie comme toute autre industrie, elle vise la rentabilité et le bénéfice net par action. Finançant 60 à 70 % de la R&D, elle n'investit que dans les molécules pour lesquelles il existe un marché substantiellement solvable, notamment celui du triangle ci-dessus cité qui représente près de 80 % des consommateurs de médicaments dans le monde. C'est en fonction de ce marché que la recherche va cibler des pathologies telles les maladies cardio-vasculaires, les maladies respiratoires, les maladies cérébrales, certains cancers et les maladies liées au vieillissement, parce qu'elles représentent un chiffre d'affaires important.

En ce qui concerne l'Afrique, en 2004 Jean-Philippe Chippaux affirmait que l'Afrique comptait 800 millions de consommateurs de service de santé, mais la solvabilité du continent était faible et ses dépenses de santé inférieures à 2 milliards d'euros, soit largement moins de 1 % du chiffre d'affaires du seul médicament. C'est pourquoi les *block-busters* ne concernent pas les pathologies tropicales[3]. Dans le même ordre d'idées, en 2016, une étude a révélé que le continent africain comptait 0,7 % de marché pharmaceutique mondiale, contre 49 % en Amérique du Nord, 21,8 % en Europe, 21,7 % en Asie pacifique, 4,6 en Amérique latine et 2,2 % en Turquie et au Moyen-Orient. La part des dépenses mondiales de santé reste encore faible en Afrique, le continent africain ne représente donc pas un enjeu commercial de grande taille pour l'industrie pharmaceutique, bien qu'il connaisse une croissance sans précédent au cours de ces dernières décennies[4].

L'Afrique dans le marché pharmaceutique mondial est insolvable : insolvabilité des États africains et de leurs populations. Ce qui justifie le manque d'intérêt de l'industrie pharmaceutique pour les pathologies qui sévissent en Afrique

Pour illustrer le manque d'intérêt pour les pathologies tropicales, prenons l'exemple du paludisme. Le paludisme est une maladie la plus répandue au

---

[1] A. THINE, « Le paludisme de retour en Europe ? L'OMS sonne l'alarme », 18/04/ 2025, www.passeportsante.net/magazine/sante?/doc=paludisme-revient-europe-revele-loms-2025

[2] O. NKULU KABAMBA, « Épidémiologie. L'éco-épidémiologie du paludisme », F. KYABU KYAMANGA (dir.), *Le paludisme. Connaissances de base/éco-épidémiologie/Recherche/Vaccins*, Paris, L'Harmattan, 2022, p. 62-66.

[3] J.-P. CHIPPAUX, *Pratique des essais cliniques en Afrique*, p. 23.

[4] « L'Afrique dans le marché pharmaceutique mondiale », *Secteur privé & développement,* 28 (2017), www.expertisefrance.fr/documents/20182/788758/ Revue+Secteur+prive+%26+développement+

monde, elle est également l'une des plus meurtrières et continue à tuer des milliers de personnes chaque année. Lorsqu'il ne tue pas, il peut néanmoins provoquer des cas graves d'infections neurologiques et entraîner de lourdes séquelles cérébrales. La Région Afrique de l'OMS supporte près de 95 % de la charge annuelle de cette maladie et paie un lourd tribut chaque année. Nous y reviendrons au quatrième chapitre.

La mise au point d'un vaccin efficace contre cette maladie tropicale est demeurée un enjeu important de santé publique qui sauverait la vie à des milliers de personnes du Sud. Pourtant la recherche a piétiné pendant longtemps, alors que l'agent infectieux (anophèle) et son mécanisme d'action furent découverts depuis la fin du XIXe siècle. La recherche a stagné parce que

> Cet objectif n'a guère mobilisé les chercheurs, massés au Nord même lorsqu'ils sont originaires du Sud. Seules quelques équipes scientifiques se sont historiquement engagées dans ce domaine. Parmi elles figurent bien sûr les chercheurs militaires du Walter Reed Institute à Washington, toujours sur la brèche pour tenter de résoudre les problèmes sanitaires auxquels les troupes américaines peuvent être confrontées. La mission est stratégique [...][1].

Pour le reste de l'Occident, peu d'intérêt pour les maladies tropicales. En France, par exemple, c'est naturellement parmi les membres de l'Institut Pasteur que l'on trouve des scientifiques impliqués dans les maladies tropicales, notamment le paludisme. S'y ajoutent quelques chercheurs britanniques ou australiens. C'est à peu près tout pour les chercheurs des pays développés[2].

Si l'enjeu était stratégique pour le Pentagone, la question de la solvabilité du marché se posait pour les laboratoires pharmaceutiques. Les vaccins ne représentaient que 1 % de leurs profits à l'époque. Dans la logique de solvabilité, les laboratoires pharmaceutiques préféreraient financer la recherche sur un traitement du dysfonctionnement érectile ou sur un préservatif féminin plutôt que de financer la recherche sur un vaccin antipaludéen.

1.2.4. Un léger sursaut d'intérêt grâce au partenariat public-privé

Mais depuis trois décennies environ, la donne a légèrement changé grâce aux partenariats public-privé (PPP) mondiaux pour la santé. En effet, dans le cadre de la lutte contre les maladies liées à la pauvreté, ces PPP ont mutualisé leurs efforts avec comme objectif de mobiliser des moyens de R&D pour mettre au point de nouveaux médicaments afin de combattre les maladies

---

[1] P. BENKIMOUN, *Morts sans ordonnances,* p. 33-34.
[2] P. BENKIMOUN, *Morts sans ordonnances,* p. 33-34.

négligées qui ne bénéficient pas de progrès accomplis au cours de ces trente dernières années. Pour concrétiser cet engagement, l'« Initiative pour les médicaments contre les maladies négligées », *Drugs for Neglected Diseases initiative* (DNDi), a été créée afin de développer, à travers un modèle non lucratif, des médicaments pour traiter les patients souffrant de maladies négligées. C'est dans ce cadre qu'intervient aussi la BGMF pour financer la recherche sur les MTN, notamment la tuberculose et le paludisme.

Grâce aux financements du PPP, la recherche sur un vaccin antipaludique a pu bénéficier de financements substantiels qui ont permis au laboratoire britannique GlaxoSmithKline de mettre au point, en 2021, le premier vaccin antipaludique après une trentaine d'années de recherche. Le 6 octobre 2021, l'OMS a recommandé son utilisation généralisée chez les enfants.

Mis à part ce sursaut d'intérêt pour quelques MTN, la tendance générale n'a pas été renversée. Les maladies tropicales demeurent les laissés-pour-compte et l'Afrique reste un marché insolvable. Si tel est le cas, comment justifier alors la ruée des essais cliniques observée vers l'Afrique dans les années 1990-2000 ?

1.3. La délocalisation des essais cliniques vers l'Afrique

Jusqu'aux années 1990, les pays développés, notamment les États-Unis et les pays de l'Europe occidentale conduisaient l'essentiel de leurs essais cliniques sur leurs propres territoires. Au cours de la décennie 2000, des essais cliniques se sont multipliés dans les PED, surtout dans les pays émergents. Parrainés de l'extérieur et portés par la mondialisation, ces essais se sont déroulés pour le compte des compagnies pharmaceutiques occidentales dans le cadre de la mondialisation en collaboration avec des chercheurs locaux[1]. Dans quelle proportion et quels sont les facteurs ayant favorisé cette délocalisation ?

1.3.1. Quelques données statistiques

Chaque année, près de 100.000 essais cliniques seraient conduits dans le monde dont 10 % dans les pays en développement et 1 % en Afrique. En 1999, les fonds publics et privés américains auraient financé 4.458 essais cliniques hors des États-Unis contre 271 en 1990[2]. Aujourd'hui, un quart de la recherche américaine s'effectue dans le Tiers monde[3]. D'après l'IRD, le nombre de pays pauvres concernés par les essais cliniques est passé de 28 en 1990 à 79 en

[1] D. J. ROTHMAN, « Les nouveaux cobayes de la recherche médicale », *La recherche* 342. Mai 2001, p. 29.

[2] J.-P. CHIPPAUX, « L'Afrique, cobaye de Big Pharma », Juin 2005, www.monde-diplomatique.fr/ 2005/06/CHIPPAUX/12513.

[3] « Des tests ailleurs sur le continent », www.jeuneafrique.com/12009/archives-thematiques/des-tests-ailleurs-sur -le-continent/.

2000[1]. On assiste au boom de la délocalisation des essais cliniques aux allures d'une « chasse au corps humains » dans les PED.

Si l'on considère le nombre des sujets de recherche concernés par les essais cliniques dans le monde en 2000, on relève les chiffres ci-après : sur 1.200.000 de sujets, 400.000 l'ont été aux États-Unis, 500.000 dans l'Union européenne, 100.000 en Europe centrale et orientale, 200.000 dans le reste du monde[2]. Cette proportion a augmenté dans les PED durant les années qui ont suivi.

En effet, selon *USA Today* cité par Sarah Shah, les grands fabricants des médicaments tels GlaxoSmithKline, Wyeth et Merck qui conduisaient d'ores et déjà 30 à 50 % de leurs expériences à l'extérieur des États-Unis et de l'Europe occidentale, prévoyaient de porter la part de leurs essais réalisés à l'étranger à 70 %[3]. Cette évolution est tributaire en partie de la pandémie du sida, la première maladie infectieuse moderne à frapper simultanément les pays développés et les PED[4]. Pendant ce temps, aux États-Unis, le nombre de médecins investigateurs a diminué de 11 % entre 2001 et 2003 ; à l'étranger, en même temps, il a augmenté de 8 %, selon l'étude réalisée en 2005 par le *Tufts Center for Drug Development*[5]. La propension à conduire les essais cliniques dans les PED s'est accélérée à vive allure compte tenu d'immenses opportunités qu'offraient ces pays.

Si le nombre d'essais cliniques a augmenté dans les PED, cette augmentation est à géométrie variable, parce qu'elle varie d'une région à une autre en fonction de beaucoup de paramètres. Selon une étude publiée en 2018 par le réseau *Les Entreprises du médicament* (LEEM) basée sur les données officielles du gouvernement américain sur les essais cliniques initiés en 2017, le pourcentage de participation par région/continents du monde est sans ambiguïté. L'Amérique du Nord donne un pourcentage de 57 %, l'Europe : 38 % ; l'Asie : 27 % ; l'Océanie : 11 % ; l'Amérique latine : 8 % ; l'Afrique et le Moyen-Orient : 7 %. L'Afrique est la région du monde la moins sollicitée pour des essais cliniques. Elle est très peu présente dans le registre de la recherche clinique[6].

En mars 2020, l'OMS a annoncé le lancement d'une grande étude internationale baptisée *Solidarity* concernant quatre traitements potentiels de la Covid-19. Trente pays étaient concernés. Du côté africain, un seul pays participait à cet essai clinique. En réaction, Nathalie Strub-Wourgaft,

---

[1] Cité par « Sida, cobayes et polémiques », p. 43.

[2] C. HURIET, « Éthique et mondialisation des essais cliniques », p. 28.

[3] S. SHAH, *Cobayes humains…*, p. 8.

[4] D. J. ROTHMAN, « Les nouveaux cobayes… », p. 29.

[5] TUFTS CENTER FOR DRUG… cité par S. SHAH, *Cobayes humains…*, p. 8-9.

[6] Cité par F. EBOKO, « Non, l'Afrique n'est pas, ni de près ni de loin, la cible privilégiée des essais cliniques », htpps://www.lemonde.fr/afrique/article/2020/04/08/non-l-afrique-n-est-pas-ni-de-pres-ni-de-loin-la-cible-privilegiee-des-essais-cliniques_6035.

directrice de l'unité des maladies tropicales négligées au sein de DNDi, a fustigé la faible participation des pays à ressources limitées à ce grand essai lancé par l'OMS dans la cadre de la réponse à la Covid-19[1]. Mi-septembre 2020, sur 1 098 études cliniques liées à cette maladie, seulement 56 étaient menées en Afrique, soit 5 % à peine[2].

Pourtant, avec une population estimée à 1,494.000 habitants en 2024, le continent africain représente 17 % de la population mondiale et compte 25 % de la charge mondiale de morbidité. Mais, moins de 3 % des essais cliniques mondiaux ont lieu sur le continent africain. Ceux qui y sont réalisés sont inégalement répartis et se concentrent dans quelques pays seulement, notamment l'Afrique du Sud et l'Egypte. Par conséquent, la plupart des médicaments utilisés en Afrique sont testés en dehors du continent africain, sans tenir compte des implications de leur utilisation dans les systèmes de santé africains et de la grande diversité génétique des populations africaines. Cette faible participation aux essais cliniques marginalise le continent africain et le prive de contribuer aux avancées de la science.

Mais qu'est-ce qui justifie la faible participation du continent aux essais cliniques internationaux ? Parmi les principaux obstacles qui justifient cette faible participation et empêchent l'augmentation du nombre d'essais cliniques en Afrique, on compte le manque de bonnes infrastructures sanitaires et de logistique fiable (un accès à l'internet et une coordination des approvisionnements, etc.). Toutefois, il y a des signes positifs qui montrent une augmentation. Le Registre panafricain des essais cliniques (PACTR)[3] a signalé 660 essais cliniques en 2020, soit une augmentation significative près de 200 essais de plus qu'en 2019. En date du 2 août 2021, il a enregistré 271 essais cliniques[4].

Pour améliorer la participation des pays africains aux essais cliniques, un réseau pour la communauté des essais cliniques en Afrique a été créé à Nairobi (Kenya) en août 2023 dénommé *Clinical Trials Community Africa Network* (CTCAN). Celui-ci est un réseau pour les acteurs de la recherche clinique en Afrique et vise à mettre en place des essais cliniques plus nombreux, plus durables et mieux coordonnés sur le continent. Aussi vise-t-il à accroître la

---

[1] F. EBOKO, « Non, l'Afrique n'est pas, ni de près ni de loin… ».

[2] M. DE VERGÈS, « Covid-19 : un vaste essai médical au Ghana et dans treize pays d'Afrique pour contrer l'épidémie », www.lemonde.fr/afrique/article/2020/12/11/coronavirus-un-vaste-essai-medical-au-ghana-et-dans-treize-pays-d-afrique-pour-contrer-l-epidemie_6063091.

[3] PACTR est une plateforme qui centralise les informations sur les essais cliniques en Afrique. Il vise à améliorer la transparence et l'accessibilité des données sir les essais cliniques, et à faciliter ainsi la recherche et la collaboration entre les chercheurs et les institutions.

[4] ADF, « L'Afrique entre en compétition pour tester les médicaments dans le traitement du Covid-19 », https://adf-magazine.com/fr/2021/11/lafrique-entre-en- competition-pour-tester-les-medicaments-dans-le-traitement-du-covid-19.

visibilité des expérimentateurs et des sites cliniques africains tout en participant à l'augmentation des investissements dans les essais cliniques en Afrique[1].

1.3.2. Les facteurs d'expansion des essais cliniques en Afrique

Plusieurs facteurs concourent à délocalisation des essais cliniques allant pour l'essentiel de l'exigence méthodologique à la motivation des sujets, l'intérêt technique et opérationnel, le coût des essais cliniques, l'absence ou la faiblesse de la réglementation dans les PED. Les conditions de travail favorables rendent le travail facile et réduisent considérablement la durée des essais cliniques.

L'exigence méthodologique

La méthodologie des essais cliniques est devenue de plus en plus exigeante. L'une des exigences porte sur le nombre de patients à inclure dans les essais de phase III jusqu'à des dizaines de milliers de patients. Cette exigence ne peut être satisfaite que par des essais multicentriques et multi-pays entraînant ainsi l'internationalisation des essais cliniques.

Et puis, une autre exigence porte sur le nombre d'études effectué avant l'obtention de l'homologation de nouveaux médicaments. Les pouvoirs publics ont renforcé la réglementation exigeant de plus en plus d'études. Deux raisons expliquent ce renforcement d'exigences.

En premier lieu, c'est la prise de conscience de plus en plus accrue du fait que de nouveaux médicaments peuvent mettre gravement en péril la vie des consommateurs s'ils ne sont pas suffisamment testés, comme ce fut le cas avec le stalinon en France et la thalidomide dont le scandale fut à l'origine du renforcement des exigences de contrôle dans la plupart des pays occidentaux. Une législation plus sévère limiterait des accidents après l'AMM, accidents pour lesquels l'État et les agences chargées de la sécurité des médicaments pourraient être accusés d'avoir mal joué le rôle de surveillant[2]. Lorsqu'un scandale éclate, nous rappelle Hubert Doucet, c'est à l'État qu'on s'adresse en premier lieu pour lui demander des comptes.

En second lieu, la crise de l'innovation. En effet, les industries pharmaceutiques trouvent de moins en moins des médicaments qui soient de manière significative différents de ceux qui sont sur le marché. Les nouveaux médicaments toujours plus nombreux et plus chers sont d'une efficacité faible. Ils remplacent les anciens sans les dépasser en efficacité. Les améliorations

---

[1] FONDATION MÉRIEUX, « Création du réseau pour la communauté des essais clinique en Afrique », 09/08/2023, www.fondation.merieux.org/actualites/creation-du-reseau-pour-la-communaute-des-essais-cliniques-en-afrique/.

[2] P. PIGNARRE, *Le grand secret de l'industrie pharmaceutique,* p. 180.

qu'ils sont censés apporter sont de plus en plus imperceptibles, c'est-à-dire de plus en plus difficiles à mettre en évidence. C'est pourquoi, il faut réaliser des études sur une population large pour pouvoir démontrer l'amélioration significative qu'apporte une nouvelle molécule.

Ainsi, entre la fin des années 1970 et la fin des années 1990, selon notre auteur, on a assisté au dédoublement du nombre moyen d'essais cliniques nécessaires pour démontrer l'intérêt ou l'efficacité des candidats médicaments. Le nombre d'essais est passé de trente à soixante. Et pendant la même période, le nombre des sujets de recherche (patients) a été aussi multiplié par plus de deux[1], atteignant 4000 sujets de recherche en moyenne pour un médicament destiné au marché américain[2].

Or, il est devenu difficile aux États-Unis, par exemple, de recruter des volontaires pour des essais cliniques[3]. Cependant, « les pressions exercées sur les chercheurs par une industrie obnubilée par le profit (qui veut aller vite et parvenir à des coûts toujours plus bas) ; l'attrait des Américains pour les nouveaux médicaments et, parallèlement, leur refus de participer aux essais nécessaires à leur élaboration »[4], pousse l'industrie pharmaceutique à choisir la voix de la délocalisation des essais cliniques.

Si l'exigence méthodologique liée au nombre des sujets à inclure dans un essai clinique a l'avantage de garantir la sécurité du candidat médicament, elle a, cependant, le désavantage d'allonger la durée des essais cliniques et d'augmenter leurs coûts[5] avec des conséquences directes sur le prix du médicament sur le marché. C'est pourquoi les firmes pharmaceutiques délocalisent progressivement les essais cliniques dans les PED où de nombreux avantages et opportunités rendent les conditions de travail favorables. Parmi ces avantages nous citons, à titre d'exemple, la motivation des sujets de recherche, l'intérêt technique et bien d'autres qui seront analysés dans les pages suivantes.

La motivation des sujets de recherche

Pour bien comprendre la motivation des candidats sujets de recherche dans les PED, il importe de faire un détour vers les pays occidentaux initiateurs des projets de recherche, notamment les États-Unis.

En 1954, les Américains furent des millions à accepter que leurs enfants participent au test de vaccin contre la poliomyélite mis au point par Jonas Salk. Mais peu après, le vaccin, rapidement homologué, infecta 220 enfants et la

---

[1] P. PIGNARRE, *Le grand secret de l'industrie pharmaceutique,* p. 24.

[2] G. WEGAN, « Les cobayes du tiers monde », 2, *Convergences Révolutionnaires* 53 (sept.-oct. 2007), https:// www.convergences revolutionnaires.org/Les-cobayes-du-tiers-monde.

[3] S. SHAH, *Cobayes humains…,* p. 29.

[4] S. SHAH, *Cobayes humains,* p. 9.

[5] P. PIGNARRE, *Le grand secret de l'industrie pharmaceutique,* p. 23.

confiance des Américains dans l'expérimentation clinique commença à décliner. Suivirent des révélations concernant des essais contraires à l'éthique – ce fut au début des années 1970, avec l'étude Tuskegee sur la syphilis parrainée par les services de santé publique des États-Unis que l'on toucha le fond et la désillusion se transforma en dégoût.

De nos jours, bien que les Américains soient de grands consommateurs des produits pharmaceutiques (en moyenne les produits d'une dizaine d'ordonnances par an), moins de 5 % d'entre eux acceptent cependant de prendre part aux essais cliniques[1]. Le même constat, c'est-à-dire le moins d'engouement pour les essais cliniques, s'observe aussi dans les autres pays occidentaux,

Les habitants des PED, en revanche, se montrent motivés de participer aux essais cliniques, ils sont nombreux à vouloir y participer. En effet, pour ces sujets de recherche en détresse sanitaire, compte tenu des difficultés d'accès aux soins et de la faiblesse des structures sanitaires locales, ce type d'étude constitue la seule occasion d'obtenir un traitement pour une pathologie en évolution. Le fait que ces sujets bénéficient d'une prise en charge médicamenteuse gratuite facilite leur recrutement[2]. Ou encore, si la grande majorité des gens bénéficie des soins de base, les participants aux essais cliniques peuvent accéder à des médicaments plus sophistiqués[3]. Ce qui constitue pour eux un privilège. Toutes ces offres de soins rendent facile et rapide le recrutement des sujets. En Afrique du Sud, par exemple, un CRO dénommé Quintiles a rassemblé 3.000 patients pour l'essai d'un vaccin expérimental en un temps record : 9 jours seulement ; 1.388 enfants pour un autre essai en 12 jours[4].

Par ailleurs, de nombreux patients des PED ne sont pas soupçonneux et exigeants comme en Occident ; ils ne rechignent pas devant les inconvénients liés aux procédures expérimentales. Pourtant, aux États-Unis par exemple, les inconvénients des essais cliniques sont redoutés ; les investigateurs rejettent les protocoles qui exigent des interventions douloureuses et invasives. Un protocole qui exigerait cinq biopsies endoscopiques, par exemple, ne trouvera pas d'investigateurs. Pour une étude menée en Russie et aux États-Unis, les patients russes, plus nombreux que les Américains, étaient contents de subir l'examen de phlébbogramme (il s'agit d'administrer à l'aide d'un cathéter intraveineux des produits de contraste pour améliorer les images radiographiques). Aux États-Unis, cette intervention douloureuse a été

---

[1] S. SHAH, *Cobayes humains*..., p. 29.

[2] M. COT, « Faut-il soutenir la recherche clinique dans les pays en développement ? », *RESP* 51 (2003), p. 297-298 ; J.-P. CHIPPAUX, *Pratique des essais cliniques en Afrique*, p. 27.

[3] S. SHAH, *Cobayes humains*..., 35.

[4] S. SHAH, *Cobayes humains*..., p. 36.

massivement remplacée par des scanographies ou des IRM[1]. La perception des risques est beaucoup plus aigüe aux États-Unis qu'ailleurs. Après les motivations de sujets de recherche, nous abordons l'intérêt technique et opérationnel.

L'intérêt technique et opérationnel

Les populations des pays occidentaux consomment beaucoup de médicaments dont les effets circulent abondamment dans leurs corps. Polymédicamenteuses, elles sont facilement exposées au risque de surcharge des médicaments. Les patients des PED, en revanche, ne sont pas soumis à ce risque à cause de la faible couverture sanitaire et de difficulté d'accès aux soins dans leurs pays[2]. En Afrique du Sud, les patients présentaient une prévalence extrêmement élevée du VIH/sida et d'autres pathologies graves telles que les maladies cardio-vasculaires, le diabète, l'hypertension[3]. Une fréquence élevée de maladies, notamment infectieuses, l'existence des symptômes non atténués par des traitements itératifs et intensifs constituent une situation idéale pour tester de nouvelles molécules. Car, l'absence de tout autre traitement qui pourrait masquer les effets du produit testé limite les contraintes méthodologiques et simplifie l'analyse des résultats[4]. Ainsi, on peut établir de façon relativement claire que les effets constatés sur les patients du groupe témoin sont dus à la nouvelle molécule[5]. À ces trois facteurs s'ajoute un quatrième, à savoir le coût des essais cliniques.

Le coût des essais cliniques

En Occident de façon générale, le taux d'indemnités par patient est élevé en comparaison avec le taux d'indemnités dans les PED. À Chicago, par exemple, un étudiant qui s'est transformé en cobaye a gagné davantage l'argent qu'il n'en a gagné en travaillant, à raison de 100 à 200 USD par jour, nourri et logé. Une autre étudiante a participé à des essais cliniques afin de gagner 3600 dollars dont elle avait besoin pour payer ses frais d'inscription à l'université et un semestre de scolarité. « À raison de 150 dollars par jour, cela faisait deux fois plus que ce qu'il aurait gagné dans un café Starbucks, sans parler des repas, de la 'chambre digne d'un hôtel', du billard, de la cafétéria et du solarium au dernier étage de l'immeuble »[6]. Des étudiants en grand nombre pour payer leurs études, des personnes sans demeure fixe et autres

---

[1] S. SHAH, *Cobayes humains...*, p. 35-36.
[2] M. COT, « Faut-il soutenir la recherche clinique... », p. 298 ; J.-P. CHIPPAUX, *Pratique des essais cliniques en Afrique,* p. 27.
[3] S. SHAH, *Cobayes humains...*, p. 35.
[4] J.-P. CHIPPAUX, *Pratique des essais cliniques en Afrique,* p. 27.
[5] S. SHAH, *Cobayes humains...*, p. 178.
[6] S. SHAH, *Cobayes humains...*, p. 251.

nécessiteux se recrutent en masse pour 200 dollars par jour en échange de leurs corps[1]. En France, le plafond annuel d'indemnités fixé par la loi ne doit pas dépasser 4500 €[2]. Ce qui n'est pas négligeable.

Dans les PED, en revanche, la réduction du coût des essais cliniques est considérable. En février 2000 à Londres, lors d'une réunion de plusieurs grandes firmes pharmaceutiques à laquelle prenaient part les organismes de recherche sous contrat sur le thème *Le potentiel inexploité de l'Asie du Sud-Est pour les essais cliniques*, le programme notait la Chine, la Corée du Sud et la Malaisie comme des sites privilégiés pour les essais cliniques. Aussi annonçait-il que les coûts par patient sont réduits jusqu'à 25 % moins qu'aux États-Unis et en Europe[3].

Pour Richard Hollis, ancien cadre commercial de Genentech, « on ne peut pas aller dans les pays du tiers-monde avec des thérapies à 10 000 dollars ». Et d'ajouter : « Il faut produire des médicaments qui ne coûtent pas cher à fabriquer et qui sont faciles à administrer »[4]. La faiblesse des indemnités à allouer aux sujets de recherche n'est pas le seul facteur financier qui réduit le coût des essais cliniques dans les PED, il faut aussi signaler d'autres avantages financiers.

Des groupes pharmaceutiques bénéficient souvent dans les PED de nombreux avantages financiers en termes d'avantages fiscaux, des investissements immobiliers réduits et de faibles salaires des investigateurs locaux[5]. En Inde, par exemple, la multitude de petites entreprises naissantes ont bénéficié du gouvernement des avantages fiscaux, notamment les exonérations fiscales, la réduction des taxes à l'importation des matériels destinés à la R&D.

Les besoins locaux en équipements et moyens financiers

Les besoins en équipements et en ressources financières des hôpitaux publics et privés des PED, et le désespoir grandissant de millions de patients expliquent la tendance à l'accélération de la délocalisation des essais cliniques. En effet, des millions de patients dans les PED n'ont pas accès facile aux soins de santé de base à cause du disfonctionnement des structures sanitaires locales et de l'insolvabilité individuelle ou publique. Pour eux, les essais cliniques se présentent comme l'unique occasion de recevoir des soins gratuits et appropriés.

---

[1] S. SHAH, *Cobayes humains...*, p. 250-253.

[2] Arrêté du 26 avril 2006 relatif au montant maximal des indemnités en compensation pour contraintes subies qu'une personne peut recevoir au cours d'une même année pour sa participation à des recherches biomédicales, *JO* n° 113 du 16 mai 2006, art. 1er cité par M.-C. CHEMTOB CONCÉ, *La recherche biomédicale*, p. 109 (note 64).

[3] D. J. ROTHMAN, « Les nouveaux cobayes… », p. 6.

[4] S. SHAH, *Cobayes humains...*, p. 179.

[5] M. COT, « Faut-il soutenir la recherche clinique… », p. 298.

Quant aux structures sanitaires locales, confrontées à la fois au délabrement quasi généralisé des infrastructures ou d'équipements et au manque de ressources nécessaires à leur fonctionnement, elles sont rendues inhospitalières. C'est pourquoi les autorités de ces pays concluent des accords avec des industries pharmaceutiques pour la réalisation des essais cliniques dans l'espoir que ceux-ci contribueraient à la modernisation d'équipements obsolètes de leurs services publics de santé[1]. À titre d'exemple, « pendant l'essai de Trovan, Pfizer a doté l'hôpital de Kano [Nigeria] d'équipements ultramodernes. Selon le *Washington Post,* la société aurait même doublé le salaire d'un technicien de laboratoire qui a contribué à la réalisation de l'essai »[2]. Et puis, une formation spécialisée est proposée aux médecins laquelle pourra servir à traiter leurs patients, etc.[3] Les essais cliniques s'accompagnent souvent de toutes sortes d'offres alléchantes que des pays pauvres refuseraient difficilement compte tenu de l'état de dénuement de leurs institutions de santé. D'après Sonia Shah, les conséquences d'un tel marché sur le système des soins sont troublantes et dépassent le sort que pourraient subir des patients enrôlés dans les essais cliniques.

En effet, dans plusieurs pays, les gouvernements ont renforcé la tendance par la limitation des dispositions relatives aux brevets, l'allégement des travaux des comités d'éthique et la traduction des dossiers médicaux dans un langage accessible à l'industrie. Les infirmières, les médecins et autres cliniciens, déjà submergés par les patients, ont de moins en moins de temps à consacrer aux soins, car les priorités de leurs institutions sont passées du traitement des malades aux expériences conduites sur eux par des fabricants de produits pharmaceutiques. Et qu'il s'agisse d'une expérimentation à la va-vite ou d'une étude aux intentions louables, si le contrôle exercé par les comités d'éthique est insuffisant ou si les patients n'en comprennent pas les objectifs, la méfiance s'instaure et contamine l'ensemble des projets médicaux proposés par des pays occidentaux, y compris les vaccins et les médicaments susceptibles de sauver des vies[4]. Pour se défendre, les industriels invoquent les demandes des cliniciens locaux et des responsables politiques nationaux, prêts à livrer en pâture leurs patients[5]. Voilà comment les firmes pharmaceutiques exploitent la vulnérabilité des pays pauvres. Une de ces vulnérabilités et non des moindres c'est l'absence ou la faiblesse des mécanismes de contrôle.

---

[1] S. SHAH, *Cobayes humains...*, p. 9.
[2] S. SHAH, *Cobayes humains...*, p. 277.
[3] S. SHAH, *Cobayes humains...*, p. 277.
[4] S. SHAH, *Cobayes humains...*, p. 9-10.
[5] S. SHAH, *Cobayes humains...*, p. 10.

L'absence ou l'inefficacité des dispositifs d'encadrement

Au cours de deux dernières décennies, l'arsenal de dispositifs d'encadrement mis en place aux États-Unis et dans les pays de l'UE a renforcé de façon contraignante la réglementation sur la RBM. Plus le dispositif d'encadrement est contraignant, plus aussi les essais cliniques s'allongent et deviennent coûteux. Pour contourner les contraintes de ces dispositifs, les industries pharmaceutiques délocalisent leurs essais cliniques dans les PED.

Pour réglementer la recherche en santé impliquant des sujets humains dans ces pays, les *Lignes directrices internationales d'éthique* de CIOMS (2016) actualisant la *Déclaration de Manille* de 1982 et les *Lignes directrices internationales d'éthique* de 1993 et de 2002 ont défini un certain nombre de directives à l'intention des promoteurs et des investigateurs effectuant des essais cliniques dans les PED dont les populations sont considérées comme vulnérables. Ces lignes recommandent que la recherche promue par un organisme extérieur et conduite dans un pays hôte, à l'occurrence un PED, soit soumise à deux impératifs éthiques : d'abord l'organisme promoteur extérieur et les investigateurs individuels doivent soumettre le protocole de recherche à une évaluation éthique et scientifique dans le pays de l'organisme promoteur, et les normes éthiques applicables ne doivent pas être moins strictes que celles qui seraient appliquées à la recherche dans le pays de l'organisme en question. Ensuite, les autorités sanitaires du pays hôte ainsi qu'un comité d'éthique local ou national doivent s'assurer que la recherche proposée correspond aux besoins et aux priorités sanitaires du pays et est conforme aux normes éthiques en vigueur[1].

Ces textes n'ont pas d'effets juridiques, mais jouissent d'une autorité morale incontournable dans la communauté scientifique internationale. Pour être contraignants, ils doivent être transposés dans des législations nationales. Malheureusement, beaucoup de PED peinent à mettre en place un **cadre législatif et/ou réglementaire spécifique** pour la recherche en santé impliquant des participants humains. Là où il en existe un, il est généralement insuffisant, rudimentaire et laxiste. « Des procédures simplifiées, moins rigoureuses, voire expéditives, parce que la surveillance est moindre »[2], sinon inexistante. Les CER mis en place sont rarement à la hauteur de la tâche pour plusieurs raisons, notamment le manque de compétence (expertise requise en éthique de la recherche), le manque de culture éthique et de moyens de leur politique. Et puis la corruption.

Selon la *National Bioethics Advisory Commission* (NBAC), il est peu vraisemblable que les comités d'éthique des PED s'opposent à la conduite des essais cliniques, et cela quelque rigoureux que fussent leurs principes

---

[1] CIOMS, *Lignes directrices internationales...*, 3.

[2] J.-P. CHIPPAUX, *Pratique des essais cliniques en Afrique,* p. 27.

éthiques[1]. Dans une étude publiée par A. Hyder *et al.*, en 2004, au sujet de l'opinion des chercheurs sur les critères exigés par les comités de protection des personnes participant aux recherches biomédicales dans les PED, les réponses des chercheurs interrogés mettaient en évidence l'inefficacité des mécanismes de contrôle. Les conditions de protection des sujets de recherche étaient significativement moins rigoureuses dans les pays d'accueil que dans les pays promoteurs de ces recherches. Près de la moitié des chercheurs affirmaient avoir mené des études dans un PED sans qu'aucun comité de pays développé n'ait donné son accord. Les exigences légales et réglementaires pour réaliser des recherches dans ces pays sont en effet bien plus souples que dans les sociétés développées[2].

Une enquête anonyme commandée par la NBAC et menée par des chercheurs travaillant à l'étranger au sujet des comités d'éthique des PED affirme que ces comités ne semblent pas trop préoccupés de ce qui peut arriver aux patients. Ils n'ont pas à cœur la protection des sujets de recherche[3]. Les membres de comités d'éthique « sont davantage intéressés par l'argent », [...] « ils ne maîtrisent absolument rien » ; « ils s'intéressent [aux questions] techniques... et à l'argent : combien gagnez-vous » ; « c'est une autorisation plus politique qu'autre chose [...] ils veulent s'assurer que nous sommes de vrais chercheurs et pas des espions ». Les responsables des comités « ne sont pas compétents. Ils connaissent le mot [éthique], mais c'est à peu près tout »[4].

La même enquête révèle que globalement, « un quart des essais cliniques conduits dans les pays en développement n'ont fait l'objet d'aucun contrôle du respect des principes éthiques »[5]. Ainsi, des essais cliniques insuffisamment contrôlés et donc potentiellement dangereux sont imposés aux patients par des organes censés pourtant contrôler leur acceptabilité éthique. En contournant la rigueur des normes, l'industrie pharmaceutique a une seule préoccupation, à savoir réduire la durée des essais cliniques et leur coût. C'est de l'argent épargné et du temps gagné.

La durée des essais cliniques

Le temps c'est de l'argent, dit-on. Cet adage se justifie bien chez les multinationales pharmaceutiques. Plus la durée des essais cliniques s'allonge, plus les essais coûtent chers. En outre, « Le temps ampute la durée utile des

---

[1] S. SHAH, *Cobayes humains...*, p. 222.

[2] A. A HYDER *et al.*, « Ethical review of health research : a perspective from developing country researchers », *Journal of Medical Ethics* 30 (2004) cité par D. RODRIGUEZ-ARIAS, G. MOUTEL, C. HERVÉ, *Recherche biomédicale et populations vulnérables,* p. 108.

[3] S. SHAH, *Cobayes humains...*, p. 222.

[4] S. SHAH, *Cobayes humains...*, p. 222.

[5] A. A. HYDER *et al.*, « Ethical review of health research... » cité par S. SHAH, *Cobayes humains...*, p. 222-223.

brevets »[1], en ce sens que la durée des essais grignote la vie des brevets. C'est pourquoi, il faut gagner le temps par tous les moyens. Pour ce, l'industrie a créé une nouvelle compagnie appelée *Contract Research Organizations* (CRO) pour la servir en un temps record[2].

Les CRO ont été créées spécialement comme prestataires de service pour organiser les essais cliniques et les mettre en route au nom de l'industrie pharmaceutique. « En échange d'une commission, ils se chargent des projets d'essais cliniques pour le compte d'un laboratoire pharmaceutique et fournissent en un temps record des patients, des investigateurs et des résultats »[3]. En 1990, par exemple, 80 % des essais financés par l'industrie pharmaceutique étaient développés dans les institutions académiques, moins de 40 % l'étaient dix ans plus tard[4]. « Aujourd'hui, en Grande-Bretagne comme en France, la plupart des essais dits de phase 1 sont sous-traités par les grandes firmes pharmaceutiques à des structures privées - les CRO [...] -, souvent performantes, mais qui agissent vite et sans beaucoup de contrôle »[5]. De plus en plus les essais cliniques sont commandités par les compagnies pharmaceutiques elles-mêmes. L'industrie ne se borne pas à les financer, elle exerce aussi un contrôle considérable sur ces essais cliniques et ce, de la mise en œuvre des essais jusqu'à l'analyse des résultats et de leur publication. Les chercheurs n'ont plus le contrôle des essais, ce sont les commanditaires qui l'ont[6].

En 2001, on comptait à travers le monde plus d'un millier de CRO avec un chiffre d'affaires global de sept milliards de dollars versés par l'industrie. Le grand nombre d'essais aux États-Unis a fini par assécher le bassin de patients volontaires[7]. Pour recruter facilement des malades les CRO franchissent les frontières américaines ou européennes afin de s'installer dans les PED où les conditions de travail simplifiées voire expéditives permettent d'aller vite en besogne et de gagner davantage le temps.

En résumé, l'exigence méthodologique, la motivation des sujets, l'intérêt technique et opérationnel, le coût des essais cliniques, l'absence ou l'inefficacité des mécanismes de contrôle et la durée des essais cliniques, autant de principaux facteurs qui favorisent l'expansion des essais cliniques impliquant les populations vulnérables des PED.

---

[1] M. ANGELL, *la vérité sur les compagnies pharmaceutiques...*, p. 67.
[2] M. ANGELL, *la vérité sur les compagnies pharmaceutiques...*, p. 124.
[3] S. SHAH, *Cobayes humains...*, p. 33.
[4] M. ANGELL, *La vérité sur les compagnies pharmaceutiques...*, p 125.
[5] S. SHAH, *Cobayes humains...*, p. 14-15.
[6] M. ANGELL, *La vérité sur les compagnies pharmaceutiques...*, p. 124.
[7] M. ANGELL, *la vérité sur les compagnies pharmaceutiques...*, p. 61.

1.4. Polémiques autour des essais cliniques en Afrique

En Afrique, jusque dans les années 1970, l'éthique de la recherche n'était pas une préoccupation majeure des États et des chercheurs. À partir des années 1980, les États africains ont pris conscience de l'importance de réglementer la recherche biomédicale. La décennie qui a suivi a été marquée par la ruée des essais cliniques de traitements contre le VIH/Sida parrainés par les laboratoires pharmaceutiques occidentaux souvent en violation flagrante de la réglementation en la matière. Les dérives sanitaires provoquées par le non-respect des règles éthiques ont laissé de mauvais souvenirs dans la mémoire collective de l'Afrique. Nous retraçons ici les récits de quelques cas emblématiques pour mettre en évidence les responsabilités des toutes les parties prenantes.

1.4.1. L'essai vaccinal anti-poliomyélite au Congo-Belge

Le vaccin antipolio CHAT testé au Congo-Belge entre les années 1957 et 1960 par une équipe belgo-américaine a fait couler beaucoup d'encre, parce qu'il a été accusé d'être à l'origine de la contamination humaine par le VIH responsable de la maladie du sida. Cette hypothèse lancée par des journalistes après l'apparition du sida en 1981 a soulevé une vive polémique opposant les journalistes scientifiques et les scientifiques. De nombreuses théories ont été avancées et rejetées. Deux théories ont subsisté : la théorie du vaccin antipolio contaminé et celle du chasseur contaminé-contaminant. Après deux décennies de débats et de controverses, la théorie du vaccin antipolio contaminé a été lavée de tout soupçon. À notre avis, elle a remporté la bataille sans trop convaincre.

Loin de nous l'idée de déterrer la polémique, il nous est apparu important de revenir sur ce cas pour chercher à comprendre les enjeux de la polémique sur l'origine du VIH/sida et l'argumentation des uns et des autres afin d'en tirer les leçons qui s'imposent pour le présent et l'avenir.

Pour bien comprendre cette histoire douloureuse, il faut remonter aux États-Unis dans les années de la lutte contre les épidémies de paralysie infantile appelée poliomyélite.

Les États-Unis à la recherche d'un vaccin antipolio

Dans la première moitié du XIXe siècle, la poliomyélite se répand en Europe et en Amérique. Cette maladie jusque-là incurable tue et paralyse surtout les enfants, les adultes sont aussi touchés. Après la seconde guerre-mondiale, le virus de polio fait des ravages chaque année aux États-Unis provoquant un nombre de victimes toujours croissant. Le combat contre la polio prend les allures d'une croisade et s'accélère grâce à la mobilisation du président américain, Franklin Roosevelt, lui-même paralysé par une attaque de polio en août 1921. Il faut à tout prix trouver un vaccin pour éradiquer ce fléau. Une campagne de collecte de fonds est organisée pour financer et accélérer la recherche sur la polio.

La recherche d'un vaccin antipolio a fait l'objet d'une concurrence acharnée entre les scientifiques : Jonas Edward Salk (1914-1995), Hilary Koprowski (1916-2013) et Albert Bruce Sabin (1906-1993). En 1954, le biologiste Jonas Salk développe le premier vaccin inactivé injectable (VPI) antipolio à base d'un virus mort et il effectue un test à grande échelle afin de démontrer son efficacité. Près de 1.850.000 enfants sont vaccinés. Le 12 avril 1955, un an après le début de l'essai, les résultats sont annoncés : le VPI est efficace pour prévenir la polio (60-70 %) et il est sans danger pour l'homme. Deux heures après cette annonce, le VPI est immédiatement homologué par les autorités sanitaires américaines. Plusieurs laboratoires pharmaceutiques se sont engagés à le fabriquer et un programme national de vaccination à grande échelle est alors lancé avec l'objectif de vacciner 6 millions d'enfants américains avant la fin de l'été 1955. La découverte de ce vaccin est sans doute un de plus grands succès de l'histoire de la médecine moderne, une véritable percée scientifique qui a fait de Jonas Salk un héros[1]. Ainsi, ce fils d'immigrés juifs polonais réalise le rêve américain comme tant d'autres avant lui.

Le VPI a une particularité. Il est le premier à être fabriqué à partir des cellules de singe. Cette procédure comportait le risque d'obtenir un vaccin contaminé. En effet, à en croire le pathologiste Cecil Fox, il était extrêmement difficile d'obtenir des cellules entièrement pures au stade des cultures primaires. Des cellules pouvaient être infectées par le virus de singe. Les autorités sanitaires américaines auraient été mis au courant de ce risque, mais elles ont dissimilé cette information. Les scientifiques et les organismes gouvernementaux le savaient aussi. Le Dr John Martin, ancien chercheur au FDA, raconte que la première allusion de l'existence de ce virus et ses découvertes ont été étouffées. De l'avis du Dr Cecil Fox, on aurait dû arrêter dès 1960 d'utiliser les reins de singe dans la fabrication de vaccin antipolio, mais on a continué de s'en servir sous la pression de l'industrie pharmaceutique, parce que celle-ci avait développé des équipements et des procédures de fabrication de ces vaccins. Changer tout cela subitement devrait lui coûter cher. Ce qui était incompréhension, poursuit-il, c'est le fait qu'avec le génie génétique, on avait la possibilité de fabriquer un vaccin antipolio à base des protéines de synthèse, mais on ne l'a pas fait et on a continué pourtant d'utiliser des cellules de singe[2].

Des millions d'Américains se sont fait vacciner en 1955 au cours des campagnes de vaccination de polio jamais organisées jusque-là dans le pays. Mais à la fin du mois d'avril, soit deux semaines après le début de la campagne de vaccination, un drame survient : des cas de polio sont signalés chez les

---

[1] « Les origines du sida (La meilleure qualité disponible) », www.youtube.com/watch?v= KKJlmAkxnLY&t= 4352s.

[2] « Les origines du sida (La meilleure qualité disponible) ».

enfants vaccinés ; onze d'entre eux meurent et trois quarts sont paralysés. C'est la consternation. La campagne de vaccination à peine commencée est suspendue, le temps de chercher à identifier la cause de ce drame. Le coupable est trouvé, des lots de VPI produits par le laboratoire Cutter ont été mal inactivés. En juin 1955, le programme de vaccination a repris ses activités.

Cependant, la confiance a été ébranlée dans le vaccin de Salk. La voix était désormais libre pour les autres chercheurs, notamment Koprowski et Sabin. Ces deux scientifiques ont privilégié la piste d'un vaccin atténué (fabriqué à partir d'un virus mais dont les capacités de nuire sont réduites). Deux chercheurs rivaux qui poursuivaient un même but. La course est lancée entre les deux et elle sera un duel sans merci. Koprowski était le premier à mettre au point un vaccin atténué vivant oral en 1950, suivi de Sabin. Mais pour gagner la course, il fallait tester le candidat vaccin sur les populations les plus larges possibles. Ce qui n'était pas gagné d'avance aux États-Unis, car la plupart des Américains avaient déjà été vaccinés avec le vaccin inactivé de Salk. Que faire ? Koprowski et Sabin étaient obligés de trouver des sites de vaccination ailleurs pour tester leurs vaccins. Le premier chercheur qui testera son vaccin aura gagné la course. Sabin s'est tourné vers son pays d'origine l'URSS et en collaboration avec ses collègues russes, il a réussi à vacciner des millions d'enfants en deux ans. Koprowski a choisi un pays au cœur de l'Afrique : le Congo-Belge.

Koprowiski au Congo-Belge

Pourquoi le chercheur américain Koprowski a-t-il choisi le Congo-Belge pour tester son vaccin antipolio ? Le documentaire que nous avons visionné sur YouTube évoque comme raison principale les infrastructures sanitaires du Congo-Belge. En effet à cette époque, cette colonie belge était un pays en pleine expansion. Elle possédait des infrastructures sanitaires parmi les mieux organisées et les plus modernes d'Afrique. Le pouvoir colonial y avait construit des laboratoires médicaux modernes, notamment celui de la ville de Stanleyville au Nord-Est du pays. Ce laboratoire médical le plus important et le plus complet de l'Afrique centrale disposait d'un personnel qualifié (des Belges) et « d'un matériel ultramoderne tant pour l'exécution des analyses courantes que pour la recherche et la préparation des vaccins et des sérums utilisés dans la lutte contre les maladies infectieuses ».

Mais il n'y a pas que les infrastructures sanitaires qui ont justifié le choix de Koprowski pour le Congo-Belge. Le chercheur américain entretenait des relations de coopération avec le laboratoire médical de Stanleyville. En collaboration avec le directeur du laboratoire, Monsieur Courtois, il a construit un camp d'expérimentation (animalerie) à Lindi dans les environs de Stanleyville. Dans cette animalerie, une seule espèce de singe était gardée, le chimpanzé. L'animalerie portait les inscriptions ci-après :

Polio.
Mission Courtois-Koprowski.
Centre d'expérimentation. Entrée interdite[1]

Le laboratoire de Stanleyville était dirigé par un Belge de Liège, Ghislain Courtois, assisté par deux de ses compatriotes liégeois aussi : Paul Osterrieth, virologiste et Pierre Doupagne, technicien et d'autres membres de l'équipe[2]. Cela laisse entendre que le médecin américain entretenait une relation privilégiée avec ce laboratoire avant son arrivée à Stanleyville en 1957 pour tester son vaccin.

En 1957, Koprowski débarque donc au Congo pour tester l'efficacité et l'innocuité de son vaccin antipolio. Il teste le vaccin d'abord sur les chimpanzés de l'animalerie de Lindi. Ensuite, il le teste sur le personnel de l'animalerie. A-t-il été testé sur les Belges de l'équipe du laboratoire ? Le documentaire n'y fait aucune allusion. Compte tenu des résultats rassurants observés et avec l'accord des autorités belges, le vaccin antipolio recevra l'autorisation d'utilisation au Congo-Belge. Un million d'enfants congolais seront vaccinés dans les jours et les années qui ont suivi, d'abord à Stanleyville et les environs, ensuite dans la partie Est du Congo et enfin au Burundi et au Rwanda.

Selon toute vraisemblance, c'est dans cette région qu'ont surgi les premiers cas africains de sida, une décennie après la vaccination. Était-ce une simple coïncidence ? Y avait-il quelque chose de différent dans le vaccin de Koprowski ? Ce vaccin avait été préparé sur des cultures cellulaires de reins de chimpanzé envoyés du laboratoire de Stanleyville au Congo-Belge. Ces cultures cellulaires auraient-elles été contaminées malencontreusement par un rétrovirus du singe ? Le chercheur américain Albert B. Sabin qui a analysé le vaccin antipolio de Koprowski a trouvé qu'il était instable et contaminé par un virus inconnu qu'il a nommé virus x. Le 17 novembre 1958, il en a informé Koprowski. La réponse de ce dernier ne s'est pas fait attendre. Dans sa lettre du 1er décembre, il a dit avoir lu avec attention son étonnant courrier ainsi que ses annexes plus étonnantes encore. Et puis, « Tout comme vous, j'essaie de me mettre dans votre situation, mais je ne me vois pas un seul instant rejetant avec désinvolture dix ans de travail d'un autre chercheur sur la base d'une vague idée dépourvue de tout fondement. Je suis certain que vous connaissez la maxime de Rochefoucauld : Les querelles ne dureraient pas longtemps, si le tort n'était que d'un côté... ». Albert Sabin a répliqué sans tarder en ces termes : « Monsieur, votre lettre du 1er décembre ne mérite pas de réponse. Manifestement tout discours et analyse dépassionnés sont impossibles avec vous. [...] En science, sarcasmes et invectives ne peuvent tenir lieu des faits

[1] « Les origines du sida (La meilleure qualité disponible) ».
[2] « Les origines du sida (La meilleure qualité disponible) ».

reproductibles. Adieu, mon ancien ami et collègue »[1]. Selon le commentateur du documentaire, le vaccin de Koprowski serait beaucoup moins au point qu'on le croyait et de surcroit contaminé. Sabin s'apprêtait à rendre public cette information. Dans un article publié en 1959, il a révélé que des tests effectués sur le vaccin de Koprowski ont révélé la présence de virus pathogènes autres que le virus de polio. En juin 1960, c'est son vaccin jugé fiable qui est choisi pour remplacer celui de Salk. Koprowski a perdu la course[2]. Mais le dossier n'est pas clos

L'enquête de Tom Curtis

Pour tenter de faire la lumière sur cette affaire, Tom Curtis, un journaliste scientifique américain, sur les conseils de B. Elswood de l'université de Californie, a effectué une longue enquête auprès de grandes sommités scientifiques, tel Salk, Sabin et Koprowski qui tous trois avaient travaillé sur le vaccin contre la polio, mais aussi le virologue Robert Gallo, spécialiste du sida, Heymann, responsable du programme de recherche sur le sida à l'OMS et Haseltine, professeur de pathologie à Harvard. Plusieurs d'entre eux refusèrent d'engager des discussions sur l'origine du sida, parce qu'ils jugeaient sans importance toute spéculation sur la façon dont le sida est apparu. Quant à Koprowski, souffrant de trous de mémoire, il ne se rappelait plus quels singes avaient été utilisés pour la fabrication de son vaccin[3].

Le seul moyen qui pouvait rétablir la vérité sur le vaccin de Koprowski était de tester ses échantillons conservés à l'institut Wistar de Philadelphie dont Koprowski était le directeur. Curtis avait demandé qu'on teste le vaccin utilisé au Congo-Belge. Cette démarche avait été déjà entreprise par le pathologiste Cecil Fox en 1985 en tant qu'employé du gouvernement afin de déterminer si les échantillons du vaccin de Koprowski présentaient les preuves d'une contamination à un virus étranger. On lui avait répondu que les échantillons de ce vaccin n'existaient plus[4]. La même démarche a été entamée par Le Dr Bohannon, du collège de médecine Baylor à Houston. Celui-ci a demandé à Koprowski des échantillons de son vaccin pour les soumettre à un test afin de vérifier la présence des virus étrangers, y compris celle de HIV. Il n'a pas obtenu satisfaction. Il a adressé la même demande à la FDA pour les premiers stocks des vaccins Salk et Sabin. La FDA a donné son accord mais seulement pour les stocks postérieurs à 1976, ce qui n'avait pas beaucoup d'intérêts à la recherche de Bohannon, la période cruciale étant celle des années 1950[5]. Des questions surgissent autour de toutes ces gesticulations. Pourquoi Koprowski n'a-t-il pas donné satisfaction à la demande de Bohannon ? Pourquoi la FDA

---

[1] « Les origines du sida (La meilleure qualité disponible) ».

[2] « Les origines du sida (La meilleure qualité disponible) ».

[3] M. GEORGET, *Vaccinations. Vérités indésirables,* Labège, Dangles, 2007, p. 118-119.

[4] « Les origines du sida (La meilleure qualité disponible) ».

[5] M. GEORGET, *Vaccinations. Vérités indésirables*, p. 119.

a-t-elle limité son accord aux stocks postérieurs à 1976 sans intérêts pour la recherche de Bohannon ?

L'enquête terminée, Tom Curtis publie en 1992 un article dont il ne soupçonne pas le retentissement. L'article révèle que le vaccin antipolio aurait été contaminé par un virus du singe SV40 et ce virus avait été transmis à des milliers de personnes dans les années 1950 lors de la campagne de vaccination antipolio au Congo-Belge. En effet, il y a une coïncidence géographique entre la vaccination et l'apparition du VIH dans une région où les chercheurs situent le début du sida chez l'homme. Et cette région d'Afrique est justement l'épicentre de l'épidémie du sida.

La thèse de Curtis secoue les scientifiques, car elle met en question un de leurs. La communauté scientifique s'est sentie menacée et les scientifiques étaient surtout inquiets parce que l'auteur de l'article était un journaliste professionnel. Aussi craignaient-ils que les parents se méfient de la vaccination et ne fassent plus vacciner leurs enfants contre la polio. Pire encore, la révélation de Curtis a mis en cause le processus de la fabrication du vaccin de polio, l'une de plus grande fierté de la médecine moderne[1]. Ce qui pouvait avoir une lourde conséquence pour la suite.

L'histoire du vaccin de Koprowski aurait pu s'arrêter là, mais le Britannique Edward Hooper, un journaliste indépendant, décide de reprendre l'enquête. Il a passé une grande partie de sa vie en Afrique où il a exercé différents métiers. Il fut notamment correspondant de la radio britannique *British Broadcasting Corporation* (BBC). Il décide de se rendre au Congo-Belge, car il est persuadé que c'est là que se trouvent certaines réponses à ses questions. Son enquête durera 17 ans et l'emmènera du Congo en Belgique, en passant par les États-Unis. Il accumule de centaines d'heures d'interviews avec des acteurs et témoins (Belges et Congolais) de laboratoire de Stanleyville. Il consulte des milliers de pages de documents, dresse une liste précise et comparative de villes et lieux où eurent lieu les vaccinations, et où ont émergé les premiers cas de sida.

En 1999 enfin, il publie les résultats de ses recherches dans un livre magistral de plus de mille pages intitulé *The river. A Journey back to the source of HIV and AIDS*. Selon ses conclusions, le VIH/sida en Afrique aurait été accidentellement transmis à l'homme lors d'une campagne de vaccination antipolio de Hilary Koprowski organisée au Congo-Belge entre 1957 et 1960. Selon Hooper cité par M. Georget, ce vaccin aurait été fabriqué avec des cellules de chimpanzé en provenance du Congo-Belge lesquelles cellules auraient été contaminées par le virus du singe (VIS), ancêtre du VIH/sida. Le vaccin expérimental antipolio oral a été administré à plus d'un million de personnes au Congo-Belge, au Burundi et au Rwanda[2]. Après les essais cliniques antipolio de 1957, le virus simien ayant contaminé le vaccin et

---

[1] « Les origines du sida (la meilleure qualité disponible).

[2] « Les origines du sida (la meilleure qualité disponible).

devenu VIH, serait resté à l'état latent (en veilleuse) parmi les populations dans l'Est du Congo-Belge et aurait développé sa virulence à la suite de grandes campagnes de vaccination contre la variole entreprise par l'OMS, une dizaine d'années plus tard[1].

La théorie du vaccin antipolio contaminé

Hooper établit une corrélation remarquable entre les lieux où le vaccin a été administré et les premières apparitions du VIH/sida vers 1980 en Afrique. Il affirme que le vaccin de Koprowski diffère des autres vaccins. Le singe utilisé dans la fabrication de son vaccin n'était pas le singe vert, mais le chimpanzé, l'animal porteur de l'ancêtre du virus du sida. Koprowski aurait reçu les cellules de Chimpanzé du laboratoire de Stanleyville avec lequel il collaborait pour la fabrication de son vaccin. Un ancien assistant médical congolais du laboratoire de Stanleyville (Congo-Belge) a témoigné que des reins de chimpanzé du camp Lindi étaient traités dans leur laboratoire et envoyés au Dr Koprowski par Paul Osterrieth. Quant à l'usage que le chercheur américain en a faisait, l'assistant médical a dit ne rien savoir[2].

La même théorie du vaccin antipolio contaminé explique aussi comment le sida parti du Congo s'est répandu dans le reste du monde. En 1960, le Congo-Belge accède à l'indépendance. Pour remplacer les postes laissés vacants par le départ des colons belges, des Haïtiens sont appelés au secours. Ils sont arrivés dans les deux ans qui ont suivi les essais cliniques antipolio et ont bénéficié des campagnes de vaccination antivariolique. Ils sont retournés en Haïti au moment où leur pays était devenu une destination favorite des homosexuels américains[3]. D'Haïti, le VIH s'est retrouvé à Manhattan parmi les homosexuels à partir de 1981.

La sortie du livre de Hooper a provoqué l'effet d'une bombe. Un événement qui a créé un scandale, parce que le livre a mis en cause la science et un éminent chercheur. L'ampleur du débat et les précisons des accusations ont obligé Koprowski à y répondre. Celui-ci a reconnu avoir utilisé des tissus rénaux de singes verts (des Rhésus) afin de fabriquer son vaccin antipolio, mais ces tissus provenaient de l'Inde ou de Philippines, a-t-il précisé. Jamais il ne s'est servi de cellules de chimpanzé. Mais il n'a malheureusement pas fourni des documents précis décrivant la manière dont il fabriquait ses vaccins. Là où les documents ont fait défaut, les images filmées à l'époque coloniale au laboratoire de Stanleyville ont pu éclairer le débat et démentir les propos de Koprowski. Une confrontation est programmée entre Edward Hooper et Koprowski.

---

[1] P. WRIGHT., « Smallpox vaccine triggered Aids virus » cité par M. GEORGET, *Vaccinations. Vérités indésirables*, p.121.

[2] « Les origines du sida (la meilleure qualité disponible).

[3] M. GEORGET, *Vaccinations. Vérités indésirables*, p.121.

La confrontation entre Hooper et Koprowski

Une première conférence sur l'origine du sida est organisée à la *Royal Society* de Londres du 10 au 11 septembre 2000. Il s'agit de confirmer ou d'infirmer la théorie selon laquelle le vaccin antipolio CHAT était responsable de la transmission du VIS, ancêtre du VIH/sida à l'homme. C'est la première fois dans les annales de *Royal Society* qu'un non-scientifique soit autorisé à débattre avec des chercheurs les plus éminents d'un sujet de leur domaine de recherche. D'entrée de jeu, des arguments se succèdent contre la thèse de Hooper. Pour le besoin de la cause, même la date de l'apparition du virus de sida chez l'homme est remise en cause. Et puis, le coup de grâce est porté par l'annonce surprise que les échantillons du vaccin de Koprowski enfin retrouvés ont été testés négatifs : aucune trace de VIS, ni de VIH, ni encore de l'ADN du chimpanzé. Quant à Paul Osterrieth appelé à témoigner, il a affirmé que le laboratoire de Stanleyville n'était pas suffisamment équipé pour y pratiquer la cuture des tissus. Plus encore, il a démenti catégoriquement avoir pratiqué « choses pareilles » en arguant qu'il ne lui serait jamais venu à l'esprit de risquer des vies humaines et sa propre réputation avec du matériel préparé dans des conditions aussi hasardeuses. La conclusion de la conférence est sans appel et ne laisse aucun choix de réponse à Hooper. La théorie du vaccin antipolio à l'origine de la transmission du VIH/sida à l'homme vient d'être éliminée par manque de preuves[1]. Les scientifiques ont présenté des preuves irréfutables. En revanche, le journaliste s'est retrouvé seul contre tous à défendre sa théorie dans une conférence où le jeu était joué d'avance, la messe déjà dite.

Mais le doute persiste et des questions demeurent sans réponse. Parlons-en un peu. Le refus d'analyser les échantillons du vaccin antipolio CHAT, puis les échantillons épuisés et enfin retrouvés. Testés, ils sont indemnes. C'est curieux tout cela. On dirait un jeu d'enfants, un marché de dupes. Quant à Koprowski lui-même, pour fabriquer son vaccin, il a utilisé les cellules de singes verts (Rhésus) envoyées d'Inde ou de Philippines et non des cellules de chimpanzé du Congo-Belge. Très bien. Mais il est curieux de constater que, pour tester un vaccin fabriqué avec les cellules de singes indiens ou philippins, Koprwski a préféré le Congo-Belge à l'Inde. Pourquoi ? Quel est l'intérêt scientifique d'un tel choix ? En outre, pourquoi son vaccin antipolio n'a-t-il pas été homologué aux États-Unis ? Pourquoi ce pays a-t-il préféré le vaccin de Sabin à celui de Koprowski ?

Un autre fait marquant c'est la volte-face du personnel belge de laboratoire de Stanleyville. Contradictions dans leurs propos recueillis au cours de divers interviews avant et après l'enquête. Des interviews qui se contredisent sur un même fait. Le laboratoire de Stanleyville dont on disait qu'il était le plus moderne d'Afrique centrale et dont on a vanté le personnel qualifié et le

[1] M. GEORGET, *Vaccinations. Vérités indésirables*, p.121.

matériel ultramoderne pour l'exécution des analyses courantes, la recherche médicale et la préparation de vaccins contre des maladies infectieuses est présenté à la *Royal Society* par Paul Osterrieth comme un laboratoire sous-équipé et donc incapable de pratiquer la culture des tissus. Une rétraction étonnante. Contradiction flagrante. *Pourtant, les documents du laboratoire de Stanleyville et surtout les images filmées du personnel belge témoignent et accusent.* À cela s'ajoutent les témoignages formels des acteurs et témoins congolais (gardien de l'animalerie de Lindi, infirmier et assistant médical) qui corroborent les faits : des cellules de chimpanzés ont été traités dans leur laboratoire et envoyés au chercheur américain Koprowski. Quant à l'usage qu'il en a fait, ils ont dit ne rien savoir.

Tous les documents d'archives n'ont pas suffi pour qu'un minimum d'humanité surgisse de la conscience de ces hommes afin de reconnaître une faute commise accidentellement. Ces chercheurs sont devenus amnésiques, parce qu'il fallait faire le Ponce Pilate pour ne pas assumer la responsabilité d'un fléau sanitaire sans précédent. Déni scientifique ? Conflits d'intérêts ?

De la théorie du vaccin contaminé à celle du chasseur contaminé

La théorie du vaccin antipolio contaminé par le VIH ayant été battue en brèche, le camp de Koprowski a gagné la cause sans trop convaincre. Il restait à construire un arsenal d'arguments possibles pour incriminer la théorie du chasseur contaminé et contaminant. C'est ce à quoi toutes les études postérieures vont s'engager et ce, à l'absence de l'expertise africaine.

En 2001, une étude épidémiologique menée par l'IRD a confirmé que l'Afrique centrale serait l'épicentre de la pandémie du sida, mais que l'homme était porteur du virus de sida bien avant le lancement de la campagne de vaccination de Koprowski[1]. En avril 2004, un article de Michael Worobey *et al.*, intitulé *Contaminated polio vaccine theory refuted* et publié dans la revue *Nature*, réaffirme le rejet de la théorie du vaccin antipolio contaminé. Son argumentation s'articule en trois points : 1) la divergence génétique importante entre le VIH1 présent dans les populations locales vaccinées et le SIVcpz trouvés chez les chimpanzés ; 2) les études d'horloge moléculaire démontrent que le VIH était localement présent dans la région Kisangani (ex-Stanleyville) en RDC plus de trente ans avant les expériences de vaccination contre la polio par Hilary Koprowski ; 3) l'absence de traces ADN du SIVcpz dans les préparations vaccinales conservées[2]. Toutes ces études menées ont visé l'Afrique et l'origine animale du virus simiesque, sans cependant éclairer le passage de l'espèce animale à l'homme.

---

[1] R. GUYONNET, « La controverse de Douala », www.jeuneafrique.com/221806/archives- thematique/la-controverse-de-douala/.

[2] M. WOROBEY, M. L. SANTIAGO, B. F. KEELE *et al.*, « Contaminated poliovaccine theory refuted », *Nature*, vol. 428, 820 (2004), www.nature.com/articles/428820#citeas.

Une recherche internationale, composée de chercheurs européens et nord-américains et dirigée par Nuno Faria et Philippe Lemay, élargit la problématique. Absence remarquable de chercheurs africains dans cette équipe. On parle de leur continent sans eux. Cette équipe a reconstitué dans le temps et l'espace l'itinéraire chronologique afin de pouvoir établir où et quand ce virus était passé de son réservoir animal à l'homme.

L'étude a établi génétiquement que la source à l'origine de la pandémie du sida était présente chez des chimpanzés vivant dans le Sud-est du Cameroun. Aux alentours de 1920, le virus a franchi la barrière de l'espèce animale à l'homme par la consommation de viande de brousse ou par une blessure du chasseur. Une ou plusieurs personnes devenues porteuses du virus ont voyagé jusqu'à Léopoldville (actuelle ville de Kinshasa), une agglomération en pleine expansion, qui allait devenir le berceau de l'épidémie. De 1920 à 1950, de grandes activités d'urbanisation et d'industrialisation font de Léopoldville une plaque-tournante reliée par la voie fluviale et réseau ferroviaire. Pendant ce temps le virus circule, il traverse le fleuve Congo pour se retrouver à Brazzaville en 1937, avant de se propager dans les villes du Congo-Belge : Elisabethville, Stanleyville, etc. Plusieurs facteurs ont contribué à la diffusion de ce virus : les activités humaines, les pratiques alimentaires, le développement de l'industrie du sexe, l'urbanisation, l'industrialisation, les pratiques médicales avec l'usage de seringues non stérilisés. La combinaison de tous ces facteurs a contribué à l'amplification de l'épidémie naissante à Kinshasa.

L'étude a voulu montrer que le VIH était déjà présent à partir des années 1920 à Léopoldville qui était devenue le foyer de la transmission précoce et l'épicentre de la maladie en 1960. Les résultats de cette étude ont reconstitué la dynamique précoce du VIH et souligné le rôle joué par des changements sociaux et les réseaux de transport dans l'implantation de ce virus dans la population humaine. Ils ont été publiés dans la revue *Science* d'octobre 2014[1]. La même thèse a été récemment reprise par Jacques Pépin dans son livre *Aux origines du sida* publiée en 2019.

La théorie du chasseur contaminé s'est retrouvée au centre de toutes les thèses. Mais beaucoup de questions sont demeurées sans réponse. L'éternelle question est revenue au premier plan. En effet, c'est depuis la nuit des temps que les Africains mangent la viande de singe. Pourquoi le VIS a-t-il attendu seulement le 20e siècle pour passer du singe à l'homme ? La réponse trouvée était apparemment simple. Combinaison des facteurs favorables : migration, urbanisation, industrialisation, prostitution, pratiques médicales par injections non stérilisées, colonisation… Bref, tout sauf la vaccination antipolio.

---

[1] N. R. FARIA, A. RAMBAUT, M. A. SUCHARD, *et al.*, « HIV epidemiology. The early spread and epidemic ignition of HIV-1 in human populations », *Science*, vol. 346, 6205 (oct. 2014), p. 56-61.

En outre, il est curieux de constater que l'étude parle d'un Camerounais sans identité précise. Comment cet homme venu de loin a pu entrer et séjourner dans une colonie belge bien organisée à l'époque et où les mouvements des personnes étaient contrôlés ? Puis, force est de constater que le lieu d'apparition du premier cas de sida s'éloigne de la zone où la vaccination antipolio a eu lieu. Le VIH/sida est parti de Léopoldville pour atteindre la ville d'en-face, Brazzaville et se répandre dans le reste du Congo-Belge. Enfin, en dépit de toutes les études scientifiques qui ont lavé le vaccin de Koprowski de tout soupçon, la polémique sur l'origine du sida ne s'est jamais arrêtée. Pourquoi le soupçon persiste-t-il ? Voilà une question qui a besoin d'une réponse. Quand cette page douloureuse est réouverte au plus haut niveau par des politiques et des chercheurs, cela donne matière à penser et ramène le débat à la case du départ.

Le débat sur le vaccin antipolio contaminé refait surface

Le débat sur l'origine du sida a refait surface dernièrement pendant la pandémie de Covid-19. En effet, les États-Unis ont accusé la Chine d'avoir créé le SRAS-CoV-2. La réponse du berger à la bergère ne s'est pas fait attendre. La Chine à son tour a accusé les États-Unis d'avoir inoculé le VIH/sida aux Africains par la vaccination antipolio. Un jeu de ping-pong qui rouvre cette page douloureuse de l'histoire de la médecine en Afrique. Allez-y comprendre quelque chose. Ce n'est pas tout. En 2013, le parlementaire belge, Laurent Louis, dans sa ferveur oratoire en pleine séance parlementaire, a dit tout haut ce que tout le monde chuchote :

> Hors de question de reconnaître les méfaits et le génocide commis au Congo, on préfère dire que nous y avons apporté la civilisation. Bien sûr. Et on oublie de dire que nous y avons également apporté le sida lorsque nous avons utilisé le peuple congolais comme cobayes pour réaliser nos vaccins contre la polio. Désinformation et hypocrisie une fois de plus. Eh oui, ça ne vous plaît pas et pourtant c'est la stricte vérité[1].

Tout est dit. Vérité ou mensonge ! Mais la vérité est têtue, dit-on. Les scientifiques ont-ils menti pour se donner bonne conscience ? La science a-t-elle vendu son âme au diable ?

En tout état de cause, en considérant les positions des uns et des autres, nous pensons que la communauté scientifique n'a pas eu intérêt à prouver que le vaccin de Koprowski était effectivement contaminé par un virus d'origine simiesque. D'abord, outre le discrédit sur elle-même, cet aveu d'échec mettrait en cause tout un secteur de la recherche scientifique, à savoir les essais cliniques en général et surtout leur pratique dans les PED. Ensuite, les conséquences sur la vaccination seraient désastreuses. Et enfin, les dommages

---

[1] « Vérité sur l'origine du VIH en RDC, écouter un parlementaire belge en pleine session… », www.youtube.com/watch?v=2LALZktQDc0.

et intérêts pour les victimes du sida. Combien sont-elles en Afrique et dans le monde ? Il est donc préférable de continuer à soutenir la thèse selon laquelle l'Africain était porteur du VIH/sida bien avant la vaccination de Koprowski. Aucun État africain n'engagera une poursuite judiciaire contre la communauté scientifique occidentale. Une course perdue d'avance.

Quelle que soit la vérité sur le vaccin de Koprowski et sans privilégier une hypothèse, nous devons cependant tenir compte du fait que dans les années 1950, la recherche d'un vaccin antipolio était objet d'une concurrence âpre entre chercheurs surtout aux États-Unis et les chercheurs se bousculaient pour arracher le leadership de l'innovation. Dans ces conditions, tout pouvait arriver. Même avec les meilleures intentions du monde, l'empressement à utiliser une molécule mise au point en un temps record et sans beaucoup de recul est dangereux ; car, celle-ci est susceptible de semer le germe du plus grand fléau de santé, le germe de la mort pour ainsi dire.

De ce qui précède, nous retenons que la recherche médicale sous la colonisation en Afrique a bénéficié des subventions des colonies et des apports exogènes qui ont permis aux chercheurs occidentaux d'effectuer des recherches sur les maladies tropicales dans les meilleures conditions d'une médecine moderne pour l'intérêt de la colonisation. Voilà pourquoi les activités de recherche ont fonctionné en Afrique de façon satisfaisante jusqu'aux indépendances africaines.

Après le scandale sanitaire du Congo-Belge, nous présentons d'autres cas emblématiques d'essais cliniques ayant soulevé de vives polémiques au cours des décennies 1990 et 2000 en Afrique. Ils illustrent suffisamment les conditions dans lesquelles ces essais cliniques controversés ont été menés sur des Africains et la nature des questions éthiques soulevées. Nous nous limitons à l'affaire de Trovan au Nigeria, l'essai clinique de Tenofovir au Cameroun et à l'accès aux médicaments après-essais cliniques en Égypte. La récente polémique sur l'hypothèse d'un essai clinique sur le vaccin BCG anti-covid en Afrique a aussi retenu notre attention.

1.4.2. L'essai clinique de Trovan au Nigeria

Depuis les années 1990, la mondialisation de la recherche en santé impliquant des sujets humains soulève des questions complexes d'éthique liées soit à la méthodologie de la recherche soit au contexte de sa réalisation en Afrique. Les essais cliniques s'accompagnent souvent de graves violations des directives éthiques en la matière : vices dans le recueil de consentement libre et éclairé (consentement biaisé faute d'information objective sur l'étude…) ; des patients privés de meilleur traitement éprouvé ; compensation insuffisante ou inexistante en cas d'effets secondaires graves ; protection insuffisante des participants à l'essai clinique. Après l'essai clinique, les médicaments mis au point sont inaccessibles ou inabordables pour la population ayant participé pourtant au test, etc.

En outre, on présente souvent l'Afrique comme un continent passoire où l'on peut tout faire et n'importe quoi. C'est pourquoi, l'industrie pharmaceutique occidentale exploite la vulnérabilité du continent et mène des essais cliniques hasardeux et sauvages, sans éthique et en toute opacité[1]. Tous ces clichés sont nourris par le souvenir des scandales médicaux qui jalonnent l'histoire de la médecine en Afrique.

Prenons le cas de l'essai clinique de Trovan au Nigeria. Le fait remonte à 1996 en pleine épidémie de méningite, de rougeole et de choléra dans l'État de Kano au Nord du Nigeria. La nouvelle de l'épidémie parvient au siège de Pfizer aux États-Unis. Pour les dirigeants de ce géant pharmaceutique américain, l'occasion semble rêvée pour prouver à la face du monde que leur antibiotique expérimental Trovan Floxacine à large spectre (commercialisé sous le nom de Trovan) pouvait guérir de nombreuses pathologies. Par ailleurs, cet antibiotique promettait de connaître un succès énorme. Selon les analyses de Wall Streets, il dégagerait, une fois l'étude concluante, un chiffre d'affaires d'un milliard de dollars US.

Faute de trouver un nombre suffisant de sujets d'essai clinique aux États-Unis, Pfizer profite de l'occasion de cette épidémie pour tester son produit sur les agonisants de Kano sous le couvert fallacieux d'une action humanitaire. Il faut vite agir. En six semaines, au lieu d'une année généralement comme il se fait aux États-Unis, les chercheurs de Pfizer préparent leur essai. En avril 1996, sans se donner la peine de déposer un dossier auprès de la FDA, l'équipe de Pfizer s'embarque à destination de la ville de Kano. Elle trouve sur place une équipe de l'organisation humanitaire, Médecins sans Frontières (MSF), procédant au traitement et à de nombreuses vaccinations des malades avec les piqûres de chloramphénicol, un produit recommandé par l'OMS pour combattre la méningite. D'un côté, l'Organisation humanitaire MSF engagée à sauver les vies humaines avec un traitement standard ; de l'autre l'équipe de Pfizer qui s'installe dans une aile délabrée de l'hôpital de Kano pour tester son antibiotique présenté comme un traitement de qualité supérieure pour combattre la méningite[2], alors que cet antibiotique n'avait démontré aucune efficacité contre cette maladie.

L'équipe de Pfizer ne s'est pas préoccupée de se conformer ni au protocole de soins efficace et approuvé ni aux exigences éthiques, à savoir le recueil du consentement des sujets de recherche et l'approbation du CER local. En ce qui concerne le consentement, aucun représentant des enfants n'a indiqué avoir donné un consentement (oral ou écrit) indiquant qu'il souhaitait participer à l'essai du Trovan conduit par Pfizer[3]. Selon Elaine Kusel, une avocate de

---

[1] A. OUVRIER, « La recherche médicale en Afrique est un moyen pour l'Occident de tester des médicaments dangereux », dans V. RIDDE, F. OUATTARA (dir.), *30 idées reçues en santé mondiale*, Rennes, Presses de l'EHESP (2e éd.) 2015, p. 137-138.

[2] S. SHAH, *Cobayes humains...*, p. 236-238.

[3] S. SHAH, *Cobayes humains...*, p. 247.

familles des enfants, aucun consentement ne fut donné. Les intéressés ignoraient participer à un essai clinique[1]. Pour se défendre, la compagnie pharmaceutique américaine a déclaré que les enfants étaient trop jeunes pour signer et les parents ne parlaient pas anglais, la langue du formulaire[2]. Aucun de ces deux arguments ne tient débout. Premièrement, Pfizer était sans ignorer que *la Déclaration d'Helsinki* (1989) *et les Lignes directrices internationales* de CIOMS (1993), en vigueur au moment des faits, stipulaient qu'en cas d'incapacité de sujet, c'est son représentant légal qui s'acquitte de cette obligation, pour le cas présent les parents. Deuxièmement, même si l'anglais était la langue officielle du Nigeria, l'obligation est faite à l'investigateur de traduire le formulaire de consentement dans une langue accessible à la population, c'est-à-dire la langue locale.

Malgré toutes ces lacunes, Pfizer décide de réaliser son essai clinique. Pour aller vite en besogne, les chercheurs simplifient leur méthode de travail et empruntent des raccourcis. Aux États-Unis, les traitements sont administrés par voie intraveineuse, tandis qu'au Nigeria Pfizer choisit la voie orale qui n'avait jamais été testée avant sur des enfants. Or, lorsqu'un patient absorbe un médicament par voie orale, l'itinéraire à parcourir par le produit est beaucoup plus complexe que lorsque le même médicament est injecté dans une veine. C'est en partie pour cette raison que l'OMS recommande l'utilisation des antibiotiques injectables pour combattre rapidement la méningite. En outre, aux États-Unis, les patients sont soumis à un examen consistant au prélèvement de liquide céphalo-rachidien, un ou deux jours après le début du traitement ; cet examen n'a pas eu lieu au Nigeria, parce que jugé facultatif[3]. Une nouveauté.

En dépit du fait que l'essai clinique de Trovan qu'il se proposait de conduire au Nigeria violait les textes régulateurs en vigueur, les chercheurs de Pfizer ont décidé d'aller de l'avant la conscience tranquille. À la fin, ils ont enregistré le même nombre de décès d'enfants dans le groupe ayant reçu le Trovan que dans celui de Rocephin, soit environ 6 %[4] ; 11 décès sur 200 enfants testés, soit 5 traités au Trovan et six au Ceftriaxone. Beaucoup d'autres enfants traités en sont sortis avec des séquelles graves : lésions cérébrales, surdité, paralysie[5].

Les données recueillies à la fin de l'essai ont été examinés en 1997 par la FDA. En dépit des irrégularités flagrantes, à savoir le mode d'administration (orale ou injectable) et le dosage des traitements, l'absence de trace de consentement éclairé et de l'avis favorable du comité d'éthique local, la FDA n'a demandé aucune justification à Pfizer. C'est seulement après les

---

[1] Interview d'Elaine Kusel, 2001 cités par S. SHAH, *Cobayes humains…*, p. 247.

[2] S. SHAH, *Cobayes humains…*, p. 247.

[3] « Vie et mort d'un cobaye humain », *Courrier international* 533 (18-24 Janv. 2001), p. 49.

[4] S. SHAH, *Cobayes humains...*, p. 247.

[5] « Vie et mort d'un cobaye humain », p. 49.

révélations de *Washington Post* en 2001 que l'on a su que l'autorisation délivrée par le comité d'éthique était antidatée et l'hôpital de Kano n'avait pas de comité d'éthique à l'époque de l'essai. La FDA a indiqué seulement que l'essai du Nigeria ne passait pas pour les enfants à cause des incohérences dans les données. Finalement, l'agence américaine a accordé en 1997 l'AMM assortie d'une interdiction aux enfants[1]. En Europe, Trovan n'a pas été autorisé.

D'après Sonia Shah, personne n'aurait jamais entendu parler des dérapages de l'essai clinique de Trovan conduit à Kano, si le reporter du *Washington Post* ne les avait pas révélés. En effet, le 17 décembre 2000, le journal américain publiait le résultat d'une enquête approfondie sur les essais cliniques que les laboratoires pharmaceutiques occidentaux menaient dans les PED. Dans ce rapport, le *Washington Post* dévoilait un rapport confidentiel des experts médicaux nigérians accusant Pfizer d'avoir conduit dans leur pays l'essai clinique de Trovan, de façon illégale (c'est-à-dire sans l'accord préalable des autorités régulatrices du Nigeria) et violé la Déclaration Helsinki, la Convention internationale des droits de l'enfant ainsi que les lois du Nigeria.

À la suite des révélations du *Washington Post*, le ministère de la Santé du Nigeria a créé une commission d'enquête devant établir les responsabilités dans cette affaire. Après l'enquête, la Commission a rédigé en 2001 un rapport sur les faits imputés à Pfizer. Selon ce rapport, une centaine d'enfants ont reçu la molécule Trovan en pleine épidémie de rougeole et de méningite, sur un accord oral des parents sans que Pfizer leur dise qu'il s'agissait d'un test clinique. Une autre centaine a reçu un autre antibiotique. Sur les 200 enfants traités, 11 sont morts (5 dans le groupe de Trovan et 6 dans l'autre groupe), sans lien avéré avec la molécule. Mais beaucoup d'enfants traités avec ces médicaments ont par la suite souffert de diverses affections, notamment des lésions cérébrales, de surdité, de cécité, de trouble de langage et des paralysies[2].

Le cas a donné lieu à l'ouverture d'une double action judiciaire : l'une aux États-Unis et l'autre au Nigeria. En 2001, trente familles nigérianes ont porté plainte contre Pfizer devant un tribunal fédéral de Manhattan pour les dommages subis par leurs enfants. Plainte rejetée, mais les plaignants ont fait appel. De son côté, l'État de Kano a intenté, en mai de la même année, un procès semblable à Pfizer devant la Haute Cour de l'État de Kano et réclamait 2,75 milliards de dollars d'indemnités pour avoir *secrètement utilisés des enfants comme cobayes dans les tests d'un médicament sous le prétexte d'apporter une aide humanitaire*. Le procureur général de l'État de Kano a

---

[1] S. SHAH, *Cobayes humains...*, p. 248.

[2] S. CESSOU, « L'Afrique, perpétuel cobaye de 'Big Pharma' ? », *Le Monde diplomatique*, 25/9/2020, https://blog.mondediplomatique.net/l-afrique-perpetuel-cobaye-de-bing-pharma.

retenu contre le laboratoire américain 29 chefs d'accusation dont *comportement antiéthique, comportement délictueux, complot, dissimulation et mort de victimes innocentes*. Pour compléter ce feuilleton judiciaire, le gouvernement fédéral nigérian a également porté plainte, le 4 juin, contre Pfizer et réclamait 7 milliards de dollars de dommages pour des essais cliniques d'un médicament responsable de la mort de nombreux enfants nigérians[1].

Cette bataille judiciaire a duré des années avec des rebondissements incessants. Un long feuilleton émaillé de soupçon de corruption. Finalement, en 2009, Pfizer a négocié un accord à l'amiable avec le Nigeria, l'État de Kano et les familles des victimes à Rome en présence de deux anciens présidents, le Nigérian Yakubu Gowon et l'Américain Jimmy Carter. Le laboratoire américain a accepté de verser une indemnité de 75 millions de dollars répartie entre les familles des victimes et l'État de Kano. Outre les indemnités pécuniaires, l'État de Kano a aussi obtenu la construction d'un hôpital dans la ville de Kano en contrepartie de l'abandon des poursuites pénales et civiles contre Pfizer.

L'année 2009 a coûté cher à Pfizer puisque le géant pharmaceutique américain a dû s'acquitter d'une amende de 2,3 milliards de dollars dans le cadre d'un accord avec la justice américaine à la suite d'une plainte pour ses pratiques commerciales illégales (publicité mensongère relative à plusieurs médicaments tels que l'anti-inflammatoire Bextra et autres)[2]. De l'essai de Trovan, on passe aux essais cliniques sur le VIH/SIDA.

1.4.3. L'essai controversé de Tenofovir au Cameroun

Pour bien comprendre l'affaire de Tenofovir au Cameroun, il est important de remonter aux États-Unis, au Cambodge et en Thaïlande où les mêmes essais cliniques de Tenofovir se sont déroulés. Comment ces essais ont-ils été organisés dans ces pays ? Quelle a été la réaction des autorités locales et celle des sujets participant à l'étude dans ces pays asiatiques ?

Avant la tenue de l'essai clinique à Douala

Comme la recherche d'un vaccin contre le VIH piétinait, les spécialistes de la prévention du sida ont exploré une nouvelle piste avec l'utilisation des

---

[1] « Le Nigeria porte plainte contre le géant pharmaceutique américain Pfizer », https://www.lemonde.fr/afrique/article/2007/06/05/le-nigeria-porte-plainte-contre-le-geant-pharmaceutique-americain-pfizer_918913_3212.html.

[2] S. CESSOU, « L'Afrique, perpétuel cobaye de 'Big Pharma' ? » ; « Essais thérapeutiques au Nigeria : quand Pfizer versait 75 millions de dollars suite au décès de plusieurs enfants », https://www.breizh-info.com/2021/08/10/168730/essais-therapeutiques-au-nigeria-quand-pfizer-versait-75-millions-de-dollars-suite-au décès-de plusieurs-enfants.

antirétroviraux comme préventifs à la contamination au VIH à l'instar de la névirapine et l'azidothymidine (AZT) pour les nourrissons. On a pensé que l'antiviral Viread (Tenofovir) de Gilead Science, lancé en 2001, pourrait avoir le même effet pour les adultes exposés au virus. Car, contrairement à d'autres antiviraux, il a l'avantage d'être efficace même s'il est pris une seule fois par jour et a peu d'effets secondaires réellement toxiques[1]. L'ambition est grande et tous les espoirs sont permis. Ce rapprochement entre Viread et AZT situe tout l'enjeu économique de l'opération.

En 2002, la BMGF accorde à *Family Health International* (FHI) 6,5 millions de dollars pour cet essai, tandis que le gouvernement américain en apporte 5,5 millions. Le coût total du financement est de 12 millions de dollars US[2]. En 2004, les *Centers of Disease Control and Prevention* (CDC), les *National Institutes of Health* (NIH), la BMGF et des chercheurs envisagent de lancer à grande échelle l'essai clinique de Tenofovir afin de vérifier le bien-fondé de l'hypothèse de sa protection contre le VIH. Pendant que l'essai de phase 2 était en cours à San Francisco et à Atlanta aux États-Unis et sans en attendre les résultats comme prévu dans la réglementation, l'essai clinique de phase 3 est lancé en Asie et en Afrique au mépris des Bonnes Pratiques Cliniques (BPC). La méthode est aussi différente de celle utilisée aux États-Unis où les sujets ont été répartis en trois groupes, les deux premiers ont reçu le Tenofovir ou le placebo, tandis que le troisième a bénéficié de conseil et d'aide psychologique[3].

L'essai est lancé hors des États-Unis. Les CDC recrutent 1.200 hommes et femmes au Botswana et 1.600 consommateurs de stupéfiants par voie intraveineuse en Thaïlande ; 960 prostituées cambodgiens de Phnom Penh participent à l'essai conduit par les NIH. Les sujets de recherche ne bénéficient pas de méthodes ayant démontré leur efficacité, à l'occurrence les préservatifs et les aiguilles stérilisées, comme le stipule la Déclaration d'Helsinki. Près de la moitié des sujets de recherche ne bénéficient même pas de l'hypothétique protection du Tenofovir, on leur administre un placebo. Un fait nouveau, aux consommateurs de stupéfiants thaïlandais on ne fournit aucune aiguille stérile. Le gouvernement thaïlandais condamne une telle approche[4]. En été 2004, lors d'une conférence internationale sur le sida, une équipe de l'association Act up Paris et une association de défense des prostituées cambodgiennes manifestent contre l'essai clinique de Tenofovir.

Selon les déclarations des manifestants (fermement démenties par les chercheurs), le recrutement des sujets avait été effectué sous la pression du chantage, l'aide psychologique proposée était dérisoire et les investigateurs

---

[1] S. SHAH, *Cobayes humains...*, p. 269.

[2] « Sida, Cobayes et polémique », www.jeuneafrique.com/127941/archives-thematiques/sida-cobayes-et-polemique/.

[3] S. SHAH, *Cobayes humains...*, p. 269-270.

[4] S. SHAH, *Cobayes humains...*, p. 270-271.

avaient refusé de prendre la responsabilité de traiter les sujets susceptibles de tomber malades pendant l'étude[1].

Les séroconverties devront se référer à un système de santé cambodgien d'un niveau de soins insuffisant et n'auront qu'un accès très limité aux antirétroviraux. Inquiet, le premier ministre cambodgien a interdit l'essai clinique de Tenofovir à la date du 11 août 2004. Quelques mois plus tard, les militants thaïlandais contre le sida ont commencé, eux aussi, à faire entendre leur voix en passant au crible les essais de Tenofovir en cours dans leur pays[2]. Que s'est-il passé en Afrique ?

Le déroulement de l'essai clinique à Douala

Des essais cliniques de Tenofovir en Afrique bénéficient du financement de la BMGF. Trois pays sont sélectionnés pour les organiser : le Cameroun pour la ville de Douala, le Ghana dans la ville de Tema et le Nigeria dans l'immense métropole d'Ibadan. Ces villes ont été retenues pour leur taux élevé d'infection parmi les populations à risque, à savoir les prostituées. Dans la ville portuaire de Douala, ce taux atteint 40 %. En effet, comme dit précédemment, le Cameroun représente pour les chercheurs un intérêt particulier parce que, selon l'Agence nationale de recherches sur le sida (ANRS) en France, il héberge une grande variété des types et sous-types de virus du sida[3].

En janvier 2003, le gouvernement camerounais autorise la tenue de l'essai clinique de Tenofovir dans son pays et cet essai est conduit par l'organisation américaine FHI pour le compte du laboratoire *Gilead*. Comme au Cambodge, l'essai consiste à vérifier l'éventuelle efficacité de l'antiviral Tenofovir dans la prévention contre le VIH. Selon le FHI, l'essai devrait permettre de « savoir si le Viread peut jouer pour le sida le même rôle que la pilule pour la prévention de grossesse »[4].

Le protocole de l'essai est émaillé d'irrégularités qui ont échappé à la vigilance du comité national d'éthique. Une équipe de l'association française Act-Up Paris, en séjour au Cameroun, en avril 2004, est alertée par ses interlocuteurs locaux de l'ONG *Réseau Études Droit et Sida* (REDS), une association des malades du sida. Dans le formulaire de consentement des sujets, une lacune et non des moindres attire leur attention et les inquiète. Alors que cet essai expose les sujets à des risques graves et irréversibles, « la prise en charge des prostituées contaminées au cours de

---

[1] Communiqué de presse d'Act up Paris et d'Asian Pacific Network of sex workers, « Gilead Organizes the infection of sex workers », 15 juillet 2004 cité par S. SHAH, *Cobayes humains…*, p. 271.

[2] S. SHAH, *Cobayes humains…*, p. 171.

[3] « Sida, cobayes et polémique ».

[4] « Sida, cobayes et polémique ».

l'essai n'est pas garantie »[1]. Le 7 mai, l'association s'empresse de s'enquérir de la situation auprès du coresponsable scientifique du projet, le professeur Anderson Sama Doh, lequel « répond qu'en cas d'infection les patients seraient orientés vers les programmes publics de traitements existants et à leurs frais »[2]. Propos confirmés par les documents publiés par FHI[3]. À ce point, l'indignation est totale. C'est le début de la controverse qui opposera tout au long de l'essai les organisateurs de l'étude aux membres de l'association REDS.

En dépit des irrégularités dénoncées, l'essai clinique démarre en mai 2004. Sur 400 prostituées recrutées, une moitié reçoit un comprimé de Viread et l'autre un placebo. Chaque mois, les prostituées sont soumises à un contrôle pour mesurer le taux de contamination par groupe et ont droit à des bilans gynécologiques et des paquets de préservatifs masculins. Le suivi médical dont les sujets de recherche devraient bénéficier a convaincu nombre des prostituées à participer à l'essai. Mais ont-elles compris la portée du test auquel elles étaient conviées à se soumettre et surtout les risques irréversibles encourus ? Ont-elles compris qu'elles ne bénéficiaient d'aucune prise en charge en cas de contamination au cours de l'essai ?[4] D'après une des prostituées qui témoignait dans l'ombre, on leur a dit que la molécule était un vaccin qui les protégerait contre la contamination par le VIH[5]. Naïveté et ignorance ! Si l'efficacité dans la prévention contre la contamination par le VIH était prouvée, pourquoi soumettre encore la même molécule au test pour démontrer la même efficacité ?

Les membres de REDS du Cameroun profitent de leur participation à un festival de solidarité avec les malades du sida, en juillet 2004 à Paris, pour chercher des relais d'action et le soutien extérieur. Ils sont encouragés par la mobilisation des prostituées de Phnom Pench (Cambodge) qui s'opposent, elles aussi, à la tenue dans leur pays de l'essai de Tenofovir dont l'interdiction suivra quelques jours après, c'est-à-dire le 11 août 2004[6].

Ce débat jusque-là confiné dans le cercle de spécialistes attire l'attention des médias internationaux. La télévision française « France 2 » se saisit du dossier et relance le débat au cours de l'émission « Complément d'enquête » du 17 janvier 2005. Un scandale au cœur de la RBM en Afrique éclate au grand jour. Le promoteur et l'investigateur sont « accusés d'avoir utilisé comme des 'cobayes' des prostituées, au mépris de leurs droits, et les autorités

---

[1] « Sida, cobayes et polémique ».
[2] « Sida, cobayes et polémique ».
[3] « Sida, cobayes et polémique ».
[4] « Sida, cobayes et polémique ».
[5] « Essai clinique du Tenofovir : une question d'éthique », 28/01/2005, www.thenewhumanitarian.org/fr/actualites/2005/01/28/essai-clinique-du-tenofovir-une-question-d'ethique.
[6] « Sida, cobayes et polémique ».

tancées d'avoir laissé faire »[1]. Le présentateur de l'émission se demande si les autorités compétentes camerounaises sont elles-mêmes suffisamment informées sur ce genre de question pour traiter avec légèreté un problème aussi délicat que celui-là. Au lendemain de l'émission, protestations et vives réactions d'indignation fusent de toutes parts. Le gouvernement camerounais par son ministre de la Santé, Urbain Olanguena, clame sa bonne foi et déclare qu'« il n'y a pas de problèmes éthiques »[2]. Pour ce ministre,

> Il faut bien séparer les questions éthiques des questions humanitaires, il faut éviter l'amalgame. Sur le plan humanitaire, il est tout à fait normal que les personnes enrôlées dans l'étude soient totalement prises en charge, s'il s'avérait que pendant cette étude elles sont séroconverties. Et même si cela n'est pas une exigence éthique, le ministre de la Santé a donné à l'équipe de recherche et aux institutions qui appuient cette étude la prescription de prendre en charge ces personnes…[3].

Aussi précise-t-il que : « il n'y a pas de relation de cause à effet entre l'étude et l'infection à VIH des volontaires »[4]. Ces propos incompréhensibles tenus de surcroît par un médecin relèvent simplement de la légèreté et de la complaisance. On pourrait poser à ce dernier la question de savoir ce qu'il entendait par séparer les questions éthiques des questions humanitaires et où il plaçait la frontière entre les deux.

Le discours du ministre n'a pas empêché la polémique de s'enfler. Quelques jours après l'émission de la télévision française France 2, l'association Act up Paris a manifesté à Paris devant l'ambassade du Cameroun en France pour obtenir la condamnation de l'essai de Tenofovir conduit à Douala[5]. Acculé de toutes parts, le ministre de la Santé a décidé de soumettre l'essai à un audit afin d'apprécier les conditions éthiques de la mise en œuvre dudit protocole d'essai clinique. La mission terminée, l'audit lui a présenté son rapport au début de février 2005. Quelques jours plus tard, l'essai a finalement été suspendu en raison des « manquements et des dysfonctionnements », suspendu par celui qui en a autorisé la tenue[6]. En mars 2005, l'essai de Tenofovir en cours au Nigeria est aussi annulé par des chercheurs eux-mêmes[7]. C'est la fin d'une aventure américaine de « tourisme scientifique » en Afrique.

---

[1] « Sida, cobayes et polémique ».
[2] *Cameroon Tribune,* 24 janvier 2005 cité par « Sida, cobayes et polémique ».
[3] « Sida, cobayes et polémique ».
[4] « Sida, cobayes et polémique ».
[5] S. SHAH, *Cobayes humains…,* p. 272.
[6] « Sida, cobayes et polémique ».
[7] S. SHAH, *Cobayes humains…,* p. 272.

1.4.4. L'accès aux médicaments après-essais cliniques

En juin 2016, *Public Eye* et ses partenaires néerlandais et égyptiens avaient publié un rapport sur les essais cliniques menés en Égypte. Ce rapport faisait état de violation des directives internationales d'éthique en la matière par des entreprises pharmaceutiques en ce qui concerne des médicaments testés dans ce pays. En effet, ces directives exigent que les essais cliniques réalisés dans le contexte de vulnérabilité doivent profiter à la population locale qui y a participé. Malheureusement ce n'est pas toujours le cas. Certains médicaments testés en Égypte ne sont jamais revenus pour la consommation. Ceux qui sont revenus coûtent si cher que le commun des mortels ne peut se permettre de les acheter, alors que le pays devrait bénéficier d'un tarif préférentiel pour les sacrifices consentis par sa population ayant participé aux tests cliniques.

En 2016 toujours en Égypte, 57 tests de médicaments internationaux actifs ont été recensés dont plus de la moitié portaient sur des anticancéreux. Les géants pharmaceutiques suisses Roche et Novartis, très actifs en Égypte, étaient responsables de 28 d'entre eux. Sur 24 médicaments considérés, un sur trois n'a pas été homologué en Égypte après les essais cliniques, alors qu'ils le sont tous en Europe et aux États-Unis.

Comme on le voit donc, les intérêts des uns et des autres étant divergents, et dans un contexte de vulnérabilité, la pratique des essais cliniques est susceptible de soulever des questions complexes d'éthique et de société.

1.4.5. L'hypothèse d'un essai clinique sur le vaccin BCG en Afrique

L'apparition de la maladie de Covid-19 a suscité un élan inédit de recherche pour trouver rapidement une solution à ce problème de santé publique devenue une menace contre la planète. Plusieurs initiatives de mise au point de vaccins ont été prises avec à l'avant plan des vaccins de nouvelle génération AR messager suivis de vaccins classiques. Face à ces efforts de recherche biomédicale, les anti-mondialistes, les anti-impérialistes ont dénoncé la mise au point de ces vaccins comme un complot mondial visant à contrôler la population en injectant des puces ou nanoparticules activées par la 5G[1]. Des infox de niveau global circulant en Europe ont été relayées en Afrique. Des messages (vidéo, audio, images, textes) des personnalités politiques et scientifiques, des activistes africains et occidentaux, des Africains de la diaspora ont mis en garde la population africaine contre les essais cliniques et la vaccination anti-covid. Ainsi, la méfiance s'est créée dans l'opinion publique en Afrique, méfiance nourrie par les scandales sanitaires du passé.

---

[1] A. DESCLAUX, « Covid-19 : En Afrique de l'Ouest, le vaccin n'est pas le nouveau 'magic bullet' », https://vih.org/vih-et-sante-sexuelle/20210202/la- mondialisation-des-informations-et-la-fabrique-des-opinions-sur-les-traitements-du-covid-en-afrique.

Comme si tous ces clichés ne suffisaient pas, deux chercheurs français dérapent et jettent l'huile sur le feu.

Le dérapage de deux chercheurs français

Nous sommes le 1er avril 2020 sur le plateau de LCI, une chaîne d'information en continu du groupe audiovisuel français TF1, deux médecins français, Jean-Paul Mira, le chef de service de médecine interne et de réanimation à l'hôpital Cochin à Paris et de Camille Locht, directeur de recherche à l'Inserm (Lille), échangent sur des études qui pourraient être effectuées sur le vaccin du BCG[1] pour vérifier son efficacité contre la Covid-19. En effet, des études épidémiologiques ont suggéré que ce vieux vaccin pourrait stimuler l'immunité contre le coronavirus. Des études sont donc envisagées pour vérifier l'hypothèse de cette efficacité. À un moment de l'entretien, Jean-Paul Mira pose la question suivante à son interlocuteur :

> Si je peux être provocateur, est-ce que l'on ne devrait pas faire cette étude en Afrique, où il n'y a pas de masques, pas de traitements, pas de réanimation ? Un peu comme c'est fait d'ailleurs pour certaines études dont le sida où, chez les prostituées, on essaye des choses parce qu'on sait qu'elles sont hautement exposées et elles ne se protègent pas. Qu'est-ce que vous en pensez ? [2]

Son interlocuteur en duplex lui répond en ces termes : « Vous avez raison, d'ailleurs on est en train de réfléchir en parallèle à une étude en Afrique justement pour faire ce même type d'approche avec le BCG et un placebo ; je pense qu'il y a un appel d'offre qui est fait et qui va sortir »[3]. En résumé, ces deux médecins ont discuté de l'hypothèse de tester le vaccin BCG en prévention contre la Covid en Afrique du fait de la vulnérabilité du continent et de manque de moyens de protection disponibles localement, comme ce fut le cas des essais cliniques de prévention contre le VIH menés autrefois chez des travailleuses de sexe à Douala (Cameroun) et ailleurs en Afrique.

L'entretien de ces deux médecins attire l'attention des stars internationales de la musique (Booba) et du football (Samuel Eto'o et Didier Drogba). En colère et indignées, ces stars ont rapidement relayé ces propos sur les réseaux sociaux. Reflexes racistes et néo-colonialistes, méprisants, inadmissibles, à la limite intolérables. La vidéo de l'entretien était encore visible sur la page web de LCI dans la matinée du 1eravril, mais elle a été retirée dans l'après-midi. Trop tard. Le péché est déjà commis. Cette vidéo d'une minute partagée sur internet a déjà fait le tour du monde.

---

[1] Vaccin bilié de Calmette et Guérin du nom de ses inventeurs, mis au point contre la tuberculose il y a un siècle.

[2] FRANCE24, « Tester des vaccins en Afrique ? Tollé et excuses après une interview polémique », 03/04/2020, www.france24.com/fr/ 20200403/-tester-des vaccins-en-afrique-et-excuses-après-une-interview-polemique.

[3] FRANCE24, « Tester des vaccins en Afrique ? Tollé et excuses… ».

À l'origine de la colère et de l'indignation, ce n'est pas tant l'hypothèse de réaliser un essai vaccinal anti-Covid-19 en Afrique, mais la question provocatrice de Jean-Paul Mira qui évoque avec une ironie de mauvais goût la vulnérabilité du continent et les essais cliniques ayant utilisé des Africains comme de véritables cobayes. Ces essais cliniques scandaleux ont émaillé de douleur l'histoire de la RBM sur ce continent. Les deux médecins ont feint d'ignorer qu'un essai clinique de BCG réalisé dans les conditions évoquées soulèverait de graves problèmes éthiques comme autrefois. Rien de choquant pour eux : « on essaye des choses parce qu'on sait qu'elles sont hautement exposées et elles ne se protègent pas ». Quelle éthique médicale ! Quel cynisme ! Quelle idée d'utiliser les Africains comme cobayes pour tester un vaccin contre le virus de la Covid-19 !

La vidéo de deux scientifiques français et les réactions des stars citées ci-haut relayées par des activistes anti-impérialistes et des panafricanistes très actifs sur les réseaux sociaux ont fait le tour du monde et mobilisé ainsi une audience populaire large. Des réactions d'indignation et de colère, allant de l'insulte à la menace physique, se multiplient : sociétés civiles, associations antiracistes, Africains du continent et de la diaspora ainsi que les Afrodescendants, personnalités politiques, gouvernements français et africains, même des instances internationales prennent position.

Dans une lettre ouverte signée par des célébrités africaines et afrodescendantes (activistes, footballeurs, musiciens, etc.) et adressée au président français Emmanuel Macron, l'association Esprit d'Ebène s'est indignée de la proposition de ces deux médecins français de tester un vaccin en Afrique en la justifiant par le dénuement du continent. Et l'Association de s'interroger : « Faut-il rappeler que le dénuement africain (' pas de masques, pas de traitement…') n'est pas un fait de nature, mais résulte notamment d'un pillage continu ? Faut-il décrire les sentiments de familles réduites à la condition de rats de laboratoire ? ». De tels propos sont « une insulte à l'Afrique et à l'humanité », s'est-elle insurgée dans sa lettre publiée dans une colonne du quotidien *Le Monde* du 3 avril[1]. De nombreuses personnalités françaises et issues de la diaspora ont rejoint les premiers signataires de la lettre ouverte.

« Non, les Africains ne sont pas des cobayes », s'est indignée SOS Racisme dans un communiqué dénonçant « 'à l'endroit des corps noirs un mépris' et la comparaison avec le sida et les prostituées, problématique et malvenue ». Et l'Association a saisi le Conseil supérieur de l'audiovisuel[2]. Dans un twitter fustigeant les « propos graves, racistes et méprisables » de ces deux médecins, la star ivoirienne du football Didier Drogba a rappelé que « L'Afrique n'est

---

[1] « Coronavirus : Sur LCI, des propos qui sont une insulte à l'Afrique et à l'humanité' », www.lemonde.fr/afrique/article/2020/04/03/coronavirus-sur-lci-des-propos-qui-sont-une-insulte-a-l-afrique-et-a-l-humanite_6035491_3212.html.

[2] A. DESCLAUX, « Covid-19 : En Afrique de l'Ouest… ».

pas un laboratoire ». Quant au Conseil supérieur de l'audiovisuel (CSA) de la France, saisi par de nombreux téléspectateurs et dans un communiqué du 14 avril 2020, il a fait observer que le sujet abordé par les deux professionnels de santé n'avait pas été traité suffisamment avec rigueur et il a fermement mis en garde la chaîne LCI contre le renouvellement de tels faits.

Bref, une multitude de prises de position contre des propos choquants échangés entre les deux chercheurs français sur l'opportunité de réaliser en Afrique, des essais cliniques portant sur l'utilisation du vaccin BCG pour prévenir les infections à la Covid-19. Tel qu'expliqué, cet essai clinique serait une nouvelle forme d'exploitation de la vulnérabilité des pays africains et une pratique prédatrice des firmes pharmaceutiques occidentales.

Face à l'ampleur de la polémique, l'INSERM dont fait partie Camille Locht a publié un tweet le 2 avril pour tenter de couper court à ce qu'il a maladroitement considéré comme fakenews : « Une vidéo tronquée, tirée d'1 interview sur @LCI d'1 de nos chercheurs à propos des études sur l'utilisation potentielle du vaccin #BCG contre le #COVID19, fait l'objet d'interprétations erronées sur les réseaux sociaux ». En outre, il a précisé que des essais cliniques visant à tester l'efficacité du vaccin BCG contre la Covid-19 sont en cours ou sur le point d'être lancés dans les pays européens (Pays-Bas, Allemagne, France, Espagne…) et en Australie. S'il y a un déploiement en Afrique, il se ferait en parallèle de ces derniers. L'Afrique ne doit pas être oubliée ni exclue des recherches, car la pandémie est globale[1].

Les deux auteurs du dérapage télévisuel ont préféré réagir par le biais de leurs employeurs respectifs dans la soirée du 3 avril. Dans un communiqué de l'AP-HP, Jean-Paul Mira a présenté ses excuses en ces termes : « excuses les plus sincères à celles et à ceux qui ont été heurtés, choqués, qui se sont sentis insultés par des propos que j'ai maladroitement prononcés sur LCI cette semaine » et « pouvant se prêter à des interprétations péjoratives vis-à-vis des pays d'Afrique ». Quant à Camille Locht qui s'est exprimé par le biais de l'Inserm, il a dit comprendre l'émotion suscitée et liée à son manque de réaction aux propos tenus par son interlocuteur sur LCI. Les conditions dans lesquelles cette interview a été menée, a-t-il dit, ne lui ont pas permis de réagir correctement. Il s'en est excusé tout en tenant à préciser qu'il n'a tenu aucun propos raciste[2].

L'affaire a pris une tournure politique. Les autorités sanitaires de plusieurs pays africains ont exprimé des réserves envers les vaccins, d'autres ont carrément refusé de mener des essais cliniques sur le vaccin (venu de

---

[1] https://twitter.com/inserm/status/1246116804235329953 8?ref_src=twsrc%.

[2] « Coronavirus : des spécialistes français s'excusent après leurs propos sur un test de vaccin en Afrique », *Le Monde,* 6 avril 2020, www.lemonde.fr/afrique/article/2020/04/06/coronavirus-des-specialistes-francais-s-excusent-apres-leurs-propos-sur-un-test-de-vaccin-en-afrique.

l'Occident bien entendu)[1]. Le ministère français des affaires étrangères a déclaré pour sa part que ces propos ne reflétaient pas la position des autorités françaises et a rappelé sa mobilisation en faveur de la lutte contre le virus en Afrique[2]. Le directeur général de l'OMS, l'Éthiopien Tedros Adhanom Ghebreyesus, premier africain à occuper ce poste, n'est pas resté indifférent. Interrogé par un journaliste nigérian, il a fustigé des « propos racistes » et une « mentalité colonialiste »[3]. Le responsable des opérations d'urgence de l'OMS-Afrique, le Dr Michel Yao, a rappelé que « Les essais cliniques sont une étape indispensable pour mesurer l'efficacité des médicaments ». Et d'ajouter : « Plus on a de pays qui participent à la recherche, plus nous disposons d'un nombre de données significatives, recueillies dans des contextes différents, qui nous permettront de valider ce qui a été entamé par des recherches préliminaires ». Toutefois, il s'est montré prudent quant au test de BCG contre la Covid-19. C'est pourquoi, il a rappelé les fondamentaux ci-après : « Il est nécessaire que les équipes qui débutent ce type d'essai puissent bien le documenter et qu'il soit proposé par un comité scientifique avant d'être accepté par les pays, via leur comité d'éthique »[4].

Les propos tenus par les experts français ont jeté le doute sur le bien-fondé des expérimentations en Afrique et sur la bonne foi de leurs commanditaires. Ils ont réveillé le sceptre des essais cliniques sauvages et hasardeux menés en Afrique dans le passé. Voilà pourquoi les Africains refusent la vaccination même la plus utile pour la santé.

En réalité, si l'entretien n'avait pas évoqué le souvenir douloureux des scandales sanitaires du passé en Afrique, l'hypothèse de tester le vaccin BCG contre la Covid ne soulèverait peut-être pas une polémique d'une telle ampleur. Parce que l'étude proposée concernait un vaccin existant déjà et utilisé largement en Afrique depuis des décennies.

L'annonce de la tenue des essais vaccinaux anti-covid en RDC

Le débat était loin d'être clos qu'il s'est déplacé de la France pour la RDC. En effet, le 4 avril 2020, le Pr J.-J. Muyembe Tamfum, coordonnateur national du secrétariat technique du comité multisectoriel de la riposte à la pandémie de Covid-19, a annoncé la tenue prochaine d'un essai de vaccin anti-covid en RDC. « Nous avons été choisis pour faire ces essais. Le vaccin sera produit soit aux États-Unis, soit au Canada, soit en Chine. Nous, nous sommes

---

[1] A. DESCLAUX, « Covid : en Afrique de l'Ouest… ».

[2] « Coronavirus : des spécialistes français s'excusent… ».

[3] S. PETITE, « Les Africains 'cobayes' contre le Covid-19 ? Le grand malentendu », www.letemps.ch/ monde/Afrique/africains.cobayes-contre-covid19-grand-malentendu.

[4] M. SOUMARÉ, « Traitements contre le coronavirus testés en Afrique : une polémique dangereuse », www.jeuneafrique.com/921486/societe/ traitements-contre-le-coronavirus-testés-en-afrique-une polémique-dangereuse.

candidats pour faire les essais ici chez nous », a déclaré le Pr Muyembe. Et le virologue congolais d'ajouter « Peut-être vers juillet-août, nous pourrons commencer à avoir des essais cliniques de ce vaccin »[1]. Il s'adressait à la presse aux cotés de l'ambassadeur américain en RDC Mike Hammer.

À notre avis, ce fut une sortie médiatique ratée pour deux raisons : d'abord, parce que le Pr Muyembe n'a pas tenu compte de la polémique en cours suscitée par deux médecins français sur le même sujet ; ensuite la présence de l'ambassadeur américain à ses côtés. Pour quoi faire ? La présence de ce diplomate a jeté de l'huile sur le feu. Une présence encombrante et inopportune. En outre, pour un sujet aussi sensible que les essais cliniques parrainés par l'Occident, il aurait été indiqué que ce soit le ministre de la Santé qui assume la responsabilité d'annoncer cette nouvelle aux Congolais. Le Pr Muyembe a-t-il été piégé ? Son service de communication a-t-il analysé tous ces éléments avant que Muyembe prenne la parole ?

Le message de Muyembe a provoqué une vague de critiques - parfois désobligeantes –, d'indignation et d'incompréhension. Les Congolais ont refusé d'être des cobayes, des Africains du continent et de la diaspora ont également exprimé leur opposition à ce projet. Une pétition : « Non aux tests de vaccin contre la Covid-19 en Afrique » a été aussitôt mise en ligne pour désapprouver cette initiative.

Face au tollé généralisé, Muyembe a tenté de calmer les esprits et de rassurer les Congolais. Dans un message vidéo du 4 avril, il est revenu sur ses propos :

> Mon message de ce soir est d'apaiser la tension que j'observe dans la population. Mon intention en parlant du vaccin covid-19 n'était pas d'affirmer que nous allons commencer la vaccination en RDC sans qu'il ne soit testé auparavant en Amérique et ailleurs. Des essais de vaccination ont déjà commencé dans ces pays, notamment les États-Unis et en Chine[2].

Et il a poursuivi son message en rappelant un fait que beaucoup oublient :

> [...] les vaccins contre la polio, la rougeole, le tétanos et tant d'autres que nous utilisons aujourd'hui ont d'abord été testés en Belgique, en France et aux États-Unis, avant d'être introduits ici chez nous en Afrique. Récemment, en Afrique de l'Ouest et en RDC, des épidémies de la maladie à virus Ebola ont été maîtrisées grâce à l'utilisation d'un vaccin expérimental RVSV. Je suis moi-même Congolais et ne permettrais jamais d'utiliser les Congolais comme cobayes[3].

---

[1] « Covid-19 : bientôt des essais de vaccin en RDC ? », www.youtube.com/watch?v=IFFGhPk2S_4.

[2] « Urgent, Urgent. Le prof Muyembe s'excuse », https://.youtube.com/watch?v= XT8QkJYwm6g&t=3s.

[3] « Urgent, Urgent. Le prof Muyembe s'excuse ».

En dépit des explications fournies par Muyembe, la polémique ne s'est pas arrêtée et les réseaux sociaux ont continué à spéculer sur le sujet. Pourtant, des traitements et des vaccins anti-Ebola ont été testés en Afrique de l'Ouest (2014-2016) par des équipes internationales et divers partenaires sans que ces essais cliniques soulèvent autant de polémiques. Pourquoi ce tollé ? Ignorance ? Manipulation des activistes anti-mondialistes ? Un peu de tout cela.

Finalement, l'essai clinique annoncé portant sur le vaccin BCG n'a pas eu lieu en Afrique. D'autres essais cliniques ont été organisés. Sur quelques 600 essais cliniques lancés contre cette pandémie, deux seulement ont été réalisés sur le continent, précisément en Égypte et en Afrique du Sud. D'autres pays se sont engagés timidement après quelques mois. Entretemps, on a assisté à la prolifération des essais cliniques menés par des chercheurs africains sur les traitements anti-covid à base de la pharmacopée africaine sans que ces initiatives africaines soulèvent la même polémique. Préférence pour des solutions endogènes, dira-t-on.

La polémique sur l'hypothèse d'un essai vaccinal de BCG en Afrique a compliqué le travail des chercheurs. Ceux qui avaient manifesté l'intérêt d'y collaborer se sont mis à l'écart pour ne pas heurter l'opinion publique africaine. Ils ont préféré attendre que la tempête se calme. Toutefois, la protestation a adressé un signal fort aux commanditaires occidentaux des essais cliniques : le souhait de ne plus voir se reproduire en Afrique des essais cliniques hasardeux et sauvages qui exploiteraient la vulnérabilité du continent et utilisent des Africains comme des cobayes.

Nous concluons avec Fred Eboko en ces termes : la perception selon laquelle l'Afrique est « un continent fragile où l'on peut faire tout et n'importe quoi » est en décalage avec la réalité sur le terrain. L'affaire de ces deux médecins français en est une parfaite illustration. « Un essai clinique sans éthique est de plus en plus improbable en Afrique ». Cependant, face aux clichés sur la RBM en Afrique, il est important de faire la part des choses.

1.4.6. Faire la part des choses

Il est vrai que dans le passé des recherches très controversées ont été menées en Afrique et qu'aujourd'hui, certains cas de violations éthiques sont encore dénoncés. Vu que les intérêts de différentes parties prenantes sont divergents et que le contexte de réalisation des essais cliniques est à tant d'égards démuni, tout est donc possible. Cependant, toutes les recherches parrainées par l'Occident et délocalisés en Afrique ne peuvent être réduites à « un bloc monolithique de mauvaises intentions dont les populations du Sud ne pourraient être que des victimes »[1]. Il est nécessaire de séparer le bon grain de l'ivraie comme le souligne Fred Eboko.

---

[1] A. OUVRIER, « La recherche médicale en Afrique est un moyen… », p. 139.

L'article de Ashley Ouvrier nous rappelle que la RBM est d'une grande variété tant par ses formes que par ses objectifs. Ceci vaut dans les pays du Nord comme en Afrique. Les essais cliniques comportent non seulement des bénéfices potentiels, mais aussi des risques de dommages pour la santé. Dans ce domaine, le risque zéro n'existe pas. La phase 1 d'un essai clinique représente plus de risque que les autres phases, parce que c'est la première administration d'une molécule à l'homme. Or, la plupart des essais de phase I se déroulent dans les pays du Nord et ce sont plutôt les essais de phases 2 et 3 qui sont réalisés dans les PED, notamment en Afrique. Les risques n'ont pas autant d'ampleur que dans l'essai clinique de phase 1 menée en Occident.

En outre, parmi de nombreux essais cliniques réalisés sur le continent, on note aussi des *essais de stratégie thérapeutique* qui consistent à tester une molécule ou une combinaison de molécules qui ont déjà obtenu une AMM dans un pays autre que celui concerné par l'étude ou pour une autre pathologie. Ces essais cliniques permettent de rendre accessibles des traitements ou des combinaisons de traitements moins chers, plus efficaces ou avec moins d'effets secondaires, en prouvant leur efficacité ou leur tolérance auprès d'une population. Ils représentent moins de risque pour les participants parce qu'ils utilisent des médicaments déjà en usage dans la pratique courante.

Et puis, c'est grâce aux investissements étrangers dans le cadre de nouveaux consortiums appelés PPP que des thérapeutiques autrefois chères sont aujourd'hui accessibles aux pays pauvres. C'est le cas des vaccins contre la méningite et le paludisme. En effet, en 2001, l'OMS et Programme *for Appropriate Technology in Heath* (PATH) ont mis en place un partenariat appelé *Meningitis Vaccine Projet* avec un objectif ambitieux de mettre au point un nouveau vaccin contre la méningite du groupe A, variant qui est à l'origine de la plupart des épidémies en Afrique ; un nouveau vaccin à faible coût et adapté aux contraintes de vaccination en Afrique. Ce projet a bénéficié du financement de la BMGF. Grâce à ce collectif, un nouveau vaccin anti-méningite produit en Inde et vendu à moins de 300 francs CFA (communauté financière africaine) par dose (soit 50 centimes d'euros) permet aujourd'hui aux pays aux ressources limitées d'Afrique de se prémunir contre cette maladie qui provoque chaque année des épidémies meurtrières et dévastatrices[1], dans le couloir Sahélien allant du Sénégal à l'Ethiopie. C'est aussi grâce au financement du PPP que le premier vaccin antipaludéen a été mis sur le marché en 2021 par le laboratoire GSK. Nous y reviendrons.

Considérer tous les financiers et les acteurs du secteur de la santé mondiale comme des agents à la merci de l'industrie pharmaceutique, c'est ignorer ou sous-estimer leur travail ou leur engagement pour promouvoir la santé au Sud et surtout les efforts qu'ils déploient pour soutenir le droit à l'accès aux médicaments pour les plus pauvres. Pensons au combat de diverses ONG au premier rang desquelles se trouve l'organisation humanitaire MSF pour

[1] A. OUVRIER, « La recherche médicale en Afrique est un moyen… », p. 139-140.

faciliter l'accès des pays pauvres aux médicaments contre les fléaux qui sévissent sur le continent (VIH/Sida, hépatite, tuberculose, polio, paludisme, etc.).

Nous devons rappeler que les essais cliniques en Afrique ne se déroulent pas dans une jungle. La quasi-totalité de pays africains sont dotés de CER depuis des décennies. Comme partout ailleurs, ces CER ont pour mission d'évaluer des protocoles de recherche qui sollicitent leur approbation et de protéger les personnes qui participent à la recherche. Dans certains pays, la recherche clinique est doublement évaluée par deux instances différentes : d'abord, l'évaluation scientifique par une commission scientifique et ensuite, l'évaluation éthique par un CER. La commission scientifique évalue la validité scientifique du protocole d'essai clinique en analysant la justification de l'étude, ses objectifs, la méthodologie utilisée pour parvenir aux résultats attendus (efficacité et tolérance de la molécule). Le CER évalue l'aspect éthique du protocole d'essai clinique : respect de la personne impliquée dans l'essai, (son autonomie et les conditions de recueil de son consentement), la protection de son bien-être (sécurité) et ses droits. Bref, les deux instances d'évaluation, chacune en ce qui le concerne, analysent et approuvent les protocoles d'essai clinique ; elles les modifient ou les refusent s'ils ne répondent pas aux conditions requises.

Tout ceci suppose que les membres des CER ont l'expertise requise en la matière, l'indépendance financière et morale vis-à-vis d'une part, des sponsors et investigateurs et d'autre part, des autorités locales (autorité compétente, autorité civile et politique). Or, ce n'est pas toujours le cas en Afrique. Des failles existent bien sûr, dues justement au manque de compétence, d'indépendance, aux conflits d'intérêts et aussi à la corruption quasi généralisée qui gangrène la plupart des pays africains.

Par ailleurs, le fait qu'un protocole de recherche soit approuvé par un CER ne signifie que la recherche est exempte de risque de dommages. Le risque zéro n'existe pas dans une recherche clinique, répétons-le. Le travail d'un CER consiste justement à trouver un équilibre entre les exigences scientifiques et éthiques afin de rendre la recherche acceptable du point de vue éthique. Le principe de proportionnalité bénéfice-risque entre en jeu. La protection des individus et des communautés n'est pas automatique, mais il s'agit plutôt d'un idéal à atteindre[1].

La recherche doit être rigoureusement analysée et réalisée dans le respect de la réglementation en la matière et en vigueur (sur le plan international et national). Il est donc important que toutes les parties prenantes s'engagent dans une vigilance tous azimuts pour éviter les recherches controversées dont les dérapages alimentent inutilement des clichés et la méfiance[2]. C'est ici où la société civile à travers diverses associations doit jouer son rôle de contrôleur

[1] A. OUVRIER, « La recherche médicale en Afrique est un moyen... », p. 142.

[2] A. OUVRIER, « La recherche médicale en Afrique est un moyen... », p. 143-145.

de l'action du pouvoir public, du défenseur des droits des citoyens et de veilleur de conscience.

Les associations des malades du Sida, par exemple, constituent un groupe de pression qui a permis de rééquilibrer partiellement les rapports de forces entre producteur et consommateur des produits pharmaceutiques. Elles mènent un travail de surveillance et de lobbying qui a contraint les grands laboratoires à modeler leurs projets de recherche sur les médicaments à tester et à modifier leur stratégie[1]. Au Cameroun en 2005, elles ont été à l'avant-garde de la contestation contre l'essai de Tenofovir suspendu par la suite, après qu'un audit a confirmé les manquements dénoncés par les associations des maladies du sida.

Ainsi donc, si un protocole d'essai clinique controversé passe à travers les mailles d'un filet et provoque des dérapages, c'est vers les gouvernements de leurs propres pays que les Africains doivent se tourner en premier lieu pour demander des comptes au lieu de crier au complot international et à l'exploitation par l'industrie pharmaceutique sans avoir maîtrisé au préalable les paramètres du processus de la recherche contestée. L'implication dans le processus même de la recherche nous éviterait de nous considérer toujours comme des éternelles victimes.

L'Afrique subsaharienne est la partie du monde la moins sollicitée pour les essais cliniques. Elle ne doit pas être marginalisée. Sa participation à la RBM est nécessaire pour produire des connaissances sur les maladies qui affectent le continent et le monde en vue de la mise au point des médicaments adaptés au profil génétique des Africains et aux conditions de santé publique du continent africain. Le développement socio-sanitaire du continent en dépend largement.

2. De la méconnaissance à la reconnaissance internationale

Victime de préjugés négatifs à cause de sa provenance et longtemps méconnue, la RBM effectuée par des Africains en Afrique est finalement sortie de l'ombre dans laquelle elle était confinée et ce, grâce aux efforts et au mérite des chercheurs africains. Elle s'efforce d'apporter sa contribution à la communauté scientifique et de se créer ainsi une place sur l'échiquier international. Un parcours du combattant que nous décrivons dans les pages qui suivent.

[1] H. MARKS, *La médecine des preuves...*, p. 333 ; S. SHAH, *Cobayes humains...*, p. 22.

2.1. Une recherche méconnue

La RBM existe en Afrique. Elle est effectuée dans des centres de recherche hérités de la colonisation ou créés après les indépendances par les États africains. Il suffit de répertorier le nombre de centres de RBM sur le continent pour s'en rendre compte. Il existe aussi des chercheurs africains qui y effectuent la recherche et publient les résultats de leurs recherches dans des revues scientifiques africaines ou internationales.

Mais c'est une recherche restée longtemps méconnue de la communauté scientifique (internationale) *parce qu'effectuée en Afrique par des Africains dans des conditions difficiles* ; un continent à tant d'égards démuni où les chercheurs travaillent avec des moyens élémentaires et limités. Dans ces conditions, rien de fiable ou de crédible ne peut provenir de ce continent. Un refrain chanté mille et une fois par des chercheurs occidentaux. « Tout ce qui vient d'Afrique a toujours été regardé avec condescendance », disait Tauri Imbayarwo. Combien de fois ne s'interroge-t-on pas sur la crédibilité d'une étude parce que réalisée en Afrique par des Africains ?

Dans un article retentissant publié en 1995 sous le titre *Lost Science in the Third Word* (La Science perdue du tiers-monde), W.W. Gibbs dénonçait le sort réservé aux résultats de la recherche scientifique provenant des pays du Tiers-Monde. L'auteur « s'appliquait à démontrer les mécanismes et à souligner les préjugés qui rendent les travaux des chercheurs du Tiers-monde invisibles ou méconnus »[1]. Parce que tout ce qui vient des pays du Sud n'est pas crédible.

Que l'on pense ici aux travaux du chercheur colombien Manuel Patarroyo sur le vaccin antipaludéen à la fin des années 1980 lesquels travaux avaient suscité beaucoup d'espoir. Ils furent salués par une minorité de la communauté scientifique tandis que la majorité les contesta. En effet,

> Si les essais du spécialiste colombien ont suscité des critiques de caractère réellement scientifique, la jalousie, l'envie et le scepticisme ont aussi inspiré certains de ses détracteurs. Il parait difficile pour certains d'admettre que, dans un pays du Sud, on puisse faire de la bonne science, de la science qui réponde aux canons en usage au Nord[2].

Pourtant, ces travaux décriés par les spécialistes occidentaux du paludisme ont eu le mérite de montrer qu'une recherche médicale et scientifique peut être

---

[1] W.W. GIBBS, « Lost Science in the Third World », *Scientific American,* vol. 273, 2 (1 aug. 1995), p. 92-99, DOI : 10.1038/scientificamerican0895-92 cité par E. CERTAIN, « Recherche médicale en Afrique francophone : une recherche méconnue », *Med Trop,* vol. 63, 6 (2003), p. 627.

[2] M. L. BOUGUERRA, « Grandes manœuvres à propos d'un vaccin », *Le Monde diplomatique,* Juil. 1994, https://www.monde-diplomatique.fr/1994/07/LARBI_BOUGERRA/7315.

menée avec succès par des équipes de chercheurs œuvrant en dehors des grands instituts de recherche des pays industrialisés. Le biochimiste colombien a dénoncé cette attitude qu'il a taxée de « racisme intellectuel » du Nord vis-à-vis des chercheurs du Sud. Et Paul Benkimoun de s'exclamer : « Comment ne pas regretter cette condescendance à l'égard d'un biologiste dont le plus grand tort était peut-être d'être originaire du tiers-monde ? »[1].

Toujours dans cette logique condescendante, voici la réaction d'un infectiologue français à qui la Dr Lucie Cornet-Vernet a présenté les résultats d'un essai clinique d'Artemisia comme traitement contre le paludisme mené en RDC : « Je lui présente le protocole et les résultats de l'étude, puis il me fait quelques remarques qui me laissent songeuse. Il s'interroge sur la crédibilité de l'étude parce que réalisée en Afrique par des Africains dans des conditions difficiles »[2]. Tout est dit. Les exemples sont légion. Nous nous limitons aux travaux du Pr Jean-Jacques Muyembe sur la MVE et à la mésestime de l'alerte sudafricaine sur le variant Omicron de la Covid-19.

2.1.1. La découverte du virus Ebola à Yambuku (1976)

Muyembe face à une maladie mystérieuse et inconnue

Nous sommes au début du mois de septembre en 1976, quand une maladie mystérieuse et meurtrière surgit à l'hôpital de la mission catholique de Yambuku au Nord-est du Zaïre (l'actuelle RDC). L'hôpital est géré par des religieuses belges. La mission catholique et les villages environnants sont frappés par une maladie mystérieuse. Le 21 septembre, le ministère de la santé est alerté. Le 23 septembre, le ministre de la Santé décide d'envoyer une équipe d'investigation sur place en vue de préparer une riposte nationale. Le Pr Muyembe, à cette époque, doyen de la faculté de médecine de l'Université de Kinshasa, est désigné pour conduire cette mission avec comme objectif d'identifier la maladie et de lui donner une étiquette. Il est le premier virologue à se rendre sur place et se fait accompagner d'un épidémiologiste des Forces armées zaïroises, le colonel Dr Omombo.

Quand ils arrivent à Yambuku le 23 septembre, le bulletin sanitaire du 22 septembre se présente comme suit : 30 personnes infectées dont une religieuse belge, 22 décès, 4 malades en fuite de l'hôpital. Taux de mortalité très élevé jamais observé auparavant, s'exclame le Pr Muyembe. Dans la journée du 24 septembre, il se met vite au travail. Deux principales activités sont menées. D'abord, il consulte les malades internés à l'hôpital de Yambuku. Entretemps, les patients qui avaient fui l'hôpital, ayant appris la nouvelle de son arrivée, commencent à revenir pour recevoir les soins. Ils se plaignent de fatigue

[1] PAUL BENKIMOUN, *Morts sans ordonnance,* p. 34.

[2] L. CORNET-VERNET, L. COUQUIAUD, *Artemisia. Une plante pour éradiquer le paludisme*, Actes du Sud, 2018, p. 96.

extrême, de fièvre et de céphalées comme dans le cas de fièvre typhoïde. Muyembe constate aussi des éruptions cutanées et une déchéance totale chez des patients. Une panoplie de symptômes qui donne un diagnostic confus, non spécifique pour ainsi dire. Le virologue pense tantôt au paludisme, tantôt à la fièvre typhoïde, tantôt encore à la fièvre jaune. Mais la maladie ne répond ni aux antipaludéens ni aux antibiotiques à large spectre. Ensuite, il prélève à main nue des fragments de foie sur trois infirmiers décédés la nuit de son arrivée pour effectuer le test Widal et d'autres analyses. Il constate que le point de piqûre continue de saigner, après que l'aiguille de la seringue est retirée au point que ses doigts sont totalement souillés de sang. « Mais j'avais le réflexe de laver les mains immédiatement avec du savon sans quoi j'aurais été infecté et j'aurais perdu la vie », explique le Pr Muyembe. À ce point, il se rend compte que cette maladie a quelque chose de particulier et d'étrange.

Tout indique que l'hôpital de Yambuku est le principal point de diffusion de cette maladie inconnue par l'usage des seringues réutilisables pour des injections à la chloroquine ou aux antibiotiques. En effet, dans les hôpitaux et les centres de santé de campagne, les seringues sont souvent utilisées dans les services sans que le matériel servant aux injections soit stérilisé entre chaque patient. On se contente de le rincer par un simple jet d'eau chaude. C'est dans ces conditions que l'épidémie s'est rapidement propagée avec un taux élevé de létalité.

Face à la gravité de la situation et pour accélérer la recherche sur l'étiologie de cette maladie inconnue, le Pr Muyembe décide de mettre fin à sa mission à Yambuku et de rentrer à Kinshasa avec des échantillons de sang prélevés afin de poursuivre des analyses. Aussi décide-t-il de transférer à Kinshasa la religieuse belge qui présentait des signes de la maladie. À Kinshasa, le test Widal est effectué au laboratoire de l'Université de Kinshasa le 25 septembre. Les analyses de microbiologie donnent des résultats négatifs écartant ainsi l'hypothèse de la fièvre typhoïde. Les analyses anatomo-pathologiques aboutissent aussi aux résultats négatifs. Ni fièvre jaune ni fièvre typhoïde.

N'ayant pas d'équipements spécialisés, notamment un microscope électronique, pour approfondir des analyses, « nous étions limités ; il fallait envoyer ces échantillons à l'IMT [Institut de médecine tropicale] d'Anvers », explique Muyembe. C'est dans ce contexte qu'on a prélevé à la Clinique Ngaliema des échantillons sanguins chez la religieuse belge malade pour les envoyer au laboratoire de l'IMT à Anvers. Le thermos contenant ces échantillons sanguins est confié à l'ambassade belge à Kinshasa pour une expédition expresse par voie diplomatique[1]. D'après Marc Golzan, une note manuscrite accompagnait les échantillons. La note émanait du Dr Jacques Courteille, médecin belge qui travaillait à la clinique de Ngaliema à Kinshasa. Cette note indiquait que le thermos contenait du sang coagulé d'une religieuse

---

[1] « Cérémonie Docteur Honoris Causa/Jean-Jacques Muyembe », https://www.youtube.com/watch ?v=MhknuoOx2eQ.

flamande, trop malade pour être évacuée du Zaïre. Cette dernière souffrait d'une maladie fébrile mystérieuse pour laquelle on ne disposait pas d'un diagnostic de laboratoire. Le médecin belge se demandait s'il ne s'agissait pas de la fièvre jaune[1]. Étonnant ! Pourquoi évoquer encore la thèse d'une fièvre jaune alors les analyses anatomo-pathologiques effectuées au laboratoire de l'université de Kinshasa s'étaient révélées négatives. N'avait-il pas foi aux résultats de ces analyses ?

L'identification d'un nouveau virus

Le thermos contenant ce matériel biologique parvient au laboratoire d'Anvers le 29 septembre 1976. Sitôt arrivés, les échantillons de sang sont conservés dans un réfrigérateur. Le lendemain matin, le travail a débuté au département de microbiologie dirigé par le Pr Stefaan Pattyn. Les chercheurs ont commencé à inoculer le sang infecté à des souris adultes (injections dans le cerveau et la cavité abdominale), à des souriceaux nouveau-nés. Les échantillons sanguins ont été aussi inoculés dans les cellules Vero par une équipe de chercheurs composée de Guido van der Groen, René Delgadillo et Peter Piot sous la direction du Pr Stefaan Pattyn.

Pendant que le laboratoire de microbiologie d'Anvers venait de commencer à cultiver la seconde lignée de cellules Vero, son directeur a reçu des instructions du département des maladies virales de l'OMS d'expédier la totalité des échantillons et du matériel biologique au laboratoire britannique spécialisé à Porton Down (Wiltshire, Angleterre). De Portton Down, ils seraient envoyés au CDC d'Atlanta, référence mondiale en matière de virus hémorragiques.

D'après Peter Piot, le Pr Pattyn était furieux, parce que le travail de son laboratoire semblait terminé avant même d'avoir commencé. Mais pour les Belges, il n'était pas question de les exclure de la possibilité d'étudier un matériel biologique qu'ils étaient les seuls à détenir. Ces éléments étaient trop précieux pour être abandonnés. « Nous avions mis la main sur quelque chose de nouveau et passionnant – trop passionnant pour être expédié aux Britanniques ou (tout particulièrement aux Américains) ». Le Pr Pattyn a finalement décidé de n'envoyer aux Britanniques qu'une partie d'échantillons et du matériel biologique reçu et il s'est réservé le droit de travailler aussi sur une partie[2].

Quelques jours plus tard, les examens sérologiques donnent des résultats négatifs : absence d'anticorps contre le virus de la fièvre jaune, de la fièvre Lassa, ainsi que vis-à-vis d'autres agents viraux. Les mêmes résultats obtenus

---

[1] M. GOZLAN, « Ebola : comment tout a commencé en 1976 », www.lemonde.fr/blog/realitesbiomedicales/2014/08/28/ebola-comment-tout-a-commence-en-1976.

[2] P. PIOT, *Une course contre la montre. Mes combats contre les virus mortels. Sida et Ebola*, Paris, Odile Jacob, 2015, p. 30-31.

à Kinshasa. Le 12 octobre, les cellules sont prêtes à être analysées. L'équipe de chercheurs note des changements pathologiques majeurs dans la culture des cellules Vero et découvre au microscope électronique de curieuses particules virales filamenteuses et allongées ayant une morphologie proche d'un ver. En les regardant, le Pr Pattyn s'exclama : « Ça ressemble au Marbourg ! »[1]. Rappelons au passage que le virus de Marbourg, responsable de la fièvre hémorragique du même nom a été découvert en Allemagne en 1967.

Au CDC d'Atlanta où les analyses étaient aussi effectuées sur les mêmes échantillons de sang envoyés de Kinshasa, les chercheurs constatent que les anticorps du virus Marbourg ne neutralisaient pas la particule trouvée. La conclusion était qu'il s'agissait de deux virus différents génétiquement. Un nouveau virus donc. Le 14 octobre 1976, deux jours après la découverte de l'équipe belge, le laboratoire belge reçoit un fax d'Atlanta dans lequel Karl Johnson, chef de la division des pathogènes spéciaux au CDC, annonce avoir isolé un nouveau virus dans les échantillons de sang de la religieuse flamande de Kinshasa[2]. Ainsi, il donna l'information que les Belges étaient en train de chercher à obtenir.

Entre-temps à Kinshasa, les nouvelles qui arrivent de la Clinique Ngaliema sont effrayantes. Le 30 septembre, la religieuse belge transférée à la clinique Ngaliema à Kinshasa et traitée sans succès avec les antibiotiques et les antipaludéens est décédée, après avoir contaminé sa consœur belge qui l'a accompagnée et une infirmière congolaise du nom de Mayinga ; toutes les deux décédées aussi. Nous sommes à mi-octobre. Après ces décès, la nouvelle de l'épidémie qui circulait déjà dans la ville de Kinshasa a commencé à créer la panique. Une épidémie urbaine à Kinshasa serait une hécatombe, vu l'état défaillant des infrastructures sanitaires et le nombre d'habitants (plus au moins trois millions) dans la ville.

Pour contenir l'épidémie, une cinquantaine de personnes ont été placées en quarantaine, parce que, soit elles s'étaient occupées des deux religieuses belges de la mission de Yambuku admises en urgence à la Clinique Ngaliema, soit elles étaient en contact avec l'infirmière congolaise Mayinga. Au bout de quelques semaines, aucune de personnes placées en quarantaine n'avait développé les symptômes de la maladie. Mais la panique régnait encore dans l'équipe médicale de la Clinique de Ngaliema[3]

Dans l'entretemps, la surveillance épidémiologique et les simples mesures de protection qui avaient été imposées au début novembre 1976 à Yambuku (arrêt des injections, isolement des malades dans leurs villages) ont porté des fruits. La situation s'est progressivement stabilisée et l'épidémie s'est

---

[1] P. PIOT, *Une course contre la montre...*, p. 32.
[2] P. PIOT, *Une course contre la montre...*, p. 33-34.
[3] P. PIOT, *Une course contre la montre...*, p. 44, 71.

finalement arrêté en moins de 11 semaines. L'urgence sanitaire est officiellement levée le 16 décembre.

Nous sommes en 1977. Cinq mois après l'annonce de la découverte d'un nouveau virus, la revue médicale britannique *The Lancet* a publié le 12 mars 1977 trois articles annonçant l'isolement et la caractérisation partielle d'un nouveau virus de fièvre hémorragique au Zaïre. Un nouveau virus de la fièvre hémorragique extrêmement dangereux, responsable d'un taux de létalité très élevé. Le premier article est signé par l'équipe des chercheurs américains des CDC d'Atlanta[1]. Celle-ci est composée de Karl Johnson, Jim Lange, Patricia Webb et Frederick Murphy et a travaillé sur un échantillon de sang de la patiente M.E., lequel échantillon leur a été envoyé par le laboratoire de Porton Down en Angleterre. Le deuxième article est signé par l'équipe de chercheurs britanniques composée du Pr E.T. Bowen et de ses collègues de Porton Down[2]. Elle a travaillé sur des échantillons en provenance du Zaïre lesquelles lui ont été envoyés par le laboratoire du Pr Stefaan Pattyn d'Anvers. Le troisième article est signé par l'équipe de chercheurs belges composée de Stefaan Pattyn, Wim Jacob, Guido Van Ger Groen, Peter Piot et Jacques Courteille (médecin à Kinshasa)[3]. L'article rapporte que ces chercheurs ont isolé un virus proche du virus de Marburg à partir des échantillons provenant de la patiente M.E. tombée malade le 23 septembre 1976 à Yambuku. Transportée par avion le surlendemain à Kinshasa, cette femme de 42 ans a progressivement développé un syndrome hémorragique. Au cinquième jour de la maladie, du sang est prélevé et envoyé à l'IMT d'Anvers[4]. Qui a consulté cette femme à Yambuku et décidé son transfert à Kinshasa ? Qui a décidé l'envoi des échantillons sanguins à l'ITM d'Anvers ? Silence total.

Quel nom donner à ce nouveau micro-organisme ? Dans un article publié en mars 1977 dans *The Lancet* et cité par M. Gozlam, le Pr américain Karl Johnson annonçait avoir proposé, en accord avec son collègue britannique, le Pr E.T. Bowen, le nom de « virus Ebola ». Ebola est le nom d'une petite rivière située au nord de Yambuku, village d'origine du patient chez lequel le premier isolat viral a été obtenu[5]. Par ailleurs, le Belge Piot qui raconte le récit de son voyage d'étude à Yambuku rapporte ceci dans son livre : « A dire vrai, Ebola n'est même pas le cours d'eau le plus proche de Yambuku. Mais c'est

---

[1] K. M. JOHNSON, J. V. LANGE, P. A, WEBB *et al.*, « Isolation and partial characterisation of a new virus causing acute haemorrhagic fever in Zaire », *Lancet,* vol. 309, 8011, (12 Mar. 1977), 569-571, DOI : 10.1016/s0140-6736(77)92000-1.

[2] E.T. BOWEN, G. LLOYD, W. J. HARRIS *et al.*, « Viral haemorrhagic fever in southern Sudan and northern Zaire. Preliminary studies on the aetiological agent », *Lancet,* vol 309, 8011, (12 Mar. 1977), 571-573, DOI : 10.16/s0140-6736(77)92001-3.

[3] S. PATTYN, G.VAN DER GROEN, W. JACOB *et al.*, « Isolation of Marburg-like virus from a case of haemorrhagic fever in Zaire », *Lancet,* vol. 309, 8011, (12 Mar. 1977), 573-574, DOI : 10.1016/s0140-6736(77)92002-5 ; PMID : 65663.

[4] M. GOZLAN, « Ebola : comment tout a commencé en 1976 ».

[5] M. GOZLAN, « Ebola : comment tout a commencé en 1976 ».

sur ce nom que se sont arrêtés nos yeux et nos esprits fatigués. Et c'est ainsi que nous avons baptisé le virus : Ebola »[1].

La contribution de Muyembe ignorée par les Occidentaux

La presse européenne a attribué cette découverte aux Belges d'Anvers, aux Britanniques de Porton Down et aux Américains du CDC d'Atlanta. Le quotidien français *Le Monde*, par exemple, a écrit ceci : « Tout commence en septembre 1976, lorsque le laboratoire de microbiologie de l'Institut Prince Léopold de Médecine Tropicale d'Anvers (Belgique), dirigé par le Pr Stefaan Pattyn, reçoit un banal thermos en plastique bleu ». Un grand titre signé par Paul Benkimoun annonçait ceci : « Peter Piot, codécouvreur du virus Ebola en 1976 ». Et le médecin journaliste de commenter : « Tout commence à Anvers, en septembre 1976, avec un Thermos bleu étincelant de fabrication chinoise. Transportée en bagage à main par un passager d'un vol régulier de la compagnie belge Sabena en provenance de Kinshasa... »[2].

Comme on peut le constater donc, aucune allusion au virologue congolais qui s'est rendu le premier à Yambuku au risque de sa vie et a découvert une maladie inconnue ou mystérieuse. Aucune allusion à ce même virologue qui a effectué les premières analyses des échantillons de sang de personnes décédées de cette mystérieuse maladie aux laboratoires de microbiologie, d'anatomie et de pathologie de l'Université de Kinshasa. Aucune allusion au chercheur qui a effectué des analyses à Kinshasa et décidé par la suite, en concertation avec les autres médecins, de l'envoi des échantillons sanguins de la religieuse belge à l'IMT d'Anvers pour des analyses approfondies. En un mot, aucune allusion à la contribution du virologue congolais Muyembe à la découverte du virus Ebola.

Un des chercheurs de l'équipe belge, Peter Piot, rapporte dans son livre que c'est Muyembe qui avait dirigé la première équipe de Yambuku avant l'arrivée du groupe international[3]. Pour le reste, silence total. Il n'est donc pas question de reconnaître un quelconque mérite au Congolais, à l'Africain dans cette découverte. Voici ce que Piot a écrit : « Pour moi, il était impensable de laisser le privilège de cette découverte d'envergure internationale à une autre équipe. Nous avions identifié ce virus : nous et personne d'autre »[4]. Les propos de Piet sont clairs. Chacun peut interpréter ces phrases à sa manière. Force est de constater qu'un acteur important de cette découverte a été ignoré. C'est comme si l'histoire de ce virus avait commencé en Occident et s'était aussi arrêtée en Occident. Pourtant, tout a commencé à Yambuku au Zaïre en

---

[1] P. PIOT, *Une course contre la montre...*, p. 74.

[2] P. BENKIMOUN, « 1976, à la découverte du virus Ebola », *Le Monde,* 10/8/2014, https://www.lemonde.fr/planete/article/2014/08/10/1976-a-la-decouverte-du-virus-ebola_4469215_3244.html.

[3] P. PIOT, *Une course contre la montre...*, p. 149.

[4] P. PIOT, *Une course contre la montre...*, p. 33.

Afrique et non à Anvers en Belgique ; tout a commencé avec le Congolais Muyembe et non avec les Belges Stefaan Pattyn, Peter Piot et autres. Ainsi s'est achevée la phase de la découverte de ce nouveau virus dans l'oubli total du professeur Muyembe. Cette découverte a été attribuée aux Occidentaux, à eux seuls.

Les faits marquants de l'épidémie de Yambuku

- Première épidémie documentée de MVE en milieu de forêt tropicale ;
- Tableau synthétique : cas enregistrés : 318 ; décès : 280 ; taux de létalité : 88 %.
- Épidémie amplifiée par l'usage des aiguilles de seringues réutilisables et les funérailles traditionnelles ;
- Épidémie de Yambuku (septembre 1976) causée par le virus Ebola-Zaïre, tandis que celle de Maridi-Nzara au Soudan (juin 1976) est causée par le virus Ebola- Soudan.
- Le 18 octobre, réponse internationale avec l'arrivée des experts de l'OMS, de CDC/Atlanta, de l'IMT/Anvers et de NICD/Afrique du Sud[1].

Après Yambuku en 1976, le virus Ebola refait surface en 1977 à Tandala, à quelques 500 km de Yambuku. Les mesures d'isolement sont rapidement mises en place et l'épidémie est rapidement contrôlée. L'épidémie d'Ebola frappe le Soudan en 1979, le Gabon et la Côte-d'Ivoire en 1994. Jusque-là, la MVE sévit dans des villages reculés des pays, des zones isolées et faiblement peuplées ; c'est pourquoi elle est facilement maîtrisée. En 1995, elle touche un grand centre urbain, la ville de Kikwit dans la partie Sud-Ouest de la RDC.

2.1.2. Muyembe face à l'épidémie d'Ebola à Kikwit (1995)

D'une épidémie de diarrhée sanglante à l'épidémie d'Ebola

Une épidémie de diarrhée sanglante sévit en 1995 à Kikwit à environ 500 km de Kinshasa dans la partie Sud-Ouest de la RDC. Après la consultation à l'hôpital général de référence (HGR) de Kikwit d'une personne souffrant de cette diarrhée, l'hôpital est infecté par cette maladie. Le personnel soignant et les patients sont contaminés. Les décès se succèdent parmi les malades. Le personnel soignant (médecin, infirmières et infirmiers et autres) n'est pas épargné. Le HGR de Kikwit est une formation médicale publique dépourvue de matériel et de médicaments comme tant d'autres formations médicales publiques du pays. La situation va de mal en pis. Le 27 avril 1995, le médecin directeur de cet hôpital tire la sonnette d'alarme et fait appel au Pr Muyembe qui est arrivé à Kikwit le 1er mai 1995.

---

[1] « Cérémonie Docteur Honoris Causa/Jean-Jacques Muyembe ».

À peine arrivé, Muyembe s'est mis au travail. Après avoir consulté des malades, interrogé les gens et recueilli leurs témoignages, il s'est rendu compte que l'épidémie a commencé en janvier 1995 et rampait dans les communautés sans être détectée. Elle a été soupçonnée lors de la consultation d'un malade dans un hôpital secondaire de Kikwit II, confirmée lorsqu'elle a été amplifiée par le HGR de Kikwit. Fin avril, l'alerte nationale est lancée et les autorités sanitaires du pays nomme Muyembe coordonnateur national de la riposte contre l'épidémie. Au début du mois de mai, l'équipe internationale composée d'experts de l'OMS est arrivée. En ce moment-là, on parle de l'épidémie nosocomiale. L'usage de gangs et des vêtements de protection apportés par l'équipe internationale a stoppé la transmission nosocomiale[1].

À ce point, il fallait chercher la cause de cette épidémie. Dans un laboratoire de fortune, le Muyembe a effectué des analyses bactériologiques dont les résultats se présentent comme suit :

Tableau 1 : Données bactériologiques

Nature	Nombre d'échantillons de selles mis en culture	Cultures négatives	Cultures positives
Coproculturep Our Shigella	97	93	4
Hémocultures S.Typhi	9	9	0

Source : Cérémonie Docteur Honoris Causa/Jean-Jacques Muyembe Université de Montpellier, 9/12/ 2022

À l'issue des analyses, Muyembe a tiré la conclusion ci-après : cette diarrhée sanguinolente n'était pas d'origine bactérienne, mais probablement d'origine virale acquise en contact avec le sang du technicien de laboratoire. En outre, il a constaté que les malades ne répondaient ni aux anti-malariens ni aux antibiotiques comme ce fut le cas à Yambuku en 1976. Peut-être Ebola, se demandait-il ? Étant donné que sur le plan bactériologique, les résultats obtenus n'ont pas pu expliquer une telle épidémie, il a fallu effectuer une étude épidémiologique pour chercher à comprendre cette situation épidémique à partir des trois traditionnelles questions : « qui ? quand ? et où ? ».

- Qui sont malades ? Ce sont des adultes : technicien de laboratoire, infirmières et infirmiers de la salle d'opération, médecins et le reste de la population.
- Où : hôpital secondaire de Kikwit 2, HGR de Kikwit et dans les environs de Kikwit : hôpital de Mosango et hôpital de Bonga-Yassa.
- Quand ? Le 10 avril 1995, post-chirurgical, soins intensifs.

---

[1] « Cérémonie Docteur Honoris Causa/Jean-Jacques Muyembe ».

Après cette analyse épidémiologique, la reconstitution des événements a permis de rétablir la chaîne de transmission de cette épidémie comme suit : tout est parti du technicien de laboratoire de l'hôpital de Kikwit 2. Contaminé et malade, il a été transféré à l'HGR de Kikwit où il a subi une intervention chirurgicale, parce qu'il souffrait d'un ballonnement abdominal. Après l'opération, l'anesthésiste qui l'a endormi est infecté ; malade, il décède. Trois médecins ayant participé à l'intervention chirurgicale sont contaminés, l'un d'entre eux décède. Une religieuse italienne infirmière travaillant dans la salle d'opération est contaminée et elle décède. Elle contamine à son tour trois de ses consœurs de la communauté religieuse, elles décèdent aussi. Et la chaîne continue.

Voilà comment l'épidémie de Kikwit s'est propagée de HGR à la population. Au vu de ce scenario, Muyembe a orienté le diagnostic vers des tests virologiques pour confirmer ou infirmer l'hypothèse de la fièvre hémorragique Ebola. Le 4 mai 1995, 14 échantillons de sang ont été prélevés chez des malades aigus et des convalescents d'Ebola. Placés dans un emballage de fortune, ils sont envoyés le lendemain à un médecin de l'ambassade de Belgique à Kinshasa qui en a assuré l'expédition pour l'IMT d'Anvers où ils sont arrivés le 6 mai. À l'IMT d'Anvers, on a refait l'emballage pour le conformer aux règlements sanitaires internationaux. De l'IMT d'Anvers, les échantillons de sang sont envoyés au CDC d'Atlanta où ils sont arrivés le 9 mai et le même jour le diagnostic de fièvre hémorragique à virus Ebola a été confirmé. Le 10 mai, le Pr Muyembe a reçu les résultats confirmant l'épidémie d'Ebola[1].

La confirmation de l'épidémie d'Ebola à Kikwit a soulevé à la fois une protestation et une inquiétude. Protestation parce que pour les gens, la maladie d'Ebola est liée au singe et à la forêt tropicale. Comment peut-elle surgir à plus de 1000 km de Yambuku dans une zone de savane ? Inquiétude parce que la MVE n'a ni traitement spécifique ni vaccin. Elle est meurtrière. Comment y faire face ? Cette annonce a provoqué l'effet d'une bombe. Une première épidémie urbaine d'Ebola. Panique générale. Le risque de propagation est élevé dans cette ville de près de 400.000 habitants.

Pour faire face à cette épidémie, outre les soins de support, le Pr Muyembe a mis en œuvre des stratégies de lutte : des informations de base sur le virus Ebola, description des symptômes, des instructions sur la manière de soigner les malades et d'enterrer les morts[2]. Bref, il a élaboré un ensemble de mesures spécifiques de contrôle en guise de riposte contre cette épidémie.

---

[1] « Cérémonie Docteur Honoris Causa/Jean-Jacques Muyembe » ; J.-J. MUYEMBE-TAMFUM, M. KIPASA, C. KIYUNGU *et al.*, « Ebola outbreak in Kikwit, Democratic Republic of the Congo : discovery and control measures », *J Infect Dis.*, vol. 179, Suppl. 1 (feb. 1999), p. S259-S262, doi : 10.1086/514302, PMID : 9988192.

[2] J.-J. MUYEMBE-TAMFUM, M. KIPASA, C. KIYUNGU *et al.*, « Ebola outbreak in Kikwit… ».

L'expérience d'une sérothérapie anti-Ebola par Muyembe

Vers la fin de l'épidémie, le Pr Muyembe tente une expérience de dernière chance pour sauver la vie de quelques patients d'Ebola dont une de nos nièces. Entre le 6 et le 22 juin 1995, 8 patients sont transfusés avec du sang de 5 patients convalescents. Résultats spectaculaires : de 8 patients transfusés, 7 guéris et 1 est décédé (soit 87,5 % de réussite). Le nombre de décès est nettement inférieur au taux de létalité global (80 %) pour l'épidémie d'Ebola à Kikwit et aux taux des autres épidémies d'Ebola. Bien que les patients aient reçu les meilleurs soins que ceux de la phase initiale, la raison de ce faible taux de létalité restait à expliquer. C'est pourquoi, Muyembe *et al.* ont annoncé que des protocoles expérimentaux devraient être élaborés pour évaluer de façon plus approfondie l'immunothérapie passive lors d'une nouvelle épidémie d'Ebola[1]. Toutefois, à partir de cette expérience le virologue congolais était convaincu que les anticorps présents dans le sang des convalescents contenaient un effet protecteur ou neutralisateur contre le virus Ebola. Les bases d'une sérothérapie anti-Ebola étaient donc jetées.

Faits marquants de l'épidémie d'Ebola de Kikwit

- Première épidémie urbaine (Kikwit, 400.000 habitants) avec le risque d'extension aux deux capitales les plus rapprochées du monde : Kinshasa et Brazzaville ;
- Le Pr Muyembe joue le rôle de coordonnateur national de la riposte contre l'épidémie de MVE à Kikwit et ses environs ;
- Développement et mise en œuvre des stratégies de lutte contre l'épidémie de MVE actuellement en usage en Afrique ;
- Introduction de la salutation Ebola pour éviter de se serrer la main ;
- Première utilisation compassionnelle réussie du sang des convalescents Ebola pour traiter des malades ;
- Cas observés : 317, décès : 250, pourcentage : 78 %[2].

Rejet de la sérothérapie anti-Ebola de Muyembe

Comment les chercheurs occidentaux ont-ils accueilli l'expérience de la sérothérapie anti-Ebola de Muyembe ? La méthode et les résultats de l'expérience de la transfusion avec le sang des convalescents d'Ebola ont été contestés par les scientifiques européens et surtout américains. Le Pr Muyembe résume leurs critiques comme suit :

1) Cette expérience n'avait pas eu de bras contrôle ;

---

[1] K. MUPAPA, M. MASSAMBA, K. KIBADI *et al.*, « Treatmemt of Ebola hemorrhagic fever with blood transfusion from convalescent patients. International Scientific and Technical Committee », *J Infect Dis.*, 179 Suppl. 1 (Feb. 1999), p. 18-23, DOI :10.1086/514298 ; PMID : 9988160.

[2] « Cérémonie Docteur Honoris Causa/Jean-Jacques Muyembe ».

2) L'étude avait été réalisée à la queue de l'épidémie, quand sa virulence avait baissé ;
3) La taille de l'échantillon était petite (8 transfusés seulement) ;
4) Selon certaines études, les anticorps anti-Ebola n'étaient pas protecteurs chez les singes macaques (Jahrling PB *et al.*, *Arch Virol*, 1996, PMID : 8800795)[1]. En effet, les recherches effectuées par l'agence américaine de recherche biomédicale, les *National Institutes of Health Clinical Center* (NIH), n'ont pas permis d'éclairer les mécanismes protecteurs contre Ebola en jeu dans le plasma des convalescents[2].

En bref, les chercheurs occidentaux ont rejeté la sérothérapie anti-Ebola de Muyembe. Un revers pour le chercheur congolais ! Oui, mais ce revers n'a pas entamé son optimisme parce qu'il était convaincu du contraire. Pourquoi n'a-t-il pas pu reprendre l'expérience de plasma sanguin des convalescents d'Ebola lors des épidémies qui ont suivi comme annoncé dans son article ci-dessus cité ? Voici sa réponse : « Notre idée était de renouveler l'expérience. Mais nous n'avons finalement pas pu le faire lors des épidémies suivantes ». Et il poursuit : « A chaque fois, les équipes médicales internationales présentes pour nous aider à lutter contre la maladie nous disaient 'si vous faites cela, on part' »[3]. Quel chantage !

Mais était-il nécessaire qu'une expérience de dernière chance effectuée par un praticien - faute de traitement de référence ou disponible pour sauver la vie d'un ou des malades - ait un bras contrôle et un grand échantillon comme s'il s'agissait d'un protocole de recherche ? Certes non. Que dit la réglementation à ce propos ?

Le *Rapport Belmont* (1978) stipule que quand un clinicien s'écarte considérablement d'une norme ou d'une pratique courante, l'acte qu'il pose pour sauver la vie d'un patient (à l'absence d'un traitement standard) est une innovation en elle-même et par elle-même ; mais ne constitue pas une recherche, bien qu'il soit mené expérimentalement, c'est-à-dire de manière nouvelle, non-éprouvée. Cependant, *cette procédure appelée thérapie innovante devrait être intégrée dans un projet officiel de recherche afin d'évaluer sa tolérance et son efficacité*[4]. S'il en est ainsi, pourquoi a-t-on empêché Muyembe de poursuivre ses expériences pour qu'il intègre sa sérothérapie anti-Ebola dans un projet de recherche comme le recommande le fameux rapport américain ? Quel dommage que des équipes médicales

---

[1] « Cérémonie Docteur Honoris Causa/Jean-Jacques Muyembe ».

[2] C. HOORMAN, « Ebola : la saga du Mab 114, un médicament 'made in Congo' », *Le Monde*, 6 /11/2018, https://www.lemonde.fr/economie/article/2018/11/06/ebola-la-saga-du-mab-114-un-medicament-made-in-congo_5379300_3234.html.

[3] C. HOORMAN, « Ebola : la saga du Mab 114, un médicament 'made in Congo' ».

[4] THE NATIONAL COMMISSION, « Le Rapport Belmont… », p. 235-236.

occidentales se soient comportés avec condescendance à l'égard d'un scientifique dont le seul tort est son identité négro-africaine !

Près de dix-neuf ans après l'expérience de la sérothérapie de Muyembe, dans un article intitulé : « *Serotherapy* : *Back to the future* » publié dans *Annals of internal Medicine* du 12 août 2014, le Dr Scott H. Podolsky de l'*Harvard Medical School* a évoqué la sérothérapie passive (sérum de convalescent d'anciens patients), une technique du 19e siècle qui pourrait être la solution thérapeutique pour traiter les malades d'Ebola[1]. Curieusement, l'article n'a fait aucune allusion au chercheur congolais qui a tenté et réussi une première expérience en 1995, guérissant sept malades d'Ebola sur huit transfusés avec le sang des convalescents d'Ebola. Encore une fois, une volonté manifeste d'ignorer, voire de mépriser ce qui vient d'Afrique. Les cas sont légion. Prenons un cas récent.

2.1.3. L'alerte sudafricaine sur un variant de la Covid-19

La découverte du variant Omicrom

Pas plus qu'hier, ce sont des chercheurs d'Afrique du Sud qui se sont plaints d'être victimes de discrimination de la part des pays du Nord lesquels ne prennent pas au sérieux leurs publications. La découverte de variant Omicron du Covid-19 en est la preuve la plus éclatante.

Rappelons que l'Afrique du Sud est l'un de rares pays africains doté d'infrastructures de renom spécialisées dans les traitements des maladies immunologiques, le séquençage des génomes et autres structures médicales, construites au fil des années depuis l'époque de l'apartheid dans le cadre de la lutte contre les maladies infectieuses, notamment le Sida et la tuberculose. Grâce à sa capacité scientifique et surtout à sa vigilance, le pays a été en mesure d'identifier le variant de la Covid-19 et a aidé les autres pays à avoir une longueur d'avance face à ce dangereux variant.

C'est dans ce contexte que les chercheurs sudafricains du laboratoire Nelson Mandela à Durban ont découvert un nouveau variant de la Covid-19. Le 24 novembre 2021, ils ont averti l'OMS de l'apparition de ce nouveau variant et un jour après, le pays en a fait l'annonce au monde. Les chercheurs sudafricains ont aussi constaté que ce nouveau variant présentait un nombre considérable de mutations qui n'avaient pas été détectées dans les variants existants (Alpha, Beta, Gamma et Delta). Ce nombre inhabituel de mutations le rendait plus préoccupant du point de vue de la transmissibilité (quatre fois plus infectieux). Mais moins de deux semaines après, les mêmes chercheurs ont annoncé qu'en dépit de ses nombreuses mutations et de la transmissibilité facile, le nouveau variant était plus bénin que les variants précédents de la

[1] S. H. PODOLSKY, « Serotherapy for Ebola : Back to the future », *Annals of Internal Medicine*, vol. 161, 10 (18 nov. 2014), DOI : 10.7326/M14-1810.

Covid-19. En d'autres termes, le risque de contracter une forme grave de la Covid-19 était moins important qu'avec les autres formes de la Covid-19. L'OMS a donné à ce variant le nom d'Omicron.

Le rejet de l'alerte sudafricaine par les chercheurs occidentaux

Comment les chercheurs occidentaux ont-ils accueilli l'alerte africaine ? Ils l'ont accueillie avec scepticisme et mésestime, ils n'ont pas fait foi aux informations faisant état d'une forme de variant moins grave que les variants précédents. Les pays occidentaux ont interdit l'accès sur leurs territoires aux ressortissants des pays d'Afrique australe, y compris les pays n'ayant encore enregistré aucun cas d'Omicron. Et les médias occidentaux marqués foncièrement par l'esprit colonialiste et hégémoniste se sont honteusement empressés d'appeler ce variant le « virus africain » comme si le SARS-Covid-19 venait d'être découvert pour la première fois en Afrique. S'il en était le cas, on imagine que l'Occident aurait fermé ses portes à tout un continent. Pourtant certains rapports ont laissé entendre que le virus se serait manifesté pour la première fois au Pays-Bas avant l'alerte africaine. En outre, des chercheurs ont pu retracer la présence du variant Omicron dans plusieurs pays, y compris dans les pays européens, sur des patients n'étant pas allés en Afrique du Sud. Dans son speech du 14 décembre 2021, le directeur général de l'OMS, Tedros Adhanom Ghebreyesus, a confirmé la présence du variant Omicron dans 77 pays. Aussi a-t-il affirmé qu'en réalité, Omicron était sans doute présent dans la plupart des pays du monde, même si des cas n'avaient pas encore été déclarés.

Les réactions sudafricaines

La réaction sudafricaine ne s'est pas fait attendre. Les chercheurs sudafricains ont estimé que les mesures occidentales étaient déséquilibrées face à ce qu'ils ont présenté comme une forme moins grave de variant de la Covid-19 par rapport aux précédents variants. Comme si les travaux des scientifiques sudafricains n'étaient pas dignes de foi, l'Occident a refusé de croire la science parce qu'elle venait d'Afrique et il a préféré plonger la tête dans une psychose manifestée par des mesures de sécurité toujours bonnes à prendre certes pour l'intérêt de la santé publique, mais lesquelles se révèlent parfois excessives, voire inutiles. La mésestime de la science en provenance du Sud par les scientifiques du Nord relèverait tout simplement du racisme et de la discrimination. Et le professeur Shabir Madhi de s'exclamer : « la phobie de la situation sanitaire du continent et le mépris pour le niveau académique des scientifiques africains pourtant bardés de diplômes et pétris d'expérience ». Des réactions épidermiques à un problème de santé publique de portée internationale qui nécessite pourtant une réponse globale, une participation de tous pour ainsi dire.

Dans un article écrit par un groupe d'éminents chercheurs sudafricains et publié dans le journal médical britannique *The Lancet* le 4 décembre 2021, on pouvait lire que les interdictions de voyage imposées injustement à l'Afrique du Sud auront un impact non seulement sur les rapports de solidarité internationale mais aussi sur la manière dont les informations seront partagées lors des prochaines crises sanitaires. Au lieu de saluer la générosité et la transparence des chercheurs africains, l'Occident a choisi de répondre par les interdictions de voyage qui pourraient mettre à mal la gestion des crises sanitaires. Cette situation a mis l'Afrique du Sud dans une position délicate la poussant à limiter le partage d'informations et à affaiblir la solidarité internationale.

Dans un contexte permanent de discrimination, l'attitude de l'Occident est perçue comme un refus de reconnaitre la capacité du continent africain à servir de donneur d'alerte. Selon James Nguo, directeur régional du *Arid Lands Information Network* (ALIN) basée au Kenya, « le complexe de supériorité affiché par les pays du Nord invisibilise leur capacité à reconnaître les compétences du continent africain ».

Outre la méconnaissance à cause de sa provenance, la RBM africaine est invisible, et partant inaccessible.

2.2. Une recherche invisible et inaccessible

La publication des résultats de recherche dans des revues scientifiques présente de nombreux avantages pour les chercheurs ainsi que pour le monde de la recherche. D'abord, elle constitue un moyen de faire connaître la recherche et le chercheur, et donne une visibilité à la recherche ; ensuite l'article publié peut être lu, commenté ou critiqué et cité. Si une recherche n'est pas partagée avec la communauté scientifique, elle ne rayonne pas. Cependant, *la visibilité des travaux scientifiques dépend de la notoriété des revues dans lesquelles ils sont publiés et de leur indexation dans les grandes bases de données disponibles sur le Web.*

Les contributions africaines aux publications indexées comptaient pour 1,3 % en 2001 dans le monde et elles se sont stabilisées à 3,3 % en 2021. Au cours des deux dernières décennies, onze pays qui représentent la moitié de la population africaine ont été à l'origine de 88 % des publications scientifiques indexées de l'Afrique. L'autre moitié de la population africaine ne compte que pour 12 % des publications internationalement visibles[1]. La production scientifique africaine demeure largement invisible dans le paysage académique mondial, bien que la recherche africaine se dynamise ; l'essentiel

---

[1] M.-A. EL-AROUI, « Dynamiques et écosystèmes de la publication scientifique en Afrique. Une analyse scientométrique sur les deux premières décennies du 21e siècle », *Global Africa* 7 (2024), p. 62, www.globalafricasciences.org/fr/numero-07/art-07-04-fr.

n'étant pas publié, notamment les thèses de doctorat, les mémoires, les rapports de recherche et bien d'autres[1].

Pourquoi les travaux de recherche menés en Afrique par des chercheurs africains sont-ils invisibles ? Les raisons de cette invisibilité sont multiples et complexes : d'abord la faible indexation des revues scientifiques en Afrique, ensuite l'insuffisance de revues scientifiques en Afrique, puis les exigences éditoriales de grandes revues scientifiques et des sites web, leur désintérêt pour la recherche menée au Sud et enfin le coût de publication.

2.2.1. La faible indexation des revues scientifiques continentales

Lorsque le premier système index mondial de citations, Science citation index, a été mis en place dans les années 1960, il rassemblait des données de citations de 613 revues scientifiques. Les index comprenaient de revues provenant de 28 pays : 70 % de revues étaient publiées aux États-Unis ou au Royaume-Uni et la quasi-totalité des autres pays en Europe ; dix revues russes y étaient incluses ainsi que deux de la Chine, trois de l'Inde, sept du Japon et quatre d'Amérique latine, aucune d'Afrique. Peu à peu, de nombreuses revues non européennes ont été indexées, mais leur proportion est restée faible compte tenu de la croissance du nombre de séries publiées aux États-Unis et en Europe.

Les spécialistes des sciences sociales et des chercheurs en sciences ont commencé à remettre en question la couverture de l'index et la signification des données de citation pour les différentes disciplines et régions, compte tenu des cultures de citations très différentes. La sélectivité disciplinaire, géographique et linguistique intrinsèque à ces index a suscité des critiques et des inquiétudes. Pour la première fois dans les années 1970, les biais géographiques et linguistiques du Science Citation index (rebaptisé Web of Science en 2016) contre la science périphérique ont été soulignés par des chercheurs en sciences[2]. Les grandes revues scientifiques qui se sont attribué une audience universelle par-delà les frontières politiques et linguistiques ont été invitées à être plus ouvertes aux travaux de recherche du Sud. Le débat a continué.

En 1995, dans son article ci-dessus cité *Lost Science in the Third World* (La Science perdue du tiers monde), W. W. Gibbs dénonçait non seulement les préjugés qui rendaient les travaux des chercheurs du Tiers-monde invisibles ou méconnus, mais pointait aussi du doigt les producteurs de grandes bases de données bibliographiques tels que l'ISI (*Institute for Scientific Information*)

---

[1] « Global Africa, une revue pour dynamiser la recherche en Afrique », https://www.afd.fr/fr/carte-des-projets/global-africa-une-revue-pour-dynamiser-la-recherche-en-afrique.

[2] D. MILLS, T. ASUBIARO, « L'académie africaine a-t-elle besoin de son propre index de citations ? », *Global Africa* 7 (2024), p. 106-107, www.globalafricasciences.org/fr/numero-07/art-07-05-fr.

pour le Web of Science et dans une moindre mesure, le *National Library of Medicine* (Medline) des États-Unis, comme les acteurs principaux de cette discrimination.

En effet, pour la communauté scientifique, *la visibilité des articles scientifiques dépend principalement de leur indexation dans ces grandes bases de données qui sont disponibles sur l'internet. Cependant, chaque producteur de ces bases de données impose des critères auxquels les revues doivent satisfaire afin d'être incluses, notamment la publication régulière, résumé en anglais, évaluation par des pairs, etc*. De plus, l'ISI a développé aux États-Unis pour le Web Of Science des indicateurs comme mesure l'impact de la recherche scientifique, à savoir le facteur d'impact des revues et le nombre de citations générées par un article[1].

En juillet 2002, *Tropical Disease Research* (TDR) a mené une enquête auprès de soixante revues africaines ciblées sur la médecine et la santé pour faire un état des lieux dans ce secteur[2]. Les résultats de cette enquête repris par E. Certain ont montré que, bien que 37 revues médicales aient été créées dans les vingt dernières années et la majorité d'entre elles (84 %) soient universitaires, la plupart des revues ne disposaient pas de ressources financières suffisantes et souffraient de difficultés importantes de trésorerie qui nuisaient à régularité de publication. Les sources de financement aléatoires et discontinues rendaient de nombreuses revues scientifiques du continent éphémères. La précarité financière, couplée à un accès aléatoire aux outils de communication, en particulier internet, est un obstacle persistant à la création de revues pérennes. En outre, si la plupart des revues disposaient d'un comité de lecture, elles éprouvaient cependant des difficultés à trouver des réviseurs scientifiques ; elles ne mettaient pas en œuvre une sélection par un comité de relecture standardisé.

Voilà pourquoi, *plusieurs revues africaines sont d'emblée exclues de l'indexation en raison d'une part, des lacunes de l'évaluation par des comités de lecture des articles proposés à la publication et d'autre part, de l'irrégularité de leur parution*. Seules 15 revues ayant participé à l'enquête étaient indexées dans la *National Library of Medicine* (Medline) et 8 dans Web of Science[3].

Toutefois, certains pays sortent du lot. Il existe des revues africaines qui respectent les bonnes pratiques de publication scientifique. Un rapport établi par l'Académie des sciences d'Afrique du Sud en 2006 a conclu que pour la seule Afrique du Sud, plus de 200 revues paraissaient régulièrement,

---

[1] W.W. GIBBS, « Lost Science in the Third Word » cité par E. CERTAIN, « Recherche médicale en Afrique francophone… », p. 627-628.

[2] TDR est un programme spécial de recherche et de formation initié par le Programme des Nations Unies pour le développement (PNUD), la Banque mondiale et l'OMS concernant les maladies tropicales.

[3] E. CERTAIN, « Recherche médicale en Afrique francophone… », p. 628.

disposaient des conseils fonctionnels de rédaction et faisaient évaluer les articles proposés à la publication par des pairs, en toute indépendance[1].

Aujourd'hui, Web of Science et Scopus sont devenus des index de citations multidisciplinaires influents. Ils utilisent les critères de sélection de plus en plus rigoureux, par exemple, les critères de « citabilité » des revues candidates par les revues déjà présentes dans l'index pour orienter ou éclairer les décisions de sélection. Cela signifie qu'ils continuent pour faire leur sélection de privilégier les revues déjà citées par celles composant l'index. Ils prétendent fournir une couverture mondiale nécessaire pour soutenir le système de communication scientifique. Mais force est de constater qu'ils n'indexent qu'une fraction infime de revues et de recherches provenant de la plus grande partie du globe comparativement à celles publiées en Europe de l'Ouest et en Amérique du Nord. 32 % des revues européennes répertoriées dans l'annuaire Ulrichsweb sont indexées dans Web of Science, un chiffre similaire à celui des revues nord-américaines. En revanche, seuls 8 % des revues d'Asie centrale et méridionale, d'Asie de l'Est et du Sud-Est, et d'Afrique subsaharienne répertoriées dans le répertoire des périodiques d'Ulrich sont indexées dans Web Of Science[2].

Malgré les critiques répétées contre ces disparités géographiques, la domination et l'influence de ces index demeurent. Obtenir une indexation dans Web of Science et Scopus reste un grand défi, parce que ces index ont des politiques de sélection et d'évaluation basées sur des critères stricts et désindexent régulièrement les revues jugées peu performantes. Les critères de sélection de plus en plus rigoureux sont basés sur les données de citation pour éclairer les décisions de sélection... Ces critères discriminent les petites revues comme de nombreuses revues publiées dans les universités africaines, lesquelles revues s'adressent à une communauté de recherche relativement autonome ou spécialisée. En conséquence, certaines régions sont couvertes de manière plus systématique que d'autres. Les revues publiées dans les périphéries mondiales, dans des domaines restreints ou dans des langues autres que l'anglais, ont du mal à être indexées[3]. L'Afrique subsaharienne est l'une des régions les plus touchées par ces critères.

Peu de revues africaines sont indexées dans Web of Science et Scopus (deux bases de données bibliographiques d'articles scientifiques les plus

---

[1] L. NORDLING, « Analyse : Améliorer la qualité de la recherche en Afrique », www.scridev.net/afrique-sub-saharienne/analysis-blog/analyse-am-liorer-la-qualit-de-la-recherche-en-afrique/.

[2] D. MILLS, T. ASUBIARO, « L'académie africaine a-t-elle besoin de son propre index de citations ? », p. 109.

[3] D. MILLS, T. ASUBIARO, « L'académie africaine a-t-elle besoin de son propre index de citations ? », p. 109 ; D. MILLS, S. KITCHEN, B. SIDI-HILDA, « Publier les revues scientifiques africaines. Infrastructures, visibilité et résilience », *Global Africa,* 7 (2024), p. 44-45, www.globalafricasciences.org/fr/numero-07/art-07-03-fr.

larges et le plus influentes). En 2023, sur le répertoire de revues Ulrichsweb (une base de données de près de 90 000 revues académiques), quelques 2 200 revues universitaires actives d'Afrique subsaharienne y figuraient. Sur ce nombre, seules 169 étaient indexées dans Web of Science et 178 dans Scopus. Parmi ces revues, plus de 100 étaient publiées en Afrique du Sud. En excluant l'Afrique du Sud, seule une soixante de revues publiées en Afrique subsaharienne étaient indexées dans Scopus[1]. Si l'on exclut encore l'Afrique du Sud, seule environ une soixantaine de plus de 30 000 revues indexées dans le Web of Science ont été publiées en Afrique subsaharienne. Cette disparité persistante a amené David Mills (université d'Oxford) et Toluwase Asubiero (université d'Afrique du Sud) à se demander si la création d'un indice africain ne serait pas la solution à la promotion de la visibilité et de l'accessibilité des revues africaines. Une question capitale.

La création d'un index de citation africain était l'ambition de l'informaticien nigérian Willian Nwagwu qui soutenait, en 2006, qu'un index de citations autonome pourrait servir à valoriser la visibilité limitée des ressources africaines. Mais cette proposition n'a pas tenu compte de la précarité de nombreuses associations qui fonctionnaient avec des moyens limités et du sous-financement des bibliothèques universitaires africaines. Elle n'a pas réussi à obtenir le soutien des donateurs, des gouvernements nationaux ou de la BAD. Finalement, il a été décidé que l'index de citation africain était moins prioritaire que les programmes de formation à la recherche, le financement durable des infrastructures de recherche régionales et nationales. Par ailleurs, un autre moyen de promouvoir la visibilité internationale et l'accessibilité des revues africaines est de fournir et de partager les métadonnées de haute qualité, l'utilisation de DOI (*Digital Object Identifier*), et l'utilisation de plateformes comme AJOL. Les pratiques de science ouverte contribuent également à la visibilité et la disponibilité des revues africaines[2].

Abondant dans le même sens, David Mills *et al.* soutiennent que la visibilité de la recherche tourne autour des métadonnées, c'est-à-dire des informations (auteur, titre, mots-clés, résumé, éditeur…) permettant de trouver ou de localiser des revues via les portails et les moteurs de recherche utilisées par les chercheurs. *Et pour que la recherche soit visible et accessible à l'ère du numérique, il faut que les universités et les éditeurs produisent des métadonnées détaillées concernant des données contextuelles sur un article, notamment son titre, les auteurs, la date de publication, le statut des droits d'auteur et des licences, etc.*[3]

---

[1] D. MILLS, T. ASUBIARO, « L'académie africaine a-t-elle besoin de son propre index de citations ? », p. 108.

[2] D. MILLS, T. ASUBIARO, « L'académie africaine a-t-elle besoin de son propre index de citations ? », p. 111.

[3] D. MILLS, S. KITCHEN, B. SIDI-HIDA, « Publier les revues scientifiques africaines… », p. 42.

Certains Africains ou Africanistes aspiraient toujours à créer une base de données complète des revues africains comme moyen de promouvoir la visibilité et l'accessibilité de la recherche africaine. C'est dans ce cadre que le Conseil Africain et Malgache pour l'Enseignement Supérieur (CAMES)[1] a lancé le projet « Édition Électronique des Revues Scientifiques Africaines » pour valoriser et diffuser la production scientifique africaine. Ce projet consiste à prendre en charge le processus de mise en ligne des revues scientifiques éditées par les chercheurs africains et l'archivage de leurs contenus. L'objectif est de rendre la production scientifique africaine visible et accessible à l'échelle régionale et internationale.

C'est dans cette même optique que le Bureau Régional Afrique de l'OMS à Brazzaville a créé *Index Medicus Africain* (IMA) ou *African Index Medicus* (AIM) pour répondre à la nécessité d'améliorer l'accès aux publications sur la santé dans les pays africains. Très peu de sources d'information biomédicales et africaines sur la santé figurent dans les principales bases de données bibliographiques du monde alors qu'il existe une mine d'information inexploitées dans des ouvrages, des rapports et des études d'agences de développement internationales, d'ONG et d'institutions locales. L'IMA est donc une réponse au besoin de visibilité de la littérature scientifique et des sources d'information sur la santé en Afrique. À la date du 1e mai 2025, il affichait les chiffres et les statistiques d'indexation ci-après : 20 207 articles, 4 712 thèses, 320 revues, 14 383 textes en intégralité[2].

2.2.2. L'insuffisance des revues scientifiques africaines

L'enquête de TDR mentionnée précédemment a également montré la quasi-absence ou plutôt l'insuffisance des revues médicales en Afrique. Cette insuffisance est plus remarquable dans la zone francophone que dans la zone anglophone. En effet, d'après la même enquête, sur vingt-trois pays africains francophones, dix ne publiaient aucune revue médicale nationale. Parmi les revues publiées, moins d'une dizaine était régulièrement publiée. En Afrique de l'Ouest, seules les revues *Psychopathologie Médicale* (Sénégal) et *Mali Médical* publiaient régulièrement sans être indexées dans la base de données *Medline* ; en Afrique du Nord, *Tunisie médicale* paraissait régulièrement et était indexée dans *Medline* ; en Afrique centrale c'est *Congo Médical* qui était recensé. En outre, les Archives des Instituts Pasteur locaux en Afrique

---

[1] Le CAMES est un organisme de coordination des questions d'enseignement supérieur et des systèmes de recherche regroupant 19 pays africains : Bénin, Burkina Faso, Burundi, Cameroun, Centrafrique, Congo, Côte-d'Ivoire, RD. Congo, Gabon, Guinée équatoriale, Guinée Bissau, Madagascar, Mali Niger, Rwanda, Sénégal, Tchad et Togo (www.lecames.org).

[2] INDEX MEDICUS AFRICAIN, https://indexmedicus. afro.who.int/index.html.

francophone (Algérie, Tunisie, Madagascar) continuaient de publier des travaux de recherche[1].

Notre auteur a aussi épinglé l'écart énorme entre les zones linguistiques francophone et anglophone en Afrique, et les conséquences de la pénurie des journaux médicaux locaux dans les pays francophones. Le nombre d'articles médicaux de deux zones linguistiques retrouvés dans le *Medline* donnait 5612 articles médicaux pour les pays francophones contre 23042 pour les pays anglophones. Les travaux publiés étaient majoritairement en dehors des frontières nationales et, le plus souvent en anglais. Aussi faut-il noter que quelques 5000 articles ont été publiés sur l'Afrique anglophones par des chercheurs qui n'y résidaient pas alors que ce chiffre n'était que de 2000 pour l'Afrique francophone[2] .

La prédominance anglophone se fait aussi remarquer dans les publications scientifiques en libre accès sur internet. En effet, l'*African Journal Online* (AJOL), une organisation à but non lucratif créée en 1998 et basée en Afrique du Sud, est considérée comme la plus grande bibliothèque en ligne des revues scientifiques africaines avec validation des pairs. Elle a pour mission d'augmenter la visibilité en ligne, l'accès et l'utilisation des résultats de la recherches publiés par des Africains afin de soutenir la qualité de la recherche africaine, etc.

À la date du 1e mai 2025, la plateforme AJOL affichait le nombre de 41 pays africains comme membres ou partenaires. Aussi présentait-elle le nombre de revues scientifiques partenaires provenant de quelques pays membres. Le tableau se présentait comme suit : 880 journaux (revues) dont 414 en libre accès ; 262 331 résumés d'articles ; 255 730 articles en intégralité ; 154 485 articles en texte intégral en libre accès ; 229 revues en libre accès gratuit et 39 282 articles en intégralité en libre accès sans frais.

Quant au nombre de revues indexées par pays membres, la tableau se présentait comme suit : Nigeria avec 335 revues scientifiques ; l'Afrique du Sud 111 ; Kenya 72 ; Ethiopie 66 ; Ghana, 50 ; Tanzanie 48 ; Algérie 31 ; Egypte 27 ; Zimbabwe 16 ; Ouganda 14 ; Cameroun et Rwanda 13 ; RDC 9 ; Sénégal et Libye 7 ; Côte-d'Ivoire 6 ; Angola, Malawi et Tunisie 5 ; Botswana, Eswatini et Maroc ; Congo, Sud-Soudan, Togo et Zambie 2 ; Bénin, Burundi, Érythrée, Lesotho, Madagascar, Mali, Mozambique, Sierra Leone, Somalie 1[3]. Dans le 10 Top de pays, on note une nette domination des pays anglophones sur les pays francophones et lusophones.

[1] E. CERTAIN, « Recherche médicale en Afrique francophone… », p. 628.
[2] E. CERTAIN, « Recherche médicale en Afrique francophone… », p. 630.
[3] AJOL AFRICAN JOURNALS ONLINE, https://www.ajol.info/index.php/ajol.

2.2.3. Les biais éditoriaux de grandes revues scientifiques

L'absence d'une presse médicale nationale crédible pousse les chercheurs africains à regarder à l'étranger pour publier les résultats de leurs recherches dans de grandes revues scientifiques médicales du Nord, pour la plupart américaines ou anglaises, telle *Nature, Science, The Lancet, The New England Journal of Medicine*, *British Medical Journal*. La publication dans ces revues donne une visibilité et permet aux chercheurs d'être reconnus internationalement. Là aussi la tâche n'est pas facile pour eux, car ils sont confrontés aux exigences éditoriales.

En effet, les chercheurs du Sud éprouvent des difficultés à promouvoir les résultats de leur recherche dans la grande presse médicale internationale pour des raisons, très souvent inhérentes aux biais éditoriaux : préférence linguistique, un manque d'intérêt ou plutôt un intérêt épisodique pour les problèmes de santé des pays pauvres. La problématique de la langue de diffusion de la science est toujours d'actualité. Dans une communauté scientifique qui publie majoritairement en anglais, les revues publiées dans des langues autres que l'anglais peinent à être indexées.

> Plus de 95 % des documents indexés dans Web of Science (et 92,5 % de ceux indexés dans Scopus) sont en anglais […]. La base de données Ulrichsweb des revues liste 1 800 revues africaines publiant en anglais, soit environ 97,5 % de toutes les revues publiées en Afrique, 90 publiées en français (en totalité ou en partie), et 73 qui publient des articles en afrikaans. Dans Web of Science et Scopus, les revues qui publient en afrikaans sont trois fois plus nombreuses que celles publiant en français[1].

Ces chiffres montrent à suffisance la sous-représentation de la recherche francophone dans ces index.

Un autre défi c'est le peu d'intérêt accordé à des revues africaines parce qu'elles traitent des questions orientées vers la santé en Afrique à faible résonnance et des débats africains. Ces questions ne constituent nécessairement pas le domaine thématique prioritaire de grandes revues scientifiques occidentales et n'ont pas d'enjeu réel pour le monde occidental ou le public mondial[2]. Ces grandes revues manifestent un intérêt épisodique, voire anecdotique aux problèmes de santé des pays pauvres. En outre, le chercheur africain qui est à la recherche d'une visibilité internationale doit s'inscrire dans une logique paradoxale en s'efforçant de publier les résultats de sa recherche dans de grandes revues du Nord alors même que ces résultats de recherche ne seront forcément pas connus dans son pays, car la revue n'est

---

[1] D. MILLS, T. ASUBIARO, « L'académie africaine a-t-elle besoin de son propre index de citations ? », p. 110.

[2] E. EBEN-MOUSSI, *La recherche en santé humaine. Une fracture Nord-Sud*, Paris, L'Harmattan, 2020, p. 73.

pas disponible ou sa langue de publication n'est pas comprise du plus grand public[1].

Bref, « Des biais éditoriaux des revues médicales des pays développés vis-à-vis des maladies des pauvres mais aussi vis-à-vis des chercheurs des pays en développement », ce sont là les défis qu'une revue africaine doit affronter pour paraître dans l'index international. Quelles que soient les critiques formulées, la crédibilité d'une revue scientifique reste, pour le moment, soumise à cette indexation.

2.2.4. Le coût de publication d'articles scientifiques

Au cours de la décennie 2000, le modèle de publication de la littérature scientifique est passé du modèle traditionnel de **payer pour lire** (lecteur-payeur) basé sur les abonnements aux revues aux nouveaux modèles alternatifs en libre accès en ligne de **payer pour publier** (auteur-payeur). Si le mode de financement de publication a changé, le coût de publication est resté toujours exorbitant pour les chercheurs des pays à faible revenu ou à revenu intermédiaire. Le libre accès n'est pas synonyme de gratuité, sauf dérogation pour certaines catégories de chercheurs.

Le modèle traditionnel de publication

Jusque dans les années 2000, les chercheurs publiaient leurs articles dans des revues scientifiques spécialisées sans payer les frais de publication ou les frais de traitements d'articles (en anglais *Article Processing charges*, APC). La particularité de ces revues réside dans deux aspects : le premier aspect concerne les comités de lecture et le second est la souscription aux abonnements en échange de la lecture des articles. Le comité de lecture évalue la validité et la rigueur scientifique des articles. Il est chargé de vérifier les données et d'effectuer des remarques, des corrections, des améliorations y compris, avant d'accepter ou de refuser la publication. Il permet d'éviter les comportements non éthiques et donne une assurance de qualité scientifique à l'article scientifique. Cet examen effectué en toute indépendance par des pairs s'appelle *peer-reviewing*. Le second aspect est relatif coût faramineux des abonnements. En effet, les chercheurs ne payent pas de APC pour publier dans des revues scientifiques. Mais l'accès à ces revues est réservé aux institutions autorisées ou aux personnes ayant souscrit un abonnement[2].

---

[1] E. CERTAIN, « Recherche médicale en Afrique francophone... », p. 628.

[2] « Publications scientifiques : les pièges du 'Plan S'», *Le Monde* 9/10/2018, https://www.lemonde.fr/sciences/article/2018/10/09/publications-scientifiques-les-pieges-du-plan-s_5366576_16506 ; D. LAROUSSERIE « Des chercheurs se mobilisent pour un accès gratuit aux publications », *Le Monde* 6/11/2017, https://www.lemonde.fr/sciences/article/2017/11/06/des-chercheurs-se-mobilisent-pour-un-acces-gratuit-aux-publications_5210895_1650684.

Or la plupart des bibliothèques universitaires ou publiques en Afrique, notamment en Afrique subsaharienne, n'ont pas un budget leur permettant d'acheter des livres ou de s'abonner régulièrement à des revues scientifiques dont les coûts ne font qu'augmenter sans cesse. Par conséquent, beaucoup d'articles scientifiques pertinents publiés dans ces revues ne sont pas accessibles et demeurent invisibles, sans impact sur leurs auteurs et leurs institutions d'appartenance.

Les éditeurs ont profité de leur monopole sur les publications de revues scientifiques pour augmenter les tarifs des abonnements aux revues scientifiques, souvent de 5 % par an en moyenne. Cette hausse régulière et forte du coût des abonnements a commencé à irriter la communauté scientifique, car elle limitait l'accès à l'information scientifique et à l'innovation. En réaction au monopole des éditeurs sur les publications scientifiques et à la cherté des abonnements de leurs revues, la communauté scientifique a envisagé de nouveaux modèles alternatifs de publication préconisant la voie de *science ouverte* afin d'en finir avec le modèle traditionnel dominant de la diffusion des articles de recherche par abonnement ; un modèle qui exploite, sans le rétribuer, le travail des chercheurs pour l'écriture et la relecture critique des articles[1].

Les modèles alternatifs de publication : libre accès en ligne

L'initiative de libre accès à la littérature scientifique a vu le jour dans les années 1999 conjointement avec l'apparition de l'internet. Le dispositif de mise sur internet (en ligne ouverte) des résultats de la recherche a été formalisé et défini par l'Initiative de Budapest (*Budapest Open Access Initiative*, février 2002) et clarifié par les déclarations successives (Bethesda en juin 2003 et Berlin en octobre 2003). L'Initiative de Budapest définissait le libre accès à la littérature scientifique en ces termes :

> Par accès libre à [la littérature scientifique], nous entendons est sa mise à disposition gratuite sur l'internet public, permettant à tout un chacun de lire, télécharger, copier, transmettre, imprimer, chercher à créer un lien vers le texte intégral de ces articles, [...] ou s'en servir à toute autre fin légale, sans barrière financière, légale ou technique autre que celles indissociables de l'accès et l'utilisation d'Internet[2].

L'initiative *Open Access* se caractérise par la mise à disposition gratuite en ligne de la littérature scientifique ou autre, permettant à tout utilisateur de s'en servir sans aucun obstacle financier, juridique ou technique. Quant à la revue en libre accès (*Open Access Journal*), elle se définit comme une revue

---

[1] D. LAROUSSERIE « Des chercheurs se mobilisent pour un accès gratuit aux publications ».

[2] « Initiative de Budapest pour l'Accès ouvert », https://openaccess.inist.fr/Initiative-de-budapest-pour-lacces-ouvert/.

scientifique nouvelle et existante qui répond aux exigences de qualité des articles par la présence d'un comité de lecture comme la revue scientifique traditionnelle, mais qui a un mode de financement différent permettant une diffusion aussi large que possible, sans restriction d'accès et d'utilisation.

La Déclaration de Budapest a préconisé deux principales voies (stratégies) complémentaires à adopter afin d'atteindre le libre accès aux revues scientifiques évaluées par les pairs : la *voie verte* (*Green road*) et la *voie dorée* (*Gold road*). Ces deux voies ont été rejointes par une troisième, à savoir la *voie diamant*. Depuis, le mouvement de modèles alternatifs de diffusion en libre accès s'est accéléré et des sites spécialisés de publication se sont multipliés[1].

La *voie verte* ou l'autoarchivage des publications par des chercheurs consiste à consigner gratuitement des articles scientifiques sur des sites électroniques dits « d'archives », soutenus souvent par des fonds publics. Les chercheurs y déposent non seulement les articles de revues, mais aussi des versions avant la publication, c'est-à-dire les manuscrits – les prépublications (*preprint*), mais aussi les post publications (*postprint*), dans le respect des certaines règles juridiques. Niclaire P. Nkolo rappelle qu'une archive ouverte peut être institutionnelle ou privée, disciplinaire ou générale (couvrant plusieurs domaines de recherche). Ces documents peuvent être archivés par leurs auteurs sous réserve des autorisations nécessaires pour les versions post publication. En d'autres termes, la personne qui dépose un document dans une archive ouverte doit être titulaire des droits d'auteur ou recevoir l'accord des titulaires des droits d'auteur. Cette exigence concerne surtout les articles déjà publiés dans les revues scientifiques à comité de lecture ou des livres publiés par une maison d'édition[2].

La *voie dorée* concerne la publication d'articles scientifiques dans de revues en libre accès (*Open Access Journals*) avec *peer review*. Ces articles se trouvent uniquement sur le site Web de l'éditeur ou de la revue scientifique dans laquelle ils sont publiés. Les revues sont entièrement financées par les APC payés par les auteurs aux éditeurs pour la publication de leurs articles. Avec la voie dorée, on est passé du modèle traditionnel de financement « lecteur-payeur » (par l'abonnement qui donne accès aux revues et aux ouvrages) au nouveau modèle de financement « auteur-payeur » (l'auteur paie les APC à l'éditeur pour rendre l'article librement et gratuitement accessible en ligne à tout lecteur). En d'autres termes, la voie dorée consiste à faire payer

[1] O. CONTAT « Publications scientifiques et libre accès : une mise au point sur le 'Gold Open Access' », Istshs 17/12/2012, corist-shs.cnrs.fr/gold_opn_access.

[2] N. P. NKOLO, « Le mouvement du libre accès en Afrique : opportunités et défis », dans *Revue française des sciences de l'information et de la communication*, 16 (2019), https://journals.openedition.org/ rfsic/6062 ; O. CONTAT « Publications scientifiques et libre accès : une mise au point sur le 'Gold Open Access' ».

aux auteurs des APC en échange de quoi la lecture de leurs articles scientifiques est gratuite pour tout lecteur qui les consulte.

Les APC varient d'une revue à l'autre. Selon une étude, le coût est environ de 2 000 euros à 5 000 euros par article en moyenne, voire plus du double. En outre, certaines revues scientifiques en libre accès font coexister le modèle de financement de publication par les APC et la souscription à l'abonnement. Ce système s'appelle modèle hybride.

Enfin, il y a la *voie diamant*. Ici, les chercheurs ne payent pas des APC pour publier. Les APC sont convertis en subvention que des institutions (États, organismes de recherche de rattachement des chercheurs, fondations, sociétés savantes, services connexes, etc.) allouent aux éditeurs de revues afin de permettre aux chercheurs de publier leurs articles. Les revues se trouvent totalement en libre accès. La voie diamant a pour modèle de financement le sponsor-payeur. Il est opposé aux modèles auteur-payeur et lecteur-payeur. Avec les voies dorée et diamant, on est passé du modèle payer pour lire au modèle payer pour publier.

En France, par exemple, l'État verse des dizaines, voire centaines de millions d'euros à l'éditeur néerlando-britannique Elsevier pour que les chercheurs français puissent publier dans ses revues, mais aussi qu'ils puissent consulter leurs propres travaux. Le coût par article par cette voie est estimé à environ 400 euros par l'étude en France[1].

Les modèles de publications en libre accès devaient non seulement abaisser les barrières d'accès, mais aussi faire baisser le coût global de publication. Mais une étude française commandée par le ministère de l'Enseignement supérieur et de la Recherche confirme qu'il n'en est rien. Si le libre accès aux articles scientifiques permet à tout un chacun de pouvoir consulter sans payer, ce système a un coût pour la collectivité. Prenons le cas de la France. La facture totale payée aux éditeurs pour publier les articles scientifiques écrits par les chercheurs français s'élèverait à 31 millions d'euros en 2020 et devrait atteindre entre 50 millions d'euros en 2030 si la tendance se poursuit, voire 68 millions si elle s'accélère. Cette facture n'augmente pas seulement à cause de la progression du nombre d'articles publiés en *open access*, mais aussi parce que les éditeurs augmentent petit-à-petit les APC. À titre d'exemple, pour la revue *Nature Communications*, les APC sont passés de 4 380 euros en 2020 à 5 190 euros en janvier 2023, soit une augmentation de 20 % en 1,5 an[2]. Ce qui est regrettable parce que le mouvement *Open Access* avait pour objectif de

---

[1] D. LAROUSSERIE, « Recherche : le coût des publications scientifiques en accès ouvert en forte augmentation », *Le Monde* 19/1/ 2023, https://www.lemonde.fr/sciences/article/2023/01/19/recherche-le-cout-des-publications-en-accces-ouvert-en-forte-augmentation.

[2] M. CLAVEY, « L'exorbitant coût de l'accès ouvert à la recherche française », https://www.nextinpact.com/article/70828/lexorbitant-cout-acces-ouvert-a-recherche-francaise.

permettre non seulement d'accéder librement aux publications scientifiques, mais aussi de lutter contre le coût excessif de publication.

Les Africains pénalisés par les coûts exorbitants de publication

Les coûts associés aux publications en mode traditionnel ou en libre accès, toutes voies confondues, sont exorbitants pour les chercheurs en Afrique où le financement local est rarement disponible pour la publication. En effet, les APC exigés par les éditeurs de ces revues sont d'au moins 800 dollars américains ($ USD) et peuvent atteindre 11 000 $ USD. Les salaires des scientifiques dans les PED varient entre 350 $ et 3 000 $ environ[1]. Pour de nombreux chercheurs qui ne peuvent pas compter sur la subvention d'une institution pour payer les APC, la tâche se complique et ils sont tout simplement maintenus à l'écart des revues scientifiques en libre accès. Ce qui aboutit à l'inverse de ce qui était prévu par le mouvement *Open Access*.

Le Camerounais Bonaventure Tetanye Ekoe explique qu'avec le modèle de libre accès, les chercheurs africains sont pénalisés à deux niveaux : « Ils sont pénalisés une première fois parce qu'il n'y a pas d'argent pour financer leurs recherches. Une deuxième fois parce que même quand ils arrivent à faire leurs recherches, on leur demande de payer pour publier un article... »[2]. Et d'ajouter qu'un chercheur sans publication est presque mort.

Les APC d'un article sont parfois nettement supérieurs aux salaires de chercheurs. Au Cameroun, par exemple, un assistant de recherche titulaire d'un doctorat perçoit un salaire d'un peu plus que 350 $ par mois, alors que le coût de la soumission d'un article à la revue *Nature* pour évaluation éditoriale dans le cadre du modèle de libre accès revient à 2 690 $. Chez PLOS, un éditeur de revues scientifiques, le tarif le moins cher est de 800 $ et la facture peut atteindre 4 000 $. Pour la revue britannique *The Lancet,* les APC des articles peuvent atteindre 5 000 $ pour le libre accès par la voie dorée (*gold open access*)[3].

Pour faire face aux coûts élevés des APC et permettre aux chercheurs de publier leurs recherches dans des revues de grande notoriété, certains PED, à l'instar des pays développés, prennent en charge directement ou indirectement les APC. La Chine, par exemple, a pratiqué pendant des décennies la politique de verser des primes aux chercheurs pour les encourager à publier dans de grandes revues scientifiques internationales afin d'améliorer leur visibilité et

---

[1] R. MAZOUZI, B. LONGMENE KAZE, M. RODRIGUES *et al.*, « Publication en ligne accès : les scientifiques africains 'exclus' », httpss://www.scidev.net/afrique-sub-saharienne/features/acceso-abierto-excluye-a-cientificos-del-mundo-en-desarrollo.

[2] R. MAZOUZI, B. LONGMENE KAZE, M. RODRIGUES *et al.*, « Publication en ligne accès… ».

[3] R. MAZOUZI, B. LONGMENE KAZE, M. RODRIGUES *et al.*, « Publication en ligne accès… ».

celle des universités chinoises. Elle a fini par abandonner cette politique en 2020.

En Afrique, quelques pays anglophones pratiquent aussi ce système. En Afrique du Sud, par exemple, l'État accorde aux universités des subventions pour les publications, et certaines d'entre elles les répercutent sur leurs chercheurs pour couvrir les frais de publication. Ces subventions ne profitent la plupart du temps qu'aux chercheurs établis[1]. En Afrique du Nord et au Moyen-Orient, les organismes de subvention de recherche offrent des primes aux chercheurs qui publient leurs travaux et le montant de ce bonus est variable. Mohamed Hashem, directeur du Centre national de la recherche en Egypte, explique que dans son pays on tient compte de plusieurs critères pour déterminer le montant de la prime à allouer. Parmi les critères de sélection, on retient la valeur de la revue, l'importance des recherches et la valeur des résultats trouvés dans les recherches. En Algérie, la direction générale de la recherche scientifique et du développement technologique couvre les frais de publication dans les revues scientifiques et encourage la publication dans les revues les plus cotées[2]. La Tanzanie a décidé en 2023 d'octroyer une prime de recherche aux chercheurs. Elle offre à ses scientifiques 50 millions de shillings tanzaniens (environ 22 000 dollars américains). Les chercheurs avaient jusque fin mai 2023 pour se porter candidats. Disciplines concernées : sciences naturelles, mathématiques, médecine. En outre, l'État alloue un total de 1 milliard de shillings (423 575 dollars) chaque année pour encourager les chercheurs à publier leurs recherches dans « des revues de renommée internationale et les plus réputées ».

Certains chercheurs ont salué cette mesure comme une incitation indispensable pour encourager les scientifiques à mener des recherches dans un pays aux ressources limitées (0,5 % de son PIB à la R&D en 2022), un pays où la plupart des universités se concentrent sur l'enseignement et où le salaire mensuel moyen d'un professeur est d'environ 1 990 000 shillings, soit environ 844 dollars. Mais d'autres ont émis des critiques estimant que les fonds auraient pu être mieux utilisés. Car, cette mesure est susceptible de récompenser des chercheurs dont la carrière est déjà bien établie ou de célébrer ceux qui ont réussi à se hisser au sommet, alors que le gouvernement aurait pu encourager ceux qui sont au début de leur carrière[3].

Cette incitation financière vise à encourager la recherche et à améliorer le classement des institutions. Car, publier dans ces revues est important pour la

---

[1] A. JIMOH, L. SMIT, « Une nouvelle initiative contribue à garantir l'équité dans la recherche », *Nature* (10 Jan. 2023), DOI ; 10.1038/d44148-023-00007-4.

[2] R. MAZOUZI, B. LONGMENE KAZE, M. RODRIGUES *et al.*, « Publication en ligne accès… ».

[3] S. BUGUZI, « Les chercheurs tanzaniens se voient offrir 22 000 USD pour publier dans des revues internationales », *Nature* (14 juin 2023), DOI : 10.1038/d44148-023-00147-7.

carrière des chercheurs et la visibilité de leurs travaux. Cette politique d'incitation financière à la publication a l'avantage d'améliorer la visibilité mondiale des publications des scientifiques et le classement mondial des scientifiques et des universités.

Outre le système de subventions accordées aux chercheurs par des États ou des institutions, il existe aussi des dérogations accordées aux chercheurs par des éditeurs. En effet, de nombreuses revues accordent des dérogations aux chercheurs des PED (pays à faible revenu ou à revenu moyen) de publier sans payer les APC. Selon Jessica Monaghan, directrice des politiques et de la performance dans l'équipe de libre accès à *Springer Nature*, sa revue applique les politiques de dérogations et de remises des APC pour les chercheurs qui se trouvent dans le besoin financièrement. « Rien que pour l'année dernière [2020], nous avons fait des remises sur les APC d'un montant de 13,5 millions euros (16,3 millions $) ». Depuis janvier 2023, *Spring Nature* a supprimé les APC pour 70 PED dont 39 sont situés en Afrique subsaharienne[1]. D'après Bill Moran, éditeur du groupe de revues *Science*, en 2020, 36 % des auteurs dont les articles ont paru dans *Science Advances*, ont reçu des dérogations totales ou partielles pour les APC.

Cette initiative a été favorablement accueillie, parce qu'elle devait permettre de lever un obstacle majeur pour les pays à faible et moyen revenu. Cependant, quelques réserves ont été exprimées, parce la publication des travaux de recherche est désormais déterminée par la disponibilité des fonds et non par la qualité de la recherche. Pourtant, cette opportunité ne supprime pas l'évaluation des pairs. Les fonds ne sont accordés qu'aux articles ayant reçu l'aval du comité de lecture.

Autre problème, les difficultés rencontrées par les chercheurs des PED pour obtenir ces dérogations. Pour Andrea Powell, le système de dérogations est entravé par les bureaucraties internes et le manque de clarté concernant son fonctionnement. Les politiques de dérogations ne sont pas bien expliquées ou cohérentes, c'est pourquoi les chercheurs finissent parfois par payer les APC de leur propre poche.

Enfin, pour Halima Benbouza, les chercheurs des PED ont généralement un choix difficile à opérer entre publier dans des revues prestigieuses qui imposent des tarifs exorbitants et offrent une grande visibilité, ou publier dans de bonnes revues où les tarifs sont moindres ou même inexistants, mais où le temps d'attente de l'avis de publication est long ; ce qui retarde la publication[2]. C'est pourquoi, certains chercheurs des PED choisissent de collaborer avec les chercheurs occidentaux dont les universités d'appartenance prennent en

---

[1] D. LAROUSSERIE, « Recherche : le coût des publications scientifiques… » ; A. JIMOH, L. SMIT, « Une nouvelle initiative contribue à garantir l'équité dans la recherche ».

[2] R. MAZOUZI, B. LONGMENE KAZE, M. RODRIGUES *et al.*, « Publication en ligne accès… ».

charge les frais de publication. En Égypte, par exemple, le pourcentage de collaboration internationale a atteint 50 % pour la première fois en 2017. « Cela signifie que plus de la moitié des résultats de recherche des chercheurs égyptiens avaient au moins un co-auteur d'un autre pays démontrant une visibilité accrue avec un potentiel d'attraction de financement et de renforcement des relations avec d'autres pays »[1]. Syriacus Buguzi rapporte que, selon un rapport de 2019 commandé par le gouvernement britannique, « Plus de 80 % des publications de recherche tanzaniennes sont le fruit de collaboration internationales »[2].

Tout en étant fervent partisan d'une telle collaboration, le Sud-africain Julian May, directeur du Centre d'excellence en sécurité alimentaire du ministère sud-africain des sciences et de la technologie et de la Fondation nationale de la recherche, dénonce ce type d'arrangement parce qu'il engendre malheureusement des relations de dépendance[3]. Le rapport de force étant inégal par le fait de s'accrocher aux chercheurs occidentaux, les chercheurs africains demeurent confinés dans son rôle de travailleur de terrain ou de collecteur de données à envoyer à quelqu'un dans un pays du Nord qui les analyse. Ce type de collaboration finit par créer un colonialisme scientifique dénoncé par certains chercheurs africains comme handicap à la recherche en Afrique[4].

Par ailleurs, de nombreux chercheurs des pays à revenu faible ou intermédiaire ne publient pas leurs recherches faute de moyens. Ils demeurent dans l'ombre et leurs recherches sont invisibles et sans impact pour ainsi dire.

2.2.5. L'absence de politique nationale de publication

Il arrive souvent que les travaux scientifiques qui sont effectués et publiés au sein d'une même université ne soient pas connus des chercheurs et des étudiants de la même université. L'information scientifique ne circule pas entre les universités d'un même pays et moins encore entre les universités africaines. Si, au niveau national ou continental, les travaux scientifiques sont invisibles, qu'adviendrait-il sur le plan international ? L'absence de politique de diffusion rend aussi invisibles les travaux scientifiques en Afrique.

Le manque de visibilité de la recherche africaine sur le Web se fait aussi remarquer parce que les pays africains ne font pas un meilleur usage du numérique et d'internet. Ce qui explique en partie l'invisibilité de la

---

[1] C. DUERMEIJER, M. AMIR, L. SCHOOMBEE, « L'Afrique génère moins de 1 % de la recherche mondiale. L'analyse des données peut changer cela ».

[2] S. BUGUZI, « Les chercheurs tanzaniens se voient offrir 22 000 USD… ».

[3] A. JIMOH, L. SMIT, « Une nouvelle initiative contribue à garantir l'équité dans la recherche ».

[4] L. OWINGS, « Le colonialisme dans la recherche demeure un handicap pour l'Afrique », www.scidev.net/afrique-sub-saharienne/scidev-net-investigates/research-colonialism-still-plagues-africa/.

production scientifique de l'Afrique sur le site *Web of science*. Le libre accès n'est pas aussi exploité à sa juste valeur pour encourager la création de dépôts institutionnels dans les universités africaines et bénéficier de la visibilité offerte par la science ouverte[1]. Un grand chantier à exploiter.

Face à tous ces défis, plusieurs initiatives africaines ont émergé pour promouvoir, mettre en valeur la science africaine et améliorer sa visibilité. C'est le cas de *African Journals OnLine* (AJOL) dont nous avons précédemment parlé ; du Journal *Scientific African* lancé en 2018 par l'éditeur néerlano-britannique Elsevier et l'Institut africain des sciences mathématiques ; des revues *Nature Africa* (mai 2021) et *Global Africa* (mars 2022)[2].

2.3. La sortie de l'ombre : reconnaissance internationale

Longtemps méconnue, la RBM en Afrique est finalement sortie de l'ombre dans laquelle elle était confinée, grâce aux efforts et aux mérites des chercheurs africains. En effet, au cours de trois dernières décennies, les chercheurs africains se sont distingués par la mise au point des interventions diagnostiques, thérapeutiques et de prévention contre certaines maladies qui sévissent en Afrique et par la conduite avec compétence des essais cliniques ayant abouti aux résultats concluants. De grands prix scientifiques internationaux leur ont été décernés pour les brillants résultats de leurs recherches. Hier absente, aujourd'hui la RBM menée en Afrique par des Africains émerge et est présente sur l'échiquier international.

2.3.1. Prestigieux prix scientifiques et distinctions honorifiques

Au cours de deux dernières décennies, de prestigieux prix scientifiques et titres honorifiques ont été décernées aux chercheurs africains pour récompenser leurs travaux de recherche. Qui sont ces heureux lauréats ? Ils sont nombreux, hommes et femmes. La liste est longue et nous nous limitons à quelques lauréats.

Pour le prix Christophe Mérieux : Ogobara Doumbo - de pieuse mémoire - 2007 (Mali), figure de la lutte contre le paludisme ; Eric Leroy 2009 (Gabon) ; Valerie Mizrahi 2013 (Afr. Sud) ; J.-J. Muyembe Tamfum 2015 (RDC), figure de la lutte contre Ebola ; Serge Eholié et Xavier Anglaret 2017 (Côte-

---

[1] T. H. MBOA NKOUDOU, « Le Web et la production scientifique africaine : visibilité réelle ou inhibée ? », https://www.projetsoha.org/?p=1357.

[2] D. LADISLAS LANDO, « Une revue scientifique pour l'expression des chercheurs africains », www.scidev.net/afrique-sub-saharienne/news/une-revue- scientifique-pour-lexpression-des-chercheurs-africains ; lire aussi « *Global Africa*, une revue pluridisciplinaire et plurilingue pour penser l'avenir du continent africain face aux défis planétaires », www.ird.fr/sites/ird_fr/files/2022-03/CP_parution_reveu_GA_1003022_1.pdf.

d'Ivoire) ; Joseph Kamgno 2022 (Cameroun) ; Abdoulaye Djimdé 2023 (Mali) ; Emmanuel Nakoune Yandoko 2024 (Rép. Centrafricaine).

Pour les autres prix, il s'agit de : prix international de l'Inserm décerné à Ogobara Doumbo en 2013 (Mali) ; le 3e prix Hideyo Noguchi Africa 2019 décerné au Congolais J.-J. Muyembe Tamfum pour la catégorie « recherche médicale » et à l'Ougandais Francis Gervase Omaswa dans la catégorie « services médicaux » ; le prix d'excellence de la CPHIA 2021 décerné au Sudafricain Abdool Karim et au Congolais Muyembe pour l'ensemble de leurs réalisations dans le domaine de la santé publique. Le généticien camerounais Ambroise Wonkam se fait aussi remarquer pour ses recherches novatrices sur les maladies génétiques ; il est lauréat de plusieurs prix prestigieux dont le prix Alan Pifer en 2020, le prix international de la *Clinical Genetic Society International Award* de la *British Society of Genetic Medicine* en 2014. Le Burkina Bé Halidou Tinto a reçu plusieurs distinctions pour ses recherches sur le paludisme. Membre de la prestigieuse académique Africaine des Sciences en 2020, il est lauréat de la médaille « *The Name in science 2021* » de l'Academic Union basée à Oxford en Angleterre ; le titre de meilleur scientifique en sciences de la santé de l'année 2021 attribué par *International Achievements Research Center* du Canada ; le titre de professeur honoraire à dater de janvier 2022 lui a été accordé par l'IMT d'Anvers et il a été classé par le magazine britannique *Nature* parmi les 10 personnalités scientifiques qui ont compté pour la science au cours de l'année 2023 dans le monde.

Cette année 2025 est déjà marquée par des distinctions décernées aux chercheurs africains. Le titre de docteur *honoris causa* a été décerné au Burkinabè Halidou Tinto, le 3 février 2025, par les deux universités sœurs de Belgique : La KU Leuven (Katholieke universiteit Leuven) et l'UC Louvain (Université catholique de Louvain). Le 25 mars 2025, le Congolais J.-J. Muyembe Tamfum a été proclamé docteur *honoris causa* 2025 par Sorbonne Université, pour ses contributions scientifiques majeures sur la MVE et d'autres maladies infectieuses émergentes.

Outre la santé et la médecine, il y des domaines dans lesquels les Africains se distinguent aussi : le Burkinabé Fréderic Ouattara récompensé du prix Afrique de l'Union américaine de géophysique en 2018 et le Sénégalais Mouhamed Moustapha Fall, le premier mathématicien subsaharien invité en 2018 à exposer au Congrès international des mathématiques de Rio de Janeiro, une instance de référence mondiale.

À côté des lauréats africains, nous présentons également des *femmes scientifiques africaines* qui œuvrent au rayonnement scientifique du continent. Beaucoup d'entre elles se sont distinguées par leurs travaux innovants et ont reçu différents prix scientifiques. Quelques grandes figures ont retenu notre attention : Francine Ntoumi (République du Congo), chercheuse en biologie moléculaire et professeure associée à l'Institut de médecine tropicale de l'Université de Tübingen, maître de conférences en immunologie à l'Université Marien Ngouabi, présidente et directrice exécutive de la Fondation congolaise pour la recherche médicale à Brazzaville. Elle cumule plusieurs distinctions : le prix Rice (2012), Kwame Nkrumah (Union africaine, 2012) pour les femmes scientifiques, première Africaine subsaharienne à recevoir le prix Georg Foster (2015), prix de meilleure scientifique de la République du Congo (2016), prix Mérieux (2016), Fellow du *Royal College of Physicians* de l'université d'Edimbourg (2016), la Croix fédéral de Mérite allemand en 2022. Son engagement pour le bien-être sanitaire lui a valu une place dans le top 50 des femmes africaines les plus influentes en 2025, selon Forbes Afrique dans son numéro du 2 mars 2025.

Nous pensons aussi à la Kenyane Monique Wasunna, médecin et chercheuse en maladies infectieuses, directrice honoraire de DNDi. Et puis, la Nigériane Marycelin Baba, médecin virologue ; elle a contribué à la quasi-éradication de la polio au Nigeria et a fait progresser la recherche médicale sur les arbovirus dans toute l'Afrique subsaharienne. En juin 2023, elle a reçu une médaille d'honneur de la Fondation L'Oréal et l'Unesco, ensemble avec deux autres femmes médecins (Afghane et Irakienne), pour le courage et la détermination à poursuivre la carrière scientifique en dehors de leurs pays malgré les situations professionnelles et personnelles. Actuellement, elle est retournée dans son pays, le Nigeria. La chimiste sudafricaine Tebello Nyokong, professeure au département de chimie médicale et de nanotechnologie de l'université Rhodes en Afrique du Sud, est l'une des scientifiques les plus respectées du continent et a été reconnue comme l'une des 10 femmes d'Afrique ayant le plus d'influence en science et technologie. Lauréate de nombreuses distinctions dont l'Ordre de Mapungubwe décerné par la Présidence de l'Afrique du Sud classe Bronze 2004, prix l'Oréal-Unesco pour les femmes et la science (2009), prix scientifique Kwame Nkrumah de l'UA (2016), Okay Africa 100 *women* (2017).

La Sénégalaise Fatoumata Ba, spécialiste de l'apnée du sommeil ; une des rares chercheuses africaines sur cette pathologie, prix de la Fondation L'Oréal et l'Unesco (2019). Rabia Sa'id du Nigeria, elle est physicienne atmosphérique et météorologique ; ses recherches portent sur l'impact climatique dans le Nord du Nigeria, travaux récompensés en 2015 par le prix de la Fondation Elsevier pour les femmes scientifiques dans les PED. La Kenyane Rose Mutiso, spécialiste des questions énergétiques, fondatrice de Mawazo Institute, ambassadrice pour le Kenya du Next Einstein Forum. La Tunisienne Rym Kefi, auteure d'une thèse sur l'ADN des populations préhistoriques et actuelles de l'Afrique du Nord, chercheuse en anthropologie moléculaire, auteure d'une thèse sur l'ADN des populations préhistoriques et actuelles d'Afrique du Nord, lauréate en 2017 du Next Einstein Forum qui met en valeur les meilleurs scientifiques d'Afrique[1], et sa compatriote H. Bouhamed Chaabouni. Généticienne et professeure à la faculté de médecine de l'université de Tunis, Bouhamed Chaabouni dirigeait en 2018 le doctorat de biologie de la santé et le laboratoire de génétique humaine de l'université de Tunis[2]. Récipiendaire de nombreux prix scientifiques (nationaux et étrangers) et de plusieurs distinctions honorifiques : lauréate (2006) du prix L'Oréal-Unesco Femmes et Science pour les sciences de la vie, élue en 2021 membre du *First Mediterranean Scientific Team* ; elle a été sélectionnée par l'UE parmi les 11 scientifiques pionniers dans leurs domaines ; sélection mondiale parmi les amis des prix Nobel (2022).

À cette chaîne d'éminentes chercheuses qui forment le leadership féminin, s'ajoutent aussi d'autres lauréates africaines :

- La Kenyane Faith Osier, médecin et prix Sofia Kovalevskaya de la Fondation Alexander Von Humboldt (2016) ;
- La chimiste kenyane Catherine Ngila, prix Kwame Nkrumah de l'UA pour l'excellence scientifique (2016), lauréate 2021 du Programme Femmes et science de l'Oréal-Unesco ;
- La Sénégalaise Ndèye Maty Ndiaye, spécialiste en physique, lauréate 2021 du Programme Femmes et science de l'Oréal-Unesco de la catégorie *International Rising Talents* ;
- La Mauricienne Nowheen Goonoo, spécialiste en sciences médicales et de la santé, prix International Rising Talents de la Fondation L'Oréal-Unesco pour les Femmes et science (2020) ;
- L'épidémiologiste sud-africaine Quarraisha Abdool Karim, spécialiste des maladies infectieuses, vice-président de l'Académie africaine des sciences, Afrique australe, lauréate du premier prix de la percée américaine (prix Twas-Lenovo) pour les scientifiques du monde en développement. Elle a également reçu la plus haute distinction d'Afrique du Sud l'Ordre de Mapungubwe, pour son travail dans la lutte contre l'épidémie de VIH dans son pays.
- La professeure nigériane Francisca Nneka Okeke, première femme à diriger la faculté des sciences physiques de l'université du Nigeria, elle est récipiendaire du prix l'Oréal-Unesco pour les Femmes et la science pour sa contribution importante à la compréhension du changement

---

[1] M. BAUMARD, « Ces femmes qui œuvrent au rayonnement scientifique de l'Afrique », www.lemonde.fr/ afrique/article/2019/11/18/ces-femmes-qui-uvrent-au-rayonnement-scientifique-de-l-afrique... ; L. BLAISE, « Rym Kefi, la Tunisienne qui conjugue la génétique à tous les temps », *Le Monde* 25/11/2019, www.lemonde.fr/afrique/article/2019/11/25/rym-kefi-la-tunisienne-qui-conjugue-la-genetique-a-tous-les-temps_6020478_3212.html.

[2] Q. VELLUET, O. MARBOT, N. COULIBALY, « Sciences et technologies : la fin des complexes en Afrique », www.jeuneafrique.com/mag/661558/societe/sciences-et-technologies-la-fin-des-complexes-en-afrique.

climatique (2013), le Magazine *New Africa* l'a retenue parmi les 100 Africains les plus influents en 2013 ;

- Le Dr Sherien Elagroudy, professeure égyptienne d'ingénierie environnementale ; elle a reçu le Prix du meilleur jeune scientifique d'une université égyptienne et le prix L'Oréal-Unesco pour les Femmes et la science et a aussi été honoré en tant que jeune scientifique au Forum économique mondial en Chine ;
- La chercheuse tanzanienne, la Dr Julie Makani, l'une des hématologues les plus éminents d'Afrique. Ses recherches sur l'anémie et la drépanocytose ont conduit à une nouvelle compréhension des maladies et lui ont valu de recevoir le prix Pfizer de la *Royal Society ;*
- La Rwandaise Agnès Binagwaho a retenu notre attention. Professeure de pédiatrie, elle a occupé de hautes fonctions dans son pays (vice-chancelier de l'université de l'équité en santé mondiale au Rwanda, ministre de la Santé), elle a contribué à améliorer l'accès aux soins pour les plus vulnérables. Titulaire de deux doctorats honorifiques en sciences, du *Dartmouth College* aux USA en 2010 et du *College of Business and Economics* de l'Université du Rwanda en 2014, lauréate 2022 du Programme Femmes et science de l'Oréal-Nuesco ;
- La Kenyane Yvonne Mburu. Immunologiste du cancer, elle est chercheuse et consultante en santé. Lauréate de la première promotion des Young leaders (2017), membre du conseil présidentiel pour l'Afrique (2017), lauréate du Forum du Prochain Einstein (2018). Elle est fondatrice de *Med in Africa*, un réseau visant à faire collaborer les scientifiques et médecins africains de la diaspora afin d'accélérer la disponibilité de la recherche innovante en Afrique.

Après les aînées dans la carrière scientifique, suit la liste de jeunes femmes scientifiques africaines primées par la Fondation L'Oréal à travers son programme « L'Oréal-Unesco Pour les Femmes et la Science ». Ces étoiles montantes sont soit doctorantes, soit post-doctorantes ; elles sont primées pour l'excellence de leurs travaux de recherche. Elles interviennent surtout sur des sujets d'actualité : le changement climatique, la perte de la biodiversité, la sécurité alimentaire (agriculture), la santé. Le programme permet aux lauréates de bénéficier d'un soutien financier de 10 000 euros pour les doctorantes et de 15 000 euros pour les post-doctorantes afin de leur permettre de mener à bien leurs projets de recherche. Il vise aussi à promouvoir l'égalité dans le domaine scientifique, un monde dominé jusque-là par des hommes.

Lors de la 13e édition 2022 du *Prix Jeunes Talents Afrique subsaharienne 2022 L'Oréal-Unesco pour les Femmes et la Science*, 20 lauréates sélectionnées par le jury parmi 425 candidatures ont été récompensées et mises à l'honneur, le 1er décembre 2022 à Abidjan en Côte-d'Ivoire. Elles « incarnaient par leurs parcours et leurs sujets de recherche toute la diversité et le potentiel de la science issue du continent ». Originaires de 16 pays subsahariens répartis en 4 sous-régions. Afrique australe : 5 lauréates (4 doctorantes et 1 post-doctorante) ; Afrique centrale : 2 (1 post-doctorante et 1 doctorante) ; Afrique de l'Est : 5 (1 post-doctorante et 4 doctorantes) ; Afrique de l'Ouest : 8 (2 post-doctorantes et 6 doctorantes) [1].

La 14e édition du programme régional « Prix jeunes Talents Afrique subsaharienne 2023 L'Oréal-Unesco pour les Femmes et la Science a eu lieu, le 9 novembre 2023, à Kasane au Botswana. Elle a vu la participation de 30 jeunes et talentueuses chercheuses sélectionnées par le jury ; soit 10 prix de plus que les années précédentes. Ces jeunes chercheuses ont été sélectionnées parmi 632 candidatures pour la qualité et la portée de leurs travaux scientifiques. Elles sont biochimiste, épidémiologiste, écologiste, experts en intelligence artificielle et spécialistes en santé publique ; toutes déterminées à trouver des solutions durables aux divers défis auxquels l'Afrique fait face. Elles proviennent de 17 pays africains dont le Cap-Vert et le Lesotho représentés pour la première fois. Voici la répartition : Afrique australe avec 7 doctorantes ; Afrique centrale : 1 post-doctorante et 2 doctorantes ; Afrique de l'Est : 1 post-doctorante et 7 doctorantes ; Afrique de l'Ouest : 3 post-doctorantes et 9 doctorantes.

Il convient de signaler la prédominance de l'Afrique australe, de l'Est sur l'Afrique de l'Ouest et l'Afrique centrale ; la prédominance de l'Afrique de l'Ouest sur l'Afrique centrale et enfin, la prédominance des pays anglophones sur les pays francophones et lusophones.

La 15e édition 2024 du Prix Jeunes Talents Afrique subsaharienne pour les femmes et science a eu lieu à Cotonou au Bénin, le 10 décembre 2024, sous le thème : « Quel est le rôle des femmes scientifiques en Afrique dans la résolution des défis majeurs du continent ? ». Ce fut l'occasion pour la Fondation L'Oréal et l'Unesco de dévoiler les noms de 30 gagnantes parmi 800 candidates sélectionnées par un jury composé d'experts dans diverses disciplines. 25 doctorantes et 5 postdoctorantes provenant de 15 pays africains, retenues pour la qualité scientifique de leurs travaux de recherche. Ces travaux novateurs explorent les domaines variés tels que la sécurité alimentaire (Solutions durables pour l'agriculture et l'élevage face au changement climatique), la santé publique (Études sur les maladies endémiques et les stratégies pour améliorer la prise en charge des populations) et le changement climatique (Propositions pour atténuer ses impacts sur l'environnement et les communautés).

Depuis sa création en 2010, la Fondation L'Oréal en collaboration avec l'Unesco a distingué 240 jeunes chercheuses venant de plus de 34 pays africains, pour l'excellence de leurs travaux scientifiques porteurs d'espoir et de solutions innovantes pour l'Afrique. Les travaux de ces jeunes femmes

[1] « Prix Jeunes Talents Afrique Subsaharienne 2022 L'Oréal-Unesco Pour les Femmes et la Sciences », www.unesco.org/fr/articles/prix-jeunes-talents-afrique-subsaharienne-2022-loreal-unesco-pour-les-femmes.

scientifiques dans les divers domaines est un atout décisif pour le développement de l'Afrique à l'heure où la contribution de tous les talents du continent est très attendue[1]

2.3.2. Des Africains à l'Académie mondiale des sciences

L'Académie mondiale des sciences (*The World Academy of Science*-TWAS) est une ONG internationale fondée à Trieste en Italie en 1983 par un groupe de scientifiques distingués sous la direction du regretté lauréat du prix Nobel Abdus Salam (1926-1996) du Pakistan. L'organisation collabore avec l'Unesco et d'autres organismes pour soutenir les travaux de recherche scientifique dans les pays du Sud.

En 2022, sur cinquante-trois nouveaux membres élus pour intégrer cette Académie qui compte 1 192 membres représentant 108 pays, dix éminents scientifiques africains ont été élus membres. Cette distinction que l'Académie qualifie de « sommet de la réussite scientifique » est décernée aux scientifiques qui ont contribué de manière significative à l'avènement de la science dans les PED. Les dix scientifiques africains élus sont : les Camerounais Abdon Atangana, professeur à l'*University of Free State* (Afr. du Sud) et Wilfred Fon Mbacham, professeur de biotechnologie en santé publique, Université de Yaoundé I ; la Congolaise (Rép. du Congo) Francine Ntoumi enseignante-chercheuse à l'université Marien Ngouabi à Brazzaville et directrice de la Fondation congolaise de la recherche médicale (FCRM) ; l'Éthiopienne Mekonnen Yalemtsehay, professeure de physiologie cellulaire et humaine, Université d'Addis-Abeba ; le Gambien Jaye Assan, professeur d'éducation à la santé mondiale à la *London School of Hygiene and Tropical Medicine* ; le Kenyan Daniel Ochieng Olago, professeur de géologie, Université de Nairobi ; le Malien Sokona Youba, vice-président du groupe d'experts intergouvernemental sur l'évolution du climat (Mali) ; le Nigérian-américain Soboyejo Winston Oluwole, spécialiste des matériaux, Institut polytechnique de Worcester ; le Sénégalais Oumar Gaye, professeur de parasitologie à l'Université Cheikh Anta Diop de Dakar et enfin la Sudafricaine Setati-Phakeng Mamokgethi, professeure et vice-chancelier de l'Université du Cape Town.

---

[1] « 15eme Prix Jeunes Talents Afrique subsaharienne – 30 chercheuses africaines prometteuses récompensées », https://africaleadnews.com/2024/12/1015eme-prix-jeunes-talents-afrique-subsaharienne-30-chercheuses-africaines-prometteuses-recompensees/.

3. L'état des lieux de la recherche scientifique en Afrique

3.1. Le constat général : le retard de l'Afrique

Selon le Rapport de l'Unesco 2021 sur la science, le continent africain ne représente que 2,6 % des scientifiques au niveau mondial, génère moins de 1 % de dépôts de brevets et produit une faible part (moins de 4 %) de la recherche scientifique mondiale. La recherche scientifique en Afrique est le parent pauvre des budgets publics : peu d'investissements dans la recherche, les infrastructures et les équipements par ailleurs vétustes dans la plupart des cas. La production académique en dessous de la moyenne, à quelques exceptions près. Par rapport à certaines régions du monde, l'Afrique est en retard en matière de recherche scientifique, tous domaines confondus. Pourtant, ce continent abrite aujourd'hui près de 1,5 milliards d'habitants ; et selon les projections des Nations unies, il devrait atteindre 2,5 milliards d'habitants à l'horizon 2050, soit 17 % de la population mondiale.

À l'intérieur du continent africain, le panorama de la recherche africaine est contrasté et celle-ci inégalement répartie. En d'autres termes, la recherche africaine ne présente pas un tableau homogène :

> les pays d'Afrique du Nord, de l'Est et du Sud sont, en effet, dans des situations plus favorables que les pays d'Afrique de l'Ouest et du Centre qui s'avèrent, quant à eux, particulièrement en retard. Les pays francophones sont ainsi largement distancés par les pays anglophones. [...] Les financements nationaux de la recherche sont encore faibles et la recherche africaine dépend beaucoup d'une aide internationale [...][1].

Cependant la recherche africaine se dynamise, elle progresse d'année en année. Elle demeure encore faiblement financée alors que le continent africain témoigne, diaspora comprise, d'un dynamisme scientifique qui affecte l'échelle mondiale.

Dans les pages qui suivent, nous présentons des indicateurs qui expliquent le retard de l'Afrique en matière de recherche scientifique par rapport aux autres régions du monde. La même comparaison sera établie à l'intérieur de l'Afrique même entre les différentes sous-régions qui la composent.

3.1.1. L'état de la production scientifique

Plusieurs travaux ont étudié l'état de production scientifiques en Afrique en se basant sur divers indicateurs, notamment le nombre de publications indexés, le nombre de chercheurs par million d'habitants, l'impact de la

[1] S. BOTTON, L. ZANFINI, R. D'AIGLEPIERRE, « L'aide internationale peut-elle participer à l'ancrage de la recherche africaine », https://theconversion.com/laide-internationale-peut-elle-participer-a-lancrage-de-la-recherche-africaine-166770.

recherche, le nombre d'universités classées au niveau international et de chercheurs fortement cités. Nous nous servirons de ces indicateurs pour dresser à notre tour l'état de la production scientifique en Afrique.

Le constat général indique que l'Afrique contribue peu à la production scientifique mondiale. La production africaine est inégalement répartie entre les régions et les pays africains.

La publication scientifique africaine en chiffres

D'après le document d'*African Union Development Agengy*-NEPAD, les publications africaines ont contribué au moins de 0,5 % au total des publications mondiales entre 2010 et 2014. Un rapport conjoint publié par la Banque mondiale et l'éditeur scientifique Elsevier a dressé en septembre 2014 le bilan des activités de recherche scientifique en Afrique au cours **des dix dernières années**. D'après ce rapport, l'Afrique contribue à moins de 1 % des efforts mondiaux de recherche scientifique. Cependant, entre 2003 et 2013, les chercheurs africains ont plus que doublé leur production scientifique, avec des publications dans les champs aussi variés que les sciences de la vie, l'agriculture et les STIM (sciences, technologie, ingénierie et mathématiques). Un progrès non seulement en nombre de publications mais aussi en qualité[1]. Entre 2008 et 2014, le nombre de publications par des auteurs issus d'Afrique a augmenté de 60,1 % contre une hausse de 13,8 % en Europe[2]. Une étude menée à l'aide de l'outil SciVal d'Elsevier a révélé une reprise positive constante de la productivité de la recherche scientifique. En effet, sur une période de 5 ans (début 2012 à fin 2014), l'Afrique a eu de loin la production scientifique avec la plus forte croissance estimée à 38,6 % par rapport à d'autres régions. L'essentiel de la production scientifique africaine provient d'Afrique du Sud, d'Algérie, d'Égypte, du Kenya, du Maroc, du Nigeria et de Tunisie. Et l'Afrique du Sud est le pays producteur de résultats de recherche le plus élevé en Afrique, occupant deux positions dans le top 200 Times Higher Education University Rankings[3].

Une étude effectuée par Mouton et Blanckenberg en 2018 en utilisant les données de Web of Science sur la période de 2005 à 2016 a constaté que la part de l'Afrique dans la production scientifique mondiale est passée de 1,5 % à 3,2 % entre 2005 et 2016. Une autre étude comparative des contributions de

---

[1] BANQUE MONDIALE, « Améliorer la qualité et la quantité de le recherche scientifique en Afrique », www.banquemondiale.org/fr/region/afr/publications/improving-the-quality-and-quantity-of-scientific-research-in-africa.

[2] M. BAUMARD, « Sciences : l'Afrique, un laboratoire en devenir », *Le Monde* 07/06/2020, www.lemonde.fr/ afrique/2020/06/07/sciences-l-afrique-un-laboratoire-en-devenir_6042069_3212.html.

[3] C. DUERMEIJER, M. AMIR, L. SCHOOMBEE, « Africa generates less than 1 % of the world's research ; data analytics can change that », https://www.elsevier.com/connect/africa-generates-less-than-1-of-the-worlds-research-data-analytics-can

l'Afrique aux publications internationales indexées en 2001 et en 2021 tous domaines scientifiques confondus montre que le pourcentage de publications africaines est passé de 1,3 % en 2001 à 3,3 % en 2021. De 3,2 % en 2016 à 3,3 % en 2021, c'est une trajectoire qui suggère une stabilisation relative, selon M.-A. El-Aroui[1].

Selon le Rapport de l'Unesco de 2021 sur la science, la production scientifique africaine connaît la croissance la plus rapide dans le monde estimée à 3 %, mais génère moins de 1 % de la recherche mondiale. C'est la plus faible moyenne régionale enregistrée dans le monde[2].

Les deux dernières décennies ont été marquées par une croissance impressionnante des publications scientifiques : « les publications de données *Web of Science* impliquant au moins un pays africain ont été multipliées par plus de cinq depuis 2001 pour atteindre plus de 50 000 en 2018. [...] La plupart des pays du continent ont contribué au moins de 2 % de ces publications et une seule nation - l'Afrique du Sud - figure parmi les 50 premiers et territoires dans les tableaux annuels de 2023 du Nature Index »[3].

En ce qui concerne les contributions scientifiques africaines selon les domaines, les chiffres relativement élevés indiquent ce qui suit : sciences agricoles et biologiques (5,2 % en 2021), immunologie (4,7 %), sciences de l'environnement (4,5 %), l'économie (4,2 %), santé publique (6,5 %). Les publications africaines sont sous-représentées dans les domaines des neurosciences (1,5 %) des publications mondiales en 2021) et la physique (2,2 %). Quant aux sciences émergentes NBIC (nanotechnologie, biotechnologie, informatique et cognition), les contributions des sciences africaines deviennent faibles : en 2021, les publications africaines ne représentaient que 0,6 % des publications mondiales en sciences cognitives, 1,2 % en nanosciences, 2,5 % en intelligence artificielle et 3,6 % en biotechnologie[4].

La production scientifique africaine est inégalement répartie sur le continent. Un groupe de 11 pays à forte productivité (Afrique du Sud, Égypte, Kenya, Nigeria, Tunisie, Maroc, Algérie, Éthiopie, Ghana, Ouganda et Tanzanie) détient à lui seul 88 % de publications scientifiques indexées en 2021 (ce pourcentage était de 83 % en 2001), alors qu'il ne représente que la moitié de la population africaine. L'autre moitié de la population africaine ne compte que pour des modestes publications scientifiques indexées estimées à 12 %.

---

[1] M.-A. EL-AROUI, « Dynamiques et écosystèmes de la publication... ».

[2] UNESCO, « Rapport de l'Unesco sur la science 2021 : une course contre la montre pour un développement plus intelligent. Résumé Exécutif », https ://www.org/reports/science/2021/fr/download-report.

[3] A. TSANNI, « Le plan d'innovation UE-Afrique est-il inefficace ? », *Nature Africa* (13 déc. 2023), DOI : 10.1038/d44148-023-00354-2.

[4] M.-A. EL-AROUI, « Dynamiques et écosystèmes de la publication... », p. 66.

Si l'on compare la dynamique de la production scientifique africaine par pays, le leadership africain revient à l'Afrique du Sud, suivie de l'Égypte. Sooryamoorthy a étudié en 2018 (en utilisant les données de Web of Science) les publications scientifiques africaines pendant la période de 2000 à 2015 et a constaté que l'Afrique du Sud et l'Égypte ont produit plus de 47 % de toutes les publications en Afrique au cours de cette période. L'Afrique du Sud (26 %) et l'Égypte (21 %) sont loin devant un groupe homogène de 5 pays : Tunisie (8 %), Nigeria (6 %), Maroc (6 %), Algérie (6 %) et Kenya (4 %)[1].

Le leadership sudafricain autrefois incontesté est de plus en plus disputé par l'Égypte. En effet, le pays du pharaon a accéléré le rythme de ses productions scientifiques en dehors des sciences humaines et sociales dominées par l'Afrique du Sud et le Nigeria. Il a même commencé à dépasser le pays de Nelson Mandela en termes de nombre de publications dans le domaine des STIM (science, technologie, ingénierie et mathématiques) à partir de 2020. D'après Mhamed-Ali El-Eroui, cette ascension pourrait s'expliquer par un environnement universitaire fortement institutionnalisé et une politique nationale ambitieuse fondée sur la mise en place d'initiatives d'incitations à la science, à la technologie et à l'innovation, avec le ratio R&D-dépenses/PIB le plus élevé d'Afrique[2].

Tableau 2 : Classement des pays d'Afrique par nombre de publications scientifiques (2005-2023)

Rang	**État ou pays**	**2005**	**2010**	**2015**	**2020**	**2023**
1	Égypte	4 637	9 357	16 609	32 329	42 118
2	Afriq. du Sud	7 843	12 794	20 261	32 110	34 346
3	Nigeria	2 032	5 189	5 962	15 117	18 644
4	Maroc	1 396	2 517	4 705	10 291	14 819
5	Algérie	1 317	3 199	5 940	8 542	11 021
6	Éthiopie	427	860	1 922	6 668	10 728
7	Tunisie	2 205	4 800	7 240	8 640	10 315
8	Ghana	385	805	1 710	4 492	6 947
9	Kenya	971	1 697	2 539	4 640	5 638
10	Ouganda	451	951	1 430	2 517	3 540
11	Tanzanie	481	885	1 390	2 382	3 207
12	Cameroun	474	754	1 212	2 339	3 048
13	Soudan	181	527	688	1 309	1 750
14	Zimbabwe	269	343	654	1 298	1 625
15	Malawi	188	357	566	1 057	1 248
16	Sénégal	321	405	760	1 102	1 183

[1] M.-A. EL-AROUI, « Dynamiques et écosystèmes de la publication… », p. 64.
[2] M.-A. EL-AROUI, « Dynamiques et écosystèmes de la publication… », p. 81.

17	Zambie	149	280	500	907	1 156
18	Rwanda	29	142	322	805	1 154
19	Botswana	236	326	481	892	1 101
20	Libye	130	519	433	725	1 073
21	Burkina Faso	185	320	544	769	1 045
22	Bénin	125	257	443	735	933
23	Côte-d'Ivoire	192	319	423	724	898
24	Mozambique	82	161	334	701	795
25	Namibie	124	117	324	625	777
26	RD Congo	17	44	80	516	768
27	Madagascar	138	206	308	457	514
28	Maurice	107	157	238	509	500
29	Liberia	5	15	72	86	463
30	Congo	126	225	435	447	458

Source : SJR Country Ranking, SCImago, Consejo superior de Investigaciones…[1]

Le tableau 2 ne présente que les trente premiers pays africains sur les cinquante-cinq du classement. En 2023, les États d'Afrique qui ont produit le plus de publications scientifiques sont l'Égypte, l'Afrique du Sud, le Nigeria, le Maroc, l'Algérie, l'Éthiopie et la Tunisie. Les deux leaders continentaux, l'Afrique du Sud et l'Égypte, dépassent de loin la performance moyenne en termes de quantité et de qualité. À l'inverse, les cinq derniers pays du continent africain qui ont publié le moins de documents académiques sont respectivement : Guinée-Bissau (50ᵉ), Djibouti (51ᵉ), Comores (53ᵉ), Guinée équatoriale (54ᵉ), SaoTomé-et-Principe (55ᵉ).

En deux décennies environ, la production scientifique de 3 pays du Maghreb (Maroc, Algérie, Tunisie) et du Nigeria a connu une croissance notable. Ces trois pays du Maghreb ont des dynamiques scientifiques différentes : on note une augmentation continue de la production scientifique marocaine, tandis qu'en Tunisie et en Algérie, une perte de vitesse, mais à un degré moindre. Quant au Nigeria, il a récemment repris la dynamique scientifique après un ralentissement au début des années 2010. Ce groupe de quatre pays apparemment homogènes devance l'Éthiopie qui a significativement augmenté sa production depuis 2015 et dépassé le Kenya et le Ghana[2]. Au cours de la deuxième décennie 2011-2020, l'Ethiopie, le Ghana, le Maroc et l'Égypte, avec des taux de croissance annuels respectifs de 22,0 %,

[1] https://atlasocio.com/classement/education/publications/classement-etats-par-nombre-publications-scientifiques-afrique.php.

[2] M.-A. EL-AROUI, « Dynamiques et écosystèmes de la publication… », p. 67.

17,3 %, 14,2 %, 12,2 %, sont les pays qui ont enregistré la plus forte augmentation de leur production scientifique indexée[1].

Si l'on considère le nombre de publications scientifiques par million d'habitants en 2021, la Tunisie devient le leader continental devant l'Afrique du Sud, le Botswana et l'Égypte. Cependant les bons résultats de la Tunisie et du Botswana en termes de nombre de publications par million d'habitants se situent en dessous de la moyenne en termes d'impact des publications, lequel impact est mesuré par plusieurs indicateurs, notamment le nombre moyen de citations reçues par l'ensemble des publications d'un auteur ou d'un coauteur. Un groupe de sept pays (Mozambique, Gabon, Kenya, Congo, Mali, Zambie et Ouganda) se caractérise par le nombre de publication scientifique par million d'habitants relativement faible, mais avec un impact relativement élevé des publications. En termes de quantité et de qualité, des performances faibles sont observées en Côte-d'Ivoire, au Sénégal, en Ethiopie, au Burkina Faso, au Cameroun et au Zimbabwe. En tout et pour tout, l'Afrique du Sud et l'Égypte, les deux leaders continentaux, dépassent de loin la performance moyenne en termes de quantité et de qualité[2].

La copublication scientifique

Par copublication scientifique on désigne un ouvrage ou un article écrit avec la collaboration de différents auteurs d'un même établissement (intra-muros) ou d'autres établissements (extra-muros, entre établissements ou entre pays). On parle alors de coauteurs. Notre attention porte sur les copublications internationales et nous distinguons les copublications Sud-Sud des copublications Nord-Sud. Entre 2010 et 2014, la collaboration Sud-Sud a représenté moins de 5 %, tandis que la collaboration entre les chercheurs africains et l'Europe et l'Amérique représentait plus de 40 %. En effet, les chercheurs africains ont une forte habitude de copublication impliquant une collaboration entre un pays d'Afrique et le reste du monde. Cette habitude résulterait des liens historiques remontant à la colonisation. Quant au faible pourcentage des copublications Sud-Sud, il met en évidence la nécessité de renforcer la collaboration dans la recherche en Afrique afin de résoudre collectivement les problèmes auxquels le continent est confronté, notamment en matière de santé[3].

Le Rapport de l'Unesco (2021) indique que le pourcentage des copublications scientifiques internationales dans le monde entre 2015 et 2019 est passé de 18,6 % en 2011 à 21,7 % en 2015 et à 23,5 % en 2019. Le pourcentage des copublications internationales en Afrique a aussi suivi la

---

[1] M.-A. EL-AROUI, « Dynamiques et écosystèmes de la publication… », p. 75.

[2] M.-A. EL-AROUI, « Dynamiques et écosystèmes de la publication… », p. 71-72.

[3] AFRICAN UNION DEVELOPMENT AGENCY-NEPAD, « Stratégie 2018-2030 en matière de recherche et d'innovation dans le secteur de la santé en Afrique (HRISA) », https://www.nepad.org/file-download/ download/public...

même courbe. En Afrique subsaharienne : de 58,9 % à 60,5 % ; en Afrique du Sud, de 54,1 % à 57,4 % ; en Égypte, de 52,2 % à 53,3 %. En comparaison avec d'autres cieux, le nombre de copublications internationales donne ce qui suit : le Brésil est passé de 30,8 % à 35,2 % ; l'Amérique latine, de 36,8 % à 40,8 % ; la Chine, de 20,2 % à 23 % ; l'Allemagne, de 50,6 % à 54,8 % ; la France, de 54,5 % à 60,3 % ; le Royaume-Uni, de 57,6 à 64,5 % ; le Canada, de 51,8 % à 57,9 % ; les États-Unis, de 36,4 % à 40,9 %.

En résumé, une analyse effectuée par SCGI (Initiative des conseils subventionnaires des sciences) sur les articles rédigés ou corédigés par des scientifiques et des universitaires africains a révélé une augmentation saine. Le nombre absolu a presque décuplé entre 2003 (13 470) et 2022 (128 076). Par la suite, le pourcentage de publications scientifiques africaines dans le monde a également augmenté au cours de la même période, passant de 1,2 % à 4,5 %[1].

Les dynamiques de la production scientifique africaine

Les analyses de El-Aroui montrent que l'Afrique du Sud est le pays qui connaît la plus forte augmentation du nombre de publications par habitant en 2021 avec une augmentation annuelle de 34 publications par million d'habitants. Elle est suivie du Maroc (une vitesse de 29), de l'Égypte (27) et de la Tunisie (23), loin devant le Ghana (16) et l'Algérie (13). En ce qui concerne la progression du nombre de publications par habitant (c'est-à-dire l'augmentation du rythme de publication), notre auteur montre que le Maroc, l'Égypte, l'Afrique du Sud et le Ghana sont les pays qui ont le plus progressé (avec des accélérations respectives de 1,6 ; 1,3 ; 1,1 et 0,9), loin devant l'Éthiopie (0,5). Quant à la Tunisie, sa vitesse de production a ralenti avec une décélération annuelle importante de l'ordre de 1,4.

Les analyses sur la hausse des publications scientifiques au cours des deux décennies 2001-2010 et 2011-2020 sur la base des données SCImago (Scopus) et des données de la Banque mondiale (Web of Science) dévoilent de nouveaux éléments concernant les différentes dynamiques nationales de la production scientifique indexée. Il ressort qu'au cours de la deuxième décennie 2011-2020, l'Éthiopie, le Ghana, le Maroc et l'Égypte sont les pays qui enregistrent la plus forte augmentation de leur production scientifique indexée, avec des taux de croissance annuels respectifs de 22,0 %, 17, 3 %, 14,2 % et 12,2 %[2].

---

[1] « Financement de la recherche en Afrique : les points forts de la Masterclass SGCI. Document de travail », https://sgciafrica.org/fr/resource/financement-de-la-recherche-en-afrique-les-points-forts-de-la-masterclass-sgci-document-de-travail.
[2] M.-A. EL-AROUI, « Dynamiques et écosystèmes de la publication… », p. 75.

D'après les analyses de El-Aroui, le tableau des dynamiques de publications scientifiques africaines dans les décennies 2001-2010 et 2011 et 2020 se présente comme suit :

1) Les performances fortes et stables sur les deux décennies de l'Égypte, du Ghana et du Kenya ;
2) L'augmentation importante du rythme des publications marocaine entre la première et la deuxième décennie ;
3) L'augmentation continue de la production scientifique éthiopienne et le retour du Nigeria après le ralentissement de la période 2006-2015 ;
4) Léger ralentissement récent de la production de connaissance en Afrique du Sud ;
5) Les taux de croissance des publications ont considérablement ralenti entre la première et la deuxième décennie en Tunisie et en Algérie, avec un ralentissement scientifique inquiétant pour la période 2016-2020[1].

Quels sont les facteurs qui favorisent les dynamiques décrites ci-dessus ? Les facteurs qui expliquent le taux de publication scientifique élevé dans certains pays africains sont de plusieurs ordres : situations économiques et politiques stables, l'héritage colonial linguistique et institutionnel.

Premièrement, l'impact de la stabilité économique et politique des pays sur la production des publications scientifiques. Les situations économiques et politiques stables du Maroc et du Kenya expliquent en partie leur dynamique de publication croissante au cours de la période allant de 2000 à 2020. En effet, les situations économiques de ces deux pays se distinguent par des réformes structurelles ambitieuses, la diversification économique importante et des projets stratégiques de développement des infrastructures. Le Maroc est un cas particulier. Ce pays connaît de longues périodes exceptionnelles de stabilité politique et économique en Afrique, lesquelles ont permis la mise en place des stratégies scientifiques cohérentes et à long terme basées sur une institutionnalisation croissante et incrémentale de son écosystème de recherche scientifique avec sa double connexion aux défis locaux et aux réseaux internationaux.

En Égypte, en Éthiopie et au Ghana, malgré des taux d'inflation élevés, des dépréciations de la monnaie locale et des déficits commerciaux, l'instabilité politique, leurs écosystèmes ont fait preuve de résilience grâce à d'importants plans de développement et des réformes, en particulier après 2015. Le cas du Ghana mérite un regard particulier. L'environnement politique stable, démocratique (État de droit) et pacifique est probablement un indicateur de la qualité institutionnelle pertinent ayant permis à la communauté des chercheurs et des intellectuels d'exprimer leurs talents.

Enfin, les pays dont les taux de croissance des publications ont connu un ralentissement significatif entre les décennies 2001-2010 et 2011-2020 sont la

[1] M.-A. EL-AROUI, « Dynamiques et écosystèmes de la publication… », p. 75.

Tunisie (diminution de 18,7 % à 5,3 %), l'Algérie (de 19,5 % à 9,7 %), l'Ouganda (de 17,9 % à 9,5 %), le Nigeria (de 17,1 % à 9,8 %). Tous ces pays ont connu des crises économiques importantes avec des dépréciations de la monnaie locale au cours des décennies ci-dessus citées, des faibles indicateurs de stabilité politique[1].

Ainsi donc, à la suite de EL-Aroui, nous partageons l'avis d'Arowosegbe selon lequel[2], dans de nombreux pays africains, la production des connaissances scientifiques est directement affectée par des crises politiques, économiques et sociales récurrentes qui conduisent non seulement à la fuite des cerveaux, mais aussi au désespoir et à la désillusion pour les populations confrontées à des conditions de vie difficiles dans leurs pays.

Deuxièmement, le rôle de l'héritage linguistique et institutionnel dans la production scientifique en Afrique. D'après El-Aroui, l'Égypte a produit 22,7 % des publications africaines tous domaines confondus en 2021 (contre un poids démographique de 7,7 % en Afrique). La contribution des pays du Maghreb aux publications africaines évaluée à 18,0 % tous domaines confondus est demeurée stable entre 2001 et 2021 (poids démographiques de 6,6 % en 2021). La contribution de l'Égypte sur les publications de SHS est tombée à 8,2 %, alors que celle des pays du Maghreb a doublé entre 2001 (4,0 %) et 2021 (8,2 %) dans les réseaux internationaux de publications en SHS.

Quant à l'Afrique du Sud, ce pays produit 20 % des publications africaines et détient à lui seul 37,4 % des publications africaines indexées en SHS. Les chercheurs d'Afrique du Sud, du Nigeria et du Ghana produisent 60 % des publications africaines indexées en SHS[3].

Pendant la crise sanitaire de Covid-19, RFI a fait écho d'une étude parue dans la revue britannique *British Medical Journal* en avril 2021 relevant deux faits : d'abord le constat d'absence de publications des chercheurs africains dans des principales revues médicales sur la Covid-19 et ensuite la prédominance des chercheurs anglophones sur les chercheurs francophones. En effet, d'après cette revue scientifique, sur plus de 2000 articles publiés entre le début de la pandémie et septembre 2020, seuls 4 % ont été rédigés par des chercheurs africains. Trois pays anglophones étaient à l'origine de deux tiers de publications des chercheurs africains sur le Covid-19, à savoir l'Afrique du Sud, l'Égypte et le Nigeria[4].

---

[1] M.-A. EL-AROUI, « Dynamiques et écosystèmes de la publication… », p. 75-78.

[2] Cité par M.-A. EL-AROUI, « Dynamiques et écosystèmes de la publication… », p. 63.

[3] M.-A. EL-AROUI, « Dynamiques et écosystèmes de la publication… », p. 78.

[4] RADIO FRANCE INTERNATIONALE (RFI), « Covid-19 : les chercheurs africains absents des principales revues médicales », www.rfi.fr/afrique/20210402-covid-19-les-chercheurs-africains-absents-des-principales-revues-medicales.

Des observations. Il convient de noter qu'aucun des 11 pays africains à forte productivité scientifique n'a le français comme langue officielle. La plupart des 43 pays à faible productivité étaient sous domination coloniale française, belge ou portugaise. Les pays africains ayant actuellement le français comme langue officielle (membres du Conseil africain et malgache pour l'enseignement supérieur – CAMES) ont un poids démographique de 26 % et ne représentent que 6,5 % des publications africaines indexées en 2021.

Un géant démographique comme la RD. Congo qui représente 7 % de la population africaine ne contribue qu'à la hauteur de 0,4 % des publications indexées en 2021. Le Sénégal, l'un des pays africains francophones les plus stables politiquement et institutionnellement ne détient que 0,6 % des publications indexées du continent en 2021. La Côte-d'Ivoire n'a publié que 0,5 % des publications africaines indexées (soit 822 publications indexées) en 2021 pour un poids démographique de 2 %, quand son voisin le Ghana avec une population comparable a publié 7 fois plus (5 467 publications). Le Ghana se distingue de la Côte-d'Ivoire par ses indicateurs significativement plus élevés de qualité institutionnelle en termes de stabilité politique et de l'État de droit. Les deux pays lusophones, le Mozambique et l'Angola, avec un poids démographique important (environ 5 % de la population africaine) n'ont contribué en 2021 qu'à la hauteur de 0,6 % des publications africaines[1].

Il ressort de cette analyse que l'impact important de l'héritage colonial est clairement visible dans les anciennes régions colonisées par la Grande-Bretagne et ces régions occupent une place prépondérante dans les publications africaines, tandis que les anciennes régions colonisées par la France, la Belgique ou le Portugal produisent très peu de publications scientifiques (excepté le Maghreb). Pour le Pr El-Aroui, cet héritage colonial linguistique et institutionnel mérite des analyses plus approfondies. Et il se pose la question de savoir s'il s'agit d'une simple barrière linguistique pour accéder au savoir international anglophone et aux réseaux scientifiques. Ou encore, « [...] est-ce lié à des facteurs culturels, historiques, postcoloniaux, institutionnels, géographiques, sociaux, politiques et économiques plus profonds qui déterminent le contexte social de la vie universitaire et des écosystèmes de production scientifique ? »[2].

Le deuxième volet de cette question semble l'emporter sur le premier en observant de près le cas des pays anglophones en Afrique sans sous-estimer le premier volet. En effet, les analyses scientométriques présentées dans l'article de El-Aroui montrent que les anciennes colonies britanniques se caractérisent par une meilleure gouvernance scientifique et une production de connaissances plus institutionnalisée. Leurs écosystèmes (principalement par rapport aux anciennes colonies françaises) semblent avoir bénéficié de l'héritage britannique avec des caractéristiques ci-après :

---

[1] M.-A. EL-AROUI, « Dynamiques et écosystèmes de la publication... », p. 78-79.
[2] M.-A. EL-AROUI, « Dynamiques et écosystèmes de la publication... », p. 80.

> 1) une élite scientifique maîtrisant parfaitement l'anglais et bénéficiant d'un accès beaucoup plus large aux ressources et aux réseaux universitaires internationaux ; 2) des universités beaucoup plus autonomes, des systèmes éducatifs décentralisés et une science institutionnalisée ; une croissance des éditeurs indépendants ; 3) et une plus grande considération accordée à l'enseignement des sciences humaines et aux connaissances applicables dans les cursus d'excellence[1].

Pendant que les pays du Maghreb semblent amorcer un passage efficace à l'anglais comme langue de recherche et d'enseignement, les pays francophones subsahariens semblent ne pas être prêts à s'engager dans cette voie, pourtant aujourd'hui l'anglais est incontournable dans la sphère des publications scientifiques, des conférences et rencontres internationales, et dans le monde des affaires.

Nous terminons ce paragraphe par la prise de position de K. K. Prah pour qui le lien science-langue-postcolonialisme va bien au-delà de la maîtrise ou non de l'anglais. Ce dernier souligne que « le véritable défi est de savoir comment intellectualiser les langues africaines et les mettre au diapason des techniques linguistiques de la modernité et de la pensée contemporaine avancée »[2]. D'après lui, « l'Asie postcoloniale peut nous apprendre beaucoup de nouvelles pratiques […] par une adaptation reposant sur la reconnaissance de la primauté de notre patrimoine culturelle »[3]. Le débat est ouvert.

Le classement des universités africaines

Les classements internationaux d'universités sont le plus souvent basés sur des indicateurs qui combinent différents critères, notamment la production et le rayonnement scientifique, la qualité de l'enseignement et la réputation auprès des entreprises. Le classement de Shanghai est l'un des classements les plus réputés et les plus connus. Celui de 2023 a retenu 18 universités africaines sur les 1 000 meilleures universités du monde[4].

---

[1] M.-A. EL-AROUI, « Dynamiques et écosystèmes de la publication… », p. 80.

[2] K. K. PRAH cité par M.-A. EL-AROUI, « Dynamiques et écosystèmes de la publication… », p. 80.

[3] K. K. PRAH cité par M.-A. EL-AROUI, « Dynamiques et écosystèmes de la publication… », p. 80.

[4] « Classement de Shanghai : 18 universités africaines au palmarès 2023 », https://forbesafrique.com/classement-de-shanghai-18-universites-africaines-au-palmares-2023.

Tableau 3 : Classement de 18 meilleures universités africaines en 2023 (Shanghai)

Rank mondial	Établissements	Pays	Rank national
201-300	Université du Cap	Afr. du Sud	1
301-400	Un. du Witwatersrand	Afr. du Sud	2
301-400	Université du Caire	Égypte	1
401-500	Un. de Stellenbosch	Afr. Sud	3-4
401-500	Université du Pretoria	Afr. du Sud	3-4
501-600	Université du Nord-Ouest	Afr. du Sud	5-7
501-600	Un. de Johannesburg	Afr. du Sud	3-5
501-600	Un. du Kwazulu-Natal	Afr. du Sud	5-7
601-700	Université Ain Shams	Égypte	2-4
601-700	Université d'Alexandrie	Égypte	2-4
601-700	Université de Mansoura	Égypte	2-4
601-700	Un. d'Addis-Abeba	Éthiopie	1
701-800	Université Al-Azhar	Égypte	5
801-900	Université Zagazig	Égypte	6
901-1000	Université d'Afr. du Sud	Afr. du Sud	8
901-1000	Université du Ghana	Ghana	1
901-1000	Université Beni-Suef	Égypte	7
901-1000	Université de Stax	Tunisie	1

Source : www.shanghairanking.com/ranking/arwu/2023

Les deux pays africains leaders de la recherche scientifique se distinguent : l'Afrique du Sud avec 8 établissements et l'Egypte en a 7. Ces deux nations occupent presqu'à chaque classement la tête des listes de meilleures universités africaines. Cette fois elles alignent à elles seules 15 de 18 universités africaines dans le palmarès de Shanghai. Comme en 2022, les deux premières du classement africain sont les universités sud-africaines du Cap et de Witwatersrand suivies de l'université égyptienne du Caire. L'université du Cap est de loin la meilleure école d'enseignement supérieur de toute l'Afrique. Elle surclasse toutes les autres universités africaines en figurant dans le top 300 de meilleures écoles du monde.

On notera que les universités sud-africaines sont globalement classées dans la moitié haute du palmarès, tandis que la majorité d'universités égyptiennes recensées est dans la moitié basse du classement de Shanghai. Outre ces deux leaders, le classement Shanghai a aussi retenu pour la même année l'université du Ghana et celle d'Addis-Abeba. On notera également la prédominance des universités anglophones sur les universités francophones représentées par l'université de Sfax de la Tunisie.

Les particularités de ces universités sont la recherche et l'innovation dans divers domaines ou disciplines. Pour le reste du continent, à quelques exceptions près (Algérie, Maroc, Tunisie…), dans la plupart des pays africains, la capacité de recherche nationale et institutionnelle est largement limitée et faible.

Quant au nombre de chercheurs résidant en Afrique et appartenant au top 2 % mondial des chercheurs les plus cités selon la liste 2021 établie par l'université de Stanford et l'éditeur scientifique Elsevier, l'Afrique du Sud compte 700 chercheurs fortement cités (*High cited researchers*, HCR), loin devant l'Égypte (358), le Nigeria (104) et le Kenya (43). L'Éthiopie et le Ghana comptent 21 chercheurs hautement cités et se situent au même niveau que les trois pays du Maghreb[1].

Le nombre de brevets d'invention déposés en Afrique

Un brevet d'invention est défini comme un « titre par lequel le gouvernement confère à toute personne qui prétend être l'auteur d'une découverte ou d'une invention industrielle et en fait le dépôt dans les formes, un droit exclusif d'exploitation pour un temps déterminé » (Le Nouveau Petit Robert). C'est un titre délivré pour protéger une invention. Le brevet confère à son titulaire le droit exclusif d'exploitation pour une période donnée.

Dans une conférence de presse du 26 juin 2023 à Abidjan, le directeur général de l'Organisation africaine de la propriété intellectuelle (OAPI), Denis Bohoussou, a déploré « la 'faiblesse du nombre de brevet d'invention' sur le continent ». En effet, seulement 2500 brevets ont été déposés dans les 17 pays membres de l'OAPI sur 5 ans, soit 500 brevets/an. En revanche, en Asie et en une année, 2500 brevets d'invention ont été déposés contre 800 000 en Europe[2]. Si l'on compare les brevets du continent africain à ceux des pays du BRIC (Brésil, Russie, Inde et Chine) et des pays développés comme le Japon, le Royaume-Uni et les États-Unis, la part mondiale des brevets du continent africain est de 0,2 % contre 0,29 % au Brésil ; 0,73 % en Inde ; 21,77 % au Japon ; 20,19 % aux États-Unis[3].

Le faible taux de brevets africains s'observe aussi dans le domaine de la santé. En effet, malgré son lourd fardeau des maladies infectieuses, l'Afrique représente moins de 0,2 % de brevets dans le domaine thérapeutique. Ceci est la conséquence de l'insuffisance de financement de la recherche et de l'absence d'écosystème de recherche et d'innovation identifiés comme

---

[1] M.-A. EL-AROUI, « Dynamiques et écosystèmes de la publication… », p. 80.

[2] I. KAMGATE, « L'OAPI déplore le faible nombre des brevets d'invention en Afrique », www.financialafrik.com./2023/06/29/loapi-deplore-le faible-nombre-des-brevets-dinvention-en-afrique.

[3] AFRICAN UNION DEVELOPMENT AGENCY-NEPAD, « Stratégie 2018-2030 en matière de recherche … ».

obstacles majeurs à la capacité de l'Afrique à trouver des solutions à ses problèmes de santé[1].

Dans la 15e édition de l'indice mondiale de l'innovation en 2022, l'Organisation mondiale de la propriété intellectuelle (OMPI) a fait remarquer que la pandémie de Covid-19 n'a pas réellement impacté l'innovation au niveau mondial. Au contraire, « la production scientifique, les dépenses de R&D, les dépôts de demandes de brevets… » ont continué de croître. Dans le top 100 des pays les plus performants en matière d'innovation, on a recensé 10 pays africains contre 9 en 2021. Parmi ces pays, un seul se trouve dans le top 50 mondial des pays les plus innovants : Maurice qui a gagné 7 places par rapport au dernier classement et se situe au 45e rang mondial avec un score de 34, 4 points. Derrière l'Ile Maurice arrive l'Afrique du Sud (29,8), puis le Maroc qui a gagné 10 places par rapport au classement précédent se situe au 67e rang mondial avec 28,8 points ; la Tunisie (73e), le Botswana (86e), le Kenya (88e), l'Égypte (89e), le Ghana (95e), la Namibie (96e) et le Sénégal (99e)[2].

En 2021, le continent a accusé un retard considérable en matière d'innovation ; aucun pays africain n'a figuré dans le top 50 des pays les plus innovants du monde en 2021. C'est l'Ile Maurice qui a occupé la 52e du rang mondial et l'Afrique du Sud 61e du rang mondial. Au niveau continental, Maurice se plaçait en tête suivie de l'Afrique du Sud.

Tableau 4 : Les 9 pays africains du top 100 de l'indice mondial de l'innovation 2021

Rang Afrique	Pays	Rang mondial	Score (points)
1er	Maurice	52e	35,2
2e	Afr. du Sud	61e	32,7
3e	Tunisie	71e	30,7
4e	Maroc	77e	29,3
5e	Kenya	85e	27,5
6e	Cap Vert	89e	25,7
7e	Tanzanie	90e	25,6
8e	Égypte	94e	25,1
9e	Namibie	100e	24,3

Source : Moussa Diop, « Voici les 9 pays africains du top 100 de l'indice mondial… »

[1] AFRICAN UNION DEVELOPMENT AGENCY-NEPAD, « Stratégie 2018-2030 en matière de recherche … ».

[2] M. DIOP, « Global Innovation Index 2022 : 10 pays africains dans le top 100 mondial », https://afrique.le360.ma/maroc-tunisie-senegal/economie/2022/09/30/39472-global-innovation-index-2022-10-pays-africains-dans-le-top-100.

En 2020, 137 pays ont déposé les demandes de brevets. Le continent était sous-représenté avec seulement 22 pays qui ont déposé les demandes de brevets pour un total de 412 demandes ; ce qui représente 0,15 % des dépôts de brevets dans le monde. Cinq pays africains ont représenté, à eux seuls, 89 % du total des brevets déposés en Afrique. L'Afrique du Sud, le pays le plus industrialisé du continent, a déposé à elle seule 251 demandes de brevets en 2020, en baisse de moins 8,73 % par rapport à 2019. Elle présente 61 % des demandes de dépôts de brevets au niveau du système du Traité de coopération en matière de brevets (PCT)[1] de l'OMPI du continent africain et se positionne tout de même au 35e rang mondial. L'Égypte suit loin derrière avec 46 dépôts et se positionne au 51e rang mondial. Le Maroc occupe le 3e position au niveau africain avec 42 dépôts en 2020 contre 33 en 2019, soit une hausse de 27,27 %. L'Algérie et l'Ile Maurice clôturent le Top 5 africain avec 14 dépôts de brevets chacun et se positionnent respectivement au 72e et 74e rang mondial.

Comme on le constate donc, les pays africains sont manifestement absents de la liste des 20 pays les plus innovants établie par l'OMPI. Signalons que cette liste est établie en fonction des dépenses de R&D, du nombre de demandes de brevets nationaux et du nombre d'entreprises publiques de haute technologie.

Au niveau mondial c'est la Chine qui est arrivée en tête du classement avec 68.720 demandes de brevets déposées, en hausse de 16,1 %, loin devant les États-Unis (59.230 demandes), le Japon (50.520 demandes), la Corée du Sud (20.060 demandes) et l'Allemagne (18.643 demandes), etc. Dix premiers pays sont à l'origine de 88,5 % du total des demandes de brevets déposés en 2020 dans le monde[2].

3.1.2. Le nombre de chercheurs par million d'habitants

L'Afrique compte 2,6 % des chercheurs dans le monde

Le Rapport de l'Unesco (2021) sur la science indique que le nombre de chercheurs ETP (équivalent en temps plein) par million d'habitants dans le monde entre 2014 et 2018 est passé de 1 245 à 1 368, soit une augmentation de 13,7 %. Cette augmentation est répartie de façon inégale entre différentes régions du monde et même à l'intérieur d'une même région. En Amérique du Nord, le nombre de chercheurs par million d'habitants a passé de 4 239 à 4 432 (Canada, 4 542 à 4 326 ; États-Unis, 4 205 à 4 412) ; dans l'UE, de 3 493 à 4 069 (Allemagne, 4 321 à 5 212 ; France, 4 234 à 4 715 ; Italie, 1 956 à 2 307) ;

---

[1] Signalons au passage qu'il existe trois systèmes d'enregistrement des brevets dans le monde : le Traité de coopération en matière de brevets (PCT), le Système International des marques (Système de Madrid) et le Système International des dessins et modèles (Système de La Haye).

[2] M. DIOP, « Innovation : quels sont les cinq pays africains qui ont déposés le plus de brevets en 2020 ? ».

Royaume-Uni, de 4 228 à 4 603 ; Amérique latine, de 564 à 593 (Brésil, 888- ; Argentine, 1 207 à 1 192) ; Russie, de 3 075 à 2784 ; Chine, de 1 089 à 1 307 ; Japon, de 5 328 à 5 331 ; Rép. de Corée, de 6 826 à 7980 ; Nouvelle-Zélande, de 5 363 à 5 578.

En Afrique, on note une grande disparité à l'intérieur du continent. Dans la région d'Afrique subsaharienne, le nombre de chercheurs est passé de 102 à 124 par million d'habitants entre 2014 et 2018. Les deux pays leaders de la recherche africaine, l'Afrique du Sud et l'Égypte, sont respectivement passés de 432 à 518 et de 675 à 687[1]. Si l'on en croit G. Alzouma, l'Afrique en général comptait 198 chercheurs pour un million d'habitants en 2018, en comparaison avec la Hongrie qui recensait 3 238 chercheurs par million d'habitants, la Pologne en recensait 3 106, l'Allemagne 5 212 et la France 4 715 ; la moyenne mondiale étant de 1150 chercheurs par million d'habitants[2]. Le continent africain représente aujourd'hui environ 2,6 % des chercheurs de la planète.

Malgré le nombre faible de chercheurs par million d'habitants en Afrique, certaines régions du continent se démarquent des autres. L'Afrique du Nord, par exemple, enregistre des progrès notables ; tandis que l'Afrique subsaharienne stagne. Parmi les pays africains, l'Afrique du Sud est un cas à part. D'après Maryline Baumard, ce pays revendique 818 chercheurs par million d'habitants contre 381 au Kenya, 96 au Togo et 11 au Lesotho[3].

Un tiers seulement des scientifiques femmes en Afrique

Il convient de rappeler que l'Afrique compte 2,6 % de chercheurs dans le monde. Parmi ces 2,6 %, les femmes ne comptent que 33 %, soit un tiers de chercheurs africains. Le pourcentage de 33 % de femmes chercheuses africaines cache de nombreuses disparités entre les pays africains et différentes sous-régions. L'Afrique du Sud, par exemple, compte 43,7 % de chercheuses pendant que le Togo en compte que 9,5 %, le Tchad 5 %[4].

Si le Maghreb continue sa progression et que l'Afrique du Sud s'approche de la parité, depuis plusieurs années le nombre de chercheuses plafonne, sur le reste du continent, à environ un tiers. Pendant ce temps, l'Afrique subsaharienne peine à faire sa révolution copernicienne avec 96 chercheurs seulement, hommes et femmes, par millions d'habitants en 2021 (contre 93 en 2015), en comparaison avec l'Afrique du Nord qui en compte 771 et la France

---

[1] UNESCO, *Rapport de l'Unesco sur la science : une course contre la montre pour un développement intelligent - Résumé exécutif,* Paris, Unesco 2021.

[2] G. ALZOUMA, « Pourquoi l'Afrique ne décroche pas de prix Nobel de sciences ».

[3] M. BAUMARD, « Sciences : l'Afrique, un laboratoire en devenir ».

[4] M. Y. K. GASSAMA, « Q&R : Réagir aux inégalités dans le monde scientifique », Propos recueillis par B. TAIROU, A. FASSASSI, www.scidev.net/afrique-sub-saharienne/opinions/afrique-sciences-inegalites.

5 000[1]. En Afrique du Nord, c'est l'Egypte qui compte de nombreuses chercheuses. En Afrique central, les femmes sont encore fortement sous-représentées en science : Tchad (3,4 %), RDC (8,7 %), Guinée (9,8 %), Congo-Brazza (12,8 %)[2].

Plusieurs facteurs expliquent cette sous-représentation des femmes dans le domaine scientifique, telles les normes socioculturelles et les idées préconçues sur la femme (stéréotypes du genre), la discrimination.

Au départ, il y a les stéréotypes négatifs sur les capacités de la femme à maîtriser et à réussir en sciences. Ces préjugés et stéréotypes liés au genre persistent encore aujourd'hui. Il en résulte que la femme intègre aussi dans son inconscience ces stéréotypes négatifs. Par une sorte d'auto-censure, elle s'exclut d'elle-même. Madame Mame Yaye Kène Gassama, présidente du Panel africain de haut niveau sur les technologies émergentes abonde dans le même sens. Le plus souvent, dit-elle, c'est la perception qu'ont les filles de la science qui justifie ce déséquilibre. Elles se disent peu aptes à la science, aux mathématiques, à la physique, à la chimie, etc. La science reste encore trop souvent une affaire d'hommes. Cette perception ne les encourage pas à entamer les études scientifiques.

En outre, les pesanteurs socioculturelles surtout en milieu rural participent également à cette sous-représentation. Le poids des traditions rappelle à la femme que sa place est au foyer et lui impose d'assumer la majeure partie des tâches domestiques ; ce qui lui laisse moins de temps pour les travaux scientifiques. Puis, les difficultés à entreprendre de longues études comptent aussi parmi les pesanteurs socioculturelles, parce que cela n'est pas bien accepté dans la société. On attend de la femme qu'elle se marie et fonde une famille[3].

Et puis, outre les préjugé et les stéréotypes liés au genre, l'absence d'un programme encourageant particulièrement les femmes et un parcours professionnel mal défini attirent difficilement les femmes et ne les retiennent pas dans les professions scientifiques. De nombreux pays ont adopté des programmes en matière de science, de technologie et d'innovation, lesquels visent à promouvoir la participation des femmes dans les sciences ; mais ces programmes sont rarement mis en œuvre ou peu suivis d'actions concrètes[4].

Par ailleurs, même si la parité progresse dans certaines sous-régions africaines, les femmes scientifiques sont encore trop peu nombreuses, alors

---

[1] S. BERTHAUD-CLAIR, « Les scientifiques africaines veulent briser le plafond de verre », *Le Monde*, 8/11/ 2023, www.lemonde.fr/afrique/article/ 2023/ 11/8/les-scientifiques-africaines-veulent-briser-le-plafond-verre_6199028_3212.html.

[2] E. DUVENAGE, « Francine Ntoumi : Améliorer les occasions pour les femmes scientifiques en Afrique centrale », *Nature Africa,* 04/10/2024, DOI : 10.1038/ d44148-024-00286-5.

[3] S. BERTHAUD-CLAIR. « Les scientifiques africaines veulent briser le plafond... ».

[4] E. DUVENAGE, « Francine Ntoumi : Améliorer les occasions pour les femmes... ».

qu'elles sont plus nombreuses que les hommes (53 %) à obtenir un diplôme de master, elles ne sont plus que 43 % à se lancer dans un doctorat et à peine plus d'un quart (28 %) à devenir chercheuses.

D'après Sandrine Berthaud-Clair, les chercheuses témoignent d'un parcours de la combattante pour embrasser une carrière dans la recherche[1]. Les femmes souffrent souvent de discrimination qui ne leur donne pas les mêmes chances qu'aux hommes d'entrer et de réussir dans la carrière scientifique. Ce qui crée la peur de s'engager dans une carrière où elles n'auraient pas le même traitement que les hommes. Parce que les verrous propres à la structure du système académique ou professionnel ne facilitent pas la tâche à la femme de mettre en valeur ses talents. En outre, le harcèlement sexuel dont elles sont souvent victimes comme chantage à la réussite peut mettre en péril leur parcours académique ou leur carrière[2]. Autant de facteurs qui ne stimulent pas les filles à s'engager dans une carrière scientifique qui est encore le monopole des hommes.

Au cours des deux dernières décennies, il est heureux de constater que de plus en plus de jeunes femmes africaines se lancent dans la carrière scientifique. Leur engagement en tant que scientifiques est plus qu'indispensable pour développer une recherche inclusive en Afrique, menée par des Africaines pour l'Afrique. Il est indispensable que les femmes participent pleinement aux activités scientifiques pour apporter leur contribution au développement des solutions pouvant favoriser l'émergence et l'innovation de la recherche en Afrique.

Pour encourager et soutenir leurs ambitions, plusieurs initiatives ont été lancées afin de leur permettre de poursuivre les études scientifiques ou leurs travaux de recherches pouvant apporter des solutions aux problèmes de développement du continent. À l'échelle du continent, certaines initiatives contribuent à relever les défis auxquels les femmes scientifiques sont confrontées. En effet, depuis 2011, le *Consortium pour la Formation à la recherche Avancée en Afrique* (CARTA), basé à Nairobi, a parrainé 228 doctorants et postdoctorants dont 57 % de femmes dans un certain nombre de pays. De même, l'*Institut Africain des Sciences Mathématiques* (AIMS) qui est un réseau panafricain de centres de formation a pour principaux objectifs d'augmenter le nombre d'étudiants en mathématiques sur le continent ainsi que la représentation des femmes dans les domaines de STIM. Un tiers de ses anciens étudiants sont des femmes[3].

---

[1] S. BERTHAUD-CLAIR. « Les scientifiques africaines veulent briser le plafond… ».
[2] M. Y. K. GASSAMA « Q&R : Réagir aux inégalités dans le monde scientifique » ; NASIKILIZA, « Favoriser l'émergence d'une nouvelle génération de femmes scientifiques en Afrique », https://blog.worldbank.org/fr/nasikiliza/favoriser-lemergence-dune-nouvelle-generation-de-femmes-scientifiques-en-afrique.
[3] ÉDITORIAL, « Les femmes scientifiques d'Afrique changent le visage de leur continent », *Nature* 602 (Mar. 2022), 547-548, DOI : 10.1038/d44148-022-00031.

Dans ce même cadre, le *Fond régional pour les bourses d'études et l'innovation* (RSIF), par exemple, s'attaque à la sous-représentation des femmes dans les STIM au niveau de l'enseignement supérieur. Il a pour but d'assurer la formation de la nouvelle génération de responsables, des chercheurs et inventeurs africains hautement qualifiés dans les domaines scientifiques innovants. Depuis 2018, plusieurs femmes ont déjà bénéficié de subventions du RSIF[1].

C'est le même combat que mène la *Fondation L'Oréal* qui s'engage aux côtés des femmes dans le monde en général et en Afrique en particulier[2] : permettre aux femmes d'exprimer leur potentiel ou leurs talents et d'avoir un impact positif sur la société à travers trois domaines d'intervention, à savoir la recherche scientifique, la beauté inclusive et le changement climatique ; mettre les chercheuses talentueuses sur le devant de la scène scientifique.

D'après Alexandra Palt, directrice générale de la Fondation l'Oréal, sa fondation ne fait pas de lobbying pour influencer les politiques publiques en faveur des femmes. Le combat de la Fondation l'Oréal n'est pas d'abord un combat pour le soutien financier aux femmes, mais il consiste à soutenir les femmes scientifiques dans leurs travaux de recherche et à « faire reculer tout ce qui contribue à les invisibiliser ». [...] car l'invisibilité des femmes est une stratégie du patriarcat depuis la nuit des temps, l'objectif étant de faire en sorte que les femmes ne puissent pas dessiner le monde dans lequel on vit »[3].

Autre initiative, c'est celle pilotée par Francine Ntoumi au sein de la Fondation congolaise de recherche médicale (FCRM). Cette fondation créée en 2008 par cette scientifique congolaise a mis en place en 2014 un programme dénommé *Femmes et Sciences* avec l'objectif d'inciter les jeunes filles à s'orienter vers les filières scientifiques et à y faire carrière, à susciter des vocations parmi les filles afin d'embrasser les carrières scientifiques.

Ce programme mène des actions concrètes de sensibilisation dans les écoles, des campagnes d'affichage (Transmettre l'ambition) pour le public en général, l'allocation de bourses d'études pour les étudiants en master et des prix d'encouragement pour les femmes scientifiques congolaises. En outre, les filles doivent connaître des références, des modèles, c'est-à-dire connaître le parcours des femmes scientifiques qui se sont battues pour arriver au sommet dans leur domaine et les défis auxquels elles ont fait face[4].

---

[1] NASIKILIZA, « Favoriser l'émergence d'une nouvelle génération de femmes... ».

[2] A. PALT, « Soutenir les scientifiques africaines », www.jeuneafrique.com/mag/814602/societe/Tribune-soutenir-les-scientifiques-africaines/ ?fbclid=lwA...

[3] A. PALT, « L'invisibilité des femmes est une stratégie du patriarcat », Propos recueillis par S. H. CISSÉ, www.lepoint.fr/l-invisibilite-des-femmes-est-une-strategie-du-patriarcat-08-11-2023-255381_3826_php.

[4] D. DICKSON, J. T. ANDRES, « Les femmes et la science : une ressource inexploitée », 15/06/2011, www.scidev.net/afrique-sub-saharienne/editorials/les-femmes-et-la-science-une-ressource-inexploit-e/

Pour promouvoir la formation des filles en sciences, le programme Femmes et Sciences s'appuie sur une structure de la FCRM appelée Centre de recherche sur les maladies infectieuses (CeMI). Depuis sa création, ce centre a déjà formé 14 docteurs en sciences et trente étudiantes en master 2 dans diverses disciplines des sciences biologiques, contribuant ainsi au renforcement des compétences locales en recherche et à l'émergence d'une nouvelle génération de chercheurs[1]. En 2024, la FCRM a collaboré avec la Fondation Bayer (Allemagne) pour organiser la première édition sous-régionale des bourses « Femmes et Sciences » pour les doctorantes et les femmes scientifiques et les femmes enceintes de l'Afrique centrale : Cameroun, Gabon, RDC, Tchad, République du Congo Guinée équatoriale et la République centrafricaine[2].

Aujourd'hui, l'Afrique est le continent qui compte la plus forte progression de jeunes femmes étudiantes et chercheuses. Il y a une génération de femmes qui a envie de faire bouger les lignes et de « briser le plafond de verre » pour reprendre les mots de Sandrine Berthaud-Clair. Si les efforts ont été déployés pour intégrer l'égalité des sexes et l'inclusivité sur le continent, beaucoup reste encore à faire pour parvenir à une véritable égalité des sexes dans la recherche scientifique.

Ce changement passe par l'élimination des obstacles de nature institutionnelle et culturelle, la mise en place de programmes ou mesures afin de soutenir les femmes qui choisissent des études des sciences et les carrières dans la recherche, l'équité dans la répartition des ressources de la recherche, etc.[3] En d'autres termes, outre la sensibilisation, il faut accroître l'appui et les incitations pour encourager les filles et les femmes à devenir des scientifiques. De leur côté, les pays et les institutions doivent considérer les questions de parité des sexes en sciences comme une partie intégrante de leur politique de la recherche, et non simplement une option de plus[4].

3.1.3. Faible financement de la recherche

Qu'est-ce qu'on entend par financement de la recherche ? Le financement de la recherche désigne l'ensemble des actions mises en œuvre pour fournir les capitaux nécessaires à l'organisation et au fonctionnement du système national de la recherche scientifique afin de produire des connaissances scientifiques. Il peut être public (État) ou privé (entreprises, fondations). Le

---

[1] M. MOUKENGA, « Recherche scientifique : l'Union européenne renouvelle son soutien au Congo », 06/3/2025, https://www.adiac-congo.com/content/recherche-scientifique-lunion-europenne-renouvelle-son-soutien-au-congo.

[2] E. DUVENAGE, « Francine Ntoumi : Améliorer les occasions pour les femmes… ».

[3] J. CHONGWANG, « Stopper l'inégalité des sexes dans la science en Afrique », 14/07/2023, www.scidev.net/afrique-sub-saharienne/supported-content/stopper-linegalite-des-sexes-dans-la-science-en-afrique.

[4] D. DICKSON, J. T. ANDRES, « Les femmes et la science : une ressource… ».

financement de la recherche peut aussi provenir du partenariat public-privé (PPP) ou de l'aide extérieure dans le cadre de la coopération bilatérale ou multilatérale Nord-Sud.

Selon le Rapport de l'Unesco de 2021 sur la science, entre 2014 et 2021 les dépenses mondiales de recherche ont progressé de 19,2 % et l'investissement mondial dans la R&D en pourcentage du PIB a aussi progressé de 14,8 % avec un dynamisme sans précèdent dans les PED, notamment en Afrique. Cette tendance à la hausse a été stimulée par la crise de la Covid-19, souligne le Rapport de l'Unesco. « Il y a 20 ans, il fallait encore convaincre les pays de l'intérêt d'investir dans la science et la technologie. Aujourd'hui, quasiment tous ont intégré l'idée que c'est un moyen de faire progresser l'économie », a constaté Susan Schneegans, coordinatrice du rapport. Cependant, le paysage de cet investissement est très inégalement représenté, car il reste trop dominé par la Chine à laquelle on attribue près de la moitié de cette croissance (44 % de hausse) et les États-Unis (+ 19,4 %), suivis dans une moindre mesure par l'Europe (+ 11 %). Les États-Unis et la Chine restent les acteurs les plus compétitifs de la recherche et comptent à eux seuls près de deux tiers (63 %) de la progression mondiale. Et quatre pays sur cinq (4/5) sont à la traîne avec moins de 1 % de leur PIB consacré à la recherche[1].

Tableau 5 : Investissement dans la R&D en % du PIB, par région et par pays entre 2014 et 2018

Région et/ou pays	En % du PIB en 2014	En % du PIB en 2018
Brésil	1,27	1,26
Afr. subsaharienne	0,49	0,51
Afrique du Sud	0,77	0,83
Égypte	0,64	0,72
États-Unis	2,72	2,84
Royaume-Uni	1,66	1,72
Allemagne	2,87	3,09
Royaume-Uni	1,66	1,72
France	2,28	2,20
Russie	1,07	0,99
Israël	4,17	4,95
Inde	0,70	0,65
Chine	2,03	2,19
Japon	3,40	3,26
Rép. de Corée	4,29	4,53

Source : Rapport de l'Unesco sur la science (2021)

Qu'en est-il du financement de la recherche en Afrique ? En Afrique comme dans d'autres régions du monde, le financement de la recherche

[1] « Rapport de l'Unesco sur la science, Unesco, 2021 ».

scientifique émarge principalement du budget des États. L'État finance la recherche publique par l'entremise de ses services et organismes spécialisés de subvention avec des fonds constitués de l'argent des contribuables. La recherche africaine dépend aussi des financements extérieurs en termes de l'aide dans le cadre de la coopération bilatérale ou multilatérale.

Voici quelques repères historiques. En 1980, les 54 États africains s'étaient entendus à Lagos (Nigeria) pour un plan d'action devant faire passer les crédits alloués à la recherche à 1 % de leur budget respectif en 2000[1]. Mais depuis le programme d'ajustement structurel (PAS) imposé par la Banque mondiale dans les années 1980, cet objectif n'a pas été atteint. Au fil de la crise économique, le financement de la recherche a cessé de figurer parmi les priorités de la plupart des pays africains. En 2001, les États africains réunis à Abuja (Nigeria) ont signé une déclaration dite la *Déclaration d'Abuja* les engageant à consacrer le 15 % de leur budget à la santé et au moins 2 % à la recherche[2]. Un chiffre qui était déjà visé lors du sommet de l'Organisation de l'unité africaine (OUA) de Dakar en 1974 et rappelé par les récents objectifs fixés par l'Union africaine (UA) invitant les États membres à consacrer 1 % de leur PIB aux sciences, technologie et innovation (STI). Malheureusement, les années sont passées sans que cet objectif soit atteint[3].

En janvier 2007, lors d'un sommet de l'UA, les chefs d'État africains ont instamment demandé à tous les pays membres de l'Organisation de consacrer, à l'horizon 2020, au moins 1 % de leur produit intérieur brut (PIB) à la R&D. Ils se sont aussi engagés à revitaliser les universités africaines – dont un grand nombre était périclité faute de subvention - et à promouvoir l'étude de la science et de la technologie chez les jeunes.

Réunis à Addis-Abeba (Éthiopie), les dirigeants africains ont proclamé 2007 « Année de la science et de la technologie en Afrique » et se sont mis d'accord sur une série d'initiatives basées sur un plan d'action consolidé dans le domaine de la science et de la technologie. Cependant, ils ne sont pas parvenus à trouver un consensus sur la manière de financer ce plan estimé initialement à 158 millions de dollars sur cinq ans. La plupart des pays n'ont toujours pas traduit leurs engagements politiques en programme d'actions

---

[1] L. CHAUVEAU, « Aucun des pays africains ne consacre plus de 0,5 % de son budget à la recherche », www.sciencesetavenir.fr/fondamental/aucun-des-pays-africains-ne-consacre-plus-de-0-5-de-son-budget-a-la-recherche_118724.

[2] « Coronavirus : douze médecins appellent l'Afrique à mener la recherche », www.jeuneafrique.com/ 994917/societe/tribune-coronavirus-douze-medecins-appellent-lafrique-a-mener-la-recherche.

[3] BASSIROU BONFOH, « Les défis de financement de la recherche en Afrique », www.scidev.net/aafrique-sub-saharienne/opinions/les-defis-de-financement-de-la-recherche-en-afrique/.

concrètes et susceptibles d'impulser le développement par la science[1]. « Mis à part l'effort de quelques pays comme l'Afrique du Sud, le Kenya, l'Égypte et récemment la Tanzanie, le Nigeria et l'Éthiopie, l'objectif de 1 % du PIB des pays africains consacré à la recherche est un boulet que traînent les décideurs politiques, malgré les stratégies adoptées »[2].

À l'occasion du Sommet triennal entre l'UA et l'UE qui a eu lieu les 29 et 30 novembre 2017 à Abidjan en Côte-d'Ivoire, les scientifiques africains ont dressé un constat alarmant : « Aucun des pays africains ne consacre plus de 0,5 % de son budget à la recherche ». L'appel dit *Appel d'Abidjan* a invité les dirigeants africains à créer un mécanisme de soutien financier à la recherche dans la durée, à favoriser la constitution de nouvelles équipes, à investir dans les équipements performants et de qualité en s'inspirant de l'*European Research Council*, un mécanisme européen de financement de la recherche qui en 10 ans d'existence a connu un véritable succès[3]. Ce mécanisme de financement de recherche appelé *African Research Council* pourra contribuer à l'émergence d'une recherche africaine performante.

Mais en 2019, le financement de la R&D n'était que de 0,42 %, alors que la moyenne mondiale se chiffrait à 1,7 %[4]. Ce financement reste de 1 % inférieur par rapport au PIB (la moyenne mondiale étant de 1,7 %) et de 2 % inférieur par rapport au budget national alloué au secteur de la santé. C'est pourquoi, les organismes extérieurs (européens et américains) viennent au secours en finançant un nombre important de programmes de santé et de recherche en santé selon leurs priorités[5].

Selon le Rapport de l'Unesco de 2021 sur la science, l'Afrique investit à peine 0,59 % de son PIB dans la R&D, contre 1,79 % en moyenne dans l'ensemble du monde. En Afrique subsaharienne, l'investissement dans la R&D en pourcentage du PIB entre 2014 et 2018 est passé de 0,49 % à 0,51 %. Dans l'ensemble du continent africain, deux pays se démarquent et tiennent la tête du classement : l'Afrique du Sud (0,77 % - 0,83 %) et l'Egypte (0,64 % - 0,72 %).

En ce qui concerne les dépenses intérieures brutes de recherche et développement (DIRD) en pourcentage du PIB en Afrique de 2020 à 2022, par pays leader, l'Afrique du Sud a les dépenses intérieures brutes les plus

---

[1] G. MUTUME, « L'Afrique veut réaliser sa révolution scientifique », https://www.un.org/africarenewal/fr/ magazine/october-2007/l'afrique-veut-realiser-sa-revolution-scientifique.

[2] BASSIROU BONFOH, « Les défis de financement de la recherche en Afrique ».

[3] L. CHAUVEAU, « Aucun des pays africains ne consacre plus de 0,5 % de son budget à la recherche ».

[4] P. ADEPOJU, « L'avenir de l'Afrique dépend de la R&D financée par les gouvernements », *Nature* (25 sept. 2022), 10.1038/d44148-022-00135-3.

[5] AFRICAN UNION DEVELOPMENT AGENCY-NEPAD, « Stratégie 2018-2030 en matière de recherche… ».

élevées d'Afrique. En 2022, ses DIRD ont atteint 0,85 % du PIB. Le Kenya, l'Egypte et le Maroc ont suivi, avec respectivement 0,81 % ; 0,72 % et 0,71 %. L'Afrique est la région du monde où les dépenses intérieures consacrées aux DIR sont les plus faibles[1]. En termes de valeur des DIRD en Afrique de 2020 à 2022, l'Egypte a enregistré les DIRD les plus élevées d'Afrique avec un montant de 8,86 milliards de dollars américains en 2022, contre 9,1 milliards de dollars l'année précédente. L'Afrique du Sud s'est classée deuxième avec 6,2 milliards de dollars en 2022, suivie de l'Algérie et du Kenya avec respectivement 2,76 milliards et 2,06 milliards de dollars[2].

Parlant de l'Afrique du Sud, signalons au passage que ce pays est parmi les PED qui se sont fait remarquer sur la scène internationale au XXe siècle par leurs moyens (ressources), leurs productions et leur influence, et ont affiché des politiques nationales ayant placé la R&D parmi leurs priorités. L'Afrique du Sud alloue à la recherche fondamentale 0,16 % de son PIB, ce qui la situe au même niveau que la Russie et juste derrière l'Espagne (0,21%). La part du PIB consacrée à la recherche a augmenté entre 1997 et 2005, passant de 0.69 % à 0,87 %. Cependant, cette augmentation n'a pas été jugée satisfaisante, parce que l'objectif (déjà fixé en 2002) était d'atteindre 1 % du PIB. Un autre avantage dans ce pays, certaines de ses entreprises privées financent la recherche[3].

Les ratios des dépenses intérieures brutes de R&D par rapport au PIB entre six pays investisseurs (Afrique du Sud, Égypte, Tunisie, Maroc, Kenya et Algérie) et tous les autres pays du continent montrent des disparités très profondes en termes d'efforts et d'investissements. L'Égypte, la Tunisie, le Maroc et le Rwanda sont les nations qui investissent le plus dans la recherche par rapport à leur PIB[4].

Pour le reste du continent, là où l'État alloue une subvention à la recherche, celle-ci est modique et irrégulière. En RDC, par exemple, le directeur général de l'INRB regrettait en décembre 2014 que son institut ne recevait pas régulièrement l'aide du gouvernement, alors qu'il émargeait au budget de l'Etat. Mais toucher cette subvention affectée à l'INRB c'est un autre problème. Il a comparé le budget annuel de l'INRB qui s'élevait à 900 000 $ US à celui d'autres centres de même niveau comme le Centre international de recherches médicales de Franceville au Gabon dont le budget annuel s'élevait

[1] https://statista.com/statistics/1345009/gerd-as-gdp-share-in-africa-by-contry/.

[2] https://statista.com/statistics/1344996/gerd-value-in-africa-by-country/.

[3] P. LOSEGO, « Quelle politique de la science dans un pays intermédiaire ? Le cas des sciences de la nature en Afrique du Sud (1945-2006) », *Revue d'anthropologie des connaissances*, vol. 2, 3 (2008), p. 376-377.

[4] M.-A. EL-AROUI, « Dynamiques et écosystèmes de la publication… », p. 73.

à 10 millions $ US. Il réclamait plus de moyens pour assurer le fonctionnement de son institut [1].

La situation semble ne pas avoir changé. En effet, lors de la visite du couple royal belge à l'INRB à Kinshasa en juin 2022, le directeur général de cet institut, le Pr Muyembe, a déploré le manque de soutien financier du gouvernement congolais à l'INRB dont le fonctionnement dépend toujours de l'étranger. Or, la recherche est le moteur du développement. Les pays du tiers-monde qui ont suffisamment investi dans la formation, les ressources humaines, la science et la technologie, ainsi que dans la recherche sont aujourd'hui sont émergents en voie de devenir des pays développés.

Comme on le constate, malgré le progrès accompli en Afrique en termes d'investissement dans la R&D durant la dernière décennie, aucun pays africain n'a atteint l'objectif de 1 % de son PIB consacré à la recherche. Même l'Afrique du Sud qui consacre le plus d'argent à la recherche et à l'innovation en pourcentage du PIB, n'a atteint que 0,85 %, son niveau de dépenses le plus élevé (Rapport 2023 *Foresight Africa* de l'Initiative pour la Croissance de l'Afrique)[2]. Dans l'ensemble du continent, le financement national de la recherche reste toujours inférieur à 1 % par rapport au PIB et inférieur à 2 % par rapport au budget national. Il reste faible et dépend fortement de l'aide internationale qui joue aussi un rôle central dans l'identification et la mise en œuvre de la recherche africaine.

Le faible financement de la recherche entraîne des conséquences importantes. La première est que le manque de financement de la recherche dilue la qualité de la recherche scientifique ; il impacte négativement la production scientifique africaine ainsi que les infrastructures et les équipements de recherche. La deuxième est que le manque de financement crée la dépendance vis-à-vis des sources de financements extérieurs. Ce qui entrave le développement de la recherche africaine et paralyse l'innovation.

3.1.4. Les capacités de recherche

Les capacités de recherche d'un pays dépendent de la qualité et de la compétence de ses chercheurs, des infrastructures et d'équipements appropriés dont il dispose, et aussi des subventions allouées à la recherche. S'il est vrai que la recherche est effectuée dans la plupart des pays africains, mais force est de constater que les capacités de recherche en Afrique sont concentrées sur un nombre limité de pays. Il s'agit en premier de l'Afrique du Sud et l'Égypte. Ces deux pays occupent le premier rang dans toutes les

---

[1] « Le docteur Muyembe réclame plus de moyens pour l'INRB », https://radiookapi.net/actualites/2014/12/02/le-dr-muyembe-reclame-plus-de-moyens-pour-linrb/.

[2] Cité par D. CAELERS, D. OKOTH, « Financement de la recherche en Afrique : vers la durabilité et l'évolution des perspectives », *Nature Africa* (14 déc. 2023), DOI : 10.1038/d44148-023-00361-3.

disciplines. Ils sont suivis par trois pays : la Tunisie, l'Algérie et le Nigeria. La recherche scientifique a connu un essor remarquable dans ces trois pays entre 2000 et 2010. Le Maroc qui n'a pas suivi le même rythme d'évolution a toutefois réalisé des progrès remarquables[1].

Revenons sur le cas de l'Afrique du Sud. Ce pays investit des moyens importants dans la recherche et est connecté aux écosystèmes internationaux ; c'est pourquoi, il concentre plus de la moitié de la capacité de recherche de l'Afrique. Des chercheurs qualifiés, des infrastructures appropriées et des subventions (publiques et privées) allouées à la recherche... tout ceci concoure à la prédominance sudafricaine. La plupart des activités de recherche menées dans ce pays ont lieu plus dans les universités que dans les entreprises. L'université du Cap, l'université de Stellenbosch, l'université de Kwazulu Natal, l'université de Pretoria et l'Université de Witwatersrand représentent l'essentiel des activités de recherche de qualité dans ce pays[2]. Ce qui justifie la prédominance des universités sudafricaines dans le classement de meilleures universités du continent, suivies des universités égyptiennes.

3.1.5. La faible attractivité de la carrière de chercheur

L'Afrique dans son ensemble dispose de chercheurs professionnels expérimentés dans plusieurs domaines scientifiques, des chercheurs désireux de donner le meilleur d'eux-mêmes pour dynamiser la recherche sur le continent. Des talents existent et émergent. Cependant, ils sont confrontés aux difficultés de diverses natures :

- Salaires modestes au vu du long parcours de formation pour accéder à la carrière de chercheur et au regard de la lourde tâche d'enseignant universitaire ;
- Manque d'infrastructures appropriées et d'équipements de pointe au standard international ;
- Absence de motivation et de perspective de carrière. Ce qui pousse les chercheurs africains à émigrer vers les pays les plus attractifs, notamment les pays du Nord. L'exode des cerveaux et le départ à la retraite de principaux chercheurs compétents ont une incidence négative sur le maintien de la capacité de recherche sur le continent[3].

La fuite des cerveaux reste l'un des problèmes les plus graves auxquels le continent africain est confronté. Des scientifiques de valeur et brillants, et surtout jeunes choisissent le chemin de l'exode des cerveaux, aggravant ainsi

---

[1] « La production scientifique en Afrique », www.biotech-ecolo.net/recherche-scientifique-afrique.pdf.

[2] AFRICAN UNION DEVLOPMENT AGENCY-NEPAD, « Stratégie 2018-2030 en matière de recherche... ».

[3] AFRICAN UNION DEVELOPMENT AGENCY-NEPAD, « Stratégie 2018-2030 en matière de recherche... ».

les difficultés des États africains. Mais le généticien camerounais Ambroise Wonkam voit le problème sous un autre angle. Il préfère parler de la circulation des cerveaux plutôt que de la fuite ou de l'exode des cerveaux. Son cas personnel en est une illustration. S'il était resté dans son Cameroun natal, sa carrière n'aurait pas connu le retentissement qu'elle a aujourd'hui en termes de compétence et de notoriété. Son départ du Cameroun pour les universités sudafricaines, après son séjour en Suisse, lui a offert d'autres possibilités de formation et de recherche grâce auxquelles il se retrouve aujourd'hui à la tête du département de médecine génétique de la prestigieuse Université Johns Hopkins aux États-Unis. Cependant, il continue ses activités de recherche en Afrique pour des « raisons idéologiques et stratégiques » afin de défendre sa vision de la science pour l'Afrique.

3.1.6. Prédominance de la recherche clinique sur la recherche fondamentale

La RBM menée en Afrique se caractérise par la prédominance de la recherche opérationnelle sur la recherche fondamentale. Le panorama de la RMB sur le continent est bien dépeint par l'essayiste sénégalais Siré Sy en ces termes : « La R&D se passe essentiellement en Occident, la production ou la fabrication se fait essentiellement en Asie, particulièrement en Chine et en Inde. Mais l'Afrique est le marché de commercialisation et le marché d'expérimentation de la médecine »[1]. Signalons au passage que ces deux pays asiatiques ont le monopole de la fabrication des génériques.

En sciences biomédicales, la recherche fondamentale est donc faible en Afrique, alors que le continent porte 20 % de la charge mondiale de morbidité[2]. La recherche fondamentale coûte cher et les pays africains n'ont pas assez de moyens financiers pour affronter les coûts colossaux de la R&D. Et puis, elle nécessite des infrastructures et des équipements appropriés, ce qui fait souvent défaut en Afrique. Bien que ses capacités scientifiques, technologiques et innovatrices ne cessent de s'améliorer, le continent a encore un long chemin à parcourir.

Le peu de recherche fondamentale menée en Afrique est essentiellement financé par des organismes extérieurs et porte principalement sur les trois maladies infectieuses tueuses, à savoir le VIH/sida, paludisme, tuberculose. Peu de recherche sur les MTN et sur des maladies non transmissibles comme le cancer, le diabète et les maladies cardiovasculaires. De l'avis de certains experts, cette préférence aux trois maladies ciblées, bien que justifiée,

---

[1] « La recherche biomédicale : le sort de l'Afrique », www.youtube.com/watch?u=6NuXDmqw9BO&t=19s.

[2] « Renforcer la communauté scientifique africaine pour l'avenir du continent », www.scidev.net/afrique-sub-saharienne/opinions/renforcer-la-communaute-scientifique-africaine-pour-lavenir-du-continent.

compromet cependant la capacité des pays africains à faire face au fardeau des MTN et au nouveau défi des maladies non transmissibles qui sont par ailleurs en hausse au cours de dernières décennies[1].

L'Afrique ne doit pas se contenter d'être un terrain de prédilection des essais cliniques nationaux ou parrainés de l'extérieur, même s'ils sont dirigés avec compétence par des chercheurs africains. Après l'appropriation de la pratique des essais cliniques, le continent africain doit s'investir davantage dans la recherche fondamentale pour produire des connaissances ou améliorer celles déjà acquises sur les maladies qui sévissent sur le continent pour améliorer les connaissances sur elles afin de mettre au point des interventions diagnostiques, thérapeutiques et de prévention.

3.2. Les causes de la faiblesse de la recherche en Afrique

D'après El-Aroui, « A l'exception de l'Afrique du Sud et de l'Égypte, presque tous les pays africains souffrent des mêmes problèmes structurels qui empêchent l'émergence d'écosystèmes scientifiques nationaux durables et efficaces, capables de concilier avec succès la maîtrise des enjeux locaux avec la visibilité et la compétitivité au niveau international »[2].

Une étude effectuée par *African Observatory of Science, Technology and Innovation* (AOSTI) en 2013, a identifié les problèmes de gouvernance de la recherche scientifique comme une des principales causes de la faiblesse de la recherche africaine. Ces problèmes de gouvernance sont les suivants :

- Absence de processus de politique scientifique bien établis et dynamiques dans la plupart des pays africains ;
- Une conception de la recherche trop longue dans plusieurs pays ;
- Élaboration de la politique scientifique isolée des questions économiques, sociales, technologiques, politiques et environnementales ;
- Le public très peu sensibilisé aux questions scientifiques et aux programmes nationaux d'élaboration des politiques qui s'y rapportent[3].

Dans une analyse de la science africaine en 2018, Mouton revient sur le même sujet en soulignant que de nombreuses institutions scientifiques africaines sont fragiles, manquent de ressources et souffrent d'un manque de gouvernance scientifique rationnelle. Pour lui, le principal problème de la science africaine est la désinstitutionalisation des institutions de recherche.

---

[1] AFRICAN UNION DEVELOPMENT AGENCY-NEPAD, « Stratégie 2018-2030 en matière de recherche… ».

[2] M.-A EL-AROUI, « Dynamique et écosystèmes de la publication scientifique… », p. 64.

[3] AOSTI cité par M.-A EL-AROUI, « Dynamique et écosystèmes de la publication… », p. 64.

Cette science africaine désinstitutionnalisée présente les cinq caractéristiques ci-après : 1) la faiblesse des institutions scientifiques, 2) la dépendance aux financements internationaux, 3) l'individualisme dans la recherche, 4) la reproduction inadéquate de la main-d'œuvre scientifique et universitaire, 5) le peu d'importance accordée à la science par les sociétés africaines[1].

L'analyse de El-Aroui a aussi identifié les facteurs importants qui expliquent ces problèmes, à savoir l'héritage de la science coloniale dans de nombreux pays, l'influence déstabilisatrice des événements politiques et des guerres civiles, l'impact des politiques de la Banque mondiale sur l'enseignement supérieur en Afrique (la cure d'austérité imposée aux universités dans le sillage du Plan d'Ajustement Structurel des années 1980), le rôle des agences internationales dans le façonnement des sciences africaines, la faiblesse persistante des investissements dans la science par des gouvernements africains et les effets persistants de la fuite des cerveaux[2].

Le document HRISA de l'*African Union Development Agency*-NEDAP a aussi identifié un certain nombre de principaux facteurs qui n'offrent pas un environnement propice aux progrès de la recherche et de l'innovation en Afrique. Ces facteurs sont :

a) Financement insuffisant de la recherche et absence d'un écosystème de recherche et d'innovation ;
b) Absence de mécanisme de financement durable ;
c) Absence de volonté politique et de vision claire sur la recherche capable de traduire des engagements politiques en programmes concrets susceptibles d'impulser le développement de la recherche et de l'innovation ;
d) Manque d'infrastructures et d'équipements de base ;
e) Manque de participation du secteur privé à la recherche ;
f) Collaboration et coordination limitées entre chercheurs africains ;
g) Manque de culture de la recherche, etc.[3]

Ce sont là les principaux obstacles qui freinent le développement de la recherche scientifique en Afrique - tous domaines confondus - et empêchent les chercheurs africains de donner le meilleur d'eux-mêmes afin de produire des connaissances scientifiques nécessaires au développement du continent.

Que conclure de ce qui précède ? En dépit des obstacles, la recherche scientifique existe sur le continent africain. Depuis deux décennies environ, les lignes ont commencé à bouger. Des avancées significatives et des résultats notables de recherche ont été obtenus. Les travaux de recherche se concentrent

---

[1] MOUTON cité par M.-A EL-AROUI, « Dynamique et écosystèmes de la publication… », p. 64-65.

[2] M.-A EL-AROUI, « Dynamique et écosystèmes de la publication… », p. 64-65.

[3] AFRICAN UNION DEVELOPMENT AGENCY-NEPAD, « Stratégie 2018-2030 en matière de recherche… ».

en priorité dans le domaine de l'agriculture et de la santé. La RBM en Afrique a pris son envol grâce aux efforts individuels des chercheurs africains avec l'appui de l'aide extérieure dans le cadre du partenariat. Ainsi, on a pu parler de l'*émergence de la RBM en Afrique*.

De façon générale, la recherche scientifique africaine progresse et prend place sur l'échiquier international. Son panorama confirme l'hégémonie de l'Afrique du Sud sur la production scientifique africaine, suivie de l'Égypte. Et puis, certains pays affichent une volonté ferme d'aller de l'avant. Les choix stratégiques effectués par l'Égypte, le Maroc l'Éthiopie et le Kenya ont permis à ces pays de progresser de façon continue et stable au cours des deux dernières décennies. Ces choix concernent la création des pôles de recherche scientifique visibles, l'adoption de normes internationales pour la formation et l'évaluation des chercheurs, leur rétention ainsi qu'un solide effort d'inversion de la fuite des cerveaux et une mise en réseau efficace avec la diaspora scientifique.

D'après le Pr EL-Aroui, si les efforts du Maroc et de l'Égypte et leurs stratégies s'institutionnalisent davantage, se consolident et s'accélèrent au cours des prochaines décennies, ces pays donneront naissance à deux pôles scientifiques et technologiques qui rejoindront l'Afrique du Sud pour former trois pôles d'excellence scientifique sur le continent, et ce, en attendant l'émergence de nouveaux pôles à l'Ouest (probablement au Nigeria ou au Ghana) et à l'Est (en Éthiopie ou au Kenya). Ainsi donc, ces pôles continentaux pourront rayonner sur le reste du continent et assumer pleinement le rôle de phare scientifique, technologique et intellectuel pour la jeunesse africaine[1].

---

[1] M.-A EL-AROUI, « Dynamique et écosystèmes de la publication… », p. 81-82.

CHAPITRE 4

L'émergence de la recherche biomédicale en Afrique

1. La contribution des chercheurs africains

Dans cette section, nous présentons les travaux de recherche effectués en Afrique par des chercheurs africains, lesquels travaux ont permis à la recherche biomédicale en Afrique de sortir de l'ombre dans laquelle elle était confinée et d'acquérir une visibilité et une notoriété internationale. Cette présentation n'est pas exhaustive, elle n'a retenu que quelques travaux à partir de la décennie 1990 jusqu'à nos jours.

1.1. Les travaux de Ogobara Doumbo sur le paludisme

Médecin et chercheur malien, le Pr Ogobara Doumbo a été formé à la médecine et à la science à Bamako, en France et aux États-Unis. Parasitologiste et le biologiste entomologiste, il a créé avec le Pr Yeya Toure en 1992 le *Malaria Research and Training Center* (MRTC) à Bamako dans un environnement économiquement défavorable du Mali, avec comme cible principale le paludisme sous tous ses aspects. Il dirigeait ce centre depuis 2001. Le MRTC est dédié à la recherche et à la formation[1]. Sa force se fonde sur deux piliers : un centre de recherche de très haute technologie à Bamako et une dizaine de sites répartis sur le territoire national malien. Le MRTC s'est vu confier les missions suivantes :

- Développer les capacités maliennes et africaines de recherche sur le paludisme, par la formation et la recherche ;
- Produire des résultats scientifiques de haut niveau pour faire progresser les connaissances scientifiques sur le paludisme et ainsi permettre aux

[1] A. DJIMDE, S. RANQUE, M.A. THERA, « Bâtir un pôle d'excellence en recherche biomédicale dans un environnement défavorable : le cas du MRTC au Mali », *Médecine et Santé Tropicales*, vol. 29, 4 (2019), p. 343 ; F. ROSIER, « Le professeur Ogobara Doumbo, figure de la lutte contre le paludisme, est mort », www.lemonde.fr/ afrique/article/2018/06/13/le-professeur-ogobara-doumbo-figure-de-la-lutte-contre-le-paludisme-est-mort…

programmes nationaux de lutte contre le paludisme de prendre des décisions stratégiques éclairées ;

- Renforcer les capacités en santé publique du Programme national de lutte contre le paludisme au Mali ;
- Participer à l'effort international de développement de nouveaux médicaments et de vaccins antipaludiques[1].

En plus du soutien du gouvernement malien, le MRTC a bénéficié d'un appui stratégique des NIH qui s'est traduit par un financement à long terme, la construction d'infrastructures, l'acquisition d'équipements lourds modernes. Cette aide substantielle a contribué à bâtir une capacité de recherche unique en Afrique de l'Ouest. Les résultats obtenus dès les années 2000 ont été à la hauteur des investissements réalisés et ont permis de mobiliser de nouveaux partenaires. Les travaux de recherche de MRTC ont contribué à :

- Mieux comprendre l'épidémiologie et l'épidémiologie moléculaire du paludisme ;
- Montrer l'importance des supports imprégnés d'insecticides pour se protéger des vecteurs du paludisme ;
- Clarifier les mécanismes de résistance aux antipaludiques, en particulier à la chloroquine ;
- Démontrer l'efficacité clinique des combinaisons thérapeutiques à base d'artémisinine ;
- Évaluer des approches thérapeutiques visant à interrompre la transmission du paludisme ;
- Démontrer le concept d'efficacité clinique d'un vaccin de stade sanguin contre le paludisme ;
- Développer des approches préventives efficaces contre le paludisme chez la femme pendant la grossesse et contre le paludisme chez les enfants âgés de moins de cinq ans[2].

On note aussi la démonstration de l'efficacité d'un traitement préventif intermittent administré à tous les jeunes enfants durant la saison des pluies, lequel traitement fait chuter les complications paludiques de 60 % à 70% et la mortalité de 50 %[3]. Depuis 2003, les chercheurs du MRTC ont réalisé plus de

---

[1] A. DJIMDE, S. RANQUE, M.A. THERA, « Bâtir un pôle d'excellence en recherche biomédicale… », p. 344.

[2] A. DJIMDE, S. RANQUE, M.A. THERA, « Bâtir un pôle d'excellence en recherche biomédicale… », p. 345-346.

[3] F. ROSIER, « Le professeur Ogobara Doumbo, figure de la lutte contre le paludisme, est mort ».

vingt essais cliniques de phase 1 ou 2 de vaccins contre le paludisme devenant ainsi une référence à l'échelle africaine et mondiale[1].

Les différents outils de lutte antipaludique mis au point par le MRTC ont montré leur efficacité sur le terrain. C'est pourquoi, sur la base de ces résultats, l'OMS a recommandé de nouvelles stratégies de lutte adaptées aux programmes nationaux de lutte contre le paludisme en Afrique. L'application à grande échelle des outils de lutte contre le paludisme que les chercheurs ont développés a permis de parvenir aux progrès substantiels dans la lutte contre cette maladie. Pour la première fois depuis la fin de la période d'élimination des années 1950, l'OMS a enregistré en 2014 un recul global de la charge de morbidité attribuable au paludisme[2].

Les résultats de travaux de MRTC ont été valorisés par de nombreuses reconnaissances internationales à l'endroit du Pr Doumbo ou de certains de ses disciples les plus brillants. Nous citons :

- La reconnaissance du MRTC en 2003 par les NIH comme l'un des trois ICER (*International Center for Excellence in Research*) du monde, les deux autres étant en Ouganda et en Inde ;
- La reconnaissance en 2007 du MRTC comme pôle d'excellence de l'Agence universitaire de la Francophonie ;
- La reconnaissance du MRTC dans la période 2011-2016 comme centre d'excellence de l'ANDI (*African Network for Drug Development and Innovation*) pour le développement clinique des produits antipaludiques, reconnaissance acquise au terme d'une sélection ayant mis en compétition 135 centres en Afrique et ayant finalement retenu seulement 18 centres d'excellence.

Sous la direction du Pr Doumbo, les chercheurs du MRTC ont publié entre les années 2000 et 2018 plus de 450 articles dans les revues les plus prestigieuses, y compris *New England Journal of Medicine*, *Science* ou *Nature*[3]. Voilà pourquoi le MRTC est considéré par la communauté scientifique comme une référence mondiale et un modèle de développement des capacités de recherche biomédicale en Afrique.

Dans une interview accordée en avril 2018 au quotidien français *Le Monde* que l'on pourrait considérer comme son testament, le Pr Ogobara Doumbo déclarait ceci : « Au fond, nous avons montré qu'il est possible de faire de la recherche compétitive en santé dans un pays d'Afrique francophone dit

---

[1] A. DJIMDE, S. RANQUE, M.A. THERA, « Bâtir un pôle d'excellence en recherche biomédicale… », p. 343.

[2] A. DJIMDE, S. RANQUE, M.A. THERA, « Bâtir un pôle d'excellence en recherche biomédicale… », p. 346.

[3] A. DJIMDE, S. RANQUE, M.A. THERA, « Bâtir un pôle d'excellence en recherche biomédicale… », p. 346.

'pauvre' »[1]. En juin 2018, il est décédé à l'âge de 63 ans à Marseille où il était hospitalisé à la suite des complications d'une intervention chirurgicale effectuée au Mali. Paix à son âme. Le centre de recherche qu'il a cofondé se maintient encore et prospère démontrant qu'il a été bâti sur une base pérenne et solide[2].

1.2. La découverte de VIH-2 par Soulemane Mboup

Rappelons que le VIH a été identifié en 1983 par le Français Luc Montagnier et son équipe. En 1985, dans un petit laboratoire sous-équipé du Centre hospitalo-universitaire Aristide-Le-Dantec, le Sénégalais Soulemane Mboup observe des prélèvements provenant de prostituées atteintes d'infections sexuellement transmissibles. Il identifie un virus du sida différent de celui découvert auparavant par Montagnier. C'est le VIH-2. Le chercheur sénégalais explique avec modestie comment il en est arrivé là :

> Cette découverte m'a été attribuée et j'en suis fier, mais elle est le fruit de ma collaboration avec d'autres chercheurs, dont le Français Francis Barin, qui, le premier, a pris connaissance de mes recherches avant de les approfondir avec des spécialistes américains, alors mieux équipés. Ce sont eux qui m'ont ensuite demandé de venir aux États-Unis avec des échantillons. Le VIH-2 est donc une codécouverte[3].

À la suite de la découverte de VIH-2, Soulemane Mboup obtient le soutien de Max Essex, de l'université d'Harvard, considéré comme l'un de plus grands spécialistes du sida, avec l'Américain Robert Gallo et Luc Montagnier. Grâce à Essex, il obtient une aide financière qui lui permettra d'équiper son laboratoire et de recruter du personnel qu'il a formé. Seul à ses débuts, il travaille aujourd'hui avec une centaine de chercheurs. Il reçoit aussi le soutien politique de l'État sénégalais qui a pris au sérieux ses recherches.

Outre les recherches sur le sida, ses travaux s'intéressent aussi à la méningite, à l'hépatite B et aux salmonelles. Il a contribué à l'élaboration d'un programme national de lutte contre le sida grâce auquel le Sénégal a l'un des taux de prévalence du sida le plus faibles du continent. Depuis des années, Soulemane et son équipe se penchent sur la diversité génétique du VIH devenu très complexe. Une complexité qui complique la mise au point d'un vaccin antisida. L'étude de ces recombinaisons est importante pour la recherche sur

---

[1] OGOBARA DOUMBO, Au Mali, « plus aucun enfant ne meurt du paludisme dans les villages où nous intervenons », Propos recueillis par F. ROSIER, *Le Monde*, 23/472018, https://www.lemonde.fr/afrique/article/ 2018/04/23/au-mali-aucun-enfant-ne-meurt-plus-du-paludisme-dans-les-villages-ou-nous-intervenons_5289....

[2] A. DJIMDE, S. RANQUE, M.A. THERA, « Bâtir un pôle d'excellence en recherche biomédicale… », p. 346.

[3] Cité par C. SOW, « Soulemane Mboup, un Monsieur Sida à Dakar », www. jeuneafrique.com/195286/societe/soulemane-mboup-un-monsieur-sida-dakar.

les vaccins lesquels doivent être efficaces sur toutes les différentes souches existantes.

Le codécouvreur de VIH-2, pharmacien de l'armée sénégalaise, passionné de la recherche, est devenu une personne ressource faisant l'objet de toutes les attentions. Il partage son temps entre les enseignements à l'Université Cheikh Anta Diop de Dakar, son laboratoire, les multiples voyages d'études et de conférences, et la rédaction des ouvrages scientifiques. Il jouit d'une renommée internationale[1].

1.3. La revanche de la sérothérapie anti-Ebola de Muyembe

1.3.1. La collaboration entre Muyembe et les chercheurs américains

L'année 2004 ouvre une nouvelle page d'histoire pour les recherches du Pr Muyembe. Cette année-là, soit neuf ans après l'épidémie de Kikwit, un chercheur américain des NIH, M. Barney Graham, en séjour à Kinshasa, rend visite à Muyembe à l'INRB. Le chercheur congolais saisit cette occasion pour expliquer à son hôte toute l'histoire de son expérience sur le plasma des convalescents d'Ebola effectuée à Kikwit en 1995. D'après lui, le scientifique américain a manifesté l'intérêt de poursuivre les études sur l'immunité humorale des survivants de l'épidémie d'Ebola de Kikwit. À son retour aux États-Unis, M. Graham a réussi à convaincre Madame Nancy Sullivan, responsable des recherches sur les vaccins Ebola au laboratoire de *biodefense*, d'explorer la piste ouverte par la sérothérapie anti-Ebola mise au point par Muyembe. En 2005, le Pr Muyembe effectue un voyage aux États-Unis et rencontre le directeur de *Vaccine Research Center* (VRC), le Dr Gary Nabel et Madame Sullivan.

À l'issue de cette rencontre, ils se sont mis d'accord pour collaborer en vue de poursuivre les recherches sur l'expérience de la sérothérapie de Kikwit contre Ebola. En 2006, signature d'un protocole de collaboration entre l'INRB et les NIH des États-Unis. C'est dans ce cadre que deux chercheurs de l'INRB seront invités à VRC, le Dr Mulanga en 2006 et le Dr Tshiani en 2009. En 2006, Cyprien Mubiala, l'un des survivants d'Ebola de Kikwit, s'envole aussi pour les États-Unis afin d'y subir des analyses plus approfondies[2]. Une nouvelle aventure commence pour Muyembe et son équipe de recherche. Entre-temps, la Fondation Christophe et Rodolphe Mérieux en France a décidé de franchir le cap.

---

[1] C. SOW, « Soulemane Mboup, un Monsieur Sida à Dakar ».

[2] « Cérémonie Docteur Honoris Causa/Jean-Jacques Muyembe » ; C. HOORMAN, « Ebola : la saga du Mab 114, un médicament 'made in Congo' ».

1.3.2. Le prix Christophe Mérieux 2015 décerné à Muyembe

Le jury de la Fondation Christophe et Rodolphe Mérieux a décidé le 26 mai 2015 de décerner au chercheur Muyembe le prix Christophe Mérieux 2015 pour ses recherches sur les maladies infectieuses, notamment la MVE.

Lors de la cérémonie de la remise du prix Christophe Mérieux 2015 à Muyembe, le 3 juin 2015 à Paris, Gérard Hort, membre de l'académie des sciences de la France, a expliqué les motivations qui ont guidé le choix du jury sur le virologue congolais. Il disait en substance ceci :

> Le docteur Muyembe a été le premier à enquêter sur cette mystérieuse maladie dans le Nord-est du Zaïre aux alentours de la rivière Ebola. Le prélèvement sanguin qu'il a effectué sur une religieuse belge malade est à l'origine de la découverte du virus Ebola par les chercheurs Belges et les chercheurs américains[1].

À propos de l'épidémie urbaine de Kikwit en 1995, l'orateur a justifié les motivations du jury en ces termes :

> Lors de l'épidémie urbaine de Kikwit en 1995, le docteur Muyembe a apporté une contribution importante au sein de l'équipe internationale par la définition des manifestations de la maladie, les mesures de prise en charge des malades, le contrôle de l'affliction et la surveillance épidémiologique. On lui doit les premiers essais de traitement des malades par transfusion de sang des convalescents[2].

Le prix Christophe Mérieux a *reconnu la contribution du chercheur congolais à la découverte du virus Ebola et coupé court à la contestation de sa sérothérapie anti-Ebola en la présentant comme les premiers essais de traitement de la MVE.*

Comme on le voit donc, près de trente-neuf ans après la découverte d'Ebola, la communauté scientifique internationale a fini par se rendre à l'évidence de l'obligation de reconnaître la contribution de Muyembe à la découverte de ce virus. C'est pourquoi, ce dernier a été finalement reconnu comme *codécouvreur du virus Ebola*. Cela signifie que le virus Ebola a été découvert par un consortium des chercheurs parmi lesquels se trouve le Congolais Muyembe. Aussi a-t-il fallu vingt ans à la même communauté scientifique pour reconnaître la sérothérapie anti-Ebola du même Muyembe comme les prémices d'un traitement contre Ebola. Le temps est le meilleur allié de la vérité, dit-on. Il finit par restituer la vérité à ceux qui en sont injustement dépossédés. La vérité finit par triompher même tardivement.

---

[1] « Remise du Prix Christophe Mérieux – Institut de France 2015 », www.youtube.com/watch ?v=PKlbqSR-MNI.

[2] « Remise du Prix Christophe Mérieux – Institut de France 2015 », www.youtube.com/watch ?v=PKlbqSR-MNI.

1.3.3. Le sang d'un survivant d'Ebola (1995) analysé dans un laboratoire suisse

Après la signature du protocole de collaboration entre l'INRB et les NIH en 2006, plusieurs années se sont écoulées avant de lancer les tests chez l'animal. Mme Sullivan a expliqué ce retard par le fait que la priorité était longtemps accordée au développement d'un vaccin contre Ebola et tous les efforts étaient dirigés vers cet objectif. C'est pourquoi, les recherches sur le traitement contre Ebola ont été mises entre parenthèses[1].

Finalement, en 2016, soit dix ans après l'arrivée de Mubiala (le survivant d'Ebola de Kikwit) aux États-Unis, son sang a fait l'objet d'analyses en Suisse. En effet, une équipe internationale de chercheurs menée par le biologiste Davide Corti de l'Université de la Suisse italienne à Bellinzona, a obtenu l'autorisation de prélever et d'analyser le précieux fluide de sujet 1 (Mubiala)[2]. Dans un article scientifique paru la même année, le 25 février 2016, dans la revue *Science*, les chercheurs expliquent comment ils ont purifié *in vitro* les anticorps contenus dans cet échantillon. L'isolement du sang de Mubiala a donné des cellules B qui ont été immortalisées. Puis, les gènes ont été clonés pour produire plusieurs anticorps monoclonaux auxquels on a attribué divers codes, notamment MAb100, MAb114, MAb165, MAb166. Au fil des analyses, deux anticorps se sont distingués par leur efficacité : MAb100 et MAb114. À la fin, le MAb114 s'est montré plus puissant que le mAb100 *in vitro*. Les chercheurs l'ont considéré comme le meilleur candidat pour la prochaine évaluation[3]. La prochaine évaluation c'est justement le test *in vivo* sur des animaux.

1.3.4. Les essais précliniques in vivo aux États-Unis

En 2016, les premières expériences *in vivo* chez un singe ont finalement démarré dans un laboratoire ultrasécurisé de l'armée américaine, situé à Fordt Detrick (USA), à moins d'une heure de route de Bethesda (ville du Maryland), le laboratoire P (abritant des agents pathogènes de classe 4, très dangereux). L'évaluation préliminaire du sang de Mubiala a montré que son sérum contenait un taux élevé d'anticorps anti-Ebola, vingt et un ans après que Mubiala a été contaminé par Ebola à Kikwit. Ces anticorps étaient donc neutralisants. En effet, explique Muyembe, lors de l'épidémie de Kikwit, Mubiala avait développé une maladie sévère avec fièvre, céphalées, arthralgies, diarrhées sanglantes et muqueuses et des hémorragies

---

[1] C. HOORMAN, « Ebola : la saga du Mab 114… ».

[2] F. GOUBET « Le sang d'un rescapé d'Ebola comme remède », *Le Temps* du 6 septembre 2018.

[3] D. CORTI, J. MISASI, SABUE MULANGU *et al.*, « Protective monotherapy against lethal Ebola virus infection by a potently neutralizing antibody », *Science*, vol. 351, 6279 (25 fév. 2016), p.1339-1342, DOI : 10.1126/science.aad5224 ; PMID : 26917593.

conjonctivales. Hospitalisé pendant deux semaines et guéri, il a passé six mois environ à l'HGR de Kikwit comme aide-soignant auprès des patients atteints d'Ebola. Il a donné son sang dans le cadre des transfusions sanguines expérimentales. Son séjour parmi les malades d'Ebola l'a exposé plusieurs fois au virus et son corps a produit des anticorps contre Ebola[1]. Ce qui pourrait justifier le taux élevé d'anticorps dans son sang.

Quatre singes choisis pour passer le test sont infectés avec la souche d'Ebola de Kikwit. Vingt-quatre heures plus tard, le cocktail d'anticorps est administré à trois singes de groupe de traitement, le quatrième singe fait office de groupe contrôle. Au bout de quelques jours, ce dernier succombe à la malade, tandis que les singes immunisés du groupe de traitement ne développent aucun symptôme de malade.

Encouragés par les résultats concluants du test, les chercheurs envisagent d'effectuer une autre expérience avec le MAb114 seul qu'ils considèrent être plus puissant (efficace) que MAb100. L'étude *in vivo* est randomisée comparée. Il s'agit de comparer la molécule MAb114 à l'anticorps ZMapp utilisé pendant l'épidémie d'Ebola en l'Afrique de l'Ouest (2014-2016). Le groupe (1) de traitement composé de trois singes reçoit la mAb114, tandis que le groupe (2) contrôle comptant un singe reçoit l'anticorps EBOMA. Au 7e jour, la virémie chute très rapidement dans le groupe 1 par rapport au groupe 2 et la survie est de 100 % chez les singes du groupe 1, tandis que le singe du groupe 2 meurt au 8e jour. La conclusion est que le mAb114 est capable de neutraliser le virus Ebola chez les singes[2]. *La sérothérapie anti-Ebola expérimentée par Muyembe à Kikwit (1995) a pris sa revanche sur les chercheurs occidentaux qui l'ont contestée par condescendance*.

Après ces résultats encourageants à la surprise générale, l'étude est publiée dans la prestigieuse revue scientifique américaine *Science* du 18 mars 2016[3] et un brevet est déposé en mai 2016. Après le dépôt de brevet, il est trop tard pour démarrer la phase I de l'essai clinique de mAb114 en Afrique de l'Ouest où sévissait une épidémie d'Ebola depuis 2014 et déclarée officiellement terminée par l'OMS le 29 mars 2016. Dans l'entretemps, il faudra se préparer à lancer la phase I de l'essai clinique de cette molécule.

1.3.5. La phase I de l'essai clinique de MAb114

La phase I de l'essai clinique de mAb114 chez l'homme est lancée le 16 mai 2018 aux États-Unis. Elle implique 18 volontaires sains âgés de 18 à 60, répartis en 3 groupes : Groupe 1 : 3 personnes ; groupe 2 : 5 personnes et

---

[1] « Cérémonie Docteur Honoris Causa/Jean-Jacques Muyembe ».

[2] C. HOORMAN, « Ebola : la saga du Mab 114… » ; « Cérémonie Docteur Honoris Causa/Jean-Jacques Muyembe ».

[3] J. MISASI, M. S. GILMAN, M. KANEKIYOS *et al.*, « Structural and molecular basis for Ebola virus neutralization by protective human antibodies », *Science* 351, 6279 (18 mars 2016), p. 1343-1346, DOI : 10.1126/sciences.aad6117 ; PMID : 26917592.

groupe 3 : 10 personnes. Elle a pour but de déterminer l'innocuité de la molécule, son seuil de tolérance ainsi que les éventuels effets indésirables. Elle se déroule au centre d'essai clinique des NIH et est sponsorisée par le *National Institute of Allergy and Infectious Diseases* (NIAID), le VRC et les NIH. Sur plan scientifique, le MAb114 est un cocktail moléculaire contenant l'anticorps éponyme. Il est administré avec une seule perfusion intraveineuse d'une heure et se fixe sur une partie cruciale du virus appelée glycoprotéine pour le neutraliser avec une affinité particulièrement efficace puisqu'elle serait de 25 % supérieure à celle de l'autre traitement curatif à l'étude, le ZMapp. En effet, le virus d'Ebola utilise la glycoprotéine pour attaquer les cellules du corps humain[1].

Les résultats de la phase I de l'essai clinique de MAb114 aux États-Unis ne seront connus que vers la fin de l'épidémie d'Ebola en cours en RDC (du 8 mai 2018 au 24 juillet 2018). Avant d'en arriver là, venons-en à l'épidémie d'Ebola en Afrique de l'Ouest pendant laquelle le plasma de convalescents d'Ebola et des produits expérimentaux et/ou non-homologués ont été utilisés pour la première fois comme riposte à cette urgence sanitaire.

1.4. L'épidémie d'Ebola en Afrique de l'Ouest (2014-2016)

Pour bien comprendre les essais cliniques qui ont eu lieu pendant l'épidémie d'Ebola en Afrique de l'Ouest, il est indispensable de connaître les termes des négociations qui ont précédé entre les différentes parties prenantes. Nous passerons en revue les conditions dans lesquelles les essais cliniques ont été négociés et mis en place, les critères de sélection des traitements non homologués et vaccins expérimentaux à tester, la méthodologie d'essais cliniques et les procédures d'évaluation (scientifique et éthique) retenues. Nous nous inspirons amplement de l'article de Annette Rid et Annick Antierens[2].

1.4.1. Le début de l'épidémie d'Ebola

La MVE qui a sévi en Afrique de l'Ouest entre 2014 et 2016 a été une crise sanitaire d'une ampleur sans précédent, la plus importante et la plus sévère en 40 ans. En effet, les épidémies précédentes avaient certes eu un impact dévastateur sur les localités touchées, mais elles étaient rapidement circonscrites. Sur une période de 40 ans, les 29 épidémies d'Ebola

---

[1] « Cérémonie Docteur Honoris Causa/Jean-Jacques Muyembe », lire aussi F. GOUBET, « Le sang d'un rescapé d'Ebola comme remède ».

[2] A. RID, A. ANTIERENS, « Comment Médecins Sans Frontières a-t-elle négocié les essais cliniques non homologués pendant l'épidémie d'Ebola de 2014-2015 », dans M. HOFMAN et SOKHIENG AU (dir.), *La politique de la peur. Médecins Sans Frontières et l'épidémie d'Ebola*, Waterloo, Renaissance du livre, 2017, p. 185-235.

documentées avaient causé moins de 3000 décès cumulés. La terrible épidémie d'Ebola de l'Afrique de l'Ouest a constitué une véritable tempête, une hécatombe[1]. Elle a causé la mort de milliers de personnes principalement dans trois pays de la région, à savoir la Guinée, la Sierra Leone et le Liberia. Sur 28 646 personnes infectées et recensées, 11 308 en sont mortes selon l'OMS (2016)[2].

Tout a commencé dans une petite localité de la région forestière de la Guinée, limitrophe de la Sierra Leone et du Liberia. Un garçon a rapidement succombé à une brève maladie non diagnostiquée en décembre 2013, jusque-là considérée comme une « maladie mystérieuse. Ce décès a vraisemblablement marqué le début de l'épidémie d'Ebola. Mais celle-ci est passée inaperçue jusqu'au moment où MSF l'a diagnostiquée à mi-mars 2014 en Guinée. À la suite des tests de laboratoires effectués en Europe confirmant la MVE, la Guinée l'a officiellement déclarée le 21 mars 2014 et le 23 mars 2014, elle a informé l'OMS. À son tour, l'Organisation onusienne a publié une notification formelle de la présence de la fièvre hémorragique en Afrique de l'Ouest. Mais cette notification n'a suscité que peu d'intérêt auprès des autorités sanitaires internationales, parce qu'Ebola n'avait jamais constitué un enjeu de santé mondial important avant cette épidémie. Pendant ce temps, l'épidémie a continué à s'étendre dans les pays voisins, au Liberia où elle est officiellement déclarée le 30 mars et en Sierra Leone le 25 mai 2014.

Les trois pays touchés par l'épidémie et les rares ONG internationales et locales actives sur le terrain sont dépassés par le nombre de nouveaux cas et les équipes soignantes subissent aussi des pertes en vies humaines. Face à cette situation alarmante, MSF a lancé un avertissement le 31 mars déclarant que l'épidémie était « sans précédent ». Deux mois plus tard, le 23 juin 2014, elle a annoncé que l'épidémie était « hors contrôle » et a appelé à une mobilisation exceptionnelle des pays ouest-africains et de l'ensemble d'organismes d'aide. Ces deux avertissements n'ont eu pour réponse que des critiques contre le personnel de MSF sur le terrain, accusé par les gouvernements nationaux d'« ingérence et de manœuvres politiques ». Il a fallu attendre le 8 août 2014 pour que l'OMS se réveille de son sommeil et finisse par déclarer que l'épidémie était une *urgence de santé publique de portée internationale*[3]. S'en est suivie une pluie de critiques contre l'OMS « pour son manque de dirigisme »[4], pour la lenteur de sa réaction et pour n'avoir pas mesuré l'ampleur de la crise avant qu'elle n'explose.

La MVE traverse l'atlantique. Le 24 septembre 2014, un cas d'Ebola est diagnostiqué au Texas sur un voyageur venu du Liberia. Ce n'est qu'en ce moment-là que le monde tourne son attention vers les trois pays de l'Afrique

[1] A. RID, A. ANTIERENS, « Comment Médecins Sans Frontières … », p. 185.

[2] Citée par M. HOFMAN, SOKHIENG AU (dir.), *La politique de la peur…*, p. 18.

[3] M. HOFMAN, SOKHIENG AU (dir.), *La politique de la peur...*, p. 17-18.

[4] M. HOFMAN, SOKHIENG AU (dir.), *La politique de la peur...*, p. 19.

de l'Ouest frappés par Ebola, c'est-à-dire lorsque l'épidémie est devenue une menace pour la sécurité internationale et non plus une crise de santé publique confinée dans quelques pays pauvres d'Afrique de l'Ouest. Le monde a enfin commencé à se réveiller et à se mobiliser. Les pays du monde entier ont commencé à engager des moyens pour combattre l'épidémie au motif que cette menace sécuritaire devait être neutralisée à la source pour l'empêcher de s'étendre dans le monde entier. En août 2014, des fonds et des ressources ont commencé à affluer vers l'Afrique de l'Ouest[1].

Entre août et septembre 2014, la couverture médiatique s'est intensifiée sur Ebola qui est devenue une menace sécuritaire et un phénomène culturel à l'échelle planétaire. Des scénarios catastrophiques sont reproduits suscitant la peur. La peur gagne tous les esprits et un déluge de mesures d'autoprotection et de sécurisation contre cette menace sont mises en place dans les aéroports, des compagnies aériennes, les écoles, etc. Plus encore, une épidémie de peur de la maladie :

> la peur de la maladie et la crainte des malades se sont confondues, menant à un amalgame entre Ebola et les Noirs africains pauvres et malades, voire tout le continent africain, perpétuant ainsi la « longue et vilaine tradition consistant à voir l'Afrique comme un endroit sale et ravagé par la maladie »[2].

De l'Europe à l'Asie en passant par l'Amérique, aucun continent n'a échappé à ce sentiment irrationnel faisant de l'Afrique et des Africains synonymes d'Ebola. Une hystérie mondiale qui s'est répandue beaucoup plus vite que les cas réels de la MVE[3].

1.4.2. La polémique autour des produits non-homologués

Au cœur d'un débat éthique

Lorsque l'épidémie d'Ebola a éclaté en Afrique de l'Ouest, il n'y avait ni vaccin ni traitement sur le marché pour la combattre. Mais plusieurs interventions expérimentales ciblées contre la maladie étaient à l'étude, pour la plupart dans le cadre du programme de bio-défense du gouvernement américain, mis en place après l'attentat du 11 septembre 2001 à New York. Le cocktail d'anticorps monoclonaux ZMapp (Mapp Biopharmaceutical, États-Unis) en est un exemple. Certaines interventions plus avancées que d'autres avaient fait preuve d'effets bénéfiques sur les primates non humains dans l'étape préclinique (au laboratoire), mais elles n'avaient encore fait l'objet d'aucun test sur l'homme. C'est le cas de ZMapp. Quand trois de ses doses ont été envoyées en Sierra-Leone pour subir des tests de stabilité en climat tropical, ZMapp avait déjà démontré d'importants effets bénéfices pour

---

[1] M. HOFMAN, SOKHIENG AU (dir.), *La politique de la peur*..., p. 18.
[2] M. HOFMAN, SOKHIENG AU (dir.), *La politique de la peur*..., p. 21.
[3] M. HOFMAN, SOKHIENG AU (dir.), *La politique de la peur*... p. 21.

la survie des primates au début de 2014, mais n'avait pas encore été testé chez l'homme. Donc, à son arrivée en Afrique, le corps médical ne disposait d'aucune donnée sur son efficacité, son innocuité et ses effets secondaires sur les malades d'Ebola, et sur la posologie la mieux adaptée[1].

Face à cette épidémie d'Ebola, l'urgence était double : d'une part, « urgence de santé publique » avec des conséquences humanitaires, et d'autre part, « urgence scientifique ». D'abord l'urgence de santé publique avec comme objectifs de détecter, isoler, soigner rapidement les malades et stopper l'épidémie. Ensuite, l'urgence scientifique, celle de faire avancer de façon significative la recherche clinique sur les traitements et les vaccins contre Ebola, laquelle a piétiné pendant quatre décennies, afin de la faire bénéficier le plus tôt possible aux malades.

L'urgence scientifique est déclenchée par la conjonction de deux facteurs. Le premier est la prise de conscience de la *disponibilité de traitements expérimentaux contre la MVE* comme l'antiviral ZMapp utilisé à titre compassionnel pour la première fois pour soigner deux citoyens américains rapatriés du Liberia où ils ont été contaminés par la MVE. Le second est *l'ampleur de l'épidémie d'Ebola* en Afrique de l'Ouest qui a rendu possible et indispensable de tester chez des patients et des personnes les interventions expérimentales disponibles ayant donné des résultats prometteurs en laboratoire ou sur des modèles animaux pertinents, ou les traitements à indication modifiée déjà utilisés chez l'humain pour des infections virales autres qu'Ebola[2].

Étant donné les perspectives de survie réduites des patients atteints de la MVE et le taux de mortalité élevé, il a été proposé d'utiliser les vaccins expérimentaux et les traitements dont certains ont démontré leur efficacité sur des primates non humains ou n'étaient qu'aux premières phases d'essais cliniques non homologuées n'ayant pas encore donné leurs preuves sur l'homme. Ces molécules ont immédiatement suscité beaucoup d'intérêts, même si leurs bénéfices et leurs risques étaient encore incertains. Cependant, l'utilisation de ZMapp en juillet 2014, à titre compassionnel (c'est-à-dire à visée de soins et non de recherche), pour la première fois à deux citoyens américains ayant contracté Ebola au cours d'un volontariat au Liberia a suscité

---

[1] A. RID, A. ANTIERENS, « Comment Médecins Sans Frontières... », p. 192 ; T. O'DEMPSEY « Dr Khan : une vie », dans M. HOFMAN, SOKHIENG AU, *La politique de la peur...*, p. 238.

[2] C. LONGUET, A. SALAM, J. DUNNING, « Recherche sur Ebola : une rencontre entre science et humanitaire », *Alternatives Humanitaires*, *Numéro Inaugural* (février2016), https://www.alternatives-humanitaires.org/.fr/2016/01/11/recherche-sur-ebola-une-rencontre-entre-science-et-humanitaire/ ; F. HIRSCH, P. DE BOISSIEU, « Essais cliniques : on peut concilier éthique, qualité et urgence même en temps de crise sanitaire », https://theconversation.com/essais-cliniques-on-peut-conclier-ethique-qualite-et-urgence-meme-en-temps-de-crise-sanitaire.

une vive polémique internationale axée essentiellement sur les points suivants :

1) Dans quel cadre les vaccins et traitements dont l'efficacité n'était pas encore démontrée devaient-ils être utilisés ? Dans le cadre d'essais cliniques ou dans celui de soins cliniques ou préventifs expérimentaux à titre compassionnel ?
2) Les modalités méthodologiques ou le *design* des essais étaient également problématiques, c'est-à-dire la façon dont les essais cliniques devaient être conçus et mis en œuvre[1].

Pendant ce temps de controverse éthique, le Dr Khan, un clinicien réputé de Sierra-Leone, a contracté l'Ebola. Que faire ? Pour l'OMS, il n'était pas éthique de proposer des traitements expérimentaux à des patients des pays touchées par l'épidémie d'Ebola. Cette option était largement partagée par MSF[2]. L'Organisation onusienne s'est trouvée dans une situation complexe de fournir ou non le ZMapp au Dr Khan. Elle a finalement renoncé à l'utiliser, parce qu'outre les questions éthiques, elle craignait que ce traitement fasse plus de mal que de bien et que son utilisation alimente la méfiance vis-à-vis des institutions médicales occidentales. Cette méfiance aurait compromis les efforts déployés pour contenir l'épidémie et porté préjudice à sa mission avec un impact dévastateur sur l'ensemble des efforts pour lutter contre l'épidémie d'Ebola dans la région.

C'est en fin d'après-midi du 29 juillet que le Dr Khan est malheureusement décédé sans avoir reçu le ZMapp, mais les deux missionnaires américains ont survécu après avoir été rapatriés dans leur pays où ils ont bénéficié - outre le ZMapp - de soins complets dans un environnement contrôlé et sous surveillance appropriée. Ce décès a soulevé des questions techniques, éthiques et de procédure[3]. Aussi a-t-il donné lieu à de gros titres tels que : « Pourquoi deux missionnaires américains reçoivent-ils un sérum contre Ebola alors que les Africains sont condamnés à mourir ? »[4]. On a vite crié au scandale. L'utilisation de ZMapp a déclenché une polémique internationale de grande ampleur avec à l'affiche deux questions cruciales d'éthique :

> Deux questions dominèrent rapidement le débat : tout d'abord, est-il éthiquement acceptable d'utiliser des traitements et des vaccins expérimentaux qui avaient donné des résultats prometteurs en laboratoire, mais n'avaient jamais fait l'objet de tests chez l'homme ? Ensuite, si la

[1] A. RID, A. ANTIERENS, « Comment Médecins Sans Frontières… », p. 186.
[2] T. O'DEMPSEY « Dr Khan : une vie », p. 245.
[3] T. O'DEMPSEY « Dr Khan : une vie », p. 244.
[4] B. TILL, « Why Did Two U.S. Missionnaries Get an Ebola Serum While Africans Are Left to Die ? » cité par A. RID, A. ANTIERENS, « Comment Médecins Sans Frontières… », p. 192.

réponse était oui, dans quelles conditions fallait-il avoir recours à de telles interventions expérimentales ?[1]

L'épidémie d'Ebola a mis à rude épreuve les principes d'éthique de la recherche. Les experts étaient partagés sur l'utilisation ou non des vaccins expérimentaux et traitements non homologués. Voici quelques prises de position. Pour Sylvain Blaize, directeur du Centre national de référence des fièvres hémorragiques virales à l'Institut Pasteur de Lyon, « griller les étapes d'une recherche clinique ferait courir des risques inutiles aux populations ». Marie-Paule Kieny, directrice-générale adjointe de l'OMS a déclaré que l'administration d'un traitement n'ayant pas reçu tous les agréments est quelque chose qui a déjà été tenté dans le passé… avec des conséquences désastreuses : « C'est quelque chose qui a été fait dans le cas d'un traitement contre le cancer, par exemple, et notamment dans ce cas particulier, on a vu des effets très […] négatifs pour l'enfant en particulier qui a été traité »[2]. Quant à Christophe Batejat, responsable du pôle d'identification virale à l'Institut Pasteur à Paris, il estimait qu'il n'était pas possible de tester ce type de traitement à grande échelle à cause des aspects logistiques, légaux et éthiques[3].

En revanche, trois spécialistes des maladies infectieuses, dont Peter Piot le codécouvreur d'Ebola et directeur de la *London School of Hygiene and Tropical Medicine*, ont exhorté l'OMS, le 5 août 2014, à autoriser l'usage des traitements expérimentaux en Afrique. Dans un communiqué, ils ont déclaré ceci : « Il est plus probable que si Ebola se répandait dans les pays occidentaux, les autorités de santé publique administreraient aux patients à risque des médicaments ou des vaccins au stade expérimental. Les pays africains où sévit l'épidémie actuelle devraient bénéficier de la même opportunité »[4].

De l'avis de Peter Piot, « c'est maintenant qu'il faut faire bouger les choses et autoriser les traitements expérimentaux en Afrique ». Pour l'expert belge, « le seul moyen de tester l'efficacité de ces traitements chez l'homme est de le faire pendant une épidémie. Il faut avancer en accélérant les essais de phase 1 ». Parce que, ajoute-t-il, « Une fois l'épidémie terminée, il n'y a plus d'efforts d'investissement dans la recherche sur les traitements et les vaccins. Lorsqu'une nouvelle épidémie surviendra, rien ne se sera passé »[5]. Cela

[1] A. RID, A. ANTIERENS, « Comment Médecins Sans Frontières… », p. 192.

[2] A. COSTE, « Ebola ; quand l'Afrique devient un laboratoire à ciel ouvert », 12/08/2014, www. marianne.net/monde/ebola-quand-l-afrique-devient-un-laboratoire- a -ciel-ouvert.

[3] E. WUILBERCQ, « Ebola : vrai ou faux, six questions sur un sérum 'miracle' », 11/08/2014, www.jeuneafrique.com/47285/societe/ebola-vrai-ou-faux-six-questions-sur-un-s-rum-miracle.

[4] E. WUILBERCQ, « Ebola : vrai ou faux, six questions sur un sérum 'miracle' ».

[5] A. COSTE, « Ebola ; quand l'Afrique devient un laboratoire à ciel ouvert ».

signifie qu'une fois l'épidémie passée, les médias n'en parleront plus et les gouvernements se désintéresseront à nouveau d'Ebola et il n'y aura plus assez de financement pour la recherche en vue de trouver un remède pour traiter cette maladie.

L'OMS consulte un panel d'experts

C'est dans ce climat de peur, d'incertitude et de controverse éthique quant à l'opportunité ou non d'utiliser tels traitements que l'OMS a convoqué le 11 août 2014 une réunion de consultation d'experts pour « examiner et évaluer les implications éthiques de l'utilisation des interventions non homologuées ayant donnée des résultats prometteurs en laboratoire et sur des modèles animaux, mais dont l'efficacité et l'innocuité ne sont pas encore évaluées chez l'homme ». À l'issue de cette consultation, elle a publié un rapport intitulé : « *Considérations éthiques liées à l'utilisation d'interventions non homologuées contre la maladie à virus Ebola* »[1]. Constatant la forte létalité du virus, le nombre croissant de décès et l'absence de traitement homologués pour cette maladie, les experts ont conclu à l'unanimité que dans la situation exceptionnelle de la flambée actuelle d'Ebola, il était acceptable, pour des raisons éthiques et sur la base des données factuelles, d'utiliser comme traitement potentiel ou en prévention des interventions non homologuées ayant donné des résultats prometteurs en laboratoire et sur des modèles animaux pertinents, mais dont l'efficacité et l'innocuité n'ont pas encore été évaluées chez l'être humain. Cette utilisation a été soumise à des conditions énumérées ci-après :

- Une transparence de tous les aspects de soins ;
- Le consentement éclairé ; la liberté de choix ;
- Le respect de la personne dans tous ses aspects (confidentialité, préservation de la dignité, etc.) ;
- L'implication de la communauté locale ;
- L'évaluation des risques et des bénéfices relatifs aux interventions ;
- L'utilisation des interventions non homologuées ayant fait preuve d'innocuité et d'efficacité sur des modèles animaux pertinents, en particulier les primates non humains ; l'administration d'un traitement à titre compassionnel est justifiée comme mesure d'urgence exceptionnelle ;
- La collecte et le partage à la communauté scientifique des données utiles générées sur l'efficacité et la sécurité de ces interventions et

[1] OMS, « Considérations éthiques liées à l'utilisation d'interventions non homologuées contre la maladie à virus Ebola », 2014, https://apps.who.int/iris/bitstream/handle/10665/137370/WHO-HIS-KER-GHE14.1_fr.pdf?

d'autres résultats pertinents obtenus qui doivent faire l'objet d'une évaluation en vue de leur utilisation future, etc.

Vu la situation concrète dans laquelle se trouvaient les capacités de riposte à la flambée de l'épidémie, le panel a imposé aux chercheurs d'adopter des méthodes innovantes d'évaluation rapide, de façon que les interventions expérimentales prometteuses puissent être rapidement testées pour évaluer leur efficacité et leur innocuité dans le cadre d'essais cliniques pragmatiques.

La position du groupe d'experts différait des pratiques habituelles en éthique de la recherche selon lesquelles les traitements et vaccins devaient passer par les essais cliniques et ne peuvent être utilisés qu'après avoir démontré leur innocuité et leur efficacité. Cependant, le panel a justifié cette dérogation par les circonstances exceptionnelles de l'épidémie, à savoir la diffusion rapide d'Ebola en de nombreux endroits et le manque de vaccins et de traitements ciblés pour lutter contre cette maladie extrêmement mortelle. Toutefois, le panel a également demandé la mise en place d'études scientifiquement fiables et rigoureuses portant sur les interventions expérimentales disponibles. Même si l'administration d'un traitement à titre compassionnel était justifiée comme mesure d'urgence, elle ne devait pas empêcher ou retarder le lancement de travaux de recherche plus concluants sur l'intervention, dans le cadre d'études cliniques bien conçues. C'est pourquoi, les experts se sont accordés sur l'existence d'un devoir moral d'évaluer ces interventions (traitement ou de prévention) dans le cadre des meilleurs essais cliniques lors de ces circonstances exceptionnelles, afin de prouver leur innocuité et leur efficacité ou de fournir des éléments conduisant à l'abandon de leur utilisation[1].

L'usage compassionnel et utilisation en urgence sous surveillance

L'urgence sanitaire provoquée par l'épidémie d'Ebola en Afrique de l'Ouest a conduit le panel d'experts consultés par l'OMS à autoriser, pour des raisons évoquées ci-haut, l'utilisation comme traitement ou en prévention des interventions expérimentales ou non homologuées ayant démontré la preuve d'innocuité et d'efficacité en laboratoire ou sur des primates non humains. Selon les *Considérations éthiques de l'OMS*, la délivrance de ces traitements à titre compassionnel était justifiée comme mesure d'urgence exceptionnelle. Cette situation a créé une *confusion entre l'usage compassionnel en situation d'impasse thérapeutique et l'usage en situation d'urgence sanitaire sous surveillance*.

Dans un article publié le 8 octobre 2014 en réponse aux *Considérations éthiques* de l'OMS sur l'utilisation d'interventions non homologuées contre la MVE, Ross Upshur mettait en garde sur le recours au concept d'*usage*

[1] OMS, « Considérations éthiques liées à l'utilisation d'interventions non homologuées... ».

compassionnel pour désigner *l'utilisation d'interventions non homologuées en situation d'urgence sanitaire*. Il rappelait que l'usage compassionnel n'avait ni vocation à couvrir de premières administrations à l'homme ni visée expérimentale pour faire avancer la science[1].

Douze jours après la publication de l'article de R. Upshur, une seconde consultation d'experts de l'OMS a eu lieu, du 20 au 21 octobre 2014, consacrée aux enjeux éthiques du *design* des essais cliniques. C'est au cours de cette réunion que le concept *Monitoring Emergency Use of Unregistered and Investigational Interventions* (MEURI) a été proposé[2]. Le MEURI correspond alors à l'utilisation des médicaments expérimentaux et à la collecte de données au cours des épidémies à venir, en l'absence des essais cliniques. Il s'agit de mettre à disposition, précocement et à grande échelle (ce qui diffère de l'usage compassionnel) des traitements expérimentaux ou non homologués à des patients. Les données recueillies seront utiles à l'évaluation de ces produits dans le cadre d'essais cliniques à venir. En 2016, les *Lignes directrice pour la gestion des questions éthiques lors des flambées des maladies infectieuses*, publiées par l'OMS (version anglaise) ont défini les fondements scientifiques et éthiques sur lesquels doit reposer l'utilisation du dispositif MEURI en urgence en dehors du cadre d'essais cliniques. Ces fondements sont :

1) Il n'existe aucun traitement efficace éprouvé ;
2) Il n'est pas possible d'entreprendre des études cliniques dans l'immédiat ;
3) Des données préliminaires en faveur de l'efficacité et de la sécurité de l'intervention sont disponibles, au moins à partir d'études en laboratoires ou sur des animaux, et le recours à cette intervention en dehors du cadre d'essais cliniques a été suggérée par un comité consultatif scientifique compétent sur la base d'une analyse avantages-risques favorable ;
4) Les autorités compétentes du pays, ainsi qu'un comité d'éthique dûment qualifié, ont approuvé le recours à cette intervention ;
5) Des ressources adéquates sont disponibles pour veiller à réduire au minimum les risques ;
6) Le consentement éclairé du patient a été obtenu ;

---

[1] R. E. UPSHUR « Ebola virus in West Africa : Waiting for the owl of Minerva » cité par Virginie Pirard, « Temps de l'épidémie… », p. 579-579.

[2] WORLD HEALTH ORGANIZATION, « Ethical issues related to study design for trials on therapeutics for Ebola Virus Disease : WHO Ethics Working Group meeting 20-21 oct., summary of discussion », 2014, httaps://apps.who.int.

7) L'utilisation de cette intervention en situation d'urgence est surveillée et les résultats sont documentés et partagés en temps utile avec l'ensemble de la communauté médicale et scientifique[1].

Le dispositif MEURI implique donc l'utilisation d'interventions non homologuées en dehors d'essai clinique, mais cette fois avec la collecte et le partage systématique de données relatives aux résultats cliniques[2].

1.4.3. La sélection de traitements et vaccins expérimentaux anti-Ebola

Les critères de sélection

En 2014, en l'espace d'une semaine, plus de 120 traitements non homologués ont été proposés à l'OMS. De cette litanie, le comité scientifique consultatif créé par l'OMS pour étudier les avantages relatifs à de différentes interventions proposées n'a retenu que le plasma de convalescent ainsi que 9 traitements et vaccins encore non homologués pour passer les tests sur le terrain. Cette liste, faisait-on savoir, fut établie en grande partie sur base de l'innocuité et de l'efficacité présumées de ces interventions contre Ebola.

Peu de temps après la publication de la liste des traitements prioritaires retenus par l'OMS, en septembre 2014, un consortium de recherche dirigé par l'université d'Oxford nomme un comité de pilotage composé de représentants des trois pays touchés par Ebola, des chercheurs africains et étrangers, de MSF, de l'OMS, etc. Ce comité de pilotage organise une réunion pour valider la liste prioritaire de l'OMS et sélectionner les traitements potentiels à étudier en premier lieu. Aucun consensus ne s'est dégagé au sein du groupe pour déterminer si les produits présélectionnés par l'OMS présentaient un certain degré de crédibilité et d'innocuité garantie. Toutefois, ces traitements étaient jugés globalement intéressants pour passer le test.

Cependant, le rapport (balance) risque/bénéfice présumé des traitements privilégiés par l'OMS variait, et les différences concernant leur innocuité et leur bénéfice contre Ebola constituaient un élément déterminant pour le comité de pilotage. En outre, le rapport risque /bénéfice ne suffisait pas comme le seul critère de sélection des traitements potentiels pour passer le test. Il fallait aussi tenir compter de leur disponibilité immédiate. Or, plusieurs de ces traitements n'étaient pas disponibles en grande quantité et, la mise en place d'essais cliniques dépendait de leur disponibilité de façon à ne pas connaître une rupture de stock en plein essai clinique. À la fin, tout le monde s'est accordé pour reconnaître que la meilleure solution serait de commencer

---

[1] OMS, « Lignes directrices pour la gestion des questions éthiques lors des flambées de maladies infectieuses », 2018, n° 9, https://apps.who.int/iris/handle/10665/275799 (version française).

[2] J. PATENAUDE , J. CABANAC, « Quelle recherche, quelle évaluation… ».

les essais cliniques avec les meilleures possibilités de mise en œuvre rapide (faisabilité). La disponibilité immédiate des traitements est devenue donc un élément déterminant pour les décisions du comité de pilotage sur des traitements prioritaires à retenir[1] .

Compte tenu des critères de sélection et de priorités, le comité de pilotage s'est concentré sur les traitements potentiels répondant aux critères suivants :

1) Prometteurs sur le plan de l'innocuité pour le patient et de l'efficacité présumées contre Ebola ;
2) Facilement accessibles ou disponibilité immédiate afin de pouvoir commencer les essais le plus vite possible ;
3) Pouvant être utilisés dans les conditions difficiles de cette épidémie ;
4) Relativement faciles à produire en grande quantité, de sorte que leur disponibilité soit garantie après les essais pour les futurs patients, si un traitement améliorait les résultats cliniques.

Les produits retenus par le comité de pilotage

Après un examen minutieux des profils d'innocuité et d'efficacité, de la disponibilité des produits et de la facilité d'administration aux patients, le comité de pilotage a exclu cinq des traitements potentiels privilégiés par l'OMS : le ZMapp (qui a suscité tant d'espoir après la guérison de deux volontaires américains), deux antiviraux AVI-7537 et BCX.4430 (États-Unis). Il a retenu trois traitements potentiels restants pour être soumis à des essais cliniques, à savoir le plasma de convalescent et les antiviraux Favipiravir et Brincidofovir.

Le plasma de convalescent a été sélectionné en raison de son innocuité présumée et de sa relative disponibilité. En outre, les autorités des pays affectés par Ebola étaient favorables aux essais cliniques avec ce produit parce qu'elles estimaient que les transfusions de plasma offraient une solution facilement accessible et durable. MSF considérait aussi que le plasma constituait une option raisonnable, en particulier pour des groupes de patients vulnérables comme les femmes en enceintes, susceptibles d'être exclus des essais cliniques ou de l'usage en urgence sous surveillance d'autres traitements non homologués.

Dans le passé, les sérums de convalescents avaient fait ses preuves dans d'autres maladies virales, telles que la rougeole, la fièvre jaune et la grippe. Dans le cadre de la MVE, le plasma de convalescent avait été testé à titre compassionnel pour la première fois par le chercheur congolais Jean-Jacques Muyembe pendant l'épisode d'Ebola à Kikwit (RDC) en 1995. Sur 8 malades d'Ebola ayant reçu cette sérothérapie 7 furent guéris. Mais cette expérience avait été contestée par les « grands scientifiques de l'Europe et des États-Unis ». En Afrique de l'Ouest, les mêmes chercheurs occidentaux ont classé

[1] A. RID, A. ANTIERENS, « Comment Médecins Sans Frontières… », p. 199-201.

le plasma des convalescents d'Ebola parmi les produits à tester. Un revirement de position ! Ont-ils trouvé une formule magique plus efficace que celle du virologue africain ? Nous le verrons plus loin.

Quant aux deux antiviraux, le Favipiravir fabriqué par Toyama Cheminal avait reçu l'AMM comme traitement contre la grippe en 2014 au Japon ; tandis que le Brincidofovir faisait l'objet d'essais cliniques à grande échelle. Tous les deux étaient donc des *traitements à indication thérapeutique modifiée*, c'est-à-dire conçus au départ pour traiter d'autres maladies qu'Ebola. Jamais testés chez l'homme pour traiter Ebola. Mais ayant démontré leurs effets bénéfices contre le virus Ebola *in vitro* (en culture cellulaire) et *in vivo* sur les animaux (souris), ils ont été retenus comme traitements potentiels contre la MVE. Ces antiviraux présentaient plusieurs avantages. Tout d'abord, leur disponibilité immédiate en grande quantité, c'est le cas de Favipiravir (déjà commercialisé) ; ensuite les données d'innocuité chez l'homme et les résultats d'essais à grande échelle (Brincidofovir) sur d'autres patients. Il existait aussi des données d'innocuité chez les humains. Cependant, on a relevé un inconvénient : l'insuffisance ou la limite des preuves de leur efficacité contre Ebola[1] .

1.4.4. Les modalités des essais cliniques et des approbations

Les essais cliniques les plus appropriés

La question des modalités les plus appropriées pour conduire les essais cliniques dans ce contexte particulier de l'épidémie d'Ebola a ouvert *un important débat ayant eu d'importantes implications éthiques.* Cette question fut l'un des éléments les plus controversés à l'échelle mondiale, étant donné le taux de mortalité élevé d'Ebola et la peur de la maladie. Quelles modalités d'essai clinique adopter ? Certains chercheurs estimaient que des essais cliniques contrôlés randomisés individuels (ECRi) constituaient la seule approche valide sur le plan scientifique pour évaluer correctement les traitements non homologués pendant cette épidémie. D'autres affirmaient, en revanche, que ce genre d'essai clinique, étant donné leur complexité, ne serait ni applicable ni éthique dans le contexte de cette épidémie et qu'il était possible d'obtenir des résultats d'essais cliniques fiables sans avoir recours à un groupe témoin simultané. Il convient de signaler que la polémique ne portait pas sur la conception des essais cliniques en général, mais elle se concentrait sur l'identification des modèles d'essais cliniques les plus appropriés dans le contexte particulier de l'épidémie d'Ebola. Problème de méthodologie.

L'organisation humanitaire MSF s'opposait aux ECRi pour des raisons d'ordre opérationnel (pratique) et éthique. En ce qui concerne les raisons

---

[1] A. RID, A. ANTIERENS, « Comment Médecins Sans Frontières… », p. 201-203.

d'ordre opérationnel, deux aspects étaient à prendre compte, à savoir la faisabilité et l'acceptabilité. La crainte de MSF concernait la faisabilité (logistique). MSF s'opposait à ces essais du fait de leur complexité et leurs contraintes en matière de temps et de ressources qui en font souvent des solutions irréalisables pour une organisation de services. C'est pourquoi, elle exigeait sur le plan pratique que le nombre et le caractère invasif des procédures de recherche soient réduits au minimum pour tous les essais cliniques. En effet, plus un essai est simple, moins il a d'impact sur les opérations de routine et les soins prodigués aux patients. Quant à l'acceptabilité des ECRi, MSF devait s'assurer que son personnel médical serait disposé et apte à les mettre en œuvre. Les modèles d'essais complexes risqueraient de se heurter à la résistance du personnel, car le personnel de MSF avait déjà beaucoup de mal à répondre aux besoins des patients lorsque les essais étaient en cours de planification. Enfin, MSF devait s'assurer que les essais seraient acceptés aussi bien par les patients que par les communautés locales[1].

Sur le plan éthique, MSF a également rejeté ce modèle d'essais cliniques parce qu'il privait l'accès équitable de tous les malades d'Ebola aux nouvelles interventions potentiellement bénéfices. En effet, l'utilisation du groupe témoin simultané signifie que les patients de ce groupe reçoivent soit un placebo et des soins standards, soit des soins standards uniquement, les patients du groupe d'intervention recevraient un médicament. MSF a écarté la randomisation et n'a accepté que les modèles d'essais avec un seul groupe en administrant le traitement étudié à tous les participants et en se fondant *sur des groupes témoins historiques pour évaluer son innocuité et son efficacité clinique*[2].

Les approbations éthiques

En ce qui concerne les approbations éthiques et réglementaires, il est important de noter que les circonstances exceptionnelles de l'épidémie d'Ebola ont donné l'occasion aux agences de réglementation de la recherche de redéfinir les règles du jeu pour les recherches menées lors des épidémies afin de trouver un juste équilibre entre plusieurs nécessités, à savoir d'une part l'impératif de stopper rapidement l'épidémie et le besoin de garantir la validité scientifique des recherches, et d'autre part le respect des principes éthiques relatifs à la dignité humaine et à la protection du bien-être des participants à la recherche.

Compte tenu de l'urgence, les procédures de l'évaluation des protocoles de recherche ont été accélérées et condensées en quelques jours ou en quelques semaines, au lieu de quelques années comme en temps normal. Les protocoles

---

[1] A. RID, A. ANTIERENS, « Comment Médecins Sans Frontières… », p. 205, 210.
[2] A. RID, A. ANTIERENS, « Comment Médecins Sans Frontières… », p. 212-213.

ont été rapidement approuvés par les comités nationaux d'éthique des pays touchés par Ebola en évitant tout retard déraisonnable[1]. Cependant, une situation d'urgence comme celle de l'épidémie d'Ebola ne devait pas justifier la réduction du niveau d'exigence en matière d'éthique de la recherche. Par ailleurs, le fait que les pays frappés par Ebola aient participé à toutes les négociations pour la mise en place des essais cliniques n'a pas soustrait les essais cliniques à l'obligation de solliciter les approbations éthiques auprès des CER de ces mêmes pays.

Bref, MSF s'est félicitée de la façon dont elle a participé aux négociations et à la mise en place des essais cliniques d'interventions non homologuées contre Ebola. « [Elle] a privilégié la mise en place d'essais cliniques plutôt que l'usage en urgence sous surveillance. L'organisation a également maintenu ses critères d'éthique standard en matière de recherche et est généralement parvenue à ne pas laisser le sentiment d'urgence guider sa prise de décisions »[2]. Aussi a-t-elle respecté des garanties procédurales relatives à l'éthique de la recherche, tout en parvenant à éviter tout retard déraisonnable.

1.4.5. La mise en place des essais cliniques

Les protocoles de ces essais cliniques étaient élaborés presqu'en phase finale de développement et ont été conçus avec l'objectif de survie à 14 jours et avec de larges critères d'inclusion. Des essais cliniques en mode accéléré pour vite trouver un traitement efficace et donner ainsi les meilleures chances de survie aux personnes frappées par la MVE. Les principes et les méthodologies ont été partagés avec les autorités sanitaires et éthiques des pays respectifs, avec l'objectif de démarrer les premiers essais cliniques en décembre 2014. Les premiers résultats pourraient être disponibles en février 2015

Après que toutes les négociations entre les différents partenaires ont abouti, il fallait rapidement démarrer les essais cliniques avec les traitements et vaccins non homologués retenus. Rappelons que l'essai clinique de Favipiravir (JIKI) sponsorisé par l'Institut national français de la santé de la recherche (Inserm) sera mené en partenariat avec MSF, ALIMA, etc., tandis que l'essai clinique de Brincidofovir sponsorisé par l'université d'Oxford sera conduit au nom d'un consortium international. Les deux antiviraux avaient déjà fait l'objet de tests chez des volontaires sains et d'autres patients. Il existait donc des données sur leur innocuité sur l'homme. Mais leurs effets bénéfiques contre Ebola n'avaient été prouvés qu'en culture cellulaire ou au cours d'expérimentations sur les animaux. Au cours de cette épidémie d'Ebola, les essais sur les deux antiviraux consisteront justement à prouver leur innocuité et efficacité sur les patients atteints d'Ebola.

---

[1] A. RID, A. ANTIERENS, « Comment Médecins Sans Frontières… », p. 204.

[2] A. RID, A. ANTIERENS, « Comment Médecins Sans frontières… », p. 219.

Les essais cliniques et vaccinaux ont débuté à partir de décembre 2014, alors que le pic épidémique était déjà passé en automne 2014. Il y avait donc un risque de pas atteindre le niveau d'inclusion nécessaire pour démontrer l'efficacité des interventions à l'étude. Le premier essai clinique, celui de Favipiravir, n'a démarré qu'en décembre 2014 en Guinée. Il a comme objectif d'évaluer l'efficacité de ce traitement en hautes doses pour réduire la mortalité chez des patients infectés par la MVE. Le deuxième essai clinique sur l'antiviral Brincidofovir a débuté en janvier 2015 au Liberia. Il a pour objectif d'évaluer l'impact de Brincidofovir sur la mortalité précoce dans la MVE.

À côté de ces deux antiviraux, l'essai clinique de plasma sanguin de convalescent d'Ebola baptisé Ebola-Tx est aussi programmé. Il est sponsorisé par l'IMT d'Anvers en collaboration avec MSF, l'Institut Pasteur et autres. Il démarre en février 2015 en Guinée. L'essai consiste à transfuser aux malades d'Ebola les anticorps d'un malade qui a survécu à la MVE. L'organisme du malade qui reçoit le sérum fabrique des anticorps monoclonaux capables de reconnaître des agents pathogènes, les cibler et les neutraliser, c'est-à-dire capables de déclencher une réponse immunitaire pour protéger l'organisme contre ledit agent pathogène[1].

En Guinée, l'essai clinique Ebola-Tx a pour objectif justement d'évaluer dans un premier temps si le plasma couplé aux soins standard améliorait la survie à 14 jours des patients porteurs de MVE. Dans un second temps, il évalue la faisabilité, la tolérance et les anticorps chez les donneurs et les receveurs[2]. Quatre-vingt-quatre (84) patients inclus dans l'essai à qui on a administré une dose unique de deux unités de plasma de survivants d'Ebola afin de comparer leur taux de survie à celui de 418 autres patients ayant reçu les soins de soutien dans le même centre au cours des cinq mois précédant cette étude.

En dehors des essais cliniques de traitements retenus par le comité de pilotage, d'autres essais cliniques non retenus ont aussi eu lieu ; c'est le cas notamment de l'essai sur le cocktail d'anticorps ZMapp et autres[3]. Le ZMapp, par exemple, avait démontré d'importants effets bénéfiques *in vitro* et *in vivo* chez les primates au début de 2014, mais n'avait pas encore été testé chez l'homme. L'essai clinique de phase II est mis en place en 2015 aux États-Unis, au Liberia, en Sierra Leone et en Guinée sous la direction de NIH, avec la participation de l'Inserm. Il a pour objectif d'évaluer l'efficacité et la tolérance du ZMapp. Essai clinique multicentre, il est contrôlé randomisé en deux groupes. Dans le groupe de référence, les patients doivent recevoir un

---

[1] MSF, « Les premiers essais cliniques de traitement contre Ebola débuteront dans les projets MSF en décembre », Communiqué de presse, 13 novembre 2014, www.msf.fr/communiques-presse/les-premiers-essais-cliniques-de-traitement-contre-ebola-debuteront-dans-des-projets-msf-en-decembre.

[2] A. RID, A. ANTIERENS, « Comment Médecins Sans Frontières… », p. 207.

[3] A. RID, A. ANTIERENS, « Comment Médecins Sans Frontières… », p. 201-203

traitement de support standard associé à l'administration intraveineuse de ZMapp pendant trois jours, tandis que le groupe témoin un traitement de support standard seul[1].

Outre les essais cliniques sur les traitements non homologués, on a aussi lancé un essai clinique sur le premier vaccin expérimental contre le virus Ebola (souche Zaïre) en Guinée en mars 2015 ; il s'agit du candidat vaccin baptisé rVSV-ZEBOV, ou recombinant *vesicular stomatitis virus-Zaire ebolavirus*. Développé par l'Agence de santé publique du Canada et NewLink Genetics des États-Unis, ce vaccin expérimental a été acheté et produit par le laboratoire américain Merck qui, par ce fait, en a acquis le droit de commercialisation[2].

Le vaccin rVSV-ZEBOV a été soumis aux essais cliniques de phase I et II en Suisse et dans d'autres pays comme l'Allemagne, le Gabon, le Kenya, le Liberia. D'après les premiers résultats publiés dans *NEJM*, le VSV-ZEBOV a engendré une réponse immunitaire, aucun effet secondaire grave n'a été signalé mais plusieurs cas d'arthrite douloureuse ont été rapportés. Les experts ont décidé de poursuivre les tests pour évaluer son efficacité et sa tolérance. Pour l'épidémie d'Ebola en Afrique de l'Ouest, au vu des précédents résultats plutôt encourageants malgré les effets secondaires observés, le VSV-ZEBOV a reçu le feu vert pour un essai de phase III avec une vaccination à grande échelle chez des adultes consentants. L'essai a démarré en mars 2015 en Guinée[3].

Notons au passage qu'outre le vaccin rVSV-ZEBOV sélectionné par le comité de pilotage, un vaccin sous le code cAd3-EBOZ développé par la firme britannique GSK (GlaxoSmithKline) et le NIAID a été testé en phase II au Liberia en 2015, la phase I ayant eu lieu en Suisse, aux États-Unis et au Mali.

Tableau 6 : Les produits testés pendant l'épidémie de l'Afrique de l'Ouest

Produits	Fabricant	Description	Partenaires	Date début	Schéma étude
Favipiravir	Toyama chemical, G. Fujifilm, Japon.	Favipiravir + soins standards.	Inserm-France, MSF, Gouv. Guinéen.	Déc. 2014 Guinée	Phase II, Multi-centres, témoins historiques.
Brincidofo.	Chimerix, États-Unis.	Brincidofo.+ soins standards.	Université d'Oxford, MSF, Gouv. Liberia,	Janv. 2015 Liberia	Phase II, essai mono-bras,

[1] E. D'ORTENZIO, Y. YAZDANPANAH, « Ebola : les progrès de la recherche cliniques pendant l'épidémie », *ADSP* 98 (mars 2017), p. 37.

[2] A. RID, A. ANTIERENS, « Comment Médecins Sans Frontières… », p. 201-203.

[3] A. RID, A. ANTIERENS, « Comment Médecins Sans Frontières… », p. 208-209.

			Univ. de Lancaster.		témoins historiques.
Plasma de Convalesc. d'Ebola.	N/A	Plasma sanguin+soins standards.	OMS, MSF, IMT/Anvers, Guinée…	Fév. 2015 Guinée.	Phase II/III, non randomisé, témoins historiques.
rVSV-ZEBOV	Merck, États-Unis, développé par l'Agence santé pub Canada et NewLink, États-Unis.	Vaccination immédiate et vaccination différée.	OMS, MSF, Minis. Santé Guinée, Wellcome Trust, Research Concil of Norway, Ag. SP Canada, etc.	Mars 2015 Guinée.	ECR par grappes, vaccination en ceinture.

Sources : D. MALVY, D. SISSOKO, A-M. CAMARA, « Intégrer la recherche clinique dans la réponse… » ; A. RID, A. ANTIERENS, « Comment Médecins sans Frontières… », p. 206-208[1]. L'élaboration personnelle.

1.4.6. Les résultats obtenus

Quels résultats ces essais cliniques ont-ils donné ? Commençons par l'essai de plasma sanguin de convalescents (Ebola Tx). Cet essai s'est déroulé de février à juillet 2015 à Conakry. Dans un article publié dans le *New England Journal of Medicine* du 7 janvier 2016[2], les chercheurs ont expliqué que l'administration à des malades d'Ebola de plasma sanguin issu de personnes convalescentes était sans risque. L'intervention étant sûre et ayant très peu d'effets secondaires a été « très bien acceptée par les patients et la communauté ». L'essai a permis de conclure qu'il était faisable de mettre en place la récolte de plasma sanguin ainsi que de l'administrer en pleine flambée d'épidémie d'Ebola. Cependant, ce traitement n'a pas entraîné une diminution significative du taux de mortalité 14 jours après la transfusion chez les patients l'ayant reçu. En effet, la mortalité entre le 3e et le 16e jour suivant la transfusion s'élevait à 31,0 % dans le groupe de patients ayant reçu le plasma et à 37,8 % dans le groupe de référence. La différence entre les deux groupes

[1] D. MALVY, D. SISSOKO, A-M. CAMARA, « Intégrer la recherche clinique dans la réponse aux épidémies. Les leçons de l'expérience d'Ebola », *Médecine et Sciences*, vol. 33, 10 (oct. 2017), p. 894 ; A. RID, A. ANTIERENS, « Comment Médecins Sans Frontières… », p. 206-208.

[2] JOHAN V, GRIENSVEN, T. EDWARDS, X. DE LAMBALLERIE, *et al.*, « Evaluation of Convalescent Plasma for Ebola Virus Disease in Guinea », *N Eng J Med,* vol. 374, 7 (1 Jan. 2016), 33-42, DOI : 10.1056/NEJMoa15118 12, PMID : 26735992.

a été réduite à seulement 2,6 % après l'ajustement par âge et charge virale. Il n'a pas été possible de déterminer le taux d'anticorps neutralisant contre le virus Ebola dans le plasma de différents donneurs et dans les unités transfusées.

En peu de mots, « Les 84 patients analysés, qui avaient été traités dans le centre MSF de Conakry avec le plasma d'une personne ayant survécu à la MVE, n'ont finalement pas démontré un taux de mortalité significativement différent de celui des 418 patients de référence passés dans le même centre dans les 5 mois précédant l'étude ». Son efficacité devait encore faire l'objet d'étude. « Des analyses plus poussées du sang des donneurs et des patients pourront [...] indiquer si le plasma de convalescent peut malgré tout être utile contre Ebola, à dose différente ou en combinaison avec d'autres traitements potentiels, comme le favipiravir, par exemple », a expliqué le Dr Annick Antierens qui a géré le CTE de Donka où a eu lieu l'essai clinique Ebola-Tx[1].

En ce qui concerne l'essai clinique de Favipiravir dit essai JIKI, il devait également évaluer l'innocuité et l'efficacité du Favipiravir sur une baisse de la mortalité et de la charge virale chez des patients infectés par le virus Ebola. Cet essai multicentre et non randomisé, avec un groupe de comparaison historique (comparaison entre l'essai et les données précédant l'essai en cours) s'est déroulé du 17 décembre 2014 à avril 2015 avec un effectif final de 126 patients. Tous les patients inclus dans l'étude ont reçu une dose orale de favipiravir par jour pour une durée totale de dix jours. Le 24 février 2015, dans la salle de presse de l'Inserm, les résultats préliminaires de cet essai clinique ont été communiqués. Les données préliminaires ont livré deux informations importantes ci-après :

- Une absence d'efficacité chez les personnes qui arrivent aux centres de soin avec un niveau très élevé de réplication virale et qui ont déjà des atteintes viscérales graves ;
- Des signes encourageants d'efficacité chez les personnes qui arrivent dans les centres de soin avec un niveau élevé ou moyen de réplication virale et qui n'ont pas encore développé de lésions viscérales trop sévères[2].

En résumé, le favipiravir a donné des signes encourageants d'efficacité en réduisant la mortalité chez des personnes en un stade moins avancé de l'infection d'Ebola (virémie plus faible). En revanche, il n'est pas efficace chez les patients présentant une virémie élevée (en état trop avancé de la

---

[1] P. GRAVEL, « Le plasma des survivants aide peu les nouveaux contaminés », www.ledevoir.com/societe/ science/459515/ebola-le-plasma-des-survivants-aide-peu-les-nouveaux-contamines.

[2] INSERM, « Résultats préliminaires de l'essai clinique JIKI visant à… », 25/02/2015, https://presse.inserm.fr/resultats-preliminaires-de-lessai-clinique-jiki-visant-à-tester-lefficacite-du-favipravir-pour-reduire-la-mortalite-chez-les-personnes-infectées...

maladie). Enfin, sa tolérance semble satisfaisante sous réserve d'un essai non randomisé. La catégorisation des malades en deux groupes (stade avancé et stade précoce de MVE) a aidé à mieux définir cette maladie et déterminé la place de cet antiviral dans l'arsenal thérapeutique contre Ebola[1].

Si les données préliminaires n'ont pas permis de conclure à l'efficacité de favipiravir sur la baisse de la mortalité au cours de la MVE, l'essai a permis la mise en place et la réalisation d'un essai dans un contexte d'urgence sanitaire. Ces données ont encouragé les chercheurs à poursuivre l'essai en administrant le favipiravir le plus tôt possible après le début des symptômes, avec l'utilisation de posologie plus élevée pour la prise en charge des malades[2].

Quant à l'essai clinique de Brincidofovir, cet antiviral n'a pas démontré son efficacité dans la réduction de la mortalité, faute de puissance statistique avec un très faible nombre de patients inclus dans l'essai clinique. L'essai a été stoppé en raison de la régression de la maladie. Cette nouvelle a été annoncée au début de février 2015 par le Wellcome Trust, la fondation britannique qui a financé cette étude.

À côté des résultats des essais cliniques des produits retenus par le comité de pilotage, nous présentons aussi les résultats d'autres essais sur les traitements expérimentaux non retenus par le comité de pilotage, notamment l'antiviral ZMapp. L'étude a débuté en mars 2015 avec 72 patients impliqués : 5 au Liberia, 12 en Guinée, 54 en Sierra Leone et 1 des États-Unis, le premier patient à être recruté. Les personnes éligibles étaient des patients de tous les âges atteints de la MVE. Il était initialement prévu de recruter jusqu'à 200 patients, mais l'étude a connu un faible effectif de participants (72 seulement) parce que l'épidémie était endiguée dans cette région. L'essai a été arrêté fin janvier 2016.

L'étude était contrôlée randomisée. Les patients ont été répartis au hasard dans les deux groupes avec des stratégies de traitement différentes. Pour évaluer l'efficacité du ZMapp, l'équipe de recherche a comparé le nombre de décès dans chaque groupe après 28 jours. Sur 71 patients recrutés, 21 sont décédés pendant l'étude. Dans le groupe de patients traités avec ZMapp, 8 patients sur 36 sont décédés (22%), contre 13 patients sur 35 (37 %) dans le groupe contrôle. Cela signifie que le risque de décès a diminué de 40 % parmi les patients ayant reçu le ZMapp.

Dans cet essai, en dépit de l'efficacité potentielle de ZMapp, le résultat n'a pas atteint le seuil statistique d'efficacité prédéfini. En d'autres termes, la différence de taux de mortalité entre les deux groupes n'a pas atteint le niveau de significativité statistique nécessaire pour démontrer l'efficacité de ZMapp, et ce, à cause du faible effectif d'échantillon de patients, compte tenu des aléas

---

[1] INSERM, « Résultats préliminaires de l'essai clinique JIKI… ».

[2] E. D'ORTENZIO, « Ebola : les progrès de la recherche clinique pendant l'épidémie », p. 37.

relatifs à la limitation du recrutement des participants. Toutefois, sur la base des résultats préliminaires, l'administration de ZMapp a été autorisée en vue de poursuivre l'étude de la molécule. Les résultats de cet essai ont été publiés dans *NEJM* du 13 octobre 2016[1].

Outre les résultats des traitements non homologués contre l'infection à la MVE, il y a eu aussi les résultats du vaccin expérimental rVSV-ZEBOV. L'essai de ce vaccin a démarré le 23 mars 2015 dans les communautés touchées en Guinée. La méthode utilisée a consisté à appliquer la vaccination en anneau randomisé en grappes (sous-groupes d'un groupe de personnes relativement homogènes). Les personnes éligibles ont été des personnes non infectées mais qui ont été en contact avec les patients atteints d'Ebola directement ou indirectement : ce sont les proches (familles, voisins), les personnes ayant été en contact avec les proches (contacts des contacts). Le personnel de santé travaillant en première ligne a aussi été impliqué dans l'essai.

L'essai a impliqué 6000 personnes qui ont été réparties au hasard en deux groupes de grappes (grappes immédiates et grappes retardées). Le premier groupe composé de personnes en contact avec les malades s'est fait vacciner immédiatement, tandis que le second qui correspondait au groupe contrôle s'est fait vacciner 21 jours plus tard (vaccination en différé au bout de trois semaines). Les 21 jours correspondent au temps d'incubation du virus Ebola, lequel temps est estimé de 2 à 21 jours au maximum. Cette méthode en ceinture permet d'avoir un groupe témoin pour le comparer au groupe de référence tout en veillant à ce que tous les contacts des patients soient vaccinés pendant l'essai. L'objectif de l'essai était d'évaluer l'efficacité et l'innocuité d'une dose unique administrée aux non-infectés suivant la stratégie de vaccination en ceinture ou en anneau utilisée dans les années 1970 par l'OMS pour éradiquer la variole. Compte tenu de la période d'incubation du virus, le principal critère d'évaluation prédéfini était la MVE confirmée en laboratoire avec apparition des symptômes au moins 10 jours après la vaccination randomisée.

L'OMS a annoncé, le 22 décembre 2016, les résultats concluants de l'essai vaccinal. Ces résultats définitifs publiés dans la revue britannique *The Lancet*[2] confirmaient les résultats préliminaires publiés une année avant dans la même

---

[1] PREVAIL II WRITING GROUP, MULTI-NATIONAL PREVAIL II S.T., R. T. DAVEY, L. DODD, *et al.*, « A Randomized, Controlled Trial of ZMapp for Ebola Virus Infection », *NEJM*, n° 375 (13 oct. 2016), p. 1448-1456, DOI :10.1056/NEJMoa1604330 ; PMID : 27732819.

[2] A. M. HENAO-RESTREPO, A. CAMACHO, I. M LONGINI, *et al.*, « Efficacy and effectiveness of an rVSV-vectored vaccine in preventing Ebola virus disease: final results from the Guinea ring vaccination, open-label, cluster-randomised trial » (Ebola ça suffit !), *Lancet,* vol, n°389 (22 dec. 2016), p. 505-518, DOI :10.1016/S0140-6736 (16)32621-6 ; PMID : 28017403.

revue en août 2015. Au total, 5837 personnes ont reçu le vaccin par injection intramusculaire (5643 adultes et 194 enfants) et toutes les personnes vaccinées ont été suivies pendant 84 jours. L'analyse des données a consisté à comparer l'incidence de la MVE chez les personnes éligibles et vaccinées dans les grappes de vaccination immédiate avec l'incidence de la MVE chez les personnes éligibles dans les grappes de vaccination différée (en retard).

Après 10 jours de vaccination ou plus, aucun cas de MVE n'est survenu chez les personnes vaccinées dans les groupes randomisés et non randomisés, contre 23 cas dans les groupes des non vaccinés après 10 jours ou plus après la randomisation[1]. « Ce qui suggère fortement que le vaccin est très efficace et pourrait avoir une efficacité jusqu'à 100% », a déclaré le Dr Marie-Paule Kieny, sous-directrice générale à l'OMS. Mais le pourcentage de 100 % est probablement fort, fait remarquer Jean-François Delfraissy ; il signifie simplement qu'on a un vaccin avec une efficacité indiscutable.

En ce qui concerne les effets secondaires, quelques événements indésirables légers ont été signalés comme des maux de tête, la fatigue et les douleurs musculaires, des personnes se sont rétablies sans effet à long terme. En outre, deux évènements indésirables graves liés à la vaccination ont été aussi observés (réaction fébrile, une allergie ainsi qu'un syndrome grippal). De façon générale, l'essai a affiché une bonne tolérance, c'est-à-dire que le vaccin ne présente pas un danger pour la santé.

En dépit de ces résultats prometteurs, le vaccin testé n'a pas répondu avec satisfaction à certaines questions majeures. Plusieurs inconnues sont demeurées sans réponse, notamment sur les effets indésirables et la durée de la protection. En effet, après la vaccination immédiate du rVSV-ZEBOV, la protection intervient très tôt, mais on ne sait pas combien de temps elle devra durer six mois après, a prévenu le Dr Marie-Paule Kieny. Outre la durée de la protection, il faut disposer des données plus concluantes pour savoir si ce vaccin peut conférer une immunité collective à des populations entières. La sécurité du vaccin pour les personnes vulnérables (femmes enceintes et les enfants de moins de 12 ans) n'a pas aussi trouvé de réponses[2]. Les recherches devaient se poursuivre pour trouver des réponses à toutes ces questions.

En mars 2016, l'OMS a déclaré la fin de l'épidémie d'Ebola en Afrique de l'Ouest. Les essais cliniques mis en place dans le cadre de cette épidémie prenaient aussi fin. Comme les essais cliniques n'ont pas donné des résultats concluants, notamment parce qu'ils ont débuté lorsque l'épidémie a perdu sa virulence, certaines questions majeures concernant le traitement d'Ebola n'ont

---

[1] A. M. HENAO-RESTREPO, A. CAMACHO, I. M. LONGINI, *et al.*, « Efficacy and effectiveness... », p. 505-506.

[2] A. M. HENAO-RESTREPO, A. CAMACHO, I. M LONGINI, *et al.*, « Efficacy and effectiveness... », p. 513-518.

pas trouvé des réponses. Pour ce, il était donc nécessaire d'envisager la mise en place d'autres essais cliniques lors de la prochaine épidémie d'Ebola[1].

1.4.7. Faits saillants de l'épidémie d'Ebola en Afrique de l'Ouest

- Une épidémie d'Ebola sans précédent et la plus complexe depuis la découverte de cette maladie en 1976. Elle aura contaminé 28 646 personnes et fait 11 308 morts, taux de létalité 40 %. Le grand nombre de ceux qui étaient en première ligne de la riposte ont perdu la vie : 881 professionnels de santé infectés dont 513 décédés, taux de létalité 58 %.
- Défaillance des systèmes nationaux de surveillance épidémiologiques et d'alertes. Les signaux d'alertes initiaux émis par MSF ont été insuffisamment pris en compte par les autorités nationales et n'ont suscité que peu d'intérêt auprès des autorités sanitaires internationales.
- Incapacité des trois pays frappés, la Guinée, la Sierra Leone et le Liberia, à réagir promptement et énergiquement contre l'épidémie en raison des situations auxquelles ils étaient confrontés (guerres civiles, difficultés économiques) et du nombre de décès.
- La faible implication des populations locales et la sous-estimation du rôle qu'elles pouvaient jouer. À cela s'ajoute le déficit de communication dès le début de l'épidémie pour donner la bonne information aux gens afin de couper court aux rumeurs qui intoxiquaient et désorientaient les populations. Tout ceci a contribué à aggraver l'épidémie.
- Lenteur de l'OMS à agir. Il a fallu attendre cinq mois pour qu'elle se réveille de son sommeil et finisse par déclarer le 8 août 2014 que l'épidémie était une « urgence de santé publique de portée internationale ». C'est pourquoi, elle était la cible des critiques pour n'avoir pas mesuré l'ampleur de la crise sanitaire avant qu'elle n'explose.
- Au début de l'épidémie, attitudes critiques des gouvernements nationaux envers le personnel de MSF accusé d'ingérence et de manœuvres politiques.
- Crise sanitaire majeure doublée d'une catastrophe humanitaire.
- Double urgence : urgence de santé publique et urgence scientifique.
- Première utilisation des traitements et des vaccins non homologués et expérimentaux dans une urgence sanitaire.
- Premiers essais cliniques accélérés et à grande échelle sur des médicaments expérimentaux pendant une crise sanitaire et humanitaire.

[1] A. RID, A. ANTIERENS, « Comment Médecins Sans Frontières… », p., 219.

- Les questions éthiques soulevées par la recherche en situation d'urgence ont fait l'objet de réflexion au niveau international sous la coordination de l'OMS.
- Rôle majeur joué par les ONG (notamment MSF, Alima, La Croix-Rouge) dans l'organisation de la riposte à l'épidémie et la mise en œuvre des essais cliniques.
- Diversité d'intervenants et partenariat international sans précédent pour trouver une réponse à la MVE.

1.4.8. Des progrès réalisés au cours de cet épisode d'Ebola

Les progrès réalisés sont de plusieurs ordres : faisabilité des essais cliniques pendant une urgence sanitaire, collecte de nouvelles données sur les traitements expérimentaux, renforcement des capacités d'acteurs sanitaires sur le terrain, développement de nouveaux outils de diagnostic permettant un dépistage plus rapide des cas suspects et pouvant être utilisés sur le terrain. L'épidémie de la MVE en Afrique de l'Ouest a montré comment les acteurs médicaux et scientifiques ont su s'adapter au contexte pour concilier les impératifs de qualité de soins, de santé publique et de recherche clinique, et d'éthique en situation d'urgence sanitaire.

Sur le plan scientifique et éthique, l'épidémie d'Ebola en Afrique de l'Ouest a permis de repousser les frontières de la réflexion éthique et de la mise en œuvre de la recherche clinique en situation d'urgence épidémique. D'une part, l'épidémie a favorisé de nouvelles collaborations entre les acteurs de la recherche qui se sont rapidement réunis sous la coordination de l'OMS : institutions de recherche, ONG, industriels de la santé, grands bailleurs de fonds (publics et privés), agences nationales de régulations du médicament, etc. Ils se sont rapidement réunis pour collaborer comme ils ne l'avaient jamais fait avant afin d'accélérer les étapes de la recherche, tout en préservant la qualité du processus d'essai cliniques et la protection des personnes qui y participent. Pour ce, les agences de réglementations nationales ont été priées d'établir des procédures flexibles d'évaluation et de prise de décision afin d'accélérer le déroulement des différentes phases de recherche clinique, sans sacrifier les exigences scientifiques et éthiques.

D'autre part, confrontés au débat sur les modèles d'essais les plus appropriés (essais cliniques randomisés, groupe contrôle, placebo) dans le contexte particulier de l'épidémie d'Ebola et face aux contraintes organisationnelles et de temps, les chercheurs ont adopté de nouveaux concepts d'*essais cliniques adaptatifs et d'approche multi-phases*, comme solutions permettant de gagner le temps et d'accéder rapidement à un traitement efficace[1]. Ces essais cliniques permettent d'analyser et d'utiliser immédiatement, dans le cadre d'un schéma évolutif, les résultats générés tout

[1] C. LONGUET, A. SALAM, J. DUNNING, « Recherche sur Ebola… ».

au long de la mise en œuvre de la recherche qui comprend plusieurs phases. C'est ainsi que, pendant l'épidémie de la MVE en Afrique de l'Ouest, certains traitements prometteurs ont été rapidement identifiés et l'efficacité d'un vaccin a pu être démontrée lors d'un essai vaccinal de phase III[1].

Sur le plan strictement éthique, les experts ont mis en place des procédures innovantes pour recueillir le consentement libre et éclairé des malades en situation de stress et de vulnérabilité extrême, et isolés dans les CTE avec un personnel en équipement de protection intégrale. Les consentements écrits ne pouvant sortir de la zone contaminée pour leur archivage, en raison du risque infectieux élevé, ont été photographiés à distance. En l'absence des proches au chevet des malades, les équipes de soignants ont été garantes de leur choix éclairé, en toute indépendance vis-à-vis des équipes de recherche[2].

En outre, l'utilisation des traitements et des vaccins expérimentaux ou non homologués en situation d'urgence sanitaire a soulevé des problèmes éthiques non couverts par les prescrits de l'éthique de la recherche. C'est pourquoi, il est apparu nécessaire de distinguer l'utilisation de ces médicaments en situation d'impasse thérapeutique et pendant l'urgence sanitaire. En d'autres termes, *il est apparu nécessaire de distinguer l'usage compassionnel de l'utilisation en urgence sous surveillance d'intervention expérimentales et non homologuées.* En dépit de la distinction établie entre les deux concepts, les chercheurs ont continué à les utiliser indifféremment durant les épidémies d'Ebola en Afrique de l'Ouest.

L'épidémie d'Ebola en Afrique de l'Ouest a été aussi l'opportunité de rencontre entre deux mondes, celui de l'humanitaire et celui de la recherche, laquelle opportunité de rencontre a favorisé la création des consortiums internationaux d'institutions de recherche et la mise en place des mécanismes de financement accéléré de la recherche en situation d'urgence[3]. Aussi a-t-elle permis la mise en œuvre des essais cliniques de grande envergure grâce à une collaboration entre les ministères de la santé de trois pays concernés (Guinée, Liberia, Sierra Leone), des instituts de recherche internationaux, des laboratoires pharmaceutiques, des ONG et grâce aussi à l'engagement des populations de pays frappés par la MVE. Malgré la quasi-absence des systèmes de santé des pays affectés par cette épidémie et la destruction massive du tissu social des populations, la recherche a progressé, notamment sur la connaissance de la maladie et l'identification des traitements. Ces

---

[1] F. HIRSCH, P. DE BOISSIEU, « Essais cliniques : on peut concilier éthique, qualité et urgence… ».

[2] C. LONGUET, A. SALAM, J. DUNNING, « Recherche sur Ebola… ».

[3] F. HIRSCH, P. DE BOISSIEU, « Essais cliniques : on peut concilier éthique, qualité et urgence… ».

résultats ont été rendus possibles grâce au travail des équipes de recherche internationales en collaboration avec des personnels locaux[1].

Grâce à toutes ces avancées, les intervenants ont acquis de nouvelles capacités leur permettant d'affronter à l'avenir mieux qu'avant les urgences sanitaires, notamment les crises sanitaires provoquées par la MVE.

1.4.9. Des échantillons sanguins emportés par des Occidentaux

Lors de cette épidémie d'Ebola en Afrique de l'Ouest (2014-2016), des scientifiques occidentaux ont récupéré des milliers de prélèvements sanguins pour des recherches. Une équipe d'envoyés spéciaux du journal français *Le Monde* a effectué des enquêtes pour retrouver les traces de ces prélèvements biologiques. Les résultats de leur enquête ont été publiés en janvier 2019[2]. Les prélèvements de ce matériel biologique soulèvent des problèmes éthiques sur le consentement des patients non recueillis pour les prélèvements des échantillons biologiques en temps de crise sanitaire, l'anonymat des données et la réutilisation des échantillons pour la recherche.

Prélevés afin de diagnostiquer des patients durant l'épidémie, les échantillons étaient stockés à Conakry dans des congélateurs fermés par de simples cadenas. Ces échantillons étaient dans la ligne de mire du département d'État américain qui craignait qu'ils finissent leur course entre de mauvaises mains de terroristes désireux de semer la panique, ou des laborantins inexpérimentés susceptibles de propager accidentellement le virus.

Voilà pourquoi, une équipe de scientifiques américains s'est chargée d'embarquer à l'aéroport de Conakry une cargaison d'échantillons à bord d'un avion de la compagnie américaine Phoenix Air pour être acheminés à Atlanta, au quartier général des CDC (*Centers for Disease Control and Prevention*) aux États-Unis. Dans le laboratoire de haute sécurité des CDC, les prélèvements sanguins ont été irradiés pour les rendre inoffensifs, puis rapatriés en Guinée.

Combien d'échantillons a-t-on exporté ? Un document photographié par la docteure Bah mentionne un total de 1 373 échantillons. Mais le chef du laboratoire guinéen, le docteur N'Faly Magassouba, dit ne pas se rappeler le nombre exact. Curieux ! Le CDC reste aussi très évasif sur cette question. D'après le docteur Pierre Rollin interrogé par les enquêteurs du journal *Le Monde*, les boîtes sont arrivées scellées et sont reparties scellées. Il ne sait pas si elles étaient pleines ou vides, ou encore à moitié pleines. Tout ce qu'il sait c'est qu'aucun échantillon n'a été retenu à Atlanta.

---

[1] F. HIRSCH, P. DE BOISSIEU, « Essais cliniques : on peut concilier éthique, qualité et urgence… ».

[2] E. FREUDENTHAL, C. HOORMAN, « Où sont les échantillons infectés par Ebola ? », https://www.lemonde.fr/afrique/article/2019/01/22/ebola-l-utilisation-opaque- des-echantillons-sanguins_ 5412571_3212.html.

Une autre mission américaine a été effectuée au Liberia pour sécuriser les quelques 5 000 échantillons inventoriés par l'armée américaine et stockés à l'Institut national pour la recherche biomédicale (LIRB) à Monrovia. Ces échantillons ont été expédiés à Fort Detrick dans le Maryland, siège du plus important complexe de recherche en bio-défense. Pour des raisons de sécurité, le département d'État a souhaité les transférer aux États-Unis pour les inactiver.

Les échantillons sécurisés par les Américains n'ont représenté qu'une fraction d'échantillons sanguins prélevés pendant cette épidémie. Selon les données inédites de l'OMS obtenues par *Le Monde*, près de 269 000 prélèvements ont été réalisés, dont près de 24 000 positifs dans les trois pays touchés par Ebola. La Sierra Leone : 151 000 échantillons ; le Liberia : 71 000 et la Guinée : 47 000. Les échantillons étaient en majorité analysés sur place par des équipes de chercheurs venus d'Europe, des États-Unis, du Canada, de Chine ou encore de la Russie. Les chercheurs étaient engagés dans une concurrence acharnée pour obtenir les précieux prélèvements sanguins afin d'être les premiers à décrocher une publication dans les grandes revues scientifiques, mais aussi de profiter des quelques 400 millions d'euros investis dans la recherche sur Ebola pendant cette épidémie[1].

Les trois pays touchés par Ebola avaient aussi besoin d'argent pour contrôler l'épidémie. Ils étaient en position de faiblesse et ne pouvaient pas s'opposer à l'exportation de ce matériel biologique d'autant plus que les raisons de sécurité étaient évoquées, outre celles de recherche. Les accords bilatéraux ayant été signés, les échantillons ont été expédiés de façon officielle, mais tout de même opaque. En effet, en ce temps-là, la Guinée était devenue une passoire, raconte Michel Blanchot, ancien pharmacien au Service de santé des armées français. Les avions de Nations unies chargés d'acheminer le matériel et les équipes médicales se posaient n'importe où, hors de tout contrôle : des douanes, de police...

Dans ce contexte d'urgence, on a perdu les traces d'une grande partie d'échantillons. Selon Michel Blanchot, les priorités étaient la rapidité et la fiabilité des diagnostics. Une fois les examens réalisés, de nombreux scientifiques ont conservé les sérums prélevés les plus intéressants pour les envoyer à leur « base arrière » et les étudier[2].

D'après les enquêteurs du journal *Le Monde*, une diplomatie de sang s'est mise en place en coulisse entre les pays touchés par l'épidémie et les institutions de recherche qui hébergeaient désormais une partie de cette « matière premières » très précieuses pour développer de nouvelles interventions contre le virus (diagnostics, médicaments, vaccins). L'OMS a tenté d'effectuer un inventaire de ce matériel biologique, mais l'enquête n'a

---

[1] E. FREUDENTHAL, C. HOORMAN, « Où sont les échantillons infectés par Ebola ? ».

[2] E. FREUDENTHAL, C. HOORMAN, « Où sont les échantillons infectés par Ebola ? ».

jamais été achevée et l'idée de créer une biobanque est aussi tombée aux oubliettes. Après l'OMS, *Le Monde* s'est lancé dans une enquête pour retrouver la piste de ces échantillons contaminés. Mais ses demandes d'informations se sont heurtées au *secret-défense* aussi bien en France, au Royaume-Uni qu'aux États-Unis et de nombreuses institutions de recherche n'ont pas communiqué des chiffres précis.

Après plus d'une année de procédures officielles, les enquêtes du journal français ont pu obtenir quelques détails du Royaume-Uni qui a rapatrié au moins 10 000 prélèvements de Sierra Leone, avec des données médicales correspondantes. Cette ressource biologique est accessible aux scientifiques dans le cadre d'une biobanque. De côté d'Atlanta, le CDC américain qui a testé 26 000 échantillons en Sierra Leone, affirmait en avoir transporté plusieurs centaines, mais n'avoir signé à ce jour (nous sommes en 2022) aucun accord avec les autorités du pays pour les exploiter[1].

Dans les trois pays touchés, les officiels n'ont pas été loquaces sur ce sujet. Certains ont reconnu avoir donné le feu vert aux exportations des échantillons, mais ont avoué ne pas être au courant de ce que sont devenus ces échantillons. Pour le docteur libérien Stephen Kennedy, l'un des scientifiques les plus impliqués dans la lutte contre Ebola dans son pays, « Des échantillons ont été volés et sont partis sans le feu vert du Liberia »[2].

Les chercheurs africains se sont interrogés sur le devenir et la propriété du sang de leurs concitoyens. Face à leur démarche, les institutions occidentales ont admis que ce qui s'est passé durant l'épidémie d'Ebola en Afrique de l'Ouest soulève « des questions inédites », des questions d'éthique telles que le propriétaire de ce matériel biologique, le consentement des patients non recueillis pour les prélèvements et la recherche, l'anonymat des patients non garanti.

À qui appartient finalement ces échantillons sanguins ? Aux patients, aux États des pays touchés par Ebola ou encore aux institutions de recherche occidentales ? En un mot, quel est le statut de ces échantillons ? Des accords de recherche ont été signés avec la Guinée et la Sierra Leone, mais de l'avis de Stephan Gunther, directeur de l'Institut Bernhard-Nocht (BNI) à Hambourg où sont hébergés des collections de prélèvements (la moitié des quelques 13 000 prélèvements effectués en Guinée y est conservée), ces accords n'ont pas réglé toutes les questions. Les prélèvements appartiennent aux patients. Et le directeur Gunther de se demander avec quel interlocuteur légitime négocier. Pour lui, le débat n'était pas clair, faute de règles pour l'illuminer[3].

La question s'est posée avec autant d'acuité que le protocole de Nagoya qui définit « des obligations concernant l'accès et le partage des avantages

[1] E. FREUDENTHAL, C. HOORMAN, « Où sont les échantillons infectés par Ebola ? ».
[2] E. FREUDENTHAL, C. HOORMAN, « Où sont les échantillons infectés par Ebola ? ».
[3] E. FREUDENTHAL, C. HOORMAN, « Où sont les échantillons infectés par Ebola ? ».

associés à l'échange d'agents pathogènes » est entré en vigueur le 12 octobre 2014, quelques mois seulement après le début de cette épidémie. Sa finalité est de combattre la biopiraterie. Mais l'application de ce protocole dépend beaucoup des législations nationales.

Quant au consentement des patients, l'article 32 de la Déclaration d'Helsinki (2013) en vigueur à l'époque des faits stipule ceci : « Pour la recherche médicale utilisant des tissus ou données d'origine humaine, telles que les recherche sur tissus et données contenues dans des biobanques ou des dépôts similaires, les médecins doivent solliciter le consentement éclairé pour leur analyse, stockage et/ou réutilisation »[1]. Dans le cas où il est impraticable, voire impossible d'obtenir le consentement, poursuit la Déclaration, la recherche peut être entreprise uniquement après l'évaluation et l'approbation du CER concerné. Dans le présent cas, les CER concernés sont ceux des pays touchés par l'épidémie. Ils étaient autorisés à outrepasser l'absence du consentement des patients et à donner leur accord en lieu et place de ceux-ci.

Le consentement est donc indispensable pour conduire les recherches sur des échantillons prélevés à des fins de diagnostic. Mais dans ce contexte d'urgence, de nombreux projets de recherche ont pris le raccourci et se sont passés sciemment du consentement des patients. Par conséquent, des milliers d'échantillons n'ont pas aujourd'hui de statut clair. Le chercheur Sylvain Baize a affirmé qu'ils ont obtenu le feu vert du comité d'éthique de Guinée pour utiliser les échantillons et n'ont pas eu le consentement des patients, sans prouver qu'il était impraticable ou impossible de l'obtenir.

Un survivant libérien d'Ebola, Isaac Seeman, confirme l'absence du consentement des patients : « Ils ne m'ont pas demandé mon accord. J'aurais dit non, mais ils ne m'ont pas demandé mon avis ». Pendant qu'il était malade, sa maison a été dévalisée. À sa sortie de l'hôpital, il n'avait plus rien, seulement une chemise et un pantalon sur lui. D'où son amertume. Il se plaint : « Ils utilisent mon sang pour faire leur recherche, gagner leur argent, tandis qu'ici nous souffrons ». Et de poursuivre « Ils vont pouvoir produire des médicaments, et ces médicaments ne seront pas gratuits, ils seront vendus, et je n'aurai rien… nous devrions obtenir une compensation »[2].

La question la plus préoccupante dans ce feuilleton, c'est l'anonymat des patients non garanti. Pourtant c'est une règle d'or de la recherche biomédicale. Le quotidien français *Le Monde* a pu constater des lacunes à Kenema, en Sierra Leone ; on pouvait identifier des patients à partir des détails épidémiologiques ou des données de laboratoires. Des matricules des malades commençant par la lettre « G » apparaissent aujourd'hui dans les bases de

---

[1] AMM, « Déclaration d'Helsinki de l'AMM. Principes éthiques applicables à la recherche médicale impliquant des êtres humaines », Fortaleza, octobre 2013. La nouvelle version de la Déclaration d'Helsinki adopté en octobre 2024 est en cours de révision et donc non encore disponible.

[2] E. FREUDENTHAL, C. HOORMAN, « Où sont les échantillons infectés par Ebola ? ».

données mises en ligne par des chercheurs, et il n'est pas difficile de retrouver les patients qui se cachent derrière[1].

Ce manque de respect à la règle d'anonymat des patients viole le principe du respect des personnes. Pareils cas sont malheureusement fréquents dans les dossiers scientifiques. *Lorsqu'il s'agit d'un contexte d'urgence sanitaire dans un pays pauvre, les consciences éthiques s'endorment davantage pour ne pas affronter les règles éthiques.*

1.5. Des molécules expérimentales anti-Ebola utilisées en RDC

1.5.1. L'épidémie d'Ebola à Bikoro (2018)

En 2018, l'épidémie d'Ebola a refait surface en RDC au Nord-Ouest, dans la province de l'Équateur. Entre le 5 et le 7 mai 2018, des investigations ont été effectuées autour de 21 cas suspects de MVE dont 14 décès communautaires à Bikoro dans la Zone de santé rurale du même nom. Le 8 mai, les autorités sanitaires du pays ont officiellement donné l'annonce après la confirmation de l'INRB de Kinshasa la veille. C'est la 9e épidémie au pays depuis son apparition en 1976 à Yambuku. De Bikoro, l'épidémie s'est ensuite propagée dans des villages isolés de la forêt équatoriale jusqu'à atteindre le 16 mai la ville de Mbandaka peuplée de près de 1,2 million d'habitants. L'OMS a rapidement réagi en proposant l'utilisation des interventions expérimentales comme en Afrique de l'Ouest. La première équipe de la riposte est arrivée sur le terrain le 9 mai, suivie le 13 mai d'une délégation mixte composée de MSF et d'autres ONG, de l'OMS, et du ministre la santé de la RDC.

Les molécules alignées

Six interventions expérimentales sont alignées. Il y a d'abord le vaccin expérimental rVSV-ZEBOV dont l'utilisation pendant l'épidémie en cours devrait permettre de réunir de nouvelles données sur la tolérance et la durée de la prévention afin de compléter les données déjà disponibles obtenues des essais cliniques menés pendant l'épidémie d'Ebola en Afrique de l'Ouest. Ensuite, l'OMS a affirmé négocier avec les autorités de la RDC pour introduire cinq premiers traitements expérimentaux contre Ebola. Le comité scientifique international mis en place a retenu les cinq traitements susceptibles d'être proposés : ZMapp, un cocktail d'anticorps ; Remdesivir GS-5734, médicament antiviral ; REGN3470-3479, un cocktail d'anticorps monoclonaux ; Favipiravir, médicament antiviral et MAb114, anticorps

[1] E. FREUDENTHAL, C. HOORMAN, « Où sont les échantillons infectés par Ebola ? ».

monoclonaux dont trente-deux doses sont arrivées en RDC à la demande du ministre de la Santé.

Après l'examen des données relatives à chaque intervention, le groupe d'experts de l'OMS a retenu quatre molécules non homologuées (rVSV-ZEBOV, ZMapp, Remdesivir GS-5734, Favipiravir). L'OMS a proposé qu'elles soient utilisées dans le cadre de MEURI avec le consentement des patients ou dans celui d'essais cliniques comme pendant la précédente épidémie d'Ebola en Afrique de l'Ouest[1]. Le groupe d'experts de l'OMS n'a pas retenu le MAb114 au cours de cette flambée d'épidémie d'Ebola, parce que son innocuité n'était pas encore démontrée chez l'homme. Selon le document de l'OMS cité par C. Hoorman, la molécule mAb114 en était encore à un stade préliminaire de son développement. Bien que les données initiales (limitées) aient été prometteuses, des résultats supplémentaires des essais cliniques étaient nécessaires avant de recommander son utilisation[2]. Les résultats supplémentaires qui manquaient c'est essentiellement le profil d'innocuité chez l'homme.

L'équipe de la riposte a présenté son plan de riposte le 21 mai et la vaccination a commencé le même jour dans la ville de Mbandaka pour se poursuivre le 28 mai à Bikoro. C'est une vaccination ciblée « en ceinture » qui concerne en priorité les personnes à haut risque, c'est-à-dire celles qui sont en contact direct avec les malades, les contacts des malades, notamment les professionnels de santé et les proches des malades.

Le 20 mai 2018, l'OMS annonçait que l'épidémie était sous contrôle. Le même jour, se tenait à Lubumbashi (RDC) le *IXe congrès international sur les pathologies infectieuses et parasitaires*. Prenant la parole à l'ouverture de ce congrès, le Pr Muyembe a donné l'état d'avancement des recherches sur la MVE, notamment sur la molécule mAb114 en ces termes :

> Nous connaissons de mieux en mieux l'agent pathogène et nous avons développé un traitement. Jusqu'à présent, c'est encore en phase expérimentale. On l'appelle l'anticorps 114, quand nous l'injectons aux singes qui sont infectés et qui font la maladie Ebola, 100 % guérissent[3].

Aussi a-t-il annoncé que l'étape suivante sera celle de tester sur l'homme, c'est-à-dire l'essai clinique qui visera à déterminer le profil d'innocuité et de l'efficacité de la molécule chez l'homme. « Si ça marche chez l'homme en ce

---

[1] E. D'ORTENZIO, Y. YAZDANPANAH, « Face à l'épidémie d'Ebola, la question des traitements expérimentaux », https://theconversation.com/face-a-lepidemie-debola-la-question-des-traitements-experimentaux-97274.

[2] C. HOORMAN, « Ebola : la saga du Mab 114… ».

[3] « RDC : 100 % de singes guéris après le traitement expérimental anti-Ebola », www.radiookapi.net/2018/06/21/actualite/sante/rdc-100-de-singes-gueris-apres-le-taitement-experimenta-anti-ebola.

moment-là nous allons dire que nous avons la maîtrise totale de cette épidémie »[1]. Pendant qu'il donnait cette interview, la phase I de l'essai clinique de MAb114 était terminée aux États-Unis. Les résultats préliminaires tant attendus ont été annoncés quelques jours après, au printemps 2018. Ils sont prometteurs : aucun cas d'intolérance observée chez l'homme. Mais ces résultats ne seront publiés que le 11 octobre 2018[2]. L'obstacle ayant empêché le mAb114 d'être retenu pendant l'épidémie d'Ebola dans la province de l'Equateur étant levé, son utilisation devra être possible à la prochaine épidémie. Le 24 juillet 2018, le ministre de la Santé a officiellement déclaré la fin de l'épidémie d'Ebola dans la province de l'Équateur.

Faits marquants de cette épidémie

Tableau 7 : Ebola à l'Équateur

Dates	Principaux foyers	Cas	Décès	Létalité	Durée
8/5/2018-24/7/2018	Bikoro, Mbandaka, Wangata	54	33	61 %	78 jours
21 survivants 6 personnels de santé infectés dont 2 décédés (43,6 %) 496 vaccinés : 1er vaccin (rVSV-ZEBOV)					

Source : ministère de la Santé et l'OMS, Chronologie des événements clés survenus…[3]

- Contrairement à d'autres épisodes d'Ebola en RDC, cette épidémie a touché des zones rurales isolées et un centre urbain, Mbandaka, ayant des liaisons fluviales avec Kinshasa, la capitale de la RDC et les pays voisins (Rép. du Congo et la République centrafricaine (RCA) ;
- Utilisation pour la première fois d'un vaccin au début de l'épidémie d'Ebola,
- Vaccination ciblée visant à protéger les personnes les plus exposées au risque d'infection ;
- Aucun vacciné n'a contracté la maladie ;
- Utilisation des traitements anti-Ebola non homologués ;

[1] « RDC : 100 % de singes guéris après le traitement expérimental anti-Ebola ».
[2] « Safety and Pharmacokinetics of a human Monoclonal Antibody, VRC-EBOMAB092-00-AB (Mab114), Administered Intravenously to Healthy Adults », https://clinicaltrials.gov/ct2/show/results/NCT03478891?view=results.
[3] MINISTÈRE DE LA SANTÉ, OMS, « Chronologie des événements clés survenus lors des épidémies de la maladie à virus Ebola en République démocratique du Congo de 2018 à 2021 ».

- Riposte en étroite collaboration avec des communautés pour identifier des malades et les prendre en charge à temps, identification les contacts des malades et les contacts de contacts afin de briser la chaîne de transmission de l'épidémie ;
- Deux tiers des personnes déployées pour la riposte sont issus de la région OMS-Afrique (dont une trentaine d'experts guinéens). Cela signifie : énorme capacité du continent à relever les défis difficiles de santé publique.

Enfin, les autorités sanitaires congolaises et celles de l'OMS se sont félicitées de la manière dont cette crise sanitaire a été gérée et l'épidémie contenue en moins de trois mois. Cette fois, la réponse de l'OMS a été unanimement saluée. Cela a amélioré tant soit peu son image égratignée lors de l'épidémie de 2014-2016 en Afrique de l'Ouest à cause de sa lenteur à agir.

Une semaine après l'annonce de la fin du neuvième épisode de la MVE à l'Ouest de la RDC, un nouveau foyer d'Ebola est identifié, cette fois dans la partie Est du pays dans la province du Nord-Kivu. La trêve n'aura duré que l'espace d'un matin.

1.5.2. L'épidémie d'Ebola dans le Nord-Kivu (2018-2020)

Alerte et annonce de l'épidémie

Des sources concordantes ont rapporté que l'épidémie a démarré en mai 2018 parce que l'on a enregistré une série de décès d'origine inconnue dans cette zone. Un paysan est décédé en mai 2018 d'une maladie suspecte à Masimbembe dans l'aire de santé de Mangina (40 000 habitants), territoire de Beni. La détection de l'épidémie n'a pas été faite à temps à cause de l'insécurité qui sévissait dans ce territoire et le personnel sanitaire était aussi en grève depuis plusieurs mois pour réclamer le versement des primes impayées. Toutes les conditions étaient réunies pour que cette épidémie échappe à la surveillance épidémiologique.

En juillet, l'épidémie est signalée à Mangina, une bourgade à 30 km de Beni. Les autorités sanitaires ont été alertées par le décès d'une femme de 65 ans décédée chez elle à Mangina vers fin juillet, après l'hospitalisation. « Après son enterrement non-sécurité, les membres de sa famille ont commencé à présenter les mêmes symptômes et sept d'entre eux sont décédés ». Des cas probables ont été également signalés dans la province voisine d'Ituri[1]. Selon le ministère de la Santé qui a dépêché une équipe

[1] J. TILOUINE « Ebola réapparait dans l'est de la République démocratique du Congo », *Le Monde,* 1/8/2018, www.lemonde.fr/afrique/articiles/2018/08/01/ebola-reapparait-dans-l-est- de-la- rdc_5338420_3212.

d'experts sur place, « Vingt-six cas de fièvres avec des signes hémorragiques », ont été signalés, samedi 28 juillet, par les autorités locales. Parmi ces malades vingt sont morts, dont un infirmier. Le médecin Alain Musondolya de cette localité a déclaré à l'AFP que « Les malades viennent avec des vomissements, des selles liquides, des hémorragies nasales et des vomissements de sang. Nous n'avons pas d'intrants pour les soigner et le personnel est exposé à la contamination ».

Une équipe d'investigation de la Direction générale de lutte contre les maladies du ministère de la santé est dépêchée sur place et devra arriver à Beni le 31 juillet 2018. Elle est composée de trois experts dont deux épidémiologistes et un biologiste. Le travail a commencé sitôt après l'arrivée de cette équipe. Six échantillons sont prélevés chez des malades et envoyés à Kinshasa depuis le 31 juillet pour des analyses à l'INRB.

À l'équipe de la riposte du ministère de la Santé s'est jointe à Mangina une équipe de MSF travaillant à l'hôpital de Lubero. Forte de son expérience, l'équipe de MSF a immédiatement mis en place un plan de réponse contre l'épidémie d'Ebola en collaboration avec l'équipe du ministère de la Santé. Dans les jours qui ont suivi, des membres expérimentés de MSF sont arrivés d'autres provinces de la RDC et de l'étranger pour former et travailler avec le personnel local afin de prendre en charge les malades et de prévenir la propagation de l'épidémie[1]. Pendant ce temps, la population était invitée au calme et au respect des mesures d'hygiène, en particulier le lavage régulier des mains et des enterrements sécurisés. Mais elle s'est montrée très réticente à adhérer aux mesures de santé publique habituelles utilisées pour lutter contre la MVE.

Sitôt arrivés à l'INRB à Kinshasa, les six échantillons sont passés par des analyses. De ces six échantillons, quatre se sont révélés positifs à la MVE. Dans un communiqué daté du 1er août 2018, le ministère de la Santé a officiellement annoncé que le pays faisait face à une nouvelle épidémie d'Ebola apparue à Mangina dans le territoire de Beni, province du Nord-Kivu. C'est la dixième épidémie d'Ebola en RDC. Outre Mangina, l'épicentre de l'épidémie, des cas ont été aussi signalés à l'hôpital de Beni. Le même communiqué ministériel a également annoncé l'arrivée à Mangina, dès le 2 août, d'une équipe d'experts du ministère de la santé pour mettre en place les différentes composantes de la riposte. Elle sera composée de laborantins, d'épidémiologistes, de cliniciens psychologues et de médecins. Le gouverneur

---

html ; « Ebola en RDC : 43 cas dont 13 confirmés », www.jeuneafrique.com/depeches/611265/societes/ebola-en-rdc-43-cas-dont-13-confirmes.

[1] « Nord-Kivu : MSF soigne 65 patients atteints d'Ebola en un mois », www.msf.ch/nos-activites/articles/nord-kivu-msf-soigne-65-patiens-atteints-ebola-mois.

de la province du Nord-Kivu a appelé la population au calme et à la prudence[1]. Au quatrième jour de l'épidémie, 43 cas de MVE sont détectés dont 13 confirmés. Ces nouveaux cas confirmés se sont ajoutés aux quatre précédents qui se sont révélés positifs sur les six échantillons testés le 31 juillet à l'INRB à Kinshasa.

Le Nord-Kivu est une province à forte densité qui connaît aussi de nombreux mouvements transfrontaliers du fait d'intenses activités commerciales dans la région des Grands lacs. Ravagée par des conflits armés avec leurs cortèges de morts par millions depuis trois décennies environ, elle est en proie à une insécurité persistante qui provoque les déplacements internes des populations à la recherche de refuge. Beaucoup de zones sont inaccessibles et l'étendue réelle de l'épidémie n'est pas connue. C'est dans ce contexte sensible et complexe que l'équipe de l'INRB s'organise en collaboration avec ses partenaires pour aller au front contre Ebola. Des obstacles sont certes considérables pour enrayer cette nouvelle épidémie. Tester une thérapie dans ces conditions relève d'un grand défi. Malgré les défis de sécurité, la directrice de l'OMS-Afrique, le Dr Matshidiso Moeti, s'est montrée confiante quant à la capacité de riposte de l'OMS, parce que, selon elle, l'agence dispose d'une vaste expérience dans la prestation de services de santé dans des zones de conflit en Afrique.

Le 6 août, les résultats du séquençage du génome de virus à l'INRB ont confirmé la souche Ebola-Zaïre comme dans la province de l'Équateur. Mais rien n'indique que l'épidémie du Nord-Kivu soit liée à celle de l'Equateur, séparée de plus de 2 500 km. Étant donné que c'est la même souche, on devra utiliser le vaccin expérimental rVSV-ZEBOV et les mêmes traitements expérimentaux comme à l'Équateur. Cette fois, le MAb114 pourra figurer parmi les molécules à utiliser, compte tenu des résultats préliminaires satisfaisants de la phase I de son essai clinique. Le 7 août, les protocoles de MAb114 et de rVSV-ZEBOV sont approuvés par le CER de l'École de santé publique de Kinshasa[2].

Des molécules expérimentales proposées

Un vaccin et cinq traitements expérimentaux sont proposés par l'OMS pour être utilisés dans le cadre de MEURI (utilisation sous surveillance d'une intervention non homologuée en dehors d'un essai clinque ainsi que collecte de données relatives aux résultats cliniques). Les données disponibles concernant l'innocuité et l'efficacité de ces produits varient sensiblement. Il y a d'abord le vaccin rVSV-ZEBOV qui sera utilisé pour la première fois au début d'une épidémie d'Ebola (ici plus au début que dans la province de

---

[1] J. TILOUINE « Ebola réapparait dans l'est de la République démocratique du Congo ».
[2] « Cérémonie Docteur Honoris Causa/Jean-Jacques Muyembe ».

l'Équateur) ; ensuite, deux cocktails d'anticorps monoclonaux : ZMapp et REGN3470-3471-3479 (Regeneron) ; deux antiviraux : le Remdesivir (Gilead) et le Favipiravir et enfin l'anticorps monoclonal MAb114.

Un comité scientifique composé d'experts nationaux et internationaux à Kinshasa est chargé d'examiner les données relatives à chaque produit pour déterminer les traitements préventifs et curatifs les plus appropriés à utiliser pendant cette dixième épidémie. Un classement par ordre d'intérêt a été réalisé en mai 2018 par l'OMS sur la base des résultats publiés[1]. Compte tenu de ce critère, l'OMS n'a pas incorporé le MAb114 dans l'étude, a révélé le Pr Muyembe. En effet, les résultats de phase 1 d'essai clinique portant sur MAb114 n'étaient pas encore publiés, donc pas disponibles, bien que les résultats préliminaires satisfaisants aient été annoncés au printemps 2018. Mais après la tenace insistance du Pr Muyembe, l'agence onusienne a fini par accepter son produit en le classant dernier de la liste d'utilisation établie selon l'ordre des priorités ci-après : ZMapp, Remdesivir, Regeneron et MAb114[2].

À la fin, les cartes ont tourné en faveur de MAb114 pour plusieurs raisons. D'abord, ce produit a eu l'avantage de se trouver sur place en RDC, alors que les autres devaient venir de l'étranger, notamment des États-Unis. Ensuite, il a déjà obtenu l'approbation éthique d'un CER du pays, à l'occurrence le CER de l'École de santé de Kinshasa. Enfin, les données logistiques relatives à son utilisation plaidaient en sa faveur. En effet, pour ZMapp, il faut 4 heures de perfusion pendant 9 jours ; REGN3470-3471-3479 (Regeneron) : 2 heures de perfusion en une fois ; Remdesivir : une heure de perfusion pendant 10 jours[3]. D'après Annick Antierens de MSF (Bruxelles),

> Si le ZMapp et le Remdesivir ont de meilleures indications de sécurité et d'efficacité, ils sont également les plus complexes à administrer et font l'objet d'un lourd suivi. Lorsqu'il s'avère impossible pour le personnel clinique d'administrer l'un de ces deux médicaments, le mAb114 est le choix suivant la liste[4].

En d'autres termes, l'avantage de MAb114 par rapport à ZMapp, est que le MAb114 est administré en une dose unique de trente à soixante minutes, alors que le ZMapp est un cocktail de 3 anticorps monoclonaux qu'il faut injecter plusieurs fois par jour pendant plusieurs jours dans l'organisme. En outre, le MAb114 peut être conditionné et envoyée lyophilisé, et il reste stable à température ambiante. Il n'exige pas une chaîne de froid aussi stricte que le

---

[1] C. HOORMAN, « La lutte contre Ebola en RDC compromise par les conflits armés », *Le Monde* 25/8/2018, www.lemonde.fr/planete/article/2018/08/25/la-lutte-contre-ebola-en-rdc-compromise-par-les-conflits-armés.

[2] « Cérémonie Docteur Honoris Causa/Jean-Jacques Muyembe ».

[3] « Cérémonie Docteur Honoris Causa/Jean-Jacques Muyembe ».

[4] A. ANTIERENS cité par F. GOUBET « Le sang d'un rescapé d'Ebola comme remède », *Le Temps* du 6 septembre 2018.

ZMapp[1]. Ainsi donc, par un heureux concours de circonstances, le MAb114 qui était le dernier traitement de la liste d'utilisation s'est retrouvé à la première place.

Les premières molécules expérimentales utilisées à Mangina

L'équipe de la riposte est arrivée à Beni le 7 août pour Mangina l'épicentre de l'épidémie. En accord avec l'OMS, elle a commencé à vacciner avec rVSV-ZEBOV le 8 août 2018. C'est une vaccination ciblée « en ceinture » qui concerne en priorité les personnes à haut risque, c'est-à-dire celles qui sont en contact direct avec les malades, notamment les professionnels de santé, les proches des malades (contacts des malades), et aussi les contacts de contacts. Cette méthode de vaccination a contribué à maîtriser l'épidémie d'Ebola à l'Equateur. Mais ici, la tâche s'annonce difficile parce que le suivi des contacts est compliqué, étant donné les mouvements de la population et l'insécurité. Il sera donc difficile de couper la chaîne de transmission du virus Ebola.

Outre la vaccination, il y a aussi le traitement expérimental mAb114, le premier à arriver sur le terrain. Le 10 août 2018, l'équipe de l'INRB a administré la première dose de mAb114 à une patiente à l'hôpital de Mangina, puis à une autre patiente. C'est la première molécule thérapeutique utilisée au cours d'une épidémie d'Ebola. Les deux femmes qui étaient gravement malades ont connu une évolution positive et rapide ; le lendemain, elles ont demandé à manger, a témoigné le Pr Muyembe. Bon signe. Au vu de cette évolution positive, huit autres malades ont reçu le même traitement. Une première guérison est enregistrée, c'est une fillette de treize ans dans le village de Mangina, a annoncé le ministère de la Santé dans son bulletin sur la situation épidémiologique du 13 août 2018. Au total, 10 patients ont été traités dans un premier temps et leur état de santé a connu une évolution positive[2]. La situation épidémiologique au vendredi 24 août se présentait comme suit : au total 105 cas d'Ebola signalés dont 77 confirmés et 28 probables, 11 personnes guéries et 67 décès.

Commentant la décision du ministère de la Santé d'administrer le MAb114 à dix membres de leur personnel contaminés (et depuis à d'autres patients), Rebecca Grais, directrice de la recherche à Epicentre, un satellite d'épidémiologie de MSF, a confirmé que les dix patients ont survécu. Même si ces chiffres sont très petits, dit-elle, il *semblerait* que le ministère de la santé ait réalisé les analyses biologiques requises autour de ces patients[3]. Rebecca Grais emploie le conditionnel parce que MSF n'a pas été associée aux analyses

---

[1] F. GOUBET, « Le sang d'un rescapé d'Ebola comme remède ».

[2] « Cérémonie Docteur Honoris Causa/Jean-Jacques Muyembe ».

[3] E. RAHMOUNI « Ebola en RDC, entre tâtonnements opérationnels et incertitudes scientifiques », https://msf-crash.org/fr/blog/medecine-et-sante-publique/ebola-en-rdc-entre-tatonnements-et-incertitudes.

biologiques des patients. Et elle explique la raison pour laquelle son organisation n'y a pas été associée.

> De manière générale sur cette épidémie, il est difficile pour MSF d'avoir accès aux données biologiques de suivi des patients : nous n'avons pas nos propres CTE mais intervenons dans des CTE du ministère de la Santé qui contrôle les laboratoires et ne souhaite pas partager les données avec nous, apparemment par peur que nous les utilisions avant eux dans une publication scientifique[1].

Et puis le doute. « Mais je doute que le ministère de la Santé soit capable de 'prouver' l'efficacité du mAb114. En revanche […], ils vont montrer que le traitement n'a tué personne, que c'est quelque chose qui doit être poursuivi et non laissé à l'abandon... Et ensuite ils vont pouvoir trouver un fabricant ». Pour R. Grais, « il y a une forme d'appropriation par les autorités de santé congolaises, une dimension nationaliste importante concernant ce traitement-là, même si, comme les autres anticorps, il est développé aux États-Unis »[2].

L'attitude des Congolais est compréhensible, à notre avis, quand on connaît le parcours de cette molécule et surtout le revers subi par le Pr Muyembe avant d'arriver à ce stade. *Les Congolais avaient tout intérêt à ne pas partager naïvement les données pour relever un grand défi au regard de l'histoire de cette molécule et en réponse aux résultats non-satisfaisants de l'essai de plasma sanguin des convalescents de Guinée (2015).*

Pendant ce temps, déjà à mi-août, un cas d'Ebola est enregistré dans la province voisine d'Ituri.

Quatre molécules expérimentales supplémentaires

Quatre molécules expérimentales supplémentaires font l'objet de discussions préalables avec le ministère de la Santé de la RDC afin de baliser leur utilisation au Nord-Kivu. Ce sont : ZMapp, Remdesivir, Favipiravir et RGN-EB3. Approuvées par les comités scientifique et éthique, elles sont finalement déployées dans cette province et ont rejoint MAb114 déjà en utilisation depuis le 10 août sur le terrain.

Le 24 août, un cas confirmé et un autre présumé sont recensés dans la ville d'Oicha, au nord de la province du Nord-Kivu. Pour la première fois, un cas confirmé dans une zone de grande insécurité. La ville d'Oicha n'est pas sous le contrôle des rebelles, mais sa périphérie est sous l'emprise des rebelles ougandais des forces démocratiques alliées (ADF), un groupe armé d'obédience islamiste, responsable de massacres de plusieurs milliers de civils depuis 2014. Selon un haut responsable de l'ONU, un grand nombre de civils a été tué lors des troubles dans les environs d'Oicha et des travailleurs humanitaires, des prêtres et des employés du gouvernement étaient retenus en

[1] E. RAHMOUNI « Ebola en RDC, entre tâtonnements opérationnels… ».
[2] E. RAHMOUNI « Ebola en RDC, entre tâtonnements opérationnels… ».

otage par des rebelles. L'épidémie d'Ebola a franchi les lignes rebelles. On est là au cœur de l'insécurité. Un scenario que tout le monde redoutait.

Au fil des mois, l'épidémie d'Ebola est loin d'être maîtrisée. Elle se révèle être la deuxième pire épidémie de l'histoire après celle de l'Afrique de l'Ouest (2014-2016). On se rend compte que la riposte est compliquée. Elle piétine parce qu'elle fait face au déni de la maladie, aux rumeurs de tout genre et à la théorie complotiste. Tout ceci alimente la méfiance de la population. Pour les gens, Ebola est une menace de plus importée de l'extérieur contre les habitants de cette province majoritairement de l'ethnie nande afin de les éliminer et d'occuper leurs terres. La riposte rencontre une vive réticence de certaines communautés qui empêchent la vaccination, cachent leurs malades et refusent les enterrements sécurisés. En outre, des patients se rendent souvent trop tardivement aux CTE. Certains malades préfèrent aller se faire soigner chez les tradipraticiens de santé, d'autres refusent d'être soignés dans les CTE et s'enfuient dans la forêt[1].

L'épidémie a continué sa progression dans diverses agglomérations et le nombre de cas a explosé à Beni, Mabalako, Masereka, Butembo. En septembre 2018, la ville de Beni a dépassé Mangina en nombre de cas confirmés et est devenue l'épicentre d'Ebola. Le 28 septembre, l'OMS a relevé d'un cran « le risque de propagation de l'épidémie en RDC, le jugeant « élevé à l'échelle nationale et régionale. Mais à l'échelle mondiale, le risque était toujours considéré comme faible[2]. Un changement de stratégie de la riposte s'est avéré nécessaire. Selon les chiffres fournis par le ministère de la santé, sur le terrain, l'épidémie d'Ebola dans les provinces du Nord-Kivu et de l'Ituri a dépassé le cap de 200, le 13 octobre 2018, soit au total 211 cas de fièvre hémorragique, dont 176 cas confirmés et 35 probables. Sur les 176 confirmés, 100 sont décédés et 55 guéris[3]. Pour ce, l'OMS a convoqué pour le 17 octobre une réunion du Comité d'urgence du règlement sanitaire internationale afin d'évaluer si cette flambée d'épidémie d'Ebola constituait une urgence de santé publique de portée internationale et de déterminer quelles recommandations formuler afin de la gérer. Au cours de cette réunion, le comité a estimé que la flambée de l'épidémie d'Ebola en RDC était « très préoccupante », mais qu'elle ne constituait pas une urgence de portée internationale.

---

[1] « Ebola atteint le cap des 200 cas et 125 morts », www.voaafrique.com/a/ebola-atteint-le-cap-des-200-cas-et-125-morts-dans-l-est-de-la-rdc/4610868.html.

[2] « Ebola en RDC : risque national et régional 'très élevé ' de propagation », www.jeuneafrique.com/ depeches/636737/societe/ebola-en-rdc-risque-national-et-regional-très-eleve-de-propagation/.

[3] « RDC : l'épidémie d'Ebola atteint le seuil des 200 cas, Beni devient le nouvel épicentre », www.radiookapi.net/2018/10/13/actualite/sante/rdc-lepidemie-debola-atteint-le-seuil-des-200 cas-beni-devient-le-nouvel.

Les patients d'Ebola étaient traités jusque-là avec les thérapeutiques expérimentales ayant un bon profil d'efficacité et d'innocuité, et ce, dans le cadre éthique MEURI défini par l'OMS. Même si l'état de santé des malades semblait s'améliorer, aucune évaluation scientifique de l'efficacité et de l'innocuité de ces médicaments n'a été effectuée. En effet, le cadre éthique *MEURI dans lequel ces traitements étaient administrés n'a pas été conçu pour évaluer des médicaments, parce qu'il ne permet pas de générer des données non biaisées portant sur l'efficacité ou l'innocuité d'une molécule.* En d'autres termes, les données recueillies, même si elles se révélaient potentiellement rassurantes, ne permettaient pas d'évaluer correctement l'efficacité d'un médicament expérimental et de tirer des conclusions. Elles seront utiles dans le cadre des essais cliniques pour évaluer et tirer des conclusions. Les preuves scientifiques d'efficacité des médicaments anti-Ebola font défaut. Voilà pourquoi il a été décidé que les quatre molécules passent de l'utilisation dans le cadre de MEURI à l'étape de l'essai clinique proprement dit.

1.5.3. Un essai clinique avec quatre molécules au Nord-Kivu

Le passage à l'essai clinique constitue une étape importante à franchir parce que « des essais cliniques permettraient de recenser et de gérer les résultats cliniques négatifs plus efficacement que l'usage en urgence sous surveillance. Et en cas des résultats positifs, ceux-ci seraient par ailleurs probablement plus facilement mesurables dans le cadre des essais cliniques » [1]. Par ailleurs, les données récoltées dans le cadre des essais cliniques sont plus fiables et permettent d'évaluer facilement la qualité de traitements ou de vaccins potentiels. Enfin, les essais cliniques constituent un passage obligé pour obtenir l'homologation permettant à un médicament d'arriver en pharmacie pour la commercialisation et la consommation. En effet, l'AMM n'est accordée qu'à un candidat médicament ayant franchi les trois phases conventionnelles des essais cliniques au bout desquelles il a obtenu les résultats concluants.

L'essai clinique Pamoja Tulinde Maisha

L'essai clinique PALM est lancé le 20 novembre 2018 pendant cette épidémie d'Ebola au Nord-Kivu. Le ministère de la Santé de la RDC a annoncé le 26 novembre à Kinshasa qu'un essai clinique a démarré pour évaluer l'efficacité et l'innocuité des molécules expérimentales utilisées jusque-là dans le cadre de MEURI pour le traitement des patients infectés par le virus Ebola. Financé par les NIH, l'ECR a été approuvé par le *Institutional review board* (IRB) de NIAID et le CER de l'École de santé publique de Kinshasa. Il est coordonné par l'OMS et dirigé par l'INRB, en partenariat avec

[1] A. RID, A. ANTIERENS, « Comment Médecins Sans Frontières… », p. 195.

le ministère de la Santé, le NIAD, l'*Alliance for International Medical Action* (ALIMA) et d'autres organisations.

Pour la première fois, un essai clinique va comparer l'efficacité de quatre traitements expérimentaux contre le virus Ebola. Les données collectées et analysées rigoureusement devraient permettre de tirer des conclusions sur l'innocuité et l'efficacité des médicaments appropriés pour traiter la MVE[1]. D'après le Pr Muyembe, c'est le personnel congolais (INRB) qui a réalisé cette étude du début à la fin, en collaboration avec une large alliance de partenaires internationaux, notamment le NIAID, l'ALIMA, l'organisation humanitaire MSF, l'*International Medical Corps* (IMC) et d'autres. Les partenaires américains n'ont pas effectué le déplacement pour le Nord-Kivu à cause de l'insécurité.

Dans son message du 6 décembre, le virologue congolais a expliqué à son tour que la RDC a lancé un essai clinique des trois molécules expérimentales avec la participation des 336 personnes atteintes de la MVE dans la ville de Beni. D'après Muyembe, cet essai consistera à démontrer l'efficacité et l'innocuité de ces trois médicaments, en vue de trouver un seul médicament capable de traiter la MVE. L'essai clinique compare les trois molécules entre elles pour choisir celle qui aura le meilleur profil thérapeutique et de tolérance. Il s'agit donc d'identifier rapidement et avec certitude le meilleur traitement afin de l'intégrer dans la stratégie de réponse d'urgence à Ebola. Dans un premier temps, le MAb114 et le Remdesivir sont en cours d'évaluation en comparaison avec le ZMapp du groupe témoin. Ils ont reçu l'approbation du comité scientifique indépendant et du comité d'éthique. Une quatrième molécule REGN-EB3 sera ajoutée en temps utile après l'avenant du protocole de trois premières. C'est en janvier 2019 que RGEN-EB3 est intervenu dans l'essai.

L'essai PALM est contrôlé et randomisé (ECR). Il n'y a pas de placebo pour des raisons éthiques. L'essai implique des patients positifs au virus Ebola de tous les âges répartis dans quatre CTE au Nord-Kivu. Il a débuté à Beni avant de s'étendre à Mangina et Katwa. Au total, 681 patients ont été répartis en 4 groupes : un groupe contrôle traité par ZMapp, un autre groupe par l'antiviral Remdesivir ; les deux restants sont pris en charge respectivement avec les anticorps mAb114 et REGN-EB3. Le critère principal d'évaluation est le taux de mortalité au bout de 28 jours de traitement. L'essai clinique est mis en œuvre selon les standards éthiques internationaux : tous les participants ont été informés de risques encourus et de bénéfices potentiels attendus et ils

---

[1] OMS, « Premier essai jamais réalisé avec plusieurs médicaments contre Ebola en République démocratique du Congo », www.who.int/fr/news/item/26-11-2018/democratic-republic-of-the-congo-begind-first-ever-multi-drug-ebola-trial...

ont pu exprimer librement leur consentement éclairé. L'essai a démarré le 20 novembre 2018[1].

L'essai se déroule dans un contexte particulier : conflits armés actifs, insécurité quotidienne et fièvre électorale. On est dans la période pré-électorale délicate. En effet, après un report de deux ans, les élections générales ont finalement été proclamées pour le 30 décembre sur toute l'étendue de la RDC. Mais le 26 décembre, quatre jours avant le scrutin, la Commission nationale indépendante (CENI) a annoncé que les circonscriptions de Beni et Butembo ne participeront pas à la présidentielle à cause de l'épidémie d'Ebola qui sévit dans la région, tandis que les élections législatives et provinciales étaient reportées, pour ces villes, au 31 mars 2019. Cette annonce a fait monter d'un cran la tension au sein de la population. La MVE a pris une tournure politique. Un député de Butembo a improvisé un rassemblement de circonstance sur l'axe principal de la ville pour expliquer la décision de la CENI qu'il a interprétée comme une « manœuvre politique du pouvoir pour nous empêcher de voter et qu'Ebola n'existait pas ».

Ces propos aux accents complotistes ont trouvé écho favorable au sein d'une population révoltée à cause de l'annulation de ce scrutin tant attendu. La lutte contre la MVE en a fait les frais. Trente-deux centres de santé ont été attaqués dans la ville de Beni, deux CTE de MSF attaqués aussi à Butembo. Le prétexte de l'épidémie pour annuler le vote ne pouvait qu'augmenter la méfiance de la population face au virus[2].

L'année 2019 sera marquée par des attaques régulières contre les CTE et les atteintes à la vie du personnel sanitaire. L'épidémie se révèle de plus en plus complexe. L'épicentre d'Ebola s'est déplacé de Mangina en zone rurale où elle est presque maîtrisée à la ville de Beni, puis Butembo et environs. Lorsque Butembo est devenue l'épicentre de l'épidémie, la population a vu débarquer en ville des agents du ministère de la Santé et des expatriés des organisations internationales au volant de grosses jeeps et dépenser l'argent dans les bars de la ville. Les habitants se sont dit qu'Ebola était un vrai business. La grande frustration de la population de Butembo se justifiait par le fait que la région était gangrénée par l'insécurité depuis trois décennies et jamais on a déployé de si gros moyens comme pour Ebola afin de ramener la paix. Et puis la différence de rémunération au sein des structures de soin entre les intermédiaires locaux et les agents extérieurs (venus de Kinshasa et des expatriés) faisait scandale[3]. En réaction, certaines communautés ont appelé au

[1] En collaboration avec l'OMS, l'essai clinique est mené par l'INRB, le ministère de la santé de la RDC, le NIAID, l'*Alliance for International Medical Action* (ALIMA), MSF, l'*International Medical Corps* (IMC) et d'autres organisations.

[2] Y. CIYOW, « En RDC, comment Ebola est devenu une maladie politique », *Le Monde* 14/3/2019, www.lemonde.fr/afrique/article/2019/03/14/en-rdc-comment-ebola-est-devenu-une-maladie-politique_5436156_322.html.

[3] Y. CIYOW, « En RDC, comment Ebola est devenu une maladie politique ».

meurtre des médecins, attaqué les centres de santé et empêché les vaccinations de se tenir jusqu'à cacher leurs malades. Pire encore, les gens ont même refusé les enterrements sécurisés.

Une enquête publiée dans la revue britannique *The Lancet Infectious Diseases* (mars 2019), spécialisée dans l'actualité des maladies infectieuses, a révélé qu'une proportion élevée de Congolais doutait de l'existence de cette maladie. Ils étaient 25 % dans les villes les plus touchées – Beni et Butembo – à ne pas croire à l'existence de cette maladie virale. La défiance de la population n'a pas facilité la tâche à l'équipe de la riposte, elle a contribué au prolongement de l'épidémie, notamment par la dissimulation des symptômes de cette maladie contagieuse. Ce phénomène d'incrédulité a fait d'Ebola une épidémie de rumeurs amplifiées par les réseaux sociaux qui manipulent le vrai et le faux. La désinformation et la défiance ont entravé les efforts visant à enrayer la propagation d'Ebola. Et puis, les manipulations politiques ont aussi attisé l'hostilité envers le personnel médical.

Comme conséquence de toutes ces actions hostiles, l'explosion de l'épidémie et des attaques de groupes armés contre les CTE. En février 2019, des CTE sont attaqués à Kitwa et à Butembo. À la suite de ces attaques, la coordination de l'équipe de la riposte est délocalisée à Goma et MSF est obligée de suspendre ses activités en mars dans la localité de Kitwa et la ville de Butembo. Le 19 avril 2019, une équipe de riposte est en pleine réunion à l'hôpital universitaire de Butembo quand un groupe de rebelles a surgi et tiré sur les participants à cette réunion. Un médecin camerounais et épidémiologiste déployé par l'OMS, le Dr Richard Valery Mouzoko Kiboung, est touché par une balle. Amené aux urgences, il a succombé de ses blessures. Deux autres personnes sont blessées dans cette attaque, mais leur vie n'était pas en danger. Dans un communiqué de presse daté du 19 avril, le directeur général de l'OMS, le Dr Tedros, a exprimé sa profonde tristesse pour la perte du Dr Mouzoko. Aussi a-t-il déclaré que « Cet événement tragique nous rappelle les risques que les agents de santé prennent chaque jour pour protéger la vie et la santé des autres. Nous sommes scandalisés par cette attaque : les agents et les établissements de santé ne doivent jamais être une cible »[1]. Le lendemain, des tracts menaçant d'exterminer tout agent et tout soutien de la riposte ont été distribués à travers la ville de Butembo.

Le nombre de cas d'Ebola a explosé, plus d'une dizaine de cas chaque jour et les attaques se sont multipliées contre les structures de santé. Cette situation complexe a compliqué la réponse sanitaire au point que les personnes averties se sont posé la question de savoir si l'épidémie au Nord-Kivu n'était pas en train d'échapper à tout contrôle. Pour le Dr Ghassan Abou Chaar, responsable adjoint des urgences chez MSF, « on ne peut pas vraiment dire si l'on perd le

---

[1] « Maladie à virus Ebola : un intervenant de l'OMS tué lors d'une attaque à l'hôpital de Butembo », www.who.into/fr/new/item/19-04-2019-who-ebola-responder-killed-unattack-on-the-butembo-hospital.

contrôle sur l'épidémie ». De son côté, le ministère congolais de la Santé se voulait rassurant. Dans un de ses bulletins quotidiens, il a affirmé que le taux de survie des patients dans les CTE était en hausse. À Butembo, par exemple, il serait passé de 56 à près de 69 % entre février et mai[1].

Mais la réalité était plus complexe. Un message twitté par Sonia Rolley de RFI a contredit affirmations du ministère. D'après elle, pour calculer le taux de survie dans les CTE, le ministère n'a pas pris en compte les malades décédés moins de 48 heures après leur admission. Ce sont 55 victimes de moins dans les statistiques. Et RFI d'ajouter que si les chiffres sont favorables, c'est surtout parce que les populations ne veulent pas aller dans les CTE, parce qu'elles ont été plusieurs fois attaquées par des hommes armés[2]. Dans son twitter en guise de réponse à Sonia Rolley, le ministère de la Santé a noté que Rolley n'a pas visiblement compris les raisons pour lesquelles ces décès n'ont pas été pris en compte dans le calcul du taux de létalité dans la prise en charge des patients souffrants. Puis, il a expliqué que les patients qui mouraient moins de 48 heures après leur admission aux CTE étaient ceux ayant atteint un stade avancé de la maladie, souvent dans le coma, et pour lesquels seuls des soins palliatifs et non curatifs étaient administrés. Ils ont été considérés comme des décès communautaires, c'est-à-dire en dehors du CTE, car ils ont passé toute la maladie dans une communauté, propageant ainsi le virus[3].

Depuis le début de l'épidémie, le 1er août 2018 jusqu'au 20 mai 2019 environ, 132 attaques contre les formations sanitaires ont été enregistrées causant quatre décès et 38 blessés parmi les agents de santé et les patients, a indiqué le ministère dans son bulletin quotidien diffusé vendredi 24 mai 2019. Comme si ce triste bilan ne suffisait pas, des infirmiers ont reçu des menaces de mort et de destruction des structures sanitaires en raison de leur rôle dans la riposte contre Ebola. À cause de cette violence ciblée, plusieurs médecins et infirmiers des territoires de Beni et Lubero ont dû quitter temporairement leur habitation, forçant ainsi certaines structures sanitaires à fermer leurs portes ».

C'est dans ce contexte d'insécurité que le Dr Michael Ryan, directeur exécutif chargé du programme OMS de gestion des situations d'urgence sanitaire, a effectué entre le 18 et 20 mai 2019 une mission au Nord-Kivu afin de se rendre compte en personne des conditions de travail dans ces zones touchées par l'épidémie d'Ebola. À l'issue de sa mission, il a dressé un constat pessimiste de la situation épidémique. Une situation délicate, rendue compliquée par les activités de groupes armées et la résistance de la

---

[1] RFI « Ebola/RDC : l'épidémie au Nord-Kivu est-elle en train d'échapper à tout contrôle ? », www.rfi.fr/fr/afrique/20190514-ebolardc-epidemie-nord-kivu-est- elle-en-train-echapper-tout-contrôle.

[2] RFI « Ebola/RDC : l'épidémie au Nord-Kivu est-elle en train d'échapper… ».

[3] MINISTÈRE DE LA SANTÉ RDC on Twitter :@chère SoniaRolley vous, https://twitter.com/ minsanterdc/status/ 1128263788799696896.

population. « Ce n'est pas possible d'arrêter Ebola dans une telle situation de tensions au niveau communautaire, de manipulations politiques, et tous les groupes armés. La situation sur le terrain n'est pas assez calme pour faire les opérations de santé publique », a-t-il déclaré à RFI[1].

Un autre problème constaté par le Dr Ryan, c'est la réinfection des zones où la transmission de l'épidémie a été arrêtée comme à Mangina, à Beni, à Mabalako. Les équipes sont obligées de reprendre le travail à zéro. L'autre défi, c'est la contamination même au sein des CTE. « On doit arrêter, absolument la transmission dans les structures de santé […] C'est une catastrophe, c'est une vraie tragédie d'avoir des transmissions dans les endroits mêmes où les populations vont chercher des soins », a-t-il regretté. Depuis le début de l'épidémie jusque vers le 19 mai, 102 agents de santé ont été contaminés et 34 sont décédés[2].

Le nombre de décès et des cas avérés ont nettement augmenté à Butembo, Kitwa. Le cap de mille morts est franchi en mai. Jusqu'au mois de mai 2019, l'épidémie d'Ebola ne s'est pas étendue au-delà de deux provinces où elle sévissait. Mais à l'allure où la maladie se propageait, le risque de propagation est resté très élevé au-delà de deux provinces et du pays. De façon générale, la riposte a peiné de donner satisfaction. Il fallait changer des stratégies.

L'épidémie d'Ebola a fini par traverser la frontière de l'Ouganda, a annoncé l'OMS le 11 juin 2019. Il a fait deux premières victimes – un garçon de 5 ans et sa grand-mère de 50 ans, tous deux décédés dans le district de Kasese, frontalier de la RDC. Le garçon et sa famille sont partis de Kasese pour assister aux obsèques en RDC d'un proche décédé d'Ebola. De retour à Kasese, le garçon de 5 ans, son frère de 3 ans et leur grand-mère de 50 ans ont été diagnostiqués positifs au virus. Le garçon de 5 ans et sa grand-mère de 50 sont décédés à Kasese. La famille de l'enfant a été placée en quarantaine. Les autres membres de cette famille ougando-congolaise et le garçon de 3 ont été rapatriés en RDC pour recevoir une assistance médicale.

L'Ouganda était déjà en alerte depuis le début de cette flambée de l'épidémie dans ces deux provinces voisines. Son ministère de la Santé a envoyé une équipe de spécialistes dans la ville de Kasese pour détecter d'autres cas probables de la MVE et vacciner ceux qui étaient en contact avec les décédés d'Ebola.

En dépit de tous les moyens dont disposait la RDC, l'équipe de la riposte a peiné d'enrayer l'épidémie à cause de plusieurs facteurs, notamment l'insécurité, le déni de la maladie, la méfiance de la population et la manipulation des politiciens. En outre, l'équipe de riposte (dispositif de lutte) contre Ebola mise en place par le ministère congolais de la Santé et l'OMS a

---

[1] RFI, « Ebola : le constat pessimiste d'un responsable de l'OMS après une visite en RDC », www.rfi.fr/fr/afrique/20190519-ebola-constat-pessimiste- oms-mission-rdc-ryan.

[2] RFI, « Ebola : le constat pessimiste d'un responsable de l'OMS… ».

péché par une approche verticale (de haut en bas), négligeant ainsi les structures de santé locales et les relais communautaires. Et puis, le comportement ostentatoire de certains agents de la riposte exhibant sans pudeur leur argent en ville a renforcé l'idée qu'Ebola était un business et que certains avaient intérêt que cela dure. Face à ces difficultés majeures, deux ONG, Oxfam et la Croix-Rouge/Croissant-Rouge, ont demandé que soit réinitialisée la riposte contre la MVE[1]. Cette question préoccupait plus d'une personne.

Prenant en compte cette proposition et après l'apparition de premiers cas d'Ebola en Ouganda, l'OMS a décidé de convoquer son Comité d'urgence du Règlement sanitaire international pour évaluer la situation épidémique en RDC. Le Comité d'urgence de l'OMS s'est réuni vendredi 14 juin pour la troisième fois depuis le début de l'épidémie en août en RDC. Après évaluation de la situation, le Comité a exprimé sa préoccupation pour la flambée de l'épidémie d'Ebola en cours en RDC. Il a reconnu que tant qu'elle se poursuivra dans le pays, il existera certes un risque de propagation aux pays voisins, tandis que le risque de propagation aux pays d'autres régions reste faible. Le Comité a donc reconnu que l'épidémie constituait une urgence sanitaire en RDC et dans la région, mais que les critères qui en feraient une urgence de santé publique de portée internationale au sens du Règlement sanitaire international (RSI) ne sont pas réunis[2].

Jusque-là, la ville de Goma (environ un million d'habitants) est épargnée. Mais le dimanche 14 juillet un premier cas y est enregistré. Ce premier cas est un pasteur d'une église de réveil qui a effectué une courte mission d'évangélisation à Butembo, l'un des principaux foyers d'Ebola dans le Nord-Kivu. Dès le 9 juillet, les premiers symptômes sont apparus alors qu'il était encore à Butembo. Il a suivi les soins à domicile pour une fièvre normale. Mais il a quand même décidé de voyager pour Goma à bord d'un bus dans lequel 18 autres passagers ont pris place. Arrivé dimanche le 14 juillet à Goma, il s'est rendu dans un centre de santé pour poursuivre les soins. Transféré dans un CTE, il a été testé positif à la MVE. Le lundi 15 juillet, il a été ensuite rapatrié vers Butembo comme le prévoyait la procédure pour des soins appropriés. Mais c'est au cours de ce transfert vers Butembo qu'il est décédé.

---

[1] « Epidémie d'Ebola : l'OMS va-t-elle déclarer l'urgence sanitaire mondiale ? », *Le Monde* 14/6/ 2019, www.lemonde.fr/afrique/article/2019/06/14/epidemie-d-ebola-l-oms-va-t-elle-declarer-l-urgence-sanitaire.

[2] OMS, « Déclaration sur la réunion du Comité d'urgence du Règlement sanitaire international (2005) concernant la maladie à virus Ebola en République démocratique du Congo », www.who.int/fr/news/items/14-06-2019-statement-on-the-meeting-of-the-international-health-regulation-(2005)-emergency-committee-for-ebola-virus-disease-in-the-democratic-republic-of-the-congo.

On s'y attendait un peu. Ce cas confirmé d'Ebola à Goma a montré que l'épidémie échappait au contrôle. Pour MSF, « la situation était préoccupante », l'OMS parlait d'une « évolution très inquiétante ». Quant aux autorités congolaises, elles se voulaient rassurantes et appelaient la population au calme, parce que le risque de propagation dans la ville était faible pour la simple raison que le patient infecté avait été vite identifié et isolé et que ses contacts étaient suivis. Malgré ces appels au calme, l'inquiétude était palpable dans la grande ville de Goma. Face à l'avancée de l'épidémie dans cette ville frontalière, le Rwanda voisin a décidé de fermer sa frontière avec la RDC.

La confirmation de ce premier cas d'Ebola à Goma a suscité la préoccupation des organisations sanitaires. Cela a potentiellement changé la donne. Quant au directeur de l'OMS, il a estimé qu'on ne pouvait pas être trop prudent et qu'il allait à nouveau réunir le comité d'urgence pour évaluer la situation et décider si l'épidémie constituait une urgence sanitaire mondiale[1]. Compte tenu de la persistance de l'épidémie d'Ebola en RDC et du risque avéré de propagation dans d'autres pays et régions d'Afrique, l'OMS a requalifié cette épidémie et l'a décrétée, le 17 juillet 2019, l'urgence sanitaire de portée internationale[2].

La réorganisation de l'équipe de la riposte à l'épidémie d'Ebola

Le chef de l'État congolais Félix Tshisekedi a pris acte de la déclaration de l'OMS faisant de l'épidémie d'Ebola en RDC une urgence de santé publique de portée internationale. Face à un bilan mitigé du dispositif de lutte contre Ebola dirigé par le ministère de la Santé, il a décidé de réorganiser l'équipe de la riposte en la plaçant sous sa supervision directe. Cette réorganisation a occasionné un réajustement des stratégies de lutte. Pour ce, le 20 juillet, le président congolais a créé un Comité multisectoriel de la riposte à Ebola ayant pour mission de coordonner l'ensemble des activités de la mise en œuvre de la stratégie de riposte par le truchement d'un secrétariat technique dirigé par le Pr J.-J. Muyembe. Jusque-là la coordination des activités de la riposte était confiée au ministère de la Santé.

S'estimant désavoué et sans contester la décision du chef de l'État, le ministre de la Santé, le Dr Ilunga, a démissionné de ses fonctions le 22 juillet 2019 et n'a pas tardé de régler ses comptes. Dans sa lettre de démission adressée à ce dernier, il a déploré que la gestion de cette crise sanitaire soit confiée à un groupe de personnes sans qu'il ait été consulté au préalable. Aussi a-t-il évoqué des initiatives prises par les membres de ce comité lesquelles ont

---

[1] « Ebola en RDC : à Goma, le premier patient est décédé », www.jeeuneafrique.com/ 803926/societe/ebola-en-rdc-a-goma-le-premier-patient-est-decede.

[2] OMS, « La flambée de maladie à virus Ebola en République démocratique du Congo constitue une urgence de santé publique de portée internationale »,www.who.int/fr/news/item/17-07-2019-ebola-outbreak-in-the democratic-republic-of-the-congo-declared-a-public-health-emergency-of-internationl-concern.

suscité des interférences dans la conduite de la riposte. En outre, il a dénoncé des pressions subies de toutes parts pour transformer cette crise sanitaire en crise humanitaire et de fortes pressions exercées sur lui depuis plusieurs mois pour l'introduction d'un nouveau vaccin. Enfin. Il a fustigé des acteurs qui ont fait preuve de manque d'éthique manifeste en cachant volontairement des informations importantes aux autorités sanitaires[1]. Bref, une série de révélations et de justifications aux allures d'un réquisitoire ciblant le Pr Muyembe sans le nommer.

Quelques jours plus tard, dans une interview accordée au journal français *Le Monde*, le Dr Ilunga a révélé les raisons de sa démission, notamment les pressions exercées sur son ministère par un « lobby malveillant ». En ce qui concerne la proposition d'introduire le vaccin expérimental mis au point par un laboratoire belge Janssen, filiale du groupe américain Johnson & Johnson, il l'a taxée d'une tentative d'introduction illégale en violation de la souveraineté nationale. En outre, selon l'ex-ministre, ce vaccin n'était qu'à la phase 2 de test et qu'il nécessitait deux injections à administrer à 56 jours d'intervalle. Son utilisation imposerait des contraintes techniques (logistiques) non négligeables exigeant une excellente organisation du suivi, ce qui faisait précisément défaut depuis le début de l'épidémie. Enfin, l'introduction de ce vaccin risquerait de semer la confusion auprès de la population déjà défiante vis-à-vis de l'équipe de la riposte[2]. Voilà pourquoi, il a bloqué la proposition d'introduire ce deuxième vaccin expérimental.

Le Pr Muyembe n'a pas tardé de réagir. Répondant aux questions de RFI sur son rôle dans la proposition d'introduire un second vaccin expérimental, il a déclaré qu'« Il s'agit là d'un faux débat ». Aucune pression dans le choix des vaccins, ni à notre niveau, ni au niveau du ministère pour choisir ou prendre le vaccin. Un choix scientifique basé sur des dividendes scientifiques. « Rien n'est décidé. Ce n'est qu'une proposition »[3].

De quoi s'agissait-il exactement ? La vérité est que l'utilisation d'un deuxième vaccin expérimental avait été recommandée par le Groupe stratégique consultatif d'experts (SAGE) de l'OMS. Dans un communiqué du 7 mai 2019, ces experts préconisaient déjà d'introduire un vaccin expérimental supplémentaire pour faire face à une éventuelle rupture de stock, vaccin à déployer dans les zones à risque, pas dans les zones déjà affectées. Plusieurs

---

[1] « Ebola en RDC : le ministre de la santé démissionnaire révèle ' les tentatives d'introduction illégale d'un vaccin expérimental' », Propos recueillis par J. TILOUINE, *Le Monde* 26/7/ 2019, https://www.lemonde.fr/afrique/article/2019/07/26/ebola-en-rdc-le-ministre-de-la-sante-demissionnaire-revele-les-tentatives-d-introduction-d-un-vaccin-experimental…

[2] « Ebola en RDC : le ministre de la santé démissionnaire révèle… ».

[3] RFI, « Lutte contre Ebola en RDC : 'Aucune pression dans le choix des vaccins' (Chef de la riposte) », Propos recueillis par BINETA DIAGNE, www.rfi.fr/fr/emission/20190801-rdc-ebola-muyembe-pression-riposte.

vaccins ont été proposés, notamment le vaccin russe, chinois et belge. Les deux premiers concurrents ont été écartés au profit de vaccin belge du laboratoire belge Janssen Pharmaceuticals. Depuis, un comité de pilotage dont Peter Piet et Muyembe faisaient partie était en train d'étudier les modalités d'utilisation de ce vaccin. Le 23 mai 2019, le ministère de la Santé a reçu un document confidentiel de 86 pages établi par le consortium PREVAC (Partnership for Research on Ebola Vaccinations). Le nom du Pr Muyembe figurait sur la troisième page de ce document sous mention « RDC enquêteur principal ». L'objectif de l'étude était de « mesurer l'efficacité d'une campagne de vaccination basée sur une population sélectionnée »[1]. En d'autres termes, l'étude visait à accumuler des données supplémentaires sur la sécurité, l'efficacité et l'immunogénicité dans une populations à haut risque. Aussi devrait-elle fournir des informations sur l'administration d'une 2e dose retardée (plus de 56 jours)[2].

Les recommandations de SAGE ont provoqué des tensions entre le ministère de la Santé et l'INRB du Pr Muyembe. Sans remettre en question l'efficacité du vaccin rVSV-ZEBO administré à la population, ce dernier estimait nécessaire de déployer cet autre vaccin efficace produit par la firme belge Janssen Pharmaceutical pour vacciner plus de personnes possibles afin de créer un rideau de vaccination entre Kayina et Lubero, au Nord, à Goma et au Sud. Vacciner le plus de gens possible pour créer une masse critique de personnes immunisées et contrer ainsi l'avancée de la maladie avec l'objectif de protéger la ville de Goma. Une option qui s'alignait sur les recommandations des partenaires (OMS et ONU), mais à laquelle le ministre s'est opposé. Deux mois après sa transmission au ministère, la proposition de l'INRB était toujours bloquée par le ministre. Pendant ce temps, l'épidémie d'Ebola est apparue à Goma le 14 juillet[3]. Ce que l'on redoutait est finalement arrivé.

La nouvelle équipe de la riposte a remis sur la table le dossier du vaccin Zabdeno et Mvabea qui était classé sans suite par l'ancien ministre de la Santé. Son utilisation était à nouveau envisagée. Ce vaccin est injecté à double dose avec l'intervalle de deux mois entre chaque vaccination, alors que le vaccin rVSV-ZEBOV est utilisé à dose unique. La première dose (Ad26.ZEBOV)

---

[1] S. ROLLEY, « Un an d'Ebola en RDC : qui croire dans la polémique sur le deuxième vaccin ? », www.rfi.fr/fr/afrique/20190802-ebola-rdc-croire- polemique-deuxieme-vaccin.

[2] R. GRAS, « RDC : Jean-Jacques Muyembe, en première ligne face à Ebola », www.jeuneafrique.com/mag/809499/societe/rdc-jean-jacques-muyembe- en-premiere-ligne-face-a-ebola.

[3] S. BUJAKERA TSHIAMALA, « Ebola en RDC : la réorganisation de la riposte ouvre la voie à l'utilisation d'un nouveau vaccin », www.jeuneafrique.com/807056/ societe/ebola-en-rdc-la-reorganisation-de-la-riposte-ouvre-la-voie-a-lutilisation-dun-nouveau.

déclenche le système immunitaire, tandis que la seconde (MVA-BN-Filo) vise à augmenter la durée de la protection. La firme belge Janssen a annoncé disposer d'un nombre suffisant de doses de ce vaccin expérimental pour vacciner à court terme un demi-million de Congolais de plus contre Ebola, selon la presse belge citée par le Magazine *Jeune-Afrique*.

D'après Mme Macaya Douaguih, cheffe du département de développement clinique des vaccins chez Janssen Pharmaceutica, le vaccin proposé par sa firme était bien toléré et immunogène chez l'homme. Elle a précisé qu'il protégeait aussi efficacement contre le virus Ebola chez les primates non humains. Depuis le début de la phase I de l'essai clinique, plus de 6 000 personnes ont été vaccinées avec ce produit aux États-Unis, en Europe et en Afrique (Guinée et Ouganda). Quoi qu'il en soit, cette épidémie d'Ebola offrait l'opportunité de poursuivre l'étude sur l'efficacité de ce vaccin compte tenu des données recueillies disponibles jusque-là satisfaisantes. C'est dans ce climat de tension que la nouvelle équipe de la riposte entre en fonction. Tension entre d'une part le ministère de la Santé dont le ministre venait de démissionner et d'autre part l'INRB et les partenaires internationaux. Un climat délétère qui n'a pas favorisé une bonne collaboration dans la lutte contre l'épidémie d'Ebola sévissant dans l'Est du pays.

Un an après l'apparition de cette dixième épidémie en RDC, 1er août 2018 au 1er août 2019, quel bilan dresser ? Un an après, la riposte a piétiné, l'épidémie a continué à sévir et à tuer aux confins d'une province traumatisée par des décennies d'insécurité, de violence et de massacres. Les équipes de la lutte contre la MVE se sont heurtés au quotidien encore et toujours à la méfiance de la population. Des attaques contre les CTE avec comme résultat le décès du personnel soignant.

Un an après, une nouvelle équipe de coordination de la riposte est en place. Elle est confiante dans la capacité de mettre fin à la propagation d'Ebola dans le meilleur délai. Une nouvelle stratégie est mise en place qui prévoit l'introduction d'un deuxième vaccin expérimental et l'implication de la population (approche horizontale). Pendant ce temps, les deux malades qui étaient pris en charge dans un CTE à Goma sont déclarés guéris après deux semaines de soins. Ils ont regagné leurs domiciles le 13 août 2019. Un signal pour rassurer la population et un message fort qui signifiait qu'Ebola était guérissable, a déclaré le Pr Muyembe[1].

Deux molécules se détachent du lot

Au bout de huit mois d'essai clinique au Nord-Kivu, du 20 novembre 2018 au 9 août 2019, 681 patients ont été enrôlés et randomisés dans les CTE comme suit : 335 patients à Beni ; 243 à Butembo ; 46 à Kitwa et 57 à

---

[1] « Ebola en RDC : deux malades déclarés guéris à Goma », www.jeuneafrique.com/816014/societe/ebola-rdc-deux-malades-declares-gueris-a-goma.

Mangina. Un patient a été écarté parce que découvert en retard comme faux positif au virus Ebola et 7 patients écartés… Ils sont restés 673 participants.

Après l'analyse partielle des données, la bonne nouvelle est tombée lundi 12 août 2019. Deux molécules augmentent significativement le taux de survie de patients. En effet, « Les traitements REGN-EB3 et mAb114 sont les premiers médicaments qui, dans le cadre d'une étude scientifique solide, ont clairement montré une diminution significative de la mortalité chez les personnes atteintes du virus Ebola » [1], a déclaré à l'AFP, Anthony Fauci, le directeur de NIAID qui fait partie de NIH. En effet,

> Parmi les quelques 500 personnes dont les données ont été analysées (sur un total de 681 participants), la mortalité est tombée à 29 % avec le REGN-EB3 et à 34 % avec mab114. […] Pour les personnes ne prenant aucun traitement, le taux de mortalité est compris entre 60 et 67 %. Ces deux traitements sont des anticorps monoclonaux qui agissent en neutralisant la capacité du virus à affecter d'autres cellules[2].

Le taux de mortalité pour le ZMapp et Remdesivir est resté encore élevé respectivement à 49 % et à 53 %. Les patients traités par le mAb114 et le REGN-EB3 ont eu plus de chance de survie que ceux recevant l'un des deux autres traitements. Ceux qui ont reçu ZMApp et le Remdesivir dans le cadre de l'étude devaient opter pour les traitements qui ont prouvé leur efficacité. Bien que les données aient été préliminaires, le Mab114 et le REGNE-EB3 ont présenté le meilleur profil thérapeutique que le ZMapp et Remdevisir. Par conséquent, les deux perdants se sont retirés de la course pour laisser la place aux gagnants. Voilà pourquoi les NIH ont annoncé que la phase actuelle de cette étude sera arrêtée afin que tous les futurs patients reçoivent les traitements ayant donné des résultats positifs.

En conclusion, le mAb114 et le REGN-EB3 sont supérieurs au ZMapp en réduisant la mortalité au EVD. En dehors des données d'efficacité en elles-mêmes, cet essai clinique a démontré que des recherches randomisées sont possibles scientifiquement et éthiquement au cours des épidémiques. Les autorités américaines ont annoncé que l'analyse définitive des données recueillies serait réalisée fin septembre ou début octobre, et que les résultats complets seraient prochainement publiés. Ces résultats ont été publiés dans la revue scientifique *The New England Journal of Medicine* du 12 décembre 2019[3]. « Le NIH, les autorités sanitaires de la RDC et l'Organisation mondiale de la santé (OMS) ont pour leur part félicité l'équipe ayant mené cette

---

[1] « Deux traitements prometteurs contre le virus Ebola », *Le Monde*, 13/8/ 2019, www.lemonde.fr/afrique/article/2019/08/13/deux-traitements- prometteurs-contre-le-virus-ebola_5498905_3212.html.

[2] « Deux traitements prometteurs contre le virus Ebola ».

[3] SABUE MULANGU, L. E. DODD, R. T. DAVEY Jr *et al.* « A Randomized, Control Trial of Ebola Virus Disease Therapeutics », *N Engl J Med*, vol. 381, 24 (12 dec. 2019), p. 2293-2303, DOI : 10.1056/NEJMoa1910993, PMID : 31774950.

étude 'dans des conditions particulièrement difficiles' ». « C'est grâce à ce type de recherche rigoureuse, vite mises en place, qu'il est possible d'identifier rapidement et avec certitude les meilleurs traitements et de les intégrer à la réponse d'urgence d'Ebola », ont-ils souligné[1].

1.5.4. La présentation de Mab114 et Regn-EB3 à Kinshasa

À Kinshasa, le 15 aout 2019, le Pr Muyembe a annoncé à son tour les performances réalisées par ces deux molécules, mab114 et Regn-EB3, devenant ainsi les traitements spécifiques contre la MVE. Dans son communiqué de presse, Il a déclaré ceci :

> Après de nombreuses études qui ont été faites à l'extérieur, [...] nous avons trouvé la solution à cette maladie mortelle. Nous avons développé un anticorps monochronal Mab114 qu'on peut administrer aux malades. Nous donnons une seule perfusion et le malade est guéri. L'autre médicament qui est efficace, c'est le REGN-EB3. C'est également un anticorps monochronal qu'on donne également par perfusion. Et il y a beaucoup de chance qu'on puisse guérir le malade[2].

Ainsi donc, de Kikwit (1995) au Grand Kivu, en passant par les laboratoires de Bellinzona (Suisse) et de NIH (États-Unis), une longue bataille se termine. Elle aura duré vingt-quatre ans contre vents et marées. Vingt-quatre ans pendant lesquels Muyembe a tout connu : revers, reconnaissance, reprise des travaux sur la sérothérapie anti-Ebola à l'INRB en collaboration avec les NIH et autres partenaires extérieurs.

Mis à l'écart lors de l'épidémie d'Ebola dans la province de l'Équateur, pas aligné au départ puis accepté et relégué au dernier rang de priorité au Nord-Kivu, le mAb114 a battu en brèche le ZMapp, cette molécule venue des États-Unis et présentée lors de l'épidémie d'Ebola en Afrique de l'Ouest (2013-2016) comme un remède miracle et placé au premier rang de priorité par l'OMS pendant l'épidémie du Nord-Kivu. Le Pr Muyembe a pu pousser un soupir de soulagement pour avoir réalisé le rêve de sa vie, celui de trouver une solution à un virus mortel qui aurait pu le contaminer aux premières heures de sa découverte à Yambuku en 1976 et l'emporter très tôt. Mais la providence en a décidé autrement. Ainsi donc, le virologue congolais J.-J. Muyembe est entré dans l'histoire de la MVE non seulement comme codécouvreur du virus Ebola en 1976, mais aussi comme le premier chercheur à avoir expérimenté le sang des convalescents d'Ebola comme sérothérapie pour aboutir enfin à la mise au point le premier médicament spécifique pour traiter la MVE. Une prouesse scientifique qui honore la RDC et l'Afrique. Elle brise surtout les préjugés négatifs sur la RBM effectuée en Afrique par des Africains. *La plus*

---

[1] « Deux traitements prometteurs contre le virus Ebola ».
[2] « Deux traitements prometteurs contre le virus Ebola ».

grande richesse c'est l'homme, quelle que soit son origine ou sa race, dans sa capacité de créer et d'innover.

Pour récompenser les efforts de Muyembe dans la lutte contre la MVE, le gouvernement japonais a décidé de lui décerner le « 3e prix Noguchi pour l'Afrique », avec comme co-lauréat le Pr ougandais Francis Gervase Omaswa. C'est en présence de l'empereur du Japon, Sa majesté Naruhito, du chef d'État de la RDC Félix-Antoine Tshisekedi et d'autres chefs d'États africains, d'un parterre de distingués invités que le lauréat congolais a reçu ce prestigieux prix le 30 août 2019. Pour Muyembe, ce prix est arrivé à point nommé comme le couronnement de sa carrière de chercheur, quelques semaines après l'annonce des résultats concluants de MAb114 comme premier médicament spécifique pour le traitement de la MVE.

La cérémonie officielle de présentation de Mab114 (*Ebanga*) a eu lieu, le 16 septembre 2021 dans l'amphithéâtre de l'l'INRB à Kinshasa (RDC). Le Pr Muyembe a présenté au public ce nouveau médicament spécifique baptisé *Ebanga* pour le traitement de la MVE. Fruit de ses recherches depuis une quarantaine d'années, ce nouveau médicament mis au point avec la collaboration des *National Institutes of Health* des États-Unis et d'autres partenaires est une victoire contre cette maladie redoutable qui sévit fréquemment en Afrique, particulièrement en RDC. Était présente à cette cérémonie historique, la biologiste américaine Nancy Sullivan qui a dirigé aux États-Unis les travaux sur mab114 au laboratoire de NIH en collaboration avec Muyembe et son équipe. Prenant la parole, elle a souligné que *Ebanga* est « la molécule congolaise »[1], donc africaine. C'est dire que Muyembe jouit du droit de propriété intellectuelle sur *Ebanga* en tant que son inventeur. La collaboration avec les NIH, plusieurs autres organisations et agences internationales ne lui prive pas de ce droit. Le ministre de la Recherche scientifique a remis au Pr Muyembe le prestigieux prix David Sackett pour l'essai clinique PALM consacré meilleur essai clinique pour l'année 2019.

La demande d'homologation pour les deux molécules Mab114 et Regn-EB3 a été introduite auprès de la FDA. Le dossier de la demande comprend généralement les résultats de toutes les étapes précliniques et cliniques de la molécule testée. Un dossier complexe. Celui de mAb114 a été minutieusement préparé par le chercheur congolais Sabue Mulangu de l'INRB. Après l'évaluation par la FDA, les deux molécules ont obtenu l'homologation en décembre 2020.

À la suite de l'homologation de ces deux traitements par la FDA, l'OMS a publié ses premières Lignes directrices, vendredi 19 août 2022, pour servir de document d'accompagnement des procédures de gestion clinique standard

[1] RDC : le professeur Muyembe annonce l'arrivée d'un médicament contre Ebola, **Erreur ! Référence de lien hypertexte non valide.**.

dans le cadre des soins de support contre la MVE[1]. Ces Lignes directrices fournissent un résume de données cliniques concernant l'utilisation des anticorps mAb114 ou par REGN-EB3 pour le traitement de la MVE provoquée par le virus Ebola-Zaïre (EBOV). L'organisation onusienne a recommandé leur utilisation pour tous les patients qui ont des résultats positifs confirmés pour le virus Ebola, y compris les personnes vulnérables, c'est-à-dire les personnes âgées, les femmes enceintes et allaitantes, les enfants et les nouveau-nés dont la mère a eu des résultats positifs de test confirmés pour Ebola dans les sept jours après l'accouchement.

1.5.5. La poursuite de la lutte contre Ebola au Nord-Kivu

Optimisme des uns et position nuancée des autres

L'annonce des résultats concluants de ces deux traitements mAb114 et REGN-EB3 a certes constitué un grand tournant dans le cadre de la lutte contre Ebola et de la recherche biomédicale. Optimisme du côté des principaux acteurs de la riposte, mais certaines ONG ont pris une position nuancée. Pour elles, c'est une goutte d'eau dans l'ensemble de la riposte. L'épidémie dure depuis une année et elle continue de se propager, ce qui n'est pas normal. Pour preuve, la province du Sud-Kivu qui était jusque-là épargnée depuis le début de l'épidémie d'Ebola dans l'Est du pays vient à son tour d'être touchée. Deux cas d'infections à Ebola ont été identifiés dans le territoire de Mwenga, à moins de 140 km de la ville de Bukavu. L'apparition d'Ebola dans la province du Sud-Kivu faisait craindre une propagation dans les pays voisins (Rwanda, Burundi, Tanzanie), alors que deux cas d'Ebola étaient déjà recensés en Ouganda.

Autre inquiétude soulevée par des acteurs de la riposte sur le terrain c'est l'incertitude sur la gestion de doses du vaccin rVSV et sa disponibilité. Le 3 septembre 2019, MSF a accusé l'OMS de rationner pour des raisons obscures le vaccin rVSV, l'unique utilisé contre l'épidémie au pays. Elle a regretté que le rythme de la vaccination soit trop lent et que seule une fraction de la population en ait bénéficié jusqu'à présent. Face à l'opacité de la gestion des stocks de vaccins, l'Organisation humanitaire a proposé la création d'un comité de coordination international indépendant qui se chargerait de la gestion transparente de ces stocks. Ce comité comprendrait l'OMS, MSF, la Croix-Rouge et l'Unicef[2]. En réponse à MSF, le Dr Mike Ryan, directeur des

---

[1] OMS, « L'OMS recommande de nouveaux traitements contre la maladie à virus Ebola et appelle à en améliorer l'accessibilité », www.who.int/fr/news/item/19-8-2022-who-makes-new-recommandations-for-ebola-treatments...calls-for-improved-access.

[2] « Ebola en RDC : MSF accuse l'Organisation mondiale de la santé de 'rationner' un vaccin », www.jeuneafrique.com/833214/politique/ebola-en-rdc-msf- acuse-lorganisation-mondiale-de-la-sante-de-rationner-un-vaccin.

programmes d'urgence de l'OMS a rejeté ces accusations et s'est justifiée en ces termes : « Nous ne limitons pas l'accès au vaccin, mais nous mettons en place une stratégie recommandée par un comité d'experts indépendant, comme convenu avec le gouvernement de la RDC »[1]. Jusque-là, 223.000 individus ont été vaccinés.

La RDC a annoncé vendredi 20 septembre qu'elle prévoyait d'utiliser un deuxième vaccin expérimental Ad26-ZEBOV-GP fabriqué par la firme belge Janssen, à compter de mi-octobre 2019. Relayant cette annonce trois jours après, le directeur général de l'OMS, Dr Tedros Adhanom Ghebreyesus, a déclaré que : « En décidant d'introduire le deuxième vaccin expérimental pour étendre la protection contre ce virus mortel, les autorités de la RDC ont fait preuve, encore une fois, de leur leadership et de leur détermination à mettre un terme à cette flambée le plus vite possible »[2]. Le premier lot de ce vaccin expérimental est arrivé à Kinshasa le 1er octobre et au Nord-Kivu une semaine après. C'est dans cette ambiance que les autorités sanitaires congolaises ont annoncé le 4 octobre deux rares bonnes nouvelles, à savoir moins de nouveaux cas de contamination et plus d'un millier de guérissons. De 10 à 20 cas de contamination par jour, le chiffre est passé à un, voire zéro. L'OMS a salué un jour mémorable en RDC qui célébrait les 1 000 vies humaines sauvées de la MVE. Toujours dans la série de vaccins, l'Agence américaine des médicaments, la FDA, a annoncé jeudi 19 décembre avoir approuvé (homologué) le vaccin rVSV-ZEBOV contre Ebola produit par la firme américaine Merck.

Nous sommes à la fin de l'année 2019. Selon le dernier décompte du Comité multisectoriel de la riposte à l'épidémie (CMRE) paru samedi 28 décembre 2019, la RDC a enregistré un cumul de 3 373 cas recensés de contamination avec un total de 2 231 décès depuis l'annonce officielle de l'épidémie d'Ebola dans l'Est du pays, le 1er août 2018[3]. La lutte contre cette épidémie a continué tout long de l'année 2020.

La menace de la MVE étant permanente en RDC, une autre épidémie de MVE a resurgi le 1er juin 2020 à Mbandaka, dans la province de l'Équateur au Nord-Ouest du pays. La RDC s'est retrouvée à gérer deux épidémies d'Ebola à même temps, alors que la 10e était encore officiellement en cours, mais dans le délai habituel de 42 jours après le test négatif du dernier patient guéri.

---

[1] « Ebola en RDC : MSF accuse l'Organisation mondiale de la santé… ».

[2] OMS, « Feu vert pour le deuxième vaccin anti-Ebola en RDC en complément de la 'vaccination en anneau' », www.who.int/fr/news/23-09-2019-second-ebola-vaccine-to-complement-ring-vaccination-given-gree.

[3] Bulletin épidémiologique du CMRE cité par Jeune Afrique « RDC : le virus Ebola a contaminé plus de 3 000 personnes et fait 2 231 morts depuis 2018 », www.jeuneafrique.com/875448/societe/rdc-le-virus-ebola-a-contamine-plus-de-3-000-personnes-et-fait-2-231-morts-en-un-an.

Finalement, le 25 juin 2020, le ministère de la Santé a déclaré la fin de la 10e épidémie d'Ebola dans l'Est de la RDC.

La fin de la 10e épidémie d'Ebola : faits marquants

Tableau 8 : Ebola au Nord-Kivu

Dates	Principaux foyers	Cas	Décès	Létalité	Durée
1/8/2018-25/6/2020	Nord-Kivu, Ituri, Sud-Kivu	3 470	2 280	66 %	695 jours 23 mois
1 163 survivants 172 personnels de santé infectés dont 75 décédés (43,6 %) 303 905 vaccinés (rVSV-ZEBOV) 20 339 vaccinés 1ere dose Ad26.ZEBOV 8 400 vaccinés 2e dose MVA-BN-Filo					

Source : ministère de la Santé-OMS, Chronologie des événements…

- La deuxième plus grande épidémie de la MVE après celle de l'Afrique de l'Ouest et la première plus grande épidémie de la MVE en RDC.
- Malgré une mobilisation rapide et massive des ressources, l'équipe de la riposte a peiné de stopper l'épidémie et celle-ci s'est propagée au-delà des prédictions les plus pessimistes, avec un taux de létalité resté à 66 %. Malgré le développement de nouveaux vaccins et traitements, au vu du bilan (3470 cas et 2280 décès), il est difficile de prétendre que cette fois les résultats sont meilleurs, d'après Nathalie Roberts.
- Une épidémie en zone rurale et urbaine dans une région carrefour avec l'Afrique de grands lacs. Collaboration avec les pays voisins
- Le contexte local n'a pas facilité la tâche à l'équipe de la riposte. Une épidémie dans une région marquée par plus de trois décennies de conflits armés, d'insécurité permanente et de déplacements de la population. Rumeurs complotistes, manipulations politiques, déni de la MVE, méfiance de la population. Attaques et incendies des CTE, interruptions des activités de la riposte à cause des menaces ciblant les équipes de riposte et les travailleurs humanitaires, tueries des prestataires nationaux et d'un staff international de l'OMS.
- En dépit de ces difficultés, l'épidémie dans l'Est de la RDC (2018-2020) a été marquée par un essai clinique de quatre molécules dont deux ont démontré leur efficacité et leur tolérance comme nouveaux traitements spécifiques pour soigner la MVE.
- L'épidémie d'Ebola est passée de l'urgence sanitaire pour la RDC et la région à l'urgence sanitaire de portée mondiale.

- La réorganisation de l'équipe de la riposte et la démission du ministre de la Santé ont permis de changer de stratégies et surtout d'impliquer les chefs et leaders de communautés locales afin de mobiliser davantage la population. Ces nouvelles stratégies ont fini par donner de bons résultats.

Cinq mois après l'apparition de la 11e épidémie d'Ebola, le ministre de la Santé a solennellement déclaré le 18 novembre 2020 la fin de cet épisode de la MVE dans la province de l'Équateur. Selon le décompte conjoint de l'OMS et du ministère de la Santé, au total l'épidémie de la MVE a touché 130 personnes et en a tué 55. Les survivants au nombre de 75 et 3 personnels de santé infectés dont 2 décès (létalité 67 %). Comme à l'Est, la vaccination a été largement utilisée : 41277 vaccinées avec le vaccin rVSV-ZEBOV. Durée de l'épidémie 172 jours, soit 5,7 mois[1].

Trois mois après la fin de la 11e épidémie de la MVE, le virus d'Ebola a resurgi dans la province du Nord-Kivu et fait une nouvelle victime le 3 février 2021 dans le village de Biena, une femme dont le mari a survécu à la précédente épidémie d'Ebola. La femme a présenté les premiers symptômes le 1er février pour succomber deux jours plus tard. L'analyse de l'échantillon de son sang prélevé avant sa mort a donné le résultat positif au virus Ebola. Le 7 févier, le ministre de la Santé a donné l'annonce de cette nouvelle épidémie d'Ebola, la deuxième qui frappait cette même province, et ce, neuf mois après la première (2018-2020) ; la quatrième dans le pays en moins de trois ans. Elle a été classée 12e de l'histoire d'Ebola en RDC. Les principaux foyers ont été localisés à Biena et Butembo. Le décompte conjoint de l'OMS et du ministère de la Santé a affiché les chiffres ci-après : 12 cas pour 6 décès (létalité 50 %), 6 survivants, 2 personnels de santé infectés dont 0 décès, 1898 vaccinés (rVSV-ZEBOV) au 18 avril 2021. Le 3 mai 2021, les autorités sanitaires ont déclaré la fin de l'épidémie qui aura duré 86 jours (2,8 mois)[2].

1.6. Les essais cliniques des vaccins antipaludiques

Le paludisme est une maladie qui sévit dans le monde depuis des millénaires. Elle constitue encore aujourd'hui une grande menace pour la santé et une des causes majeures de morbidité et de mortalité dans le monde, particulièrement dans la Région africaine de l'OMS. Selon le *Rapport 2024 de l'OMS sur le paludisme dans le monde* publié le 11 décembre 2024, plus de 263 millions de personnes ont contracté la maladie en 2023 et près de 597 millions en sont morts. Cela représente environ 11 millions de cas de plus qu'en 2022, et presque le même nombre de décès. La mortalité due à cette maladie est redescendue à son niveau d'avant-covid à 597 000 décès, quelques

[1] MINISTÈRE DE LA SANTÉ-OMS, Chronologie des événements clés survenus lors des épidémies…

[2] MINISTÈRE DE LA SANTÉ-OMS, Chronologie des événements clés survenus…

3 000 décès de moins par rapport à 2022[1]. Bref : « Une hausse mondiale de cas et une baisse de la mortalité en 2023 ».

L'Afrique reste la région la plus durement frappée par cette maladie et continue de payer un lourd tribut. En effet, elle cumule à elle seule 94 % du nombre total des cas de paludisme dans le monde et 95 % des décès associés au même niveau mondial en 2023. Les nourrissons et les jeunes enfants connaissent encore la charge de mortalité la plus élevée : en 2023 près de 76 % de tous les décès dus au paludisme dans cette région ont concerné des enfants de moins de 5 ans, contre 91 % en 2000[2]. Deux tiers des cas mondiaux de paludisme et des décès sont concentrés dans 11 pays africains : Burkina Faso, Cameroun, Ghana, Mali, Mozambique, Niger, Nigeria, RDC, Soudan, Tanzanie et Ouganda.

Malgré des progrès significatifs dans la lutte contre le paludisme, cette maladie reste encore un grave problème de santé publique, principalement en Afrique. À l'occasion de la Journée mondiale de lutte contre le paludisme (25 avril 2025), l'OMS a rappelé les dernières données de 2023 publiées en décembre 2024, encore disponibles en trois points : 1) 597 000 décès dus au paludisme, 2) 263 millions de nouveaux cas, 3) 95 % de l'ensemble des cas enregistrés dans le monde sont recensés dans la Région africaine de l'OMS. Elle a aussi invité la communauté internationale à réinvestir, réimaginer et raviver les efforts communs pour mettre fin au paludisme. Car, éliminer cette maladie n'est pas seulement une priorité de santé publique : c'est aussi un investissement pour un avenir plus équitable, plus sûr et plus prospère pour toutes les nations du monde[3].

Mais le président des États-Unis, Donald Trump, dont le pays est le plus grand donateur bilatéral en matière de lutte contre le paludisme, a ordonné la suppression de financement américain aux différents programmes d'aide dans les PED. La santé, grande bénéficiaire de l'aide américaine, est la première victime de cette décision. Des millions de vies humaines sont menacées, notamment dans la lutte contre le sida, la tuberculose et le paludisme. À la suite de cette décision, l'OMS a lancé un avertissement alarmant concernant les conséquences de ce retrait sur des programmes de lutte contre ces trois maladies tueuses. Selon l'Organisation onusienne, cette décision pourrait entraîner 15 millions de cas supplémentaires de paludisme et 107 000 décès à

---

[1] OMS, « Rapport 2024 sur le paludisme dans le monde », www.who.int/fr/teams/global-malaria-programme/reports/world-malaria-report-2024.

[2] OMS, « Rapport 2024 sur le paludisme dans le monde. Données et tendances régionales », 11 décembre 2024, https://cdn.who.int/media/docs/default-source/malaria/world-malaria.reports/world-malaria-repot-2024-regional.

[3] OMS, « Journée mondiale de lutte contre le paludisme 2025 », 25 avril 2025, www.who.int/fr/campaigns/world-malaria-day/2025.

travers le monde en 2025 et mettrait ainsi en péril des décennies de progrès dans la lutte contre cette maladie mortelle[1].

À ce propos, quelles sont les mesures de prévention du paludisme ? Les *Lignes directrices de l'OMS sur le paludisme* présentent trois principales mesures de prévention de cette maladie : la lutte antivectorielle, les chimiothérapies préventives et la vaccination.

La lutte antivectorielle consiste à pratiquer des mesures qui permettent d'éviter les piqûres de moustiques vecteurs du paludisme. Il s'agit notamment d'utiliser les moustiquaires ordinaires de nuit (là où les moustiquaires imprégnées d'insecticides ne sont pas disponibles), l'usage de répulsifs cutanés, le port des vêtements couvrant les parties du corps exposées aux piqûres de moustiques, l'assainissement de l'environnement (les zones humides).

Les chimiothérapies reposent sur l'utilisation des traitements préventifs destinés à réduire le risque d'infection palustre. Quant à la vaccination, elle consiste en l'administration d'un vaccin pour stimuler le système immunitaire de l'organisme humain afin de se protéger des malades infectieuses, en l'occurrence, le paludisme. En 2021, l'OMS a recommandé une large utilisation du premier vaccin antipaludique RTS,S/AS01[2]. En 2023, elle a recommandé l'usage du deuxième vaccin antipaludique R21. Un enjeu majeur de santé publique.

Il a fallu attendre plus d'un siècle pour que la recherche parvienne finalement à mettre au point les deux premiers vaccins antipaludiques. Pourtant, le lien entre le *Plasmodium* et le paludisme avait été établi depuis 1880, la recherche d'un vaccin antipaludique a piétiné. Comment expliquer ce grand retard à mettre au point un vaccin antipaludique alors qu'il a fallu moins de deux ans pour produire plusieurs vaccins contre la Covid-19 ? Quelle est la contribution des chercheurs africains à la mise au point de ces deux vaccins ?

1.6.1. Le retard dans la mise au point d'un vaccin antipaludique

Il est vrai que la mise au point d'un vaccin antipaludique a constitué un enjeu majeur de santé publique. Mais sa mise au point a rencontré plusieurs difficultés. Trois principales difficultés expliquent ce retard : la complexité du *Plasmodium*, les causes d'ordre financier et politique.

---

[1] Cité par « La vie de millions de personnes menacées par les couples dans l'aide américaine-ne », www.blick.ch/fr/monde/selon-loms-la-vie-de-millions-de-personnes-menacee-
par-les-coupes-dans-laide-americaine-id20691012.html.

[2] F. KYABU KYAMANGA, « Connaissances de base. Le paludisme : cause, symptômes, diagnostic, traitements et prévention », dans F. KYABU KYAMANGA (dir.), *Le paludisme. Connaissances de base/Éco-épidémilogie/Recherche/Vaccins,* Paris, L'Harmattan, 2022, p. 31-35.

Du point de vue de la recherche biomédicale, il est important de signaler que pour concevoir un vaccin il faut tout d'abord identifier la molécule qui constituera son principe actif. Une fois la molécule trouvée et le vaccin mis au point, celui-ci est injecté dans l'organisme humain pour renforcer le système immunitaire afin que celui-ci apprenne à reconnaitre le parasite et à le combattre le jour où un moustique (anophèle) l'inocule dans l'organisme. Or, il est beaucoup plus difficile d'identifier un antigène qui induirait une bonne protection dans un vaccin chez un parasite que chez une bactérie ou un virus. En effet, la majorité des vaccins produits dans le monde ciblent des virus et des bactéries, parce qu'ils sont basés sur des anticorps et plus faciles à mettre au point.

Le *Plasmodium* est un parasite très complexe comme tous les autres parasites. Il comprend plus de 5 000 gènes, alors que le virus responsable de la Covid-19, par exemple, n'en compte qu'une vingtaine. Sophistiqué et protéiforme, son cycle de vie et la forme qu'il prend dépendent de l'hôte (l'être humain ou le moustique) et de l'organe (le foie ou les globules rouges) qu'il infecte[1]. En d'autres termes, le *Plasmodium* se présente sous différentes formes selon qu'il se trouve dans le sang de sa victime, le foie, les globules rouges et chez les moustiques. Chacune de ses formes porte à sa surface des antigènes qui induisent des réponses immunitaires différentes. Le parasite modifie donc sa structure sans arrêt en fonction de différentes phases du cycle de sa vie et chaque phase de sa vie dans un organisme nécessiterait un vaccin différent. Cette complexité antigénique lui a permis tout au long de l'histoire humaine de défier le système immunitaire en opérant des multiples mutations, provoquant ainsi une constante remise en question des recherches vers des nouvelles solutions. Voilà pourquoi les scientifiques ont longtemps eu du mal à comprendre les réponses immunitaires spécifiques associées à la protection contre ce parasite et à mettre au point un vaccin antipaludique[2]. Finalement, ils ont dû adopter diverses approches pour y parvenir.

Sur le plan financier, le manque de financement n'a pas permis d'entreprendre la recherche sur un vaccin antipaludique. Il se trouve que le marché des vaccins antipaludiques est limité aux pays tropicaux qui sont généralement des pays pauvres. Ce qui ne garantit pas un retour sur investissement, des bénéfices pour les firmes pharmaceutiques. La question de solvabilité du marché n'a pas permis aux compagnies pharmaceutiques de s'engager dans la recherche d'un vaccin antipaludique, car les vaccins ne représentaient que 1 % des profits. Pour remédier à cette difficulté, un tout

---

[1] A. NOTARAS, « Huit choses à savoir sur le vaccin contre le paludisme RTS,S », www.rfi.fr/fr/connaissances/20211022-huit-choses-à-savoir-sur-le- vaccin-antipaludisme-rts-s.

[2] L. GEDDES, « L'histoire passionnante du premier vaccin contre le paludisme », https://www.gavi.org/fr/vaccineswork/histoire- passionnante-premier-vaccin-paludisme.

nouveau modèle de financement et de développement de vaccin a été créé dans le cadre de PPP avec la participation, dès le début, des partenaires extérieurs comme la BMGF, l'OMS, le PATH (*Program for Appropriate Technology in Health*, organisation à but non lucratif dédiée à la santé), le Fond mondial, Gavi, etc.

Enfin, le dernier obstacle n'ayant pas permis l'engagement en faveur de la recherche d'un vaccin antipaludique c'est sans doute le manque de volonté politique. De bonnes intentions ont été exprimées à maintes reprises dans différentes conférences internationales sur le paludisme, mais personne ne les a traduites en actions concrètes en vue de financer la recherche sur un vaccin antipaludique qui sauverait la vie de milliers de personnes vivant en zone tropicale en général et en Afrique en particulier[1].

1.6.2. Les premières tentatives de la mise au point d'un vaccin

L'initiative de l'armée américaine et de GlaxoSmithKline

La recherche d'antigènes a commencé dès la fin des années 1960 avec l'armée américaine. L'enjeu était stratégique pour le Pentagone. L'armée américaine est alors en quête d'un moyen pour protéger ses soldats qui devaient se rendre dans des régions à risque de paludisme. On pense ici à la guerre du Vietnam (1955-1975) durant laquelle les soldats américains avaient été décimés par le paludisme. Face à cette hécatombe, Pentagone subventionne des travaux menés par l'équipe de Ruth Nussenzweig de l'université de New York. Cette équipe de recherche tente d'identifier des antigènes à la surface du parasite lors des premiers stades de l'infection forme sporozoïte. « Le but est de fabriquer un vaccin préventif qui cible le parasite juste après sa transmission par le moustique et avant qu'il n'infecte les globules rouges sanguins, où il est responsable des symptômes - l'accès de fièvre, l'anémie, voire le coma mortel »[2].

En 1980, le premier antigène est enfin découvert un siècle après la découverte du *Plasmodium falciparum* (1880-1980) dans le sang des patients infectés : il s'agit de la protéine circumsporozoïte. Dominique Mazier explique que « celle-ci a pu être identifiée assez facilement parce que c'est la plus abondante à la surface du sporozoïte »[3]. Une fois inoculée à une souris, cette protéine induit la production de beaucoup d'anticorps. Elle semble être un antigène intéressant qui pourrait devenir le principe actif d'un vaccin. Une piste à exploiter.

---

[1] « Afrique : la marche vers l'élimination du paludisme demeure difficile », https://www.trtfrancais.com/ divers/afrique-la-marche-vers-lelimination-du-paludisme-demeure-difficile-8661328.

[2] S. ETIEN, « Bientôt un vaccin contre le paludisme », *La recherche* 453 (juin 2011), https://www.larecherche.fr/bientôt-un-vaccin-contre-le-paludisme.

[3] Cité par S. ETIEN, « Bientôt un vaccin contre le paludisme ».

Le laboratoire britannique GlaxoSmithKline (GSK) qui s'était engagé depuis 1984 dans la recherche d'un vaccin antipaludique a rejoint l'institut Walter Reed de recherche médicale de l'armée dans le Maryland pour se lancer dans cette aventure scientifique. Les chercheurs de ces deux maisons s'attèlent à travailler sur cette hypothèse, mais ils se heurtent à une difficulté de taille, à savoir aucun modèle animal ne développe le paludisme lorsqu'on lui inocule le parasite humain *Plasmodium falciparum*. Il s'avère donc impossible de tester sur l'animal l'efficacité du vaccin élaboré. Le vaccin doit être testé sur l'homme pour savoir s'il est efficace ou non. En 1987, six volontaires sains (n'ayant jamais été exposés au paludisme) sont vaccinés avant d'être soumis à des piqures de moustiques infectés par des parasites sensibles au traitement antipaludique. Résultats non concluants. Le vaccin se révèle peu efficace, cinq volontaires sur six contractent le paludisme[1]. Espoir déçu, mais la course ne s'arrête pas là. La recherche d'un vaccin continue et nous en arrivons au premier vaccin antipaludique mis au point par le Pr Manuel Patarroyo.

Le candidat vaccin du chercheur Patarroyo

Le Pr Manuel Patarroyo (1946-) de nationalité colombienne est un pathologiste et immunologiste formé à l'université nationale de la Colombie, l'université Yale et l'université Rockefeller à New York aux États-Unis. Fondateur de l'Institut d'immunologie de Bogotá, il cumule plusieurs prix scientifiques internationaux et distinctions honorifiques.

Le chercheur colombien commence ses recherches sur un vaccin antipaludique en 1978 et il met au point « le premier vaccin antiparasitaire et entièrement synthétique de l'histoire de la vaccination »[2], moins cher à produire qu'un vaccin ordinaire ; car sa fabrication ne nécessite pas de cultures des organismes vivants. Il le désigne sous le code SPF66 (*Synthetic Plasmodium Falciparum* et soixante-six essais). Ce vaccin ouvre les perspectives nouvelles contre le paludisme. Patarroyo a refusé de vendre le brevet de son vaccin à une compagnie pharmaceutique afin d'offrir à l'OMS l'intégrité des droits pouvant résulter de son vaccin, à condition que l'Organisation onusienne s'engage à le produire et le distribuer à bas prix.

En 1986, les essais précliniques ont débuté sur des signes *aotus*, une espèce de singes répandus en Amazonie colombienne et qui développe le paludisme de la même façon que les êtres humains. Les résultats encourageants sont publiés dans la revue britannique *Nature* en 1987. Certains peptides ont offert une protection partielle contre les parasites *Plasmodium falciparum*.

---

[1] S. ETIEN, « Bientôt un vaccin contre le paludisme ».

[2] « La lutte contre le paludisme un vaccin prometteur Manuel Patarroyo, disciple de Pasteur », *Le Monde* 29/10/1994, www.lemonde.fr/archives/article/1994/10/29/la-lutte-contre-le-paludisme-un-vaccin-prometteur-patarroyo-disciple-de-pasteur.

Cependant, la combinaison de trois peptides partiellement protecteurs a donné une protection complète ou presque complète, ce qui suggère que cette combinaison est un bon candidat vaccin contre le paludisme[1]. Ces résultats sont accueillis avec scepticisme par la communauté scientifique internationale. Mais Patarroyo a continué ses recherches. En 1987, il a entrepris les premiers essais cliniques impliquant une douzaine de volontaires de l'armée colombienne, sur la côte pacifique du pays. Les résultats de ces essais ont aussi subi le même sort[2].

Il a fallu attendre l'année 1993 pour qu'une étude publiée dans *The Lancet* suscite un sursaut d'intérêt de la communauté scientifique sur ce candidat vaccin ; il s'agit des résultats des tests réalisés sur 1 548 volontaires âgés de plus d'un an dans une région du sud de la côte pacifique colombienne. Ces résultats ont soulevé beaucoup d'espoir. En 1994, les résultats d'autres études effectuées en Tanzanie et en Gambie dans une zone très impaludée sont publiés. En Tanzanie, par exemple, les essais cliniques menés sur de jeunes enfants ont obtenu 31 % d'efficacité après un an de suivi. Cette étude a confirmé que le vaccin est sûr, immunogène et réduit le risque du paludisme clinique chez les enfants exposés à une transmission intense du paludisme Falciparum[3]. Cette série de résultats obtenus notamment en Tanzanie laissent espérer que l'on dispose désormais d'une méthode de prévention vaccinale efficace contre le paludisme.

Mais ces résultats sont accueillis avec prudence par les spécialistes des maladies infectieuses. En effet, au cours d'un colloque international qui a eu lieu à Dakar (Sénégal) du 10 au 13 avril 1995, les résultats de premiers essais cliniques de ce vaccin sont vivement critiqués. D'après Jean-Yves Nau, les experts ont remis en cause la méthodologie retenue par le Dr Patarroyo pour évaluer l'efficacité de son vaccin et la médiatisation internationale dont ce vaccin a bénéficié avec le soutien actif de l'OMS. Il a notamment été reproché au chercheur colombien une démarche très empirique et un passage beaucoup trop rapide à l'expérimentation humaine. En bref, les chercheurs ont déploré l'absence de méthodologie indiscutable de l'évaluation des vaccins contre le

---

[1] M. PATARROYO, P. ROMEO, M. TORRES *et al.*, « Induction of prospective immunity against experimental infection with malaria using synthetic peptides », *Nature*, 328 (13 aug. 1987), 629-632, DOI : 10.1038/328629a0, PMID : 3302727.

[2] « La lutte contre le paludisme un vaccin prometteur Manuel Patarroyo… »

[3] P. L. ALONSO, T. SMITH, J. R. SCHELLENBERG *et al.*, « Randomised trial of efficacy of SPf66 vaccine against Plasmodium Falciparum malaria in children in Southern Tanzania », *Lancet*, vol. 344, 8931 (oct. 1994), 1175-1181, DOI : 10.1016/s0140-6736(94)90505-3, PMID : 7934537 ; lire aussi C. BEYER, « 1994 : Manuel Patarroyo, le premier inventeur d'un vaccin contre le paludisme ».

paludisme[1]. Ce genre de critique était une démarche rarissime dans les congrès internationaux, a fait remarquer Jean-Yves Nau.

En réponse aux critiques, le biochimiste colombien a rappelé que l'efficacité de son vaccin était de 40 % en Colombie, 55 % au Venezuela, 60 % en Equateur et 35 % au Brésil. En Afrique où le défi paludéen est le plus grand, les essais cliniques ont permis d'enregistrer une efficacité de 31 %. Même avec ce pourcentage d'efficacité, le candidat vaccin était prometteur. Au lieu de critiquer les protocoles de Patarroyo, on aurait aussi dû reconnaître qu'aucun autre vaccin n'avait réalisé de telles performances[2]. Toutefois, de nouveaux résultats des études menées sur le vaccin antipaludique du docteur Patarroyo étaient attendus pour les prochains mois.

En septembre 1996, les résultats attendus sont finalement tombés. En effet, la revue britannique *The Lancet* a publié le 14 septembre 1996 les résultats d'une étude effectuée chez les enfants de 2 à 15 ans vivant en zone impaludée au Nord-Ouest de la Thaïlande. Vaccin toléré. Cependant, aucune différence significative constatée entre les deux groupes d'études : l'étude a donné autant d'enfants victimes d'accès palustres dans une cohorte vaccinée que dans l'autre non vaccinée. Le vaccin SPf66 ne protège pas contre la malaria *falciparum* et d'autres essais cliniques n'étaient pas justifiés afin de prouver son efficacité[3]. Il n'a pas amélioré la couverture vaccinale. La communauté scientifique aurait dû encourager Patarroyo à poursuivre ses recherches afin d'améliorer la couverture vaccinale. Mais hélas, celui-ci n'a pas été soutenu. En 1998, l'OMS a renoncé à la production de ce vaccin. En réaction, le chercheur colombien a accusé l'organisation onusienne de faire le jeu des compagnies pharmaceutiques. Faute de soutien et critiqué sur tous les fronts, il a abandonné ses recherches sur le vaccin antipaludique.

1.6.3. Les deux premiers vaccins antipaludiques

Après plusieurs décennies de recherche, les chercheurs sont finalement parvenus à mettre au point deux nouveaux vaccins antipaludiques, et ce, en l'espace de deux ans. Une victoire éclatante contre cette redoutable maladie

---

[1] J. Y. NAU, « L'efficacité du premier vaccin contre le paludisme est remise en cause », *Le Monde*, 16/4/1995, www.lemonde.fr/archives/article/1995/04/16/l-efficacite-du-premier-vaccin-contre-le-paludisme-est-remise-en-cause_3868701_1819218.

[2] M. L. BOUGUERRA, « Le paludisme, ce fléau si peu combattu », *Le Monde diplomatique*, juin 1998, www.monde-diplomatique.fr/1998/06/LARBI_BOUGUERRA/3772.

[3] F. NOSTEN, C. LUXEMBURGER, D. E. KYLE […] D. G. HEPPNER, « Randomised double-blind placebo-controlled trial of SPf66 malaria vaccine in children in northwestern Thailand. Shoklo SPf66 Malaria Vaccine Trial Group », *Lancet*, vol. 348, 9029 (14 sep. 1996), 701-707, DOI : 10.1016/s0140-6736(96)04465-0 ; PMID : 8806288.

qui provoque chaque année des milliers de morts dans les zones tropicales, en particulier dans la zone Afrique de l'OMS. Ces vaccins sont : le vaccin RTS,S et le vaccin R21. Comment en est-on arrivé là ? Nous allons le découvrir dans les pages qui suivent.

Le vaccin antipaludique RTS,S

Dans les années 1980, un chercheur de GSK du nom de Joe Cohen à Rixensart en Belgique conçoit une idée pour augmenter l'efficacité du vaccin : celle d'utiliser la technique que sa firme vient de mettre au point pour le vaccin de l'hépatite B. Il s'agit de fusionner la protéine circumsporozoïte du parasite avec un antigène du virus de l'hépatite B pour former des particules d'une taille suffisante afin d'être bien repérées par le système immunitaire. Cette première version du vaccin est baptisée RTS,S et est testée pour la première fois en 1990 chez des adultes volontaires. Malheureusement, le vaccin ne génère qu'une faible protection contre le parasite. Les chercheurs comprennent alors qu'il est nécessaire d'y ajouter un adjuvant pour stimuler le système immunitaire. Plusieurs adjuvants sont développés par GSK. L'un d'eux, nommé AS02, se montre plus efficace que les autres lors des tests sur les volontaires et il est retenu.

La nouvelle version du vaccin RTS,S constituée de l'adjuvant AS02 est d'abord testée en phase 2a chez 250 hommes en Gambie en 1998, un pays africain où le paludisme est endémique. Le vaccin est bien toléré et réussit à protéger contre le paludisme environ la moitié des adultes vaccinés au cours des deux premiers mois de suivi : il prévient 34 % des infections. Ensuite, il est testé sur la population cible : les enfants âgés de moins de 5 ans. Après ce succès, la firme britannique entame en 2001 un partenariat avec l'ONG MVI (Malaria Vaccine Initiative) - PATH (*Program for Appropriate technology in Health*) auquel s'est joint la BMGF[1].

Le premier essai de grande envergure est lancé en 2003 au Mozambique : 2020 enfants âgés de 1 à 4 ans sont impliqués et reçoivent soit le vaccin RTS,S, soit un placebo. Après 18 mois de suivi, le vaccin semble bien toléré et parmi les enfants vaccinés, 35 % ont été protégés contre le paludisme et n'ont pas déclaré la maladie. Ceux qui ont été infectés malgré la vaccination ont développé une forme moins grave de la maladie que les non vaccinés : les formes graves ont été réduites de 49 %.

Les autres essais cliniques de phase 2b sont ensuite menés au Mozambique avec 214 enfants de 10 à 18 semaines et en Tanzanie : 340 enfants de 6 à 10 semaines. Ils ont reçu le vaccin RTS,S AS02 qui n'a démontré qu'une efficacité moyenne de 30 %, cela signifie qu'il diminue de 30 % le risque de

---

[1] J. MARTINI, « Paludisme : progrès mitigé et nouveaux espoirs », dans D. KEROUEDAN (dir.), *Santé internationale. Les enjeux de santé au Sud*, Paris, Les Presses Sciences Po, 2011, p. 84.

déclarer le paludisme. La réponse immunitaire générée par le vaccin semble assez efficace pour contrer les parasites lorsqu'ils sont dans le sang avant d'arriver dans le foie, c'est-à-dire pendant trente minutes environ. En revanche, elle ne semble pas efficace pour détruire les parasites qui ont réussi à pénétrer dans les cellules du foie où ils restent environ dix jours avant d'infecter le sang.

Pour augmenter et renforcer la réponse immunitaire fournie par les globules blancs nommés lymphocytes T., un nouvel adjuvant nommé AS01 est mis au point. Le vaccin formulé avec ce nouvel adjuvant devient RTS,S AS01. Il est testé chez 894 enfants de 5 à 17 mois au Kenya et en Tanzanie. Les résultats, publiés en 2008, ont montré une efficacité d'environ 50 %, lors du suivi de huit mois et de 45 % à quinze mois. De façon générale, une efficacité de 30 à 65 % contre les accès cliniques/sévères chez l'enfant et le nourrisson.

Ces résultats encourageants ont encouragé le GSK et ses partenaires à envisager l'essai clinique de phase 3. Ce vaccin a une longueur d'avance sur une dizaine de vaccins qui sont testés à travers le monde. Car il est le seul à se retrouver dans cette phase - la dernière étape avant l'AMM.

L'essai pivot de phase 3 sur l'efficacité et l'innocuité sera mené entre 2009 et 2014. Il sera réalisé dans 11 centres d'essais cliniques situés dans 7 pays africains (Burkina Faso, Gabon, Kenya, Malawi, Mozambique, Tanzanie).

- Population totale impliquée : 15 449 enfants et nourrissons,
- 8 922 enfants de 5 à 17 mois (48 mois de suivi),
- 6 537 nourrissons de 6 à 12 semaines (38 mois de suivi),
- Essai randomisé en 3 groupes, contrôlé, multicentrique et multinationale (internationale),
- Il doit évaluer l'efficacité du vaccin contre le paludisme clinique et le paludisme plus grave, le rôle de la 4e dose, l'efficacité contre les hospitalisations et la mortalité dues au paludisme.

Un an après l'inoculation de trois doses du vaccin RTS,S/AS01 (de mars 2009 à janvier 2011), les premiers résultats sont dévoilés : les 3 doses de vaccin réduisent de 56 % le risque de développer un accès palustre et de 47 % le risque d'avoir une forme sévère, comme une atteinte du cerveau ou des reins. Les données ont été recueillis auprès des 6 000 enfants vaccinés âgés de 5 à 17 mois. Ces premiers résultats ont été publiés dans la revue scientifique *The New England Journal of Medicine* de novembre 2011[1]. L'essai devait se poursuivre jusqu'en 2014 pour analyser l'effet du vaccin à long terme, la pertinence d'une dose de rappel, et aussi l'intérêt de vacciner les nourrissons

---

[1] RTS,S CLINICAL TRIALS PARTNERSHIP, AGNANDJI ST, LELL B., VANSADIA P., « First results of Phase 3 Trial of RTS,S/AS01 Malaria Vaccine in African Children », *N Eng J Med.*, vol. 365, 20, (17 nov. 2011), p. 1863-1875, DOI : 10.1056/NEJMoa110 2287 ; PMID : 22007715.

âgés de 6 à 12 semaines[1]. En octobre 2011, le GSk a fait part des avancements de ses travaux. Jusque-là, tous les espoirs étaient permis.

Deux ans après la poursuite de l'essai clinique mené sur 6 537 nourrissons âgés de 6 à 12 semaines, les résultats sont tombés en janvier 2013. Le plus avancé des candidats vaccins a subi un *sérieux revers* : *le RTS n'a réduit que d'environ 30 % les épisodes de paludisme, nettement moins que les quelques 50 % obtenus une année avant*[2].

Autre point faible : son efficacité semble s'estomper au bout de trois à quatre mois, a indiqué Pierre Druilhe, ex-directeur du laboratoire de paludo-vaccinologie de l'Institut Pasteur[3]. Le vaccin Mosquirix offre une protection modeste (limitée) et celle-ci diminue avec le temps. Toutefois, s'il est utilisé en conjonction avec les méthodes classiques de prévention, il devrait permettre de sauver la vie des dizaines de milliers de personnes. Ces résultats ont été publiés dans le revue scientifique *The Lancet* du 4 juillet 2015[4]. Espoirs déçus. Oui, c'est le cas de le dire. Certains experts n'ont pas hésité à parler du *début de la fin* pour le RTS,S. Mais fort de ses longues années de recherche, le laboratoire britannique a poursuivi les recherches sur son vaccin pour améliorer son efficacité.

L'EMA qui avait été sollicitée pour évaluer l'efficacité et la tolérance de ce candidat vaccin a estimé que, malgré son efficacité relative, son profil de sécurité était acceptable. C'est pourquoi elle a émis un « avis scientifique favorable » en juillet 2015, pour la vaccination des enfants âgés de 6 semaines à 17 mois.

L'OMS, pour sa part, a jugé insuffisants les éléments en sa possession et demandé au promoteur de fournir des données complémentaires sur la façon optimale d'utiliser le vaccin. C'est pourquoi, elle a souhaité organiser un essai pilote à grande échelle pour évaluer la faisabilité de la mise en œuvre des exigences techniques liées à l'administration du vaccin RTS,S en situation réelle d'utilisation, c'est-à-dire dans le contexte d'une campagne de vaccination classique, dans des pays aux structures sanitaires précaires. Pour être efficace, il doit être administré quatre fois - une fois par mois pendant 3 mois et une quatrième dose administrée 18 mois après la 3e.

---

[1] D. RAIZON, « Trois doses d'un vaccin réduisent de 56 % le risque de développer le paludisme », https:/www.rfi.fr/fr/science/20111019-trois-doses-vaccins-reduisent-56-le-risque-developper-acces-palustre

[2] J.-P. BRALY, « Sérieux revers pour le vaccin antipaludique », *La recherche,* 471 (Jan. 2013), 28, www.larecherche.fr/serieux-revers-pour-le-vaccin-antipaludique.

[3] Cité par J.-P. BRALY, « Sérieux revers pour le vaccin antipaludique ».

[4] RTS,S CLINICAL TRIAL PARTENERSHIP, « Efficacy and Safety of RTS,S/AS01 malaria vaccine with or without a booster dose in infants and children in Africa : final results of a phase 3, individually randomised, controlled trial », *Lancet*, vol. 386, 9988 (4 jul. 2015), p. 31-45, DOI :10.1016/S0140-6736(15)60643-2 ; PMID : 25913272.

Prévu au début de 2018, cet essai clinique n'a été lancé que le 23 en avril 2019 dans une campagne de vaccination pilote organisée par l'OMS. Il a impliqué des enfants de moins de deux ans du Malawi, du Kenya et du Ghana, des zones où la maladie circule toute l'année. Après deux ans d'essais cliniques, les résultats satisfaisants publiés dans la revue *The New England Journal of Medicine* en septembre 2021 ont permis d'établir que ce vaccin, lorsqu'il est utilisé en complément de médications antipaludiques pendant la saison de haute transmission de paludisme, doit permettre de réduire l'impact de la maladie de 70 %, y compris sa létalité.

Au vu des résultats concluants obtenus, le 6 octobre 2021, l'OMS a recommandé l'utilisation généralisée du premier vaccin antipaludique RTS,S chez les enfants en Afrique subsaharienne et dans les régions où la transmission à *Plasmodium falciparum* est modérée ou forte. Cette information cruciale, voire historique est passée presqu'inaperçue parce que le monde était préoccupé par la vaccination contre la covid-19.

L'efficacité de RTS,S étant modérée, la recherche s'est poursuivie pour trouver un vaccin antipaludique atteignant au moins le seuil de 75 % d'efficacité fixé par l'OMS.

Le vaccin antipaludique R21

Le Pr burkinabè Halidou Tinto est l'un des protagonistes de la lutte contre le paludisme. Pharmacien de formation, il est titulaire d'un doctorat en sciences médicales (parasitologie) de l'université d'Anvers (Belgique) en 2006. Il a participé à plusieurs études épidémiologiques. C'est depuis 2009 qu'il est engagé dans la lutte contre le paludisme. Ses travaux de recherche ont fait de lui une figure de proue de cette lutte. Il est actuellement le directeur régional de l'Institut de recherche en sciences de la santé (IRSS) et chef de l'unité de la *Clinical Research Unit of Nanoro* (CRUN) au Burkina Faso, unité dont il est l'initiateur grâce au financement de la BMGF, à l'occasion des essais cliniques du premier vaccin antipaludique RTS,S auxquels il a activement participé. Le point culminant de ses recherches sur le paludisme est sa participation aux essais cliniques du deuxième vaccin antipaludique R21 dont il était l'investigateur principal et surtout les résultats impressionnants auxquels ces essais ont abouti.

Après avoir participé aux travaux de recherche sur le vaccin RTS,S entre 2009 et 2014, le scientifique burkinabè a décidé de mener ses propres recherches sur le paludisme dans son unité de recherche clinique de Nanoro. C'est à ce titre qu'il a été contacté par l'université Oxford pour collaborer à la mise au point du vaccin antipaludique R21. Ce vaccin est le fruit du partenariat entre l'université d'Oxford au Royaume-Uni, l'institut du sérum d'Inde et l'unité de recherche clinique de Nanoro dirigée par le Pr Tinto. Celui-ci explique son rôle et celui de l'université d'Oxford dans ce partenariat.

> Le rôle de l'université d'Oxford, c'est d'avoir travaillé sur le plan de la biotechnologie à monter cette protéine (RTS,S) […]. L'université nous a rapproché pour voir comment nous pouvions nouer un partenariat.
>
> Notre compétence ce sont les essais cliniques. C'est-à-dire prendre un produit, concevoir un protocole, le tester. Collecter toutes les informations (sur son efficacité, sa tolérance, sa sécurité) et dire enfin si le produit est bon ou pas[1].

En dehors de ces trois acteurs, il y a un quatrième, à savoir la firme américaine Novavax qui est la détentrice de l'adjuvant Matrix-M utilisé par le vaccin R21. Et puis, un autre partenaire dans l'ombre c'est le bailleur de fonds, l'UE. À la question de savoir si l'on pouvait attribuer la paternité du vaccin R21 au Burkina Faso, il a répondu qu'on ne pouvait pas attribuer la paternité de ce vaccin au Burkina Faso seul, même s'il faut reconnaître que la contribution de l'unité de recherche clinique de Nanoro a été majeure dans les résultats qui ont été obtenus. Il s'agit d'un partenariat qui a impliqué plusieurs acteurs avec l'université d'Oxford. L'unité de recherche clinique de Nanoro a géré toute la partie consacrée aux essais cliniques, y compris la participation à la finalisation du protocole de l'essai en passant par les vaccinations et le suivi des enfants, la production et la gestion des données relatives à l'essai jusqu'à la production du rapport et la publication des résultats dans la revue scientifique *The Lancet*[2]. Bref, le rôle de CRUN a été la phase d'expérimentation et de la démonstration de l'efficacité et de la sécurité de l'utilisation du vaccin.

Le vaccin R21 se présente comme un vaccin de deuxième génération qui a quasiment la même protéine que le RTS, mais modifiée pour le rendre beaucoup plus efficace. C'est donc une version améliorée de RTS,S. Quelle est son originalité ? D'après Tinto, le premier vaccin antipaludique RTS,S souffrait d'une saturation de la réponse immunitaire induite par un excès des antigènes de surface du virus de l'hépatite B. Partant de ce constat, l'équipe du Pr Adrian Hill de l'université d'Oxford a procédé à une simplification de la constitution de RTS,S en réduisant la quantité d'antigène HBs, permettant ainsi une meilleure réponse immunitaire contre le parasite. Une autre innovation majeure c'est la composition de R21 avec l'adjuvant Matrix M en lieu et place de AS01E utilisé par le RTS,S[3].

---

[1] H. TINTO, « J'appelle les autorités à prendre leur responsabilité pour que le vaccin (paludisme) soit le plus rapidement homologué », 9/6/2023, Propos recueillis par DAOUDA KIEKIETA, https://libreinfo.net/paludisme.

[2] « Burkina Faso : Recherche en santé - le Pr Tinto notre scientifique de l'année », Propos recueillis par A. SEOGAO NEE KOANDA, *L'Observateur Paalga*, 28/12/2021, www.lobservateur.bf/index-php?option= com_ k2&view=Item&id=6261.

[3] « On a parlé vaccins avec… Pr Halidou Tinto, fer de lance de la lutte contre le paludisme au Burkina Faso », 4/10/2022, Propos recueillis par A. A. NABALOUM,

Comment le vaccin R21 agit-il ? Lorsqu'un moustique anophèle porteur de parasite plasmodium pique une personne, il envoie le parasite dans le sang où il se métamorphose à travers les différentes étapes de son cycle de vie. En d'autres termes, une fois à l'intérieur du corps humain, les parasites passent d'un tissu à l'autre, en changeant constamment de forme dans les différentes étapes de leur cycle de vie. D'où la complexité du cycle de vie du paludisme dans l'organisme humain. C'est le stade sporozoïte de son cycle de vie qui est la cible du vaccin R21/Matrix. La même cible avec le vaccin RTS,S. Grâce à l'adjuvant Matrix, le vaccin R21 stimule rapidement la réponse du système immunitaire afin de bloquer le parasite avant qu'il n'ait le temps de se développer de manière incontrôlée dans l'organisme humain.

L'essai clinique du candidat vaccin R 21 a démarré en 2019 avec la phase IIb conduite par le Pr Tinto. Il a impliqué 450 enfants âgés de 5 à 17 mois dans le département de Nanoro au centre de Burkina-Faso – une région très affectée par le paludisme saisonnier. Essai contrôlé et randomisé. Les enfants ont été divisés en trois groupes par tirage au sort. Le groupe 1 a reçu le vaccin R21 boosté par une faible dose de l'adjuvant Matrix-M, le groupe 2 a reçu le vaccin R21 boosté d'une dose élevée du même adjuvant), et le groupe 3 (groupe témoin) a reçu un vaccin contre la rage. Tous les enfants ont reçu trois doses de vaccin, espacées d'un mois, la dernière dose ayant été administrée juste avant la saison où sévit le paludisme. Au bout d'un an, une quatrième dose de rappel leur a été administrée.

Après un suivi scientifique d'un an, le vaccin a affiché un bon profil d'innocuité : aucun effet indésirable n'a été observé. Il s'est avéré très efficace à 71 % dans le groupe 1 (ayant reçu la dose la plus faible d'adjuvant), et à 77 % dans le groupe 2 (ayant reçu la plus élevée dose d'adjuvant). Un taux d'efficacité jamais atteint par un autre vaccin et supérieur au seuil de 75 % d'efficacité fixé par l'OMS pour l'horizon 2030. Ces résultats très satisfaisants ont été publiés le 23 avril 21 en prépublication dans la revue scientifique britannique *The Lancet* et repris en mai 2021 dans la même revue[1].

Le fait que le vaccin R21 ait été testé dans une seule région où la transmission du paludisme a lieu pendant une saison n'a pas rassuré certains scientifiques et a suscité des inquiétudes. « Il faut le tester dans différents contextes et dans des régions où le paludisme sévit pendant deux saisons différentes », a déclaré Stephen L. Hoffman, directeur général et scientifique de la société US Inc, dans le Maryland (États-Unis)[2]. Le vaccin R21 doit être

---

www.gavi.org/fr/vaccineswork/parle-vaccins-pr-halidou-tinto-promotion-sante-province-burundi.

[1] M. S. DATOO, M. H. NATAMA, A. SOME *et al.*, « Efficacy of low-dose candidate malaria vaccine, R21 in adjuvant Matrix-M, with seasonal administration to children in Burkina Faso : a randomised controlled trial », *Lancet*, vol. 397, 10287 (15 May 2021), 1809-1818, DOI :10.1016/S0140-6736 (21)00943-0 ; PMID : 33964223.

[2] Cité par E. NAKKAZI, « Un vaccin contre le paludisme fabriqué en Afrique ».

« reproductible dans de multiples contextes », a-t-il poursuivi. Ces résultats encourageants ont permis d'envisager la phase 3 d'essai clinique.

En avril 2021, le vaccin R21 est entré dans la dernière phase d'essai clinique à grande échelle pour confirmer ou infirmer l'efficacité et la tolérance observées dans les phases précédentes. Pendant deux ans, cet essai clinique a impliqué 4.800 enfants au Kenya, en Tanzanie, au Mali et au Burkina-Faso. La première année du suivi a déjà confirmé les résultats de la phase 2, c'est-à-dire une efficacité supérieure à 75 % et une sécurité rassurante.

La phase 3 a été prolongée jusqu'à 4 ans de suivi pour tester l'efficacité à long terme du vaccin.

Au vu des résultats confirmés après un an de suivi de la phase 3, le Consortium a entrepris les démarches auprès de l'OMS et de certains pays pour que ce vaccin soit homologué temporairement, le temps d'attendre la fin de la phase 3. Mais à l'OMS, les dossiers des maladies classiques sont examinés selon les procédures normales qui prennent beaucoup de temps, tandis que ceux relatifs aux maladies des urgences sanitaires comme la Covid-19 sont évalués par les procédures accélérées. Le paludisme n'est pas la Covid-19, mais en Afrique il tue plus que la Covid-19. C'est pourquoi le Pr Tinto a appelé les États africains à prendre leur responsabilité pour que le vaccin soit rapidement homologué. Le Ghana a été le premier pays du monde à répondre à cet appel. En effet, les autorités de la réglementation des médicaments de ce pays, *Food and Drugs Autority* (FAD) Ghana, ont donné le feu vert au nouveau vaccin R21 pour son utilisation chez les enfants âgés de 5 à 36 mois ; c'est la catégorie la plus exposée au risque de décès dû au paludisme. Le Nigeria a aussi homologué le vaccin R21[1]. Le Burkina Faso également.

Les résultats de la phase III étaient attendus avant la fin de 2023 dans l'espoir que le vaccin serait rapidement homologué et recommandé par l'OMS. En effet, le lundi 2 octobre 2023, l'Organisation onusienne a effectivement approuvé et recommandé le deuxième vaccin antipaludique R21/Matrix-M comme un vaccin sûr et efficace pour prévenir le paludisme chez les enfants à risque de contracter la maladie. Ce vaccin constitue « un outil supplémentaire essentiel pour protéger plus d'enfants et plus rapidement et pour tendre vers notre vision d'un avenir sans paludisme », a déclaré le directeur général de l'OMS. Pour la directrice de la région Afrique de l'OMS, le Dr Matshidiso Moeti, ce deuxième vaccin permet réellement de combler l'énorme écart entre l'offre et la demande. Si les deux vaccins sont disponibles à l'échelle voulue et largement administrés, a-t-elle poursuivi, ils peuvent consolider les efforts de lutte antipaludique et sauver des centaines de milliers d'enfants africains. L'OMS a annoncé qu'une dose du R21/Matrix-M coûtait

---

[1] H. TINTO « J'appelle les autorités à prendre leur responsabilité… ».

entre 2 et 4 dollars américains (1,90 à 3,81 euros)[1]. L'Organisation onusienne devait encore valider les modalités de sa fabrication. Son déploiement à l'échelle mondiale était prévu pour mi-2024.

Deux vaccins antipaludiques en l'espace de quelques années, une cible. De l'avis du Pr Tinto, deux vaccins valent mieux qu'un. Les deux vaccins permettront d'avoir une meilleure couverture vaccinale, et cela aura l'effet d'accélérer l'agenda de l'élimination du palu que l'on a tant prôné depuis des années. Plus on vaccinera des enfants, mieux on réduira la transmission du paludisme et plus on ira vers l'objectif zéro paludisme à l'horizon 2030[2].

Venons-en à une autre prouesse scientifique, à savoir les essais cliniques des médicaments contre une des MTN : la trypanosomiase.

1.7. Les essais cliniques des médicaments anti-trypanosomiases

La trypanosomiase humaine africaine (THA) appelée aussi maladie du sommeil figure parmi les MTN retenues par l'OMS. Cette maladie est causée par des parasites protozoaires et transmise à l'homme par une piqûre de mouche tsé-tsé infectée. Endémique en Afrique subsaharienne, elle se présente sous deux formes selon la sous-espèce du parasite à l'origine de la maladie : la *Trypanosoma brucei gambiense* (présente dans 24 pays d'Afrique de l'Ouest et d'Afrique centrale) représente actuellement 92 % des cas signalés et provoque une infection chronique) ; la *Trypanosoma brucei rhodesiense* (présente dans 13 pays d'Afrique de l'Est et d'Afrique australe) représente 8 % de cas signalés et provoque une infection aiguë.

La piqûre d'une mouche tsé-tsé infectée transmet le parasite dans le sang de l'homme. La maladie se manifeste au premier stade par la fièvre, des maux de tête, des douleurs articulatoires, des démangeaisons, une fatigue, une inflammation des ganglions lymphatiques. Si la maladie n'est pas traitée, les parasites envahissent le système nerveux central. C'est la seconde phase au cours de laquelle des troubles de sommeil apparaissent suivis de changement de comportement, confusion, coma. Si la maladie n'est pas traitée, elle peut entraîner la mort.

L'incidence de la THA varie fortement d'un pays à l'autre et d'une région à l'autre. Si l'on se réfère aux cinq dernières années, la RDC qui constitue

---

[1] « Conseils actualisés en matière de vaccination : l'OMS recommande le vaccin R21/Matrix-M pour prévenir le paludisme », https://www.who.int/fr/news/item/02-10-2023-who-recommends-r21-matrix-m-vaccine-for-malaria-prevention-in-updated-advice-on-immunization.

[2] H. TINTO, « Le R21 va changer le visage de la lutte contre le paludisme en Afrique », 9/8/2023, Propos recueillis par B. KABORÉ, https://www.letemps.fr/afrique/ le-r21-va-changer-le-visage-de-la-lutte-contre-le-palusidme-en-afrique- 09-08-2023-251144_3826.php.

l'épicentre de la forme *Trypanosoma brucei gambiense* concentre, à elle seule, 61 % des cas signalés (moyenne de 552 cas/an). L'Angola, le Congo, le Gabon, la Guinée, le Malawi, la RCA, le Soudan du Sud et le Tchad ont déclaré entre 10 et 100 nouveaux cas, tandis que le Cameroun, la Côte-d'Ivoire, l'Éthiopie, la Guinée équatoriale, la Tanzanie, la Zambie entre 1 et 10 cas déclarés, etc.[1]

La THA illustre à suffisance la longue histoire des MTN pour lesquelles les vaccins et les traitements ne sont pas adaptés ou n'existent pas. En dépit de plusieurs vagues effroyables au cours du XXe siècle, attisées par l'exploitation coloniale, les conflits et les déplacements de populations, très peu de recherches médicales avaient été menées. Il y a encore deux décennies, le seul traitement disponible consistait en des injections de Melarsoprol (mis au point en 1949), un dérivé de l'arsenic qui tuait 1 patient sur 20. Mais l'extraordinaire détermination de chercheurs, du personnel de santé et des partenaires a permis de tout changer.

1.7.1. L'essai clinique de fexinidazole

D'après Chirac Bulanga, directeur du Bureau régional en RDC de la fondation de recherche médicale DNDi, tout a commencé en 2003, quand les scientifiques congolais, en partenariat avec DNDi ont organisé une série d'essais cliniques - menés aussi en Guinée et en RCA -, qui ont permis de développer des médicaments révolutionnaires contre la THA. Tout d'abord la NECT [*Nifurtimox-eflornithine combination therapy*] en 2009, suivie ensuite en 2019 de fexinidazole : un comprimé capable de guérir tous les patients en dix jours, y compris ceux à un stade avancé de la maladie[2].

Ce nouveau traitement représentait une avancée importante après des décennies de recherche. En effet, en plus de remplacer le Mélarsoprol très toxique, le NECT a également réduit la durée du schéma posologique de 50 %. Mais une ponction lombaire redoutée est demeurée indispensable pour déterminer le stade de la maladie chez les patients. Très efficace contre la THA, le NECT a joué un rôle important dans la réduction du fardeau mondial de cette maladie, explique le Dr Victor Kande Betu Kumeso, ancien conseiller spécialisé dans les MTN au ministère de la Santé de la RDC. Cependant, poursuit-il, l'administration de ce traitement représentait pour les patients beaucoup de contraintes à subir liées notamment à son mode d'administration. En effet, le traitement des patients au stade précoce de la maladie consistait en une injection quotidienne pendant 7 jours ou plus et, pour les patients au stade avancé de la maladie, une perfusion intraveineuse pendant 7 jours, nécessitant

[1] OMS, « Trypanosomiase humaine africaine (maladie du sommeil) » 2 mai 2023, www.who.int/fr/fact-sheets/detail/trypanosomias-human-african-(sleeping-sichness).
[2] C. BULANGA, « Maladies tropicales négligées : les succès méconnus de la recherche congolaise », www.jeuneafrique.com/1303018/societe/maladies-tropicales-negligees-les-succes-meconnus-de-la-recherche-congolaise/.

aussi une hospitalisation. Les patients devaient également subir une ponction lombaire douloureuse et redoutée, afin de diagnostiquer le stade de la maladie et opter pour le traitement le plus approprié. Ce médicament représentait aussi des contraintes pour les agents de santé soumis à un suivi nécessaire des patients sur le long terme (longue hospitalisation des patients). En outre, l'administration de ce traitement nécessitait une infrastructure hospitalière conséquente, ce qui limitait l'accès aux soins à des patients habitant des zones reculées et pesait lourdement sur le système de santé[1].

Il était temps de mettre au point un nouveau traitement administré par voie oral pour éliminer de nombreuses contraintes liées au traitement, notamment le besoin en personnel médical et infirmier qualifié afin d'administrer le traitement par voie parentérale. Il était donc temps que la recherche mette au point un nouveau traitement efficace et facile à administrer.

Près de trois décennies après, la DNDi qui travaillait sur les pathologies les plus oubliées, s'est lancée dans la recherche d'une nouvelle molécule pour remplacer le NECT. En 2005, lors d'un criblage à la recherche d'une molécule antiparasitaire, en coopération avec l'Institut tropical et de santé publique suisse, elle découvre un médicament oublié, mais très efficace et sans danger pour éliminer le parasite chez la souris : le fexinidazole, un dérivé de 5-nitroimidazole mis au point dans les années 1980 par Hoecht AG (devenu Sanofi-Aventis), comme un agent anti-infectieux à large spectre, y compris contre la THA. Les essais précliniques avaient démontré que le produit était sûr et efficace, mais en raison de manque de viabilité économique il avait été abandonné par Hoecht[2].

En 2009, DNDi signe un accord avec Sanofi - détenteur du brevet - pour le développement, la fabrication et la distribution du fexinidazole. La RDC est choisie comme le site des essais cliniques compte tenu de la prévalence de cette maladie dans ce pays et surtout de l'expertise des chercheurs congolais en la matière. La gestion des essais cliniques est confiée à la plate-forme TTT sous la direction de l'investigateur principal le Dr Victor Kande Betu Kumesu.

L'essai clinique de phase I débute en 2010 et le fexinidazole est testé dans une population d'adultes en bonne santé d'origine africaine. L'essai donne des résultats satisfaisants qui indiquent une exposition suffisante et tolérée au médicament dans l'attente de démontrer son efficacité chez l'homme. La phase combinée II/III débute en 2012 en RDC et en République centrafricaine (RCA). Entre 2012 et 2016, l'essai clinique randomisé et ouvert compare

---

[1] « Des études de phases II/III mettent en évidence l'efficacité et la sécurité du fexinidazole, premier traitement oral contre la maladie du sommeil », https://dndi-org/press-releases/2017/studies-show-high-efficacy-and-satefy-fexinidazole-the-first-oral-treatment-for-sleeping-sickness-fr/.

[2] M. P. POLLASTRI, « Fexinidazole : A New Drug for African Sleeping Sickness on the Horizon », *Trends Parasitol*, vol. 34, 3 (Mar. 2018), 178-179, DOI : 10.1016/j.pt.2017.12.002 ; PMID : **Erreur ! Référence de lien hypertexte non valide.**5007.

l'efficacité et la sécurité du nouveau traitement fexinidazole avec le traitement de référence le NECT, chez les patients souffrant de la THA à la phase méningo-encéphalite, c'est-à-dire le stade 2 de la maladie. Quant aux patients impliqués dans ces études, ils sont au nombre de 394 patients répartis dans 10 sites d'essais cliniques en RDC et RCA. L'objectif est de démontrer que le fexinidazole montrait une efficacité et une innocuité à peu près égales ou supérieures au NECT afin qu'il puisse le remplacer.

Les essais se sont déroulés dans un contexte de crise avec les moyens du bord et des ressources limitées dans des zones reculées de la RDC et de la RCA. Mais des scientifiques congolais ont réussi à mettre sur pied une série d'essais cliniques répondant aux standards internationaux les plus stricts. Ils ont été à la hauteur de leurs tâches et ont fait preuve d'une grande expertise dans un contexte particulier à tant d'égards démuni.

Dix-huit mois après la fin du traitement, les résultats sont tombés : le taux de guérison 18 mois après le traitement était de 91,2 % pour le fexinidazole contre 97 %, 6 pour NECT. Ces résultats ont montré que l'efficacité du fexinidazole se situait dans la fourchette d'acceptabilité prédéterminée qui reflète le bénéfice significatif d'un premier traitement administré par voie orale. Aucune différence majeure concernant la sécurité de fexinidazole n'a été mise en évidence. Les résultats ont indiqué que le fexinidazole a démontré un degré élevé d'efficacité et de sécurité contre les deux phases de la maladie du sommeil chez l'adulte comme chez l'enfant de plus de 6 ans. En outre, les essais de phase 3b ont été exigés pour tester la faisabilité de traitement. Là aussi, les résultats n'ont pas montré des signes contraires à l'efficacité et à la sécurité dans l'usage du fexinidazole[1]. Les résultats concluants de ces essais cliniques ont été publiés dans la revue scientifique britannique *The Lancet* le 13 janvier 2018[2].

En conclusion, le fexinidazole a constitué le premier traitement uniquement oral contre la THA dont l'efficacité et la tolérance ont été démontrées sur les deux phases de la maladie : phase précoce et phase tardive, une fois que le parasite a franchi la barrière encéphalique pour gagner le cerveau. Disposer d'un tel médicament apporterait un changement radical de paradigme dans la prise en charge de la maladie. En effet, outre son efficacité, le nouveau traitement pourrait être administré dans des centres de santé et éliminer ainsi la nécessité d'hospitaliser des patients, voire permettre la prise du traitement au domicile des patients, explique le Dr Nathalie Strub-Wourgalf, directrice médicale de DNDi. Effectivement, avec le fexinidazole, le traitement de la

---

[1] « Des études de phases II/III mettent en évidence l'efficacité et la sécurité du fexinidazole… ».

[2] MESU VKBK, KALONJI WM., C. BARDONNEAU C. *et al.*, « Oral Fexinidazole for late-stage African Trypanosoma brucei gambiense Trypanosomiasis : a pivotal mutlicentre, randomised, non-inferiority trial », *Lancet,* vol. 391, 10116 (13 Jan. 2018), 144-154, DOI : 101016/S0140-6736(17)32758-7 ; PMID : 29113731.

maladie du sommeil apparaît relativement simplifié : il suffit désormais d'un comprimé par jour pendant 10 jours pour être guéri.

En outre, le fexinidazole est une *nouvelle entité moléculaire* (NEM). Cela signifie que sa composition chimique (son principe actif) est constituée d'ingrédients actifs nouveaux. Il est une innovation thérapeutique parce qu'il propose une nouvelle approche thérapeutique qui apporte aux patients un bénéfice significatif en termes d'efficacité, de confort et de sécurité. Il change avant tout la pratique et les interventions, le mode de faire et de soigner (mieux toléré et plus rapide).

En deux ans, l'extraordinaire détermination de chercheurs et du personnel de santé sur le terrain, et des partenaires (DNDi et Sanofi) a permis de tout changer et de développer ce premier médicament oral révolutionnaire, le fexinidazole. Au vu de ces résultats, la firme pharmaceutique Sanofi a sollicité une approbation auprès de l'EMA. Le 16 novembre 2018, l'EMA a émis un avis scientifique favorable, en vertu de l'Article 58 de sa réglementation lui permettant de donner des avis, en association avec l'OMS et les autorités réglementaires des pays endémiques, sur des médicaments à usage humain destinés exclusivement aux pays hors de l'Union européenne. La RDC a autorisé la mise en circulation de fexinidazole le 28 janvier 2020 et sa présentation a eu lieu le 30 janvier, à l'occasion de la journée mondiale des MTN. Le 16 juillet 2021, l'agence américaine du médicament, la FDA, a homologué le fexinidazole comme traitement contre la THA. Une étape importante pour redynamiser les efforts visant à soutenir l'élimination de cette maladie et la recherche sur d'autres MTN.

Le fexinidazole est accessible à tous les patients en RDC et aux patients de la région, que ce soit en République du Congo, en RCA, en Guinée, au Tchad et ailleurs où sévit la THA. Dans le cadre de la coopération à long terme avec l'OMS, Sanofi s'est engagée à rendre disponible le fexinidazole et à le fournir gratuitement à l'OMS pour la distribution dans les pays touchés par la THA.

La recherche sur le traitement de la THA ne s'est pas arrêtée à la mise sur le marché de fexinidazole, la maladie étant connue pour ses résurgences sous forme d'épidémies dévastatrices. Le fexinidazole, le dernier traitement recommandé par l'OMS, consiste en la prise d'un médicament oral durant 10 jours pour les deux stades de la maladie. Cependant, l'administration du médicament nécessite toujours un personnel qualifié et, dans la plupart des cas, une hospitalisation systématique ; ce qui est souvent problématique dans les zones où les ressources en santé sont limitées ou dans des zones reculées. Il faut simplifier le traitement.

1.7.2. L'essai clinique d'acoziborole

Pour simplifier le traitement et améliorer la prise en charge des patients, une molécule dénommée acoziborole, identifiée il y a plus de quinze ans pour ses propriétés antiparasitaires, a été retenue pour passer un essai clinique. Ce candidat traitement, contrairement à fexinidazole, ne nécessite pas plusieurs jours de traitement, d'hospitalisation ou de disponibilité du personnel de santé qualifié. Une dose unique suffit pour bloquer la transmission de la maladie et la molécule pourrait constituer le traitement de première intention contre la g-THA.

L'acoziborole est enregistré dans le cadre d'un essai clinique de phase II/III mutlicentrique, prospective, ouvert, à un seul bras sans groupe témoin. Il a impliqué 208 patients âgés de 15 ans ou plus atteintes de la THA g*ambiense* et recrutés dans 10 hôpitaux de la RDC et de la Guinée. Son objectif est d'évaluer la sécurité et l'efficacité de l'acoziborole chez les patients ci-haut identifiés. L'acoziborole oral est administré en une dose unique de 960 mg (3 comprimés x 320 mg) aux patients à jeun. Les patients ont été observés à l'hôpital jusqu'au 15e jour après l'administration du traitement, puis pendant 18 mois en ambulatoire avec des visites à 3, 6, 12 et 18 mois traitement. Tous ont été suivis pendant 18 mois pour voir si le traitement était efficace et toléré. Ce nouveau traitement n'a pas besoin d'être pris en mangeant, il ne nécessite pas un séjour à l'hôpital et n'exige ni diagnostic complexe ou invasif ni détermination du stade de la maladie. Cette étude a été dirigée par l'investigateur principal, le Congolais Victor Kande Betu Kumeso.

Les résultats spectaculaires de l'essai publiés dans *The Lancet infectious Diseases* du 30 novembre 2022 et repris en avril 2023 dans la même revue britannique[1] rapportent en substance ceci : entre 11 octobre 2018 et le 25 mars 2019, 260 patients ont été dépistés dont 52 n'étaient pas retenus et 208 recrutés. 167 patients au stade avancé de la maladie et 41 dans un état précoce ou intermédiaire. 159 des 167 patients atteints de THA-g au stade avancé ont été guéris, soit 95,2 %. Tous les 41 patients au stade précoce ou intermédiaire ont été guéris. Au total, 38 événements indésirables liés au traitement sont survenus chez 29 patients (14 %), des événements légers ou modérés. Quatre décès sont survenus au cours de l'essai, cependant aucun n'a été considéré comme lié au traitement.

L'interprétation des résultats se résume en ces termes : compte tenu de son efficacité élevée et de son profil de sécurité favorable, l'acoziborole se présente comme un outil prometteur pour atteindre l'objectif fixé par l'OMS à l'horizon 2030, à savoir l'éradication de la THA[2]. Et les chercheurs de conclure : « L'acoziborole réunit toutes les qualités recherchées d'un médicament trypanocide : bien absorbé par voie orale, longue demi-vie, une

---

[1] BETU KUMESO VK, KALONJI WM., REMBRY S. *et al.*, « Efficacy and safety of acoziborole in patients with human African trypanosomiasis caused by Trypanosoma brucei gambiense : a multicentre, open-label, single-arm, phase 2/3 trial », *Lancet Infect Dis.*, vol. 23, 4 (Apr. 2023), 463-470, DOI : 10.1016/S1473-3099(22)00660-0 ; PMID : 36460027.

[2] BETU KUMESO VK, KALONJI WM., REMBRY S. *et al.*, « Efficacy and safety of acozib « Efficacy and safety of acoziborole… », p. 463.

bonne capacité de pénétration dans le système nerveux central, et peu d'effets indésirables graves ». Selon eux, cette molécule est une avancée extraordinaire dans le traitement et l'éradication de cette maladie négligée.

Jusque-là le nouveau traitement acoziborole constitue une innovation qui pourrait offrir aux systèmes de santé une réponse durable à la maladie du sommeil. Et Chirac Bulanga de conclure : « Pour la première fois de son histoire, la RDC peut envisager l'élimination pure et simple de la maladie. Encore mieux : à travers ces efforts, le pays s'est révélé être un formidable leader en matière d'innovation et de recherche médicale »[1]. Tous les espoirs sont permis. Cependant, selon Stephane Foucart du quotidien français *Le Monde*, un essai clinique de plus grande ampleur (à grande échelle), sur 900 patients dans un protocole randomisé en double aveugle, devra confirmer les effets observés dans la phase II/III[2]. De la recherche clinique, nous passons à la recherche génomique.

1.8. La recherche génomique en Afrique

C'est depuis les années 1980 que les scientifiques ont pris conscience qu'un déchiffrage systématique du génome humain (ensemble de gènes d'un organisme humain) serait un apport crucial à la détection des gènes responsables des maladies héréditaires. Pour ce, une cartographie génétique et physique était nécessaire. L'idée a fait son chemin. Elle a mobilisé des scientifiques autour d'un projet de ce genre.

1.8.1. Le projet Génome Humain

Le projet de séquencer le génome humain est discuté en 1984 et en 1985. Il reçoit le nom de *Human Genome Project* (HGP). Il a pour objectif de séquencer (déchiffrer) le génome humain afin de localiser et caractériser les gènes impliqués dans les nombreuses maladies, communes et complexes, telles que les cancers, les maladies cardiovasculaires, etc. Nous rappelons que le génome d'une personne contient l'ensemble de son matériel génétique porté par l'ADN (acide désoxyribonucléique) situé sur 23 paires de chromosomes hérités de ses parents biologiques. Le HGP est un projet ambitieux qui vise à créer une carte exhaustive du génome humain. Afin de coordonner les activités de recherche réparties aux quatre coins du monde, une organisation est créée en 1988 sous le nom *Human Genome Organization* (HUGO). Les activités du séquençage complet du génome humain impliquent de nombreux pays dont

---

[1] C. BULANGA, « Maladies tropicales négligées : les succès méconnus de la recherche congolaise ».

[2] S. FOUCART, « Un médicament fait espérer l'éradication de la maladie du sommeil », *Le Monde* 30/11/ 2020, www.lemonde/fr/planete/article/2022/11/30/un-medicament-fait-esperer-l-eradication-de-la-maladie-du-sommeil_6152249_3244.html.

les États-Unis, le Canada, le Royaume-Uni, la France, l'Allemagne, l'Italie, le Danemark, le Japon ainsi que l'Union européenne. Elles sont donc réparties dans différents laboratoires du monde entier. Hugo représente une entreprise de grande envergure internationale dans le domaine biomédical.

Le premier programme est mis en place aux États-Unis en 1990 et comprend les points suivants : premier plan, établir la cartographie génétique et physique ; deuxième plan, identifier le plus grand nombre possible de gènes et troisième plan, le séquençage complet du génome humain. Pour les chercheurs, c'est l'occasion de déceler les maladies génétiques, de comprendre les dispositions génétiques aux maladies communes, ainsi qu'une multitude de phénomènes biologiques de mutations génétiques. Les États-Unis ont joué un rôle prédominant dans le projet[1]. Le HGP s'est donné 15 ans pour étudier le génome humain.

En février 2001, les premiers résultats du séquençage du génome humain sont publiés dans la revue *Nature* sous le titre *Initial sequencing and analysis of the human genome*[2]. Cette première ébauche de séquençage du génome humain, bien qu'incomplet, a permis « d'importantes avancées dans la compréhension du rôle des gènes dans les mécanismes fondamentaux de la vie, des maladies, et ouvert de nouvelles perspectives pour des traitements médicaux ». Un grand succès obtenu au terme de plus de dix années d'efforts de recherche ayant mobilisé une centaine de chercheurs et de techniciens à travers le monde. Puis, en avril 2003, les scientifiques ont annoncé qu'ils ont achevé à 99 % le séquençage complet du génome humain. Le code génétique de l'homme est donc déchiffré.

Cependant, les limites technologiques avaient empêché d'intégrer environ 15 % du séquençage d'ADN humain dans le tableau. Finalement, un consortium dirigé par l'institut national de recherche sur le génome humain, l'université de Californie et l'université de Washington a réussi à cartographier le génome humain en entier. Ces travaux ont été publiés dans la revue *Science* en 2022[3]. Depuis, la génomique a été largement adoptée pour faciliter le diagnostic des maladies et accélérer la mise au point des

---

[1] D. LE PASLIER, A. BERNOT, « Le projet Génome humain : quinze ans d'efforts », *Médecine/sciences*, vol. 17, 3 (mars 2001), p. 294-295 ; J.-N. MISSA, « Génome humain (Cartographie du), dans G. HOTTOIS, J. -N. MISSA, *Nouvelle encyclopédie de bioéthique. Médecine, environnement, biotechnologie,* Bruxelles, De Boeck Université, 2001, 476.

[2] E. S. LANDER, L. M. LINTON, B, BIRREM, INTERNATIONAL HUMAN GENOME SEQUENCING CONSORTIUM, « Initial sequencing and analysis of the human genome », *Nature*, vol. 409, 6822, (15 Feb. 2001), 860-921, DOI :10.1038/35057062 ; PMID : 11237011.

[3] S. NURK, S. KOREN, A. RHIE *et al.*, « The complete sequence of a human genome », *Science,* vol. 376, 6588 (Ap. 2022), 44-53, DOI : 10.1126/science.abj6987 ; PMID : 35357919.

médicaments à l'échelle mondiale. Cependant, il manque de diversité génétique humaine dans la recherche génomique.

1.8.2. Le manque de diversité dans les études de génétique humaine

Le déficit des données génomiques des populations non européennes

Le séquençage du génome humain réalisé jusque-là souffre d'un déficit, parce que les données ne sont pas diversifiées et représentatives. C'est l'article d'Alice B. Popejoy et Stephanie M, Fullerton paru sous le titre *Genomics is failing on diversity* (La génomique échoue sur la diversité) qui l'a dénoncé en 2016[1]. Si, ces dernières années, l'intérêt de la recherche en génomique s'est étendu aux populations non européennes et leur proportion a augmenté à près de 20 %, une grande partie de cette augmentation est le résultat d'un plus grand nombre d'études d'association pangénomique (GWAS) menées en Asie sur les populations d'ascendance asiatique. En effet, les études GWAS consistent à rechercher des variations génétiques chez un très grand nombre d'individus. Malheureusement, la proportion des populations africaines et d'ascendance africaine, d'Hispaniques et des peuples autochtones a changé à peine : la proportion d'individus d'ascendance africaine a augmenté de 2,5 % et celle de personnes d'ascendance hispanique ou latino-américaine d'environ 0,5 %. La représentation des peuples autochtones (Amérindiens, Aborigènes australiens et les insulaires du Pacifique) a légèrement diminué. Les données génétiques collectées ne représentent pas la diversité génétique humaine. Ces populations sont encore laissées pour compte sur la voie de la médecine de précision.

L'Afrique est considérée comme le berceau de l'humanité, parce que l'espèce humaine est née sur le continent africain il y a environ 300 000 ans. Lorsque certains groupes de cette espèce (*home sapiens*) ont quitté le continent africain il y a 50 000 à 100 000 ans pour conquérir le reste du monde, d'abord le Moyen-Orient et puis l'Europe, ils n'ont emporté qu'une fraction seulement (un petit échantillon) de la variabilité génétique avec eux et cette fraction s'est répandue sur le globe ; tandis que l'immense majorité de la variabilité génétique de l'homme est restée sur le continent africain[2]. En conséquence, les peuples d'Afrique portent aujourd'hui plus de diversité génétique que ceux de tout autre continent. En d'autres termes, les populations africaines présentent la plus grande diversité génétique du monde. Selon

---

[1] A. B. POPEJOY, S. M. FULLERTON, « Genomics is failing on diversity », *Nature,* vol. 538, 7624, (1314 oct. 2016), p. 162, DOI : 10.1038/538161a ; PMID : 27734877.

[2] J. CHONGWANG, « Q&R : La vision du généticien Ambroise Wonkam à l'université Johns Hopkins », 16/2/2022, www.scidev.net/afrique-sub-saharienne/opinions/qr-la-vision-du-geneticien-ambroise-wonkam-a-luniversite-johns-hopkins/.

Collen Masimirembwa, président de l'*African Institute of Biomedical Science and Technology*, l'analyse des variantes génétiques a montré que la diversité génétique des populations africaines est supérieure de 25 % à celle des autres groupes de populations, avec des différences significatives au sein même du continent. D'après Wonkam, « on estime que chaque génome africain présente cinq fois plus de variants qu'un génome caucasien »[1].

Pourtant, pendant deux décennies, les études sur le génome humain à l'échelle mondiale reposaient sur l'analyse des données génétiques composées presqu'exclusivement d'individus d'ascendance européenne, laissant peu de place à tous les autres groupes ethniques, notamment les populations d'origine africaine dont une fraction seulement de la diversité génétique a été étudiée. Les grandes études en génomique n'ont pas su exploiter le niveau de diversité qui existe à l'échelle mondiale.

Dans un article paru en 2019 dans la revue scientifique américaine *Cell*, Giorgio Sirugo *et al.* ont également repris la même dénonciation sous le titre : *The Missing Diversity in Human Genetic Studies* (le manque de diversité dans les études de génétique humaine). En effet, alors que les populations blanches d'origine européenne ne représentent que 16 % des habitants de la planète, elles constituent 78 % des catégories de populations participant à des études génétiques. 10 % sont d'origine asiatique ; 2 % d'origine africaine ; 1 % d'origine hispanique (Amérique latine) ; moins de 1 % de toutes les autres ethnies[2]. Seuls environ 22 % des participants à la recherche génomique sont d'ascendance non européenne ; la quasi-totalité des génomes séquencés proviennent d'individus d'origine européenne, et la plupart de leurs données génétiques disponibles proviennent du Royaume-Uni (40 %), des États-Unis (19 %) et de l'Islande (12 %), déclare Zané Lombard, de la division de génétique humaine de Wits[3].

Malgré les efforts déployés pour inclure une grande diversité dans la recherche, les populations d'origine européenne continuent d'être largement surreprésentées et celles de diverses ethnies largement minorées. Pour G. Sirugo *et al.*, « Laisser des populations entières en dehors des études génétiques humaines est à la fois scientifiquement préjudiciable et moralement injuste ». La sous-représentation de populations ethniquement diverses entrave notre capacité à comprendre pleinement l'architecture génétique de la maladie humaine et exacerbe les inégalités en matière de santé.

---

[1] A. WONKAM cité par S. GARDIER, « La recherche sur les génomes africains tente de prendre son essor… ».

[2] G. SIRUGO, S. M. WILLIAMS, S. A. TISHKOFF, « The Missing Diversity in Human Genetic Studies », *Cell,* vol. 177, 1 (21 mar. 2019), p. 27-28, DOI : 10.1016/j.cell.2019.02.048 ; PMID : 30901543.

[3] Z. LOMBARD cité par E. BRITS, « Séquençage de la population africaine afin d'améliorer les données génomiques pour le diagnostic des maladies », *Nature Africa,* (19 Feb. 2023), DOI : 10.1038/d44148-023-00037-y.

De plus, « L'absence de diversité ethnique dans les études de génomique humaine signifie que notre capacité à traduire la recherche génétique en pratique clinique ou en politique de santé publique peut être dangereusement incomplète, ou erronée », écrivent-ils. Ils ont rappelé la nécessité de l'utilisation de la diversité génétique dans les études génomiques.

Abondant dans le même sens dans un article paru en 2021, le généticien Ambroise Wonkam est revenu sur les inégalités flagrantes dans les études en génomique. Deux décennies après la fin du séquençage du génome humain, beaucoup reste encore à faire pour que la génomique fonctionne pour le bien public mondial. La prédominance des populations d'origine européenne s'est faite au détriment des autres populations, de la compréhension de santé et de maladie qui pourrait bénéficier au monde. L'Afrique représente moins de 2 % des génomes humains analysés jusque-là, malgré le fait que ce continent, berceau de l'humanité, présente plus de diversité génétique que tout autre continent. Elle est presqu'absente, c'est la grande oubliée du séquençage du génome humain ; elle est sous-représentée pour ainsi dire. Trop peu de connaissance et d'application de la génomique ont profité aux pays du Sud en raison de ces inégalités.

Les séquences génomiques de référence construites à partir de HGP sont dépourvues de nombreuses variantes de génomes ancestraux africains. Wonkam cite une étude de 2019 qui a estimé qu'un génome représentant l'ADN de la population africaine aurait environ 10 % en plus que l'actuelle référence construit par l'HGP. Un autre exemple, en 2020, une étude approfondie des données génomiques de 426 personnes appartenant à 50 groupes ethnolinguistiques en Afrique a révélé plus de 3 millions de variants génétiques jusque-là inconnus[1]. Dans une interview accordée à la Radio France internationale (RFI), Wonkam a fait allusion à une étude publiée en 2019 qui illustre la sous-représentation des populations d'origine africaine dans les études en génomiques. Cette étude a montré que sur 910 personnes de Caraïbes d'origine africaine dont le génome a été séquencé, on a trouvé que 10 % de leur contenu génétique n'existait pas dans les bases de référence utilisées en génétique[2]. Ce qui signifie que les données actuelles de la génomique appliquées à la médecine ne sont pas toujours pertinentes pour les populations d'origine africaine. D'où la nécessité de corriger ce déficit.

Pour épingler les mêmes disparités dans les données génétiques, Anne Edimo cite le cas de l'une de plus importantes « bases de données

---

[1] A. WONKAM, « Sequence three million genomes across Africa », *Nature*, vol. 590, 7845, (10 feb. 2021), p. 209, DOI : 10.1038/d41586-021-00313-7 ; PMID : 33568829.

[2] RFI, « Ambroise Wonkam : « Séquencer plus de personnes d'origine africaine a un intérêt majeur pour l'Afrique' », www.rfi.fr/fr/podcasts/invité-afrique/20210324-ambroise-wonkam-séquenecr-plus-de-personnes-d-origine-africaine-a-un-intéret-majeur-pour-l-afrique.

biomédicales et ressources de recherche au monde », *The UK biobank,* qui n'échappe pas à cette sous-représentation. *The UK biobank* contient des informations génétiques et sanitaires approfondies provenant d'un demi-million de participants britanniques. Mais les personnes d'ascendance noire et africaine constituent à peine 1,6 % de sa cohorte composée de 94 % par des personnes d'origine européenne, même si ces dernières forment juste 74,4 % de la population totale du Royaume-Uni. La majorité des informations concernant la population noire africaine provient de petites études effectuées principalement en Afrique de l'Ouest[1].

Pourtant, les génomes des populations africaines présentent une diversité bien plus vaste que celle qui existe parmi les génomes caucasiens, explique Hugues Abriel, professeur de médecine moléculaire à l'Université de Berne en Suisse[2]. Comment peut-on expliquer cette différence de traitement ?

Les causes et les conséquences du déficit de données génétiques des Africains

D'après le généticien Lluis Quintana-Murci, la focalisation des études en génomique sur les populations d'ascendance européenne s'explique par l'égoïsme des sociétés occidentales. Ces études sont financées par et pour des Européens, qui en réalisent 90 %. Beaucoup de recherche sont d'abord menées pour les populations d'origine européenne. C'est pourquoi, on trouve moins d'études sur les maladies infectieuses qui sévissent dans le monde non occidental que sur l'Alzheimer et les maladies neurodégénératives qui frappent les pays occidentaux[3].

Outre l'égoïsme des sociétés occidentales, certains auteurs évoquent la méfiance de certaines communautés à l'égard de la recherche biomédicale ; méfiance qui découle d'expériences antérieures d'exploitation de leurs vulnérabilités. Allusion faite à la tristement célèbre étude de Tuskegee sur la syphilis chez les Afro-américains en Alabama aux États-Unis (1932-1972). Ce scandale sanitaire a marqué les esprits de cette communauté.

Pour le généticien Ambroise Wonkam, les chercheurs européens ont travaillé avec les génomes qui étaient les plus facilement accessibles, donc, principalement issus de populations d'origine européenne. En outre, la

---

[1] A. EDIMO, « La recherche en génomique ne doit pas faire l'impasse sur les populations de descendance africaine », 20 avril 2023, https://lebulletel.mcgill.ca/la-recherche-en-genomique-ne-doit-pas-faire-limpasse-sur-les-populations-de-descendance-africaine.

[2] H. ABRIEL cité par S. GARDIER, « La recherche sur les génomes africains tente de prendre son essor… ».

[3] L. R. DUMAS, « Les études génétiques qui n'incluent pas les Africains reflètent 'l'égoïsme de nos société', selon un chercheur », https://www.francetvinfo.fr/monde/afrique/societe-africaine/les-etudes-genetiques-qui-zappent-les-africains-refletent-legoisme-de-nos-scoietes-selon-un-chercheur_3728855.html.

recherche ayant été financée en Europe et en Amérique du Nord, il n'est pas étonnant que 80 % de données relatives au génome soient issues de la population européenne. La grande majorité de recherches génomiques réalisées depuis deux décennies par des équipes de chercheurs américains et européens ont donné priorité aux génomes des populations d'origine européenne. C'est assez « eurocentrique ». De plus, le nombre limité de généticiens en Afrique a aussi joué un rôle[1]. Par ailleurs, une grande partie de la recherche génomique effectuée en Afrique était menée par les chercheurs européens et américains dont les priorités étaient détachées de ce dont les populations africaines ont besoin[2].

Quelles sont les conséquences de manque de diversité des données génomiques ? Le manque de diversité génétique comporte des conséquences fâcheuses du point de vue scientifique et médical. Il limiterait l'application de certaines analyses à des populations non européennes. Le Dr Shahida Moosa témoigne, elle est cheffe de service de médecine génétique de l'hôpital Tygerberg et professeur à l'université Stellenbosch au Cap (Afrique du Sud) : « En tant que médecin généticienne, quand je fais séquencer le génome d'un enfant malade, si je trouve une anomalie, les bases de données disponibles ne m'aident pas, car elles ne contiennent que des informations issues de populations d'origine européenne »[3]. Les Africains, forts de leurs diversités génétiques, ne sont impliqués que dans un petit pourcentage de ces études, les bases de données génomiques ne contiennent que peu d'informations sur eux. Le manque de diversité génétique limiterait l'amélioration des diagnostics et de la prise en charge des maladies génétiques dans le monde. En fait, les tests de dépistage génétique et les nouveaux médicaments ciblés mis au point sur la base de données génétiques provenant principalement des personnes d'origine européenne, bien qu'efficaces chez les Européens, peuvent se révéler déficients, voire inefficaces lorsqu'ils sont prescrits ou soumis à des personnes appartenant à d'autres groupes ethniques. Résultats : les tests génétiques sur le marché seraient quatre à cinq fois moins performants pour les individus africains et ceux d'autres origines. Il va de soi qu'on ne peut pas obtenir des résultats fiables ou concluants dans ces conditions

D'après Anne Edimo, « Ce manque de diversité génétique nuit non seulement à la précision de diagnostic, mais aussi à la mise au point de médicaments et à la médecine de précision, et ne fait qu'exacerber les

---

[1] A. WONKAM cité par S. BUSSARD, « La génétique africaine au service de l'humanité », https://www.letemps.ch/monde/afrique/genetique-africaine-service-lhumanite.

[2] A. WONKAM, « Sequence three million genomes across Africa », p. 209.

[3] S. MOOSA, cité par S. GARDIER, « La recherche sur les génomes africains tente de prendre son essor sur le continent », *Le Monde* 23/4/2023, www.lemonde.fr/afrique/article/2023/04/23/la-recherche-sur-les-genomes-africains-tente-de-prendre-son-essor-sur-le-continent_6170705_3212.html.

inégalités en matière de santé dans un monde où les crises se succèdent »[1]. Les experts en génomique reconnaissent unanimement que les données génomiques qui excluent largement les populations extrêmement diverses de l'Afrique constituent une menace importante pour le développement de diagnostics et de vaccins efficaces de nouvelle génération. Ils avertissent que le manque actuel d'équité dans les pipelines de développement de la recherche compromet l'efficacité des médicaments, des vaccins et des diagnostics, et il provoque des risques sanitaires évitables, en particulier pour les populations sous-étudiées

Tant que ces inégalités persisteront, la génétique manquera les informations importantes sur la biologie des maladies, sur l'association entre les variants et les maladies, et entre les variants et les réponses aux médicaments dans les populations autres que les populations d'origine européenne. C'est pourquoi, la recherche en génomique ne doit privilégier aucune catégorie de populations au détriment des autres. Elle doit être inclusive.

Promouvoir une recherche inclusive pour corriger le déficit génomique

Il est important et plus qu'urgent de promouvoir une recherche en génomique inclusive. Celle-ci demande un effort concerté pour accroître la diversité des études en génomique humaine et une volonté politique pour améliorer le financement et les infrastructures. Car, le succès futur de la médecine génomique et de précision en dépend largement.

La prise en compte des diversités génétiques d'autres populations, notamment les populations africaines est un impératif. Quand on sait que l'Afrique est le berceau de l'humanité et que les génomes africains contiennent plus de variations génétiques que ceux de tout autre continent, on a tort de marginaliser ce continent et la science n'y gagne rien. La compréhension de la structure et de la variation des gènes africains apporterait des informations essentielles à la génétique.

En effet, les populations d'origine africaine sont les plus diversifiées de la planète sur le plan génétique, en raison de l'histoire complexe de continent africain, de la variation spectaculaire du climat, des différents régimes alimentaires et de l'exposition aux maladies infectieuses. Les descendants africains ont des niveaux plus élevés de variation génétique et phénotypique par rapport aux niveaux des peuples d'autres origines. Cette variation constitue une source importance de recherche en génomique mondiale à ne pas négliger.

Dans son article suggestif paru dans *Nature Africa* en 2023, Elsabé Brits soutient le « Séquençage de la population africaine afin d'améliorer les données génomiques pour le diagnostic des maladies ». Et de poursuivre :

---

[1] A. EDIMO, « La recherche en génomique ne doit pas faire l'impasse… ».

« Démasquer les riches variations génomiques de l'Afrique permettrait de mieux comprendre la base génétique des maladies et de stimuler les efforts de recherche en génomique au niveau mondial »[1]. Dans la même logique, M. Lombard déclare que « Nous avons besoin d'ensemble de données vastes et diversifiées. Nous savons que les génomes africains abritent la plus grande diversité au monde. La meilleure approche consisterait à produire un séquençage du génome entier sur un grand groupe d'individus provenant de toute l'Afrique »[2]. « Il y a des parties de notre génome que nous ne pouvons étudier nulle part ailleurs qu'en Afrique », explique Rotimi. Comme l'a si bien expliqué Pui-Yan Kwok, spécialiste de l'analyse du génome à l'université de Californie de San Francisco : « un individu ne saurait incarner le monde à lui seul », et, pour instaurer un système de santé juste et égalitaire, il faut diversifier les ensembles de données génomiques[3].

Les gènes si variés aideraient à mieux comprendre certaines mutations à l'origine des pathologies spécifiques, à les prévenir ou les traiter avec des thérapies adaptées et efficaces. Wonkam l'explique mieux par l'exemple du gène PCSK9, corrélé à une concentration trop importance de lipides dans le sang (à l'origine de maladies cardiovasculaires qui affectent les populations du monde entier). Ce gène est indispensable à la régulation des lipides dans le sang. Les recherches ont montré qu'il existe un variant de ce gène qui est extrêmement rare chez les Européens (moins de 0,1 %), mais fréquent chez les populations africaines, à hauteur d'environ de 2 %. C'est en intégrant les Africains dans les recherches que ce variant a été découvert. Cette découverte a permis de mettre au point un nouveau traitement qui cible la lipidémie (taux anormal - élevé ou diminué - de lipides dans le sang), laquelle constitue un facteur de risque des maladies cardiovasculaires affectant la population mondiale[4]. Des médicaments anticholestérol ont pu être mis au point à partir de ces données. Par ailleurs, ajoute-t-il, plusieurs gènes jouant un rôle atténuateur dans le diabète du type 2 de l'adulte ont été identifiés en Afrique. Ils pourraient servir à l'avenir pour mettre au point de nouveaux médicaments[5]. Un autre exemple nous vient d'A. Edimo : « une étude incluant des participants nigérians et portant sur les facteurs de risque génétiques associés aux troubles neurologiques a révélé une nouvelle variation génétique susceptible d'être associée à la maladie d'Alzheimer dans les populations d'origine africaine [...] »[6].

---

[1] E. BRITS « Séquençage de la population africaine... ».

[2] M. LOMBARD cité par E. BRITS « Séquençage de la population africaine... ».

[3] PUI-YAN KWOK cité par A. EDIMO, « La recherche en génomique ne doit pas faire l'impasse... ».

[4] A. WONKAM, « Sequence three million genomes across Africa », p. 210.

[5] S. BUSSARD, « La génétique africaine au service de l'humanité ».

[6] A. EDIMO, « La recherche en génomique ne doit pas faire l'impasse... ».

Comme on le voit donc, le séquençage du génome des populations africaines aurait d'énormes bénéfices à terme non seulement pour des Africains, mais aussi au-delà de l'Afrique. Séquencer les génomes africains, c'est déceler et comprendre d'autres gènes qui sont associés à des maladies. Cette compréhension pourrait améliorer les données génomiques pour le diagnostic des maladies et la fabrication des médicaments afin de mieux soigner des maladies prévalentes non seulement en Afrique, mais aussi dans le monde. Les Africains devraient prendre leur responsabilité en main et s'engager eux-mêmes dans la recherche génétique et en génomique pour corriger les disparités génétiques.

1.8.3. Corriger le déficit de données génétiques des Africains

Conscients du fait que, d'une part l'Afrique abrite une large gamme de variations génétiques humaines et qu'elle est sous-représentée dans les études en génomique et d'autre part, bon nombre de pays africains ne disposent pas de département de génétique humaine, les généticiens africains ont décidé de prendre certaines initiatives afin de s'attaquer aux inégalités mondiales en génomique liées à la santé et de mettre sur pied les bases de données de maladies transmissibles et non transmissibles en Afrique. Après avoir consulté les scientifiques africains et internationaux intéressés par la génétique humaine, la génomique et la recherche biomédicale en Afrique, ils ont créé une structure panafricaine de génétique humaine appelée *African Society of Human Genetics* qui a donné naissance au projet *Human Heredity and Health in Africa* (H3Africa). Et puis, s'en est suivi le projet *Three Million African Genomes* (3MAG) initié par Ambroise Wonkam.

La Société Africaine de Génétique humaine

La Société Africaine de Génétique Humaine (*African Society of Human Genetics,* AfSHG) voit le jour en 2003 à Accra au Ghana comme une société savante, une organisation professionnelle qui a pour but d'encourager la recherche en génétique et en génomique en Afrique, afin de générer des connaissances devant promouvoir la prévention des maladies et l'amélioration de la santé. Ses principaux objectifs sont :

- Fournir aux scientifiques et aux décideurs politiques africains les informations et les connaissances pratiques dont ils auront besoin pour contribuer au domaine de la recherche en génomique et attirer l'attention du monde entier sur les efforts des scientifiques africains ;
- Fournir aux scientifiques de la génétique humaine et de la génomique un cadre où ils peuvent se rencontrer, interagir, réseauter et collaborer sur des questions génétiques et en génomique pour l'Afrique ;

- Renforcer les capacités de recherche en génétique et en génomique en Afrique pour permettre une prise en charge efficiente des pathologies à composante génétique ;
- Favoriser la recherche en génétique et en génomique en Afrique afin de générer des connaissances pour la prévention des maladies et la promotion de la santé ;
- Contribuer à réduire le fossé grandissant entre l'Afrique et le monde occidental dans le domaine de la recherche biomédicale, notamment la recherche en génétique et en génomique dominée par les données de la population européenne ;
- Aider les pays africains à créer des sociétés de génétique humaine au niveau national afin d'améliorer les études de la génétique humaine sur le continent africain.

Le généticien nigérian Charles Rotimi a été élu son premier directeur et l'AfSHG a tenu sa conférence inaugurale le 8 et le 9 décembre 2003. L'AfSHG a été conçue comme l'organisation qui sera une force motrice dans la construction d'une base solide pour les scientifiques et les universitaires travaillant sur les questions génétiques et génomiques en Afrique. Conformément à sa mission, elle a facilité la création de six sociétés nationales de génétique humaine au Mali, au Cameroun, au Sénégal, en RDC, au Rwanda et en Égypte[1].

Depuis sa création en 2003, ses réunions annuelles se tiennent dans différents pays africains. Au cours de sa 5e réunion qui s'est tenue au Caire, en Egypte en 2007, il a été convenu que l'AfSHG mette sur pied un projet sur le génome africain (*African Genome Projet* - AGP). L'AGP comprend quatre volets : génétique des populations, génétique médicale, la formation des scientifiques africains et l'investissement dans des infrastructures (laboratoire de recherche et capacité de recherche). Lors de la 6e réunion à Yaoundé en 2009, l'AGP est rebaptisé Hérédité humaine et Santé en Afrique (*Human Heredity and Health in Africa* - H3Africa) pour refléter ses objectifs et sa portée, à savoir, remédier à la pénurie de recherche en génomique en Afrique, faciliter la recherche fondamentale sur les maladies qui sévissent sur le continent africain, générer des données uniques qui pourraient être utilisées pour améliorer la santé africaine et mondiale, développer des infrastructures, des ressources, encourager la formation et élaborer des directives éthiques pour soutenir une entreprise de recherche africaine durable, dirigée par des scientifiques africains pour des populations africaines.

---

[1] C. N. ROTIMI, « Inauguration of the African Society of Human Genetics », *Nature genet,* vol. 36, 6 (jun 2004). p.544, DOI : 10.1038/ng0604-544 ; PMID : 15167923.

Le projet H3Africa

Le projet H3Africa est lancé en 2010. Il vise à identifier les populations à risque de développer des maladies spécifiques et à mieux comprendre les facteurs héréditaires et environnementaux sous-jacents à ce risque dans le but d'améliorer la santé des populations africaines. Sa vision est de créer et de soutenir un réseau panafricain de laboratoires équipés pour effectuer la recherche de pointe sur l'interaction complexe entre les facteurs environnementaux et génétiques qui déterminent la susceptibilité aux maladies et les réponses aux médicaments dans les populations africaines. L'initiative comprend 51 projets africains qui concernent les études génomiques des maladies transmissibles et non transmissibles. Les études sont dirigées par des scientifiques africains et utilisent des méthodes génétiques, cliniques et épidémiologiques pour identifier les contributions héréditaires et environnementales à la santé et à la maladie[1].

Le projet H3Africa a débuté grâce au financement de 176 millions de $ US des NIH et une organisation caritative biomédicale britannique Wellcome Trust en partenariat avec la Société africaine de génétique humaine. D'autres financements ont suivi, notamment celui de *Science for Africa Foundation.*

En 2013, un centre de recherche génomique a été créé à Ede au Nigeria dénommé Centre d'Excellence Africain pour la Génomique des Maladies Infectieuses (ACEGID). Ce centre regroupe des scientifiques africains spécialisés dans la génomique et formés pour développer des outils d'éradication des maladies infectieuses. Depuis sa création, il a entrepris des recherches basées sur la génomique de la fièvre de lassa, d'Ebola et du paludisme. Il a reçu environ 30 % de son financement de H3Africa. Le financement de la Banque mondiale de 8 millions de dollars américains lui a permis d'effectuer le premier séquençage du génome du SRAS-Cov-2 en Afrique et de mettre au point un test de diagnostic rapide de la Covid-19.

L'ACEGID se distingue par son travail innovant dans le domaine génomique des maladies infectieuses à travers une recherche translationnelle de haute qualité et un renforcement des capacités en Afrique. Il a transformé de manière significative la compréhension de l'évolution des pathogènes, des dynamiques de transmission, et l'application des connaissances génomiques en réponse à une épidémie.

En 2014, dans le cadre de plus larges projets de surveillance génétique, le Réseau d'Epidémiologie Génomique du Paludisme a lancé un partenariat multinational de recherche qui effectue le séquençage du génome entier pour découvrir les différences génétiques naturelles dans les populations de moustiques à travers l'Afrique. La même année, l'équipe du projet *African Genome Variation* a publié les conclusions de ses recherches sur l'examen méthodique des variations génétiques chez 1 481 individus d'Afrique

[1] H3AFRICA, https://h3africa.org.

subsaharienne, appelant à une meilleure caractérisation génomique des populations africaines.

Le secteur privé ne se tient pas à l'écart de ces recherches. La bio-banque sudafricaine basée à Johannesburg *African Intitute of Everyone Genome* est associée à BC Platforms, basée en Suisse pour stocker 10 millions de génomes africains au cours de 15 prochaines années afin de faciliter la recherche clinique et la découverte de médicaments[1]. Au Nigeria, le Dr Abasi Ene-Obong a créé en janvier 2019 une start-up biotechnologique dénommée 54gene afin de lutter contre les inégalités en génomique des populations africaines et de promouvoir une recherche scientifique inclusive. Il a mis en place un laboratoire de recherche génétique à Lagos et prévoyait d'analyser quelque 40 000 échantillons d'ADN jusque fin 2019, en vue d'atteindre 100 000 au cours de l'année suivante.

La connaissance du rôle de la génétique dans les maladies aidera à mettre au point des traitements pertinents. Car, les médicaments fabriqués en Occident ne prennent pas en compte les particularités génétiques des Africains et ne sont pas testés auprès des populations africaines. Par conséquent, on a des médicaments moins efficaces pour les populations africaines et moins sûrs, a-t-il déclaré à la BBC. D'après le Dr nigérian, le moyen de combler le fossé génomique en Afrique est d'accroître l'accès aux données génomiques des populations africaines, afin de promouvoir une recherche scientifique inclusive. Cela permettra d'optimiser les résultats diagnostics des maladies et leur traitement qui ne concerneront pas seulement les Africains, mais aussi tous les autres. Son entreprise s'est proposée de mener des recherches sur des maladies comme la drépanocytose qui touchent principalement les Noirs africains. Elle explorera aussi le rôle de la génétique dans les maladies non transmissibles comme le cancer, les maladies cardiovasculaires, l'hypertension, la démence et autres. La start-up 54gene travaille avec des hôpitaux au Nigeria pour prélever des échantillons d'ADN et les stocker. Elle s'intéresse également à l'amélioration des soins de santé dans les collectivités où elle travaille[2].

Revenons à H3Africa. Pour exploiter l'étendue de la diversité génétique en Afrique, le projet H3A a lancé une quarantaine de projets ayant pour but d'identifier les variations génétiques impliquées dans des maladies sévissant en Afrique. C'est dans ce cadre qu'en 2020, le séquençage de 426 génomes africains impliquant des chercheurs de 15 pays africains a révélé 3 millions de nouveaux variants du génome humain. Cette découverte a contribué au

---

[1] T. OZULUMBA, « Soutenir les percées dans la recherche en santé en Afrique », *Nature africa* (24 dec. 2021), DOI : 10.1038/d44148-021-00125-x.

[2] D. OLEWE, « Décoder l'ADN des Africains pourrait aider à lutter contre les maladies », www.bbc.com/afrique/region-50388022.

développement d'un outil qui permet aux chercheurs d'identifier les associations génétiques spécifiquement dans les populations africaines[1].

Quel est le bilan d'activités ? L'initiative H3Africa a lancé 51 projets au total, tous dirigés par des scientifiques africains et impliquant des chercheurs de plus de 30 pays africains. Elle a permis de génotyper 50 000 échantillons et de publier près de 700 articles scientifiques. En dix ans d'activités, H3Africa a organisé plus de 10 centres de recherche collaborative et 4 programmes de formation en bio-informatique, et créé trois bio-banques en Afrique du Sud, au Nigeria et en Ouganda. Outre la formation, il a aussi contribué en infrastructures[2].

D'après Zané Lombard et Guida Landouré, la contribution de H3Afrique pour remédier à l'inégalité génomique se résume en cinq points.

- Premièrement, H3Africa a permis aux Africains de mener la recherche génomique plus facilement sur le continent grâce à la mise en place d'installations de séquençage, notamment en Afrique du Sud, en Gambie, au Nigeria, en Ethiopie, en Ouganda et au Botswana. Il a aussi mis en place de programmes de formation en bio-informatique, par exemple. Grâce aux subventions de H3Africa, les Africains ont pu concevoir des projets, des formations et bénéficier des infrastructures en fonction des besoins de leurs pays.
- Deuxièmement, H3Africa a accru le profil de la génomique africaine à l'échelle mondiale grâce aux chercheurs et aux organisations financés par lui en partenariat avec des organismes internationaux.
- Troisièmement, H3Africa a amélioré l'éducation et la sensibilisation à la génomique à travers le continent. Des ateliers, des bandes dessinés et des réseaux sociaux ont été utilisés pour sensibiliser les intervenants communautaires et le public à la génomique et à la recherche biomédicale.
- Quatrièmement, H3Africa a favorisé une collaboration scientifique sans précédent à la fois à travers le continent et avec les chercheurs d'ailleurs. A titre d'exemple, pendant la pandémie de Covid-19, les chercheurs de ACEGID ont formé plus de 1 300 généticiens, agents de santé publique et fonctionnaires d'autres pays africains au diagnostic, au séquençage de nouvelle génération et à la bioinformatique. L'ACEGID créé en 2014 a reçu environ 30 % de son financement de H3Africa.
- Cinquièmement enfin, H3Africa a fourni des lignes directrices éthiques adaptées aux contextes africains. Il a aussi contribué à établir des

[1] Z. LOMBARD, G. LANDOURÉ, « Could Africa be the future of genomics research ? », *Nature,* vol. 614, 7946 (Feb. 2023), 30-33, DOI : 10.1038/d41586-023-00222-x ; PMID : 36720945.

[2] Z. LOMBARD, G. LANDOURÉ, « Could Africa be the future of genomics... ».

normes et des standards autour du partage de données et la communication des résultats aux participants à l'étude[1].

Les recherches en génomique menées par des généticiens africains ont apporté des contributions considérables à la détection, à la surveillance et à l'identification de nouveaux gènes pathogènes dans le domaine des maladies infectieuses.

La recherche en génomique en Afrique ne s'est pas encore assez penchée sur le nouveau défi des maladies non transmissibles comme le cancer, le diabète, les accidents vasculaires cérébraux, l'hypertension, etc. Un vaste domaine à exploiter. L'avenir est radieux pour la recherche génomique en Afrique. Mais il faudra que des États africains s'engagent à relever les défis de grande ampleur en matière de financement et d'infrastructure, à l'échelle du continent, afin de soutenir l'élan actuel de la recherche génomique. Le financement permettra de créer des capacités locales durables et d'éviter de dépendre uniquement des subventions étrangères et des investissements privés. En outre, la mise en place d'un cadre réglementaire est également nécessaire pour établir les bonnes pratiques en matière de biobanques, d'éthique, de partage de données et de commercialisation[2].

Grâce à H3africa et à d'autres initiatives génomiques telles que le projet nigérian 100K Génome, la génomique africaine a fourni des données capables d'améliorer la santé de millions d'Africains et de la diaspora africaine, y compris celle de millions de personnes dans le monde. Bien que la plupart des données génomiques résultant de divers projets de H3Africa ne soient pas encore traduits en pratique clinique, certains ont déjà eu un impact réel. En effet, au cours de huit dernières années, les travaux de l'ACEGID ont éclairé les réponses de santé publique à la fièvre de Lassa, à la MVE et à la pandémie de Covid-19. Pour améliorer les soins pédiatriques, le financement de H3africa alloué Solomon Ofori-Acquah, chercheur à l'université de Pittsburgh en Pennsylvanie et à l'université du Ghana à Accra, a permis de mettre en place un programme de formation en conseil génétique au Ghana et l'a associé à un programme de dépistage génétique existant pour les nouveau-nés[3]. L'application à la pratique clinique des résultats de ces découvertes nécessite un changement majeur dans la pratique médicale et dans la façon de mener, et de financer la recherche génomique en Afrique.

Dans le cadre de H3Africa, un autre projet est né sous le nom de H3ABioNet. Il s'agit d'un réseau panafricain de bio-informatique comprenant 29 nœuds répartis dans 17 pays dont 16 africains : Afrique du Sud, Madagascar, Tanzanie, Malawi, Ouganda, Kenya, Ghana, Nigeria, Egypte, Soudan, Botswana, Niger, Tunisie, Mali, Maroc. Le H3ABioNet a pour

---

[1] Z. LOMBARD, G. LANDOURÉ, « Could Africa be the future of genomics… ».
[2] Z. LOMBARD, G. LANDOURÉ, « Could Africa be the future of genomics… ».
[3] Z. LOMBARD, G. LANDOURÉ, « Could Africa be the future of genomics… ».

objectif d'améliorer la santé des pays africains en améliorant les infrastructures de recherche pour permettre aux scientifiques africains de mener des recherches en génomique. Il a pour mission de soutenir le projet H3Africa, de superviser la gestion et l'analyse des données, et de veiller à ce que les données soient correctement interprétées et utilisées au profit de l'Afrique. Il soutient le H3Africa en fournissant des outils de travail pour faciliter l'analyse des données. Aussi propose-t-il des formations gratuites en bio-informatique et en informatique pour les scientifiques africains, y compris les doctorants et les étudiants en master. Il s'agit de créer un ensemble de données de référence et une plateforme à partir desquelles les gens peuvent améliorer la science et la médecine génomique, et acquérir les compétences nécessaires[1].

En 2023, lors du 14e Congrès international de génétique humaine au Cap, en Afrique du Sud, Nicola Mulder, cheffe du Réseau panafricain de Bioinformatique - H3ABioNet a présenté un plan ambitieux de création d'un réseau de huit centres d'excellence en génomique à travers l'Afrique, ayant pour but de transformer l'accès aux technologies de pointe et de remodeler la réponse à certains problèmes de santé les plus urgents du continent. Ce plan s'articule autour de trois priorités :

- La surveillance génomique des agents pathogènes afin de mieux se préparer à la prochaine pandémie ;
- La santé publique de précision fondée sur la génomique afin d'offrir un traitement optimal ;
- Le développement et la formation de la prochaine génération de chercheurs en génomique.

D'après Nicola Mulder, l'expansion majeure des capacités africaines en matière de technologies génomiques permettra de combler le fossé en matière d'accès aux technologies génomiques, de s'attaquer au fardeau des maladies et d'améliorer la santé et le bien-être des pays africains et du monde entier. Un centre de coordination supervisera les huit centres d'excellence. Chaque centre sera associé à une institution universitaire pertinente, ainsi qu'à un établissement de santé publique, afin d'assurer la durabilité. Un appel devait être lancé à tous les pays africains pour qu'ils se portent candidats à l'accueil d'un centre[2].

---

[1] INITIATIVE H3ABioNet, « httpas://h3abionet.org/about.

[2] DI CAELERS, « Planifier un réseau de centres d'excellence en génomique à travers l'Afrique », DOI : 10.1038/d44148-023-00053-y.

Le projet de séquencer trois millions de génomes africains

Dans le sillage de H3Africa, le généticien Ambroise Wonkam a mis sur pied le projet 3MAG pour séquencer trois millions de génomes africains. Avant d'en arriver là, nous présentons brièvement l'initiateur de ce projet.

Le généticien Ambroise Wonkam est d'origine camerounaise. Médecin formé à l'université de Yaoundé I, il a poursuivi les études de médecine à l'université de Genève (Suisse) au département de morphologie où il a soutenu une thèse de doctorat en biologie cellulaire. Sa thèse portait sur le « Fardeau de la drépanocytose et diagnostic génétique prénatal au Cameroun ». Cette thèse de doctorat lui a valu le prix Denber-Pinard 2003 pour la meilleure thèse de la faculté de médecine, prix décerné par l'université de Genève. Après la thèse de doctorat, Wonkam a également suivi une formation en génétique médicale dans un département de génétique de bonne réputation. Après les études, il a travaillé comme médecin à l'hôpital de Sion toujours en Suisse. En 2007, Wonkam a mis fin à son séjour helvétique pour retourner en Afrique. Il s'installe d'abord au Cameroun son pays natal ; ensuite il s'envole pour l'Afrique du Sud où il poursuit sa formation en génétique et obtient un doctorat en génétique humaine à l'université de Cape Town. Ses activités s'articulent autour de trois axes : consultation clinique pour des pathologies génétiques, l'étude de variants génétiques sur la drépanocytose et la surdité génétique, et l'enseignement de la génétique.

Professeur associé et spécialiste principal à la division de génétique humaine de la faculté des sciences de la santé de l'université du Cap, il enseigne la génétique médicale dans plusieurs universités d'Afrique et d'ailleurs. Il est l'auteur de plus d'une centaine d'articles scientifiques qui portent sur les aspects moléculaires, cliniques, éducatifs et éthiques de la génétique médicale et humaine. Les travaux de recherche de Wonkam sont d'une telle pertinence qu'ils lui ont valu d'être lauréat de nombreux prix prestigieux dont le prix Alan Pifer en 2020, le prix international de la *Clinical Genetic Society International Award* de la *British Society of Genetic Medicine* en 2014. Il est président de l'AfSHG depuis 2019. Brillant chercheur de renommée internationale dans un domaine longtemps réservé aux scientifiques occidentaux, Wonkam cultive la différence et se fait remarquer à travers le monde par son travail.

En décembre 2021, au bout d'un processus qui aura duré une année avec une centaine de candidats en lice, l'université Johns Hopkins (États-Unis) a jeté son dévolu sur Wonkam pour diriger son département de médecine génétique et le *McKusick-Nathans Institute*, également spécialisé en génétique médicale[1]. Ces nouvelles fonctions n'empêchent pas Wonkam de continuer ses activités sur le continent africain pour des raisons idéologiques et stratégiques, afin de défendre sa vision de la science pour l'Afrique : la vision

[1] J. CHONGWANG, « Q&R : La vision du généticien Ambroise Wonkam… ».

de faire de la génétique médicale un bien global avec un intérêt particulier pour les populations africaines. Ainsi, il a gardé une position en Afrique du Sud à peu près à 30 % comme professeur honoraire. En outre, les recherches sur la drépanocytose et la surdité dans les populations africaines vont se poursuivre à travers plusieurs sites de recherche en Afrique du Sud, au Cameroun, au Ghana, au Mali au Nigeria au Sénégal, au Gabon, au Soudan, en Tanzanie, en Zambie, au Zimbabwe, etc. C'est dire que la collaboration avec le continent sera forcément maintenue.

Nous disions que les travaux de recherche du généticien Wonkam portent sur la génétique des populations africaines. Ils sont précisément axés sur la manière dont les mutations génétiques des Africains contribuent à certaines maladies telles que la drépanocytose et les déficiences auditives (surdité). La drépanocytose est une maladie génétique récessive qui provoque la déformation ou la dégradation des globules rouges. Elle nécessite la contribution des deux parents. 80 % des enfants qui naissent avec cette maladie sont Africains.

Les recherches sur la surdité ont permis de découvrir qu'au sein des populations européennes, la moitié des cas de surdité sont provoqués par un gène qui n'explique aucun des cas recensés sur le continent africain[1]. En d'autres termes, les gènes longtemps associés à la surdité n'ont pas de rôle majeur dans la plupart des cas de surdité diagnostiquée chez les populations africaines. Cette découverte a rendu inutiles les tests de routine sur la présence des 3 gènes de surdité dans les populations africaines[2]. À partir de ces découvertes, Wonkam a pris conscience que « L'Afrique est la nouvelle frontière à dépasser pour découvrir de nouveaux gènes et de nouveaux variants ».

Le Pr Wonkam mène des recherches novatrices sur les maladies génétiques communes et rares qui ont conduit à la découverte de nouveaux variants génétiques affectant l'anémie falciforme et les déficiences auditives congénitales dans les populations africaines. En effet, il a révélé que sept nouveaux gènes impliqués dans la surdité ont été découverts au Ghana[3].

Les retombées de ses recherches dans la médecine clinique sont la mise en place depuis quelques années d'un outil de diagnostic génétique prénatal de la SCD au Cameroun et au Cap en Afrique du Sud ; une pratique efficace qui a permis d'améliorer la prise en charge des cas de drépanocytose dans ces pays.

---

[1] B. ROGER, O. MARBOT, M. SOUMARÉ, « Tinto, Muyembe, Wonkam : les pionniers de la santé africaine », 6/12/2021, www.jeuneafrique.com/1271692/societe/game-changers-tinto-muyembe-wonkam-les-pionniers-de-la-sante-africaine/.

[2] BUSANI BAFANA, « Les génomes africains sont la clé de la médecine génétique mondiale ».

[3] Cité par S. GARDIER, « La recherche sur les génomes africains tente de prendre son essor sur le continent ».

Wonkam participe aux activités de plusieurs centres de recherche en génétique en Afrique.

Revenons au projet ambitieux 3MAG. Ce projet est né du constat de la sous-représentation des génomes africains dans le séquençage de l'ADN humain (HGP) au terme de deux décennies de recherche ayant impliqué de centaines de chercheurs à travers le monde. En effet, sur plus d'un million de personnes dont le génome a été séquencé moins de 2 % sont africaines ou d'ascendance africaine, a révélé Wonkam dans son article cité précédemment. L'Afrique est presqu'absente de séquençage mondial du génome humain. Pourtant, ce continent, berceau de l'humanité, présente de loin plus de diversités génétiques que n'importe quel autre continent, lesquelles diversités génétiques représentent un potentiel immense de recherche que la génomique ne peut négliger.

Pour combler le fossé génomique de l'Afrique ou corriger le déficit de données génétique, le généticien camerounais estime qu'il faille au moins séquencer *Trois millions de génomes africains* en dix ans, « soigneusement sélectionnés à travers le continent au sein de différentes régions et groupes ethnolinguistiques ». Pour Ambroise Wonkam, « Séquencer plus de personnes d'origine africaine a un intérêt majeur pour l'Afrique et pour le monde ». Parce que l'étude des populations africaines va permettre de découvrir de plus en plus de nouveaux gènes associés à certaines maladies, y compris les cancers et de développer des traitements pour ces maladies. Le bénéfice à en tirer pour la santé est énorme, non seulement pour les Africains, mais aussi pour tout le monde[1].

Le projet 3MAG vise à « embrasser tout le spectre des variations génétiques du continent et à disposer d'une base de données génétiques plus représentative » qui bénéficierait non seulement aux Africains, mais aussi à tous les humains afin d'assurer un accès équitable à la médecine génétique. Construire une bio-banque panafricaine d'informations génétiques, voilà l'objectif de 3MAG.

Le projet 3MAG comprend trois enjeux : scientifique, éthique (équité) et écologique. Premièrement enjeu scientifique, parce que l'étude des génomes africains peut révéler des gènes et des variants que l'on ne trouve pas dans les études eurocentriques précédentes. En effet, les populations d'origine africaine sont les plus diversifiées génétiquement au monde. Collectivement, elles ont plus de variants génétiques et moins de mélange avec d'autres populations non africaines, ce qui facilite la recherche des variants susceptibles de contribuer à une maladie spécifique.

---

[1] A. WONKAM, « Séquencer plus de personnes d'origine africaine a un intérêt majeur pour l'Afrique », Propos recueillis par RFI, https://www.rfi.fr/fr/podcasts/ invité-afrique/20210324-ambroise-wonkam-séquencer-plus-de-personnes-d-origine-africaine-a-un-intéret-majeur-pour-l-afrique.

Pour une même maladie, c'est parfois un gène différent de celui connu dans les génomes caucasiens qui est en cause. Comme dit précédemment, dans le domaine de surdité, par exemple, les gènes présents en Europe et en Asie n'expliquent pas la surdité en Afrique. « Une mutation très fréquemment retrouvée chez les bébés occidentaux qui naissent sourds n'est quasiment jamais présente en Afrique », explique Wonkam. Le cas de Covid-19 est aussi très suggestif. Les spécialistes occidentaux des maladies infectieuses et leurs médias avaient prédit que la pandémie de Covis-19 ferait des ravages en Afrique et qu'il y aurait une hécatombe. Mais le virus a été un peu moins sévère en Afrique qu'ailleurs. On n'en connait pas la raison. Wonkam pense que le génome africain pourrait y apporter une réponse. En outre, les Européens et les Asiatiques ont un ADN dont 2 % proviennent de l'homme de Néandertal. Cette caractéristique est à l'origine de problème de peau et de susceptibilité accrue à la Covid-19[1].

Le deuxième enjeu relève d'une question d'équité. Le séquençage du génome humain effectué il y a vingt ans a été essentiellement mené sur des populations caucasiennes. L'immense majorité de variants ou de mutations associées aux maladies n'a été étudiée que sur ces populations. Les populations africaines qui possèdent une grande variabilité génétique ont été oubliées. Les études sur les génomes africains aideront à corriger cette injustice afin de rétablir une sorte d'équilibre dans le séquençage du génome humain et apporteront aussi à la science des connaissances fondamentales qu'aucun autre peuple au monde ne pourra apporter.

Pour illustrer ce déséquilibre, Wonkam cite l'exemple des diagnostics génétiques qui sont déficients et ne sont pas pertinents, parce que ces outils techniques ne prennent pas en compte les variants de la population africaine. Les estimations de scores des risques génétiques pour les personnes d'ascendance africaine qui prédisent la probabilité de cardiomyopathie ou de schizophrénie peuvent s'avérer peu fiables ou même trompeuses à l'aide d'outils qui fonctionnent bien en Europe. Pour promouvoir la découverte ou la production des outils cliniques fiables, le génotypage et l'analyse doivent être réoptimisés en utilisant les génomes d'un plus grand nombre de populations. Nous revenons sur la drépanocytose. La plupart des modifications génétiques de cette maladie ont été identifiées à partir d'études menées en Europe et aux États-Unis, en général à l'aide de puces génétiques développées pour trouver des variants communs dans les populations européennes. Or, sur les quelques 300 000 bébés nés avec la mutation chaque année, environ 75 % se trouvent en Afrique où les diagnostics et les connaissances génétiques ne jouent presqu'aucun rôle dans les soins médicaux[2]. « Les connaissances et les applications de la génomique n'ont que trop peu profité aux pays du Sud en raison des inégalités dans le système de

[1] S. BUSSARD, « La génétique africaine au service de l'humanité ».

[2] A. WONKAM, « Sequence three million genomes across Africa », p. 210.

soins de santé, de la faiblesse des effectifs de recherche locaux et du manque de financement », a expliqué Wonkam[1]. Le projet 3MAG entend « 'rééquilibrer la compréhension de la médecine génétique » pour corriger ces injustices et remédier à ces inégalités.

Le troisième enjeu retenu par Wonkam se situe sur le plan écologique. D'après ce généticien, le continent africain a une orientation Nord-Sud, contrairement à l'Europe qui va de l'Ouest à l'Est. L'orientation Nord-Sud de l'Afrique est marquée par quatre variabilités environnementales directes : la méditerranée, le désert du Sahara, la forêt équatoriale et la zone subtropicale en Afrique australe. Chacune de ces quatre zones géographiques signifie variabilité écologique (climatique) à l'intérieur du Continent. À cette variabilité écologique est associée une variabilité d'infections, de produits alimentaires, des parasites, des conditions environnementales. Toutes ces variabilités exercent une influence sur le génome humain au fil de 300 000 années d'histoire du génome humain[2].

Notre généticien explique que la présence de la malaria au centre du continent a fait que le variant génétique responsable de la drépanocytose soit nettement plus fréquent en Afrique que sur d'autres régions du monde. La variabilité écologique fait du continent africain un endroit idéal pour étudier le variant du génome humain qui infecte la santé et provoque des maladies chez les humains[3].

Le projet 3MAG a un coût évalué à 450 millions de dollars par an sur dix ans, il faut compter au minimum une somme de 1 500 dollars par séquençage, soit près de 4 milliards de dollars pour l'ensemble du projet. Cette somme couvrirait le coût du séquençage et de la collecte de données épidémiologiques de base, le coût du stockage et de l'analyse du génome. Un projet d'une telle ampleur impliquerait obligatoirement le soutien des États africains et une coopération entre scientifiques des pays concernés. Aujourd'hui, le coût du séquençage a fortement baissé, passant de 2,7 milliards de dollars à 300 dollars, le projet est donc réalisable[4]. L'initiateur du projet est optimiste. Il a déclaré que « Notre projet est certes une odyssée humaine, mais il est aussi un impératif scientifique pour l'humanité, car il permettra de traiter véritablement la question de l'équité dans le monde »[5]. Son impact ne sera pas seulement la connaissance des variants génétiques pour les pathologies génétiques, mais aussi leur impact sur les pathologies infectieuses.

---

[1] Cité par E. SCHUTZ, « Pourquoi l'Afrique a besoin de toute urgence de sa propre bibliothèque génétique », www.bbc.com/afrique/region-59136407.

[2] J. CHONGWANG, « Q&R : la vision du généticien Ambroise Wonkam… ».

[3] A. WONKAM, « Séquencer plus de personnes d'origine africaine a un intérêt majeur pour l'Afrique ».

[4] S. BUSSARD, « La génétique africaine au service de l'humanité ».

[5] Cité par M. SOUMANRÉ, « Tinto, Muyembe, Wonkam : les pionniers de la santé africaine ».

Les critiques n'ont pas manqué de pleuvoir. Les pays africains peinent à financer la recherche scientifique et leurs systèmes de santé éprouvent des difficultés à répondre aux différentes épidémies qui secouent le continent à répétition. Les gens meurent de paludisme, du VIH/Sida et de la tuberculose due à la malnutrition. Quelle est la pertinence du séquençage génomique expansif dans ce contexte à tant d'égards démuni ? Les projets de génétique humaine en Afrique sont-ils prioritaires et réalistes ?

À ce genre des questions, la généticienne Sudafricaine Shahida Moose répond en reconnaissant que le VIH, la tuberculose et le paludisme sont des fléaux en Afrique contre lesquels il faut agir en priorité, « mais il faut cesser de travailler en silo et d'opposer les enjeux. Mieux connaître la génétique humaine des populations africaines aura des bénéfices au-delà des maladies rares ! La génétique a permis de progresser sur beaucoup de maladies, infectieuses et chroniques notamment »[1].

La position de Ambroise Wonkam rejoint celle de sa collègue Shahida Moose et le généticien camerounais rappelle que les derniers médicaments développés pour traiter les excès de cholestérol, lesquels médicaments sont majoritairement utilisés dans les pays développés, sont issus d'études réalisées sur un variant du gène PCSK9 très présent dans certaines populations africaines, mais rares chez les populations d'origine européenne[2]. Ce sont là les retombées de la génétique humaine sur la médecine clinique au profit de l'humanité.

Le 3MAG améliorera les capacités dans une gamme de disciplines biomédicales qui permettront à l'Afrique de relever les défis de santé publique de manière plus équitable et de produire des connaissances qui pourront bénéficier aux populations vulnérables. Il existe des preuves que les effets et les traitements de la malnutrition sévère sont influencés par des variants génétiques. Par ailleurs, le HGP a fait progresser la médecine en général, y compris les technologies moléculaires pour diagnostiquer le VIH/Sida et la tuberculose qui sévissent en Afrique. Aussi a-t-il mieux explicité les approches préventives et thérapeutiques du VIH.

Le 3MAG devra servir les populations qu'il étudiera pour améliorer les soins de base. Enfin, il servira la médecine génétique et les populations africaines, bien au-delà de la génétique[3]. Et le Dr Lindsay Petersen de conclure : « Plus on dispose d'informations à ce niveau, plus le diagnostic, le

---

[1] S. GARDIER, « La recherche sur les génomes africains tente de prendre son essor sur le continent ».

[2] S. GARDIER, « La recherche sur les génomes africains tente de prendre son essor sur le continent ».

[3] A. WONKAM, « Sequence three million genomes accross Africa », p. 211.

traitement et, en fin de compte, les soins sont efficaces pour tout individu, quelle que soit son origine ethnique »[1].

Ce qui n'était au départ qu'une « idée folle » a connu un retentissement mondial, a déclaré Wonkam. Depuis la parution de son article ci-dessus cité, des réunions avec des acteurs intéressés se sont multipliées : professionnels de santé, industriels génétiques, communauté scientifique, organisations de recherche et bailleurs de fonds. Tous cherchent à comprendre les opportunités que ce projet pourrait leur offrir. « Jamais je n'avais pensé qu'il attirerait autant d'attention », se réjouit-il. Il bénéficie du soutien financier rare, mais précieux des NIH et du Wellcome Trust en Grande-Bretagne.

Un tel projet aurait paru marginal il y a vingt ans. Mais aujourd'hui, poursuit Wonkam, les responsables de la recherche à l'échelle mondiale le jugent incontournable. Car, il répond à la logique scientifique, d'équité et d'éthique. Wonkam dit d'être « fier en tant qu'Africain, de pousser les frontières de la génétique un peu plus loin »[2].

La génétique de la population africaine, dit-il, sera la prochaine frontière de la génétique humaine dans les dix prochaines années. On ne pourra pas étudier la génétique de façon adéquate sans recourir à la population africaine[3]. La très grande variété de gènes africains est un immense champ de recherche que la génomique ne peut ignorer.

1.8.4. Le séquençage du génome des parasites antipaludiques

Des recherches sur le génome des parasites du paludisme effectuées au Centre de recherche de l'Université des sciences, techniques et technologies de Bamako (Mali) ont fait l'actualité de la recherche biomédicale en août 2019. En effet, des chercheurs venus d'une quinzaine de pays africains, sous la direction du Pr Abdoulaye A. Djimde, ont analysé les parasites du paludisme. L'objectif de l'étude était de mieux comprendre la variation génomique et la structure de la population de *Plasmodium falciparum* à travers l'Afrique, afin de proposer des outils de lutte plus adaptés au contexte africain. Les chercheurs ont réussi à séquencer (décrypter) le génome des parasites du paludisme et à remonter à l'ADN pour mieux détruire ces parasites. Les résultats de cette prouesse africaine ont été publiés en août 2019 dans *Science*, la prestigieuse revue scientifique américaine[4]. Ces résultats pourraient

[1] Cité par E. SCHUTZ, « Pourquoi l'Afrique a besoin de toute urgence de sa propre bibliothèque génétique ».
[2] Cité par S. BUSSARD, « La génétique africaine au service de l'humanité ».
[3] J. CHONGWANG, « Q&R : la vision du généticien Ambroise Wonkam… ».
[4] A. AMAMBUA-NGWA, L. AMENGA-ETEGO, E. KAMAU, AMATO R., […] A. A. DJIMDE, « Major subpopulations of Plasmodium falciparum in sub-Saharan Africa », *Science* vol. 365, 6455 (23 aug. 2019), 813-816, DOI : 10.1126/science.aav5427 ; PMID :

permettre de mettre au point de meilleurs traitements efficaces contre cette maladie endémique en Afrique subsaharienne. Outre les activités de recherche, ce centre d'excellence installé au sein de l'Université des sciences de Bamako a pour ambition de former des scientifiques de haut niveau.

1.8.5. Le séquençage des génomes chez Ousmane Faye

À l'Institut Pasteur de Dakar (Sénégal), le biologiste et virologue sénégalais Ousmane Faye, à la tête du département de virologie, s'attèle à séquencer les génomiques des maladies infectieuses. Depuis l'épidémie de SRAS en Chine 2003, son équipe étudie les formes de coronavirus. L'apparition de la maladie de Covid-19 n'a pas surpris le virologue sénégalais ; une occasion pour son département de se plancher sur le séquençage du SRAS-CoV-2 responsable de cette maladie et d'être en première ligne contre cette épidémie.

Ousmane Faye n'était pas à la gestion de sa première crise sanitaire de grande envergure. Entre 2014 et 2018, il a été responsable de plusieurs laboratoires, entre la Guinée et la RDC. En 2016, a dirigé également le laboratoire de l'Institut Pasteur de Dakar envoyé en Angola pour participer à la lutte contre la fièvre jaune.

Formateur, il a formé les laboratoires rwandais, ougandais et zambiens aux techniques de diagnostic de la fièvre jaune en 2013. Il a aussi supervisé, début février 2020, la formation de quatorze laboratoires africains au diagnostic du coronavirus. Ousmane et son équipe de chercheurs ont enseigné l'utilisation des outils de diagnostic et fourni des kits de dépistage à des laboratoire de tout le continent.

Au début de la crise de Covid-19, seuls deux établissements subsahariens étaient en mesure d'effectuer des tests : l'Institut Pasteur de Dakar et l'Institut national des maladies transmissibles en Afrique du Sud. Ousmane Faye a joué un rôle clé dans la gestion de la pandémie de Covid-19 dans son pays en conseillant quotidiennement les pouvoirs publics sénégalais et en fournissant au ministère de la Santé et au Comité national de gestion des épidémies les résultats des analyses quotidiennes : nombre de nouveaux cas, de cas suspects ou de patients guéris.

D'après Manon Laplace, Ousmane Faye était auteur de 121 publications scientifiques et médicales, parues depuis 1992 dans différentes revues internationales[1]. Nous sommes là en mars 2020.

31439796 ; lire aussi « Mali : à Bamako, des chercheurs africains décryptent le génome des parasites du paludisme », https://information.tv5monde.com/afrique/mali-bamako-des-chercheurs-africains-decryptent-le-genome-des-parasites-du-paludisme-4942.

[1] M. LAPLACE, « Coronavirus : Ousmane Faye, le virologue sénégalais en première ligne contre l'épidémie », www.jeuneafrique.com/mag/913115/societe/coronavirus-ousmane-faye-le-virologue-senegalais-en-premiere-ligne-contre-lepidemie.

1.8.6. La surveillance génomique et le dépistage des maladies

La surveillance épidémiologique était défaillante à l'échelle du continent africain. Seule l'Afrique du Sud avait une tradition de surveillance depuis la grippe aviaire, mais ses capacités de surveillance génomique étaient inférieures à celles des pays du Nord comme la Royaume-Uni : seulement 600 à 700 échantillons par semaine contre 10 000 au Royaume-Uni.

La pandémie de Covid-19 a donné un coup d'accélérateur au développement des capacités de surveillance épidémiologique et génomique en Afrique, amorcée dans les années 2000 pour faire face à la menace d'une pandémie de grippe aviaire. À la fin de l'année 2020, l'OMS, avec la collaboration des CDC des États-Unis, de l'Institut Pasteur ou encore de l'organisation britannique caritative Well Trust, a décidé de construire le premier réseau de séquençage du virus SARS-CoV-2 pour que chaque région soit représentée. Depuis, les capacités ont été renforcées en Afrique du Sud et d'autres pays comme le Sénégal, le Nigeria et l'Ouganda possèdent des capacités qui manquent ailleurs[1].

En Afrique du Sud, par exemple, une équipe de surveillance génomique a été le fer de lance du séquençage génomique du SRAS-CoV-2 en Afrique. En outre, le pays a publié plus de séquençage que tout autre pays africain depuis le début de la pandémie de Covid-19, en plus d'être le premier à identifier de nouvelles souches de ce virus.

Outre le Sénégal, le Centre d'excellence pour la génomique des maladies au Nigeria ayant renforcé ses capacités de séquençage a fourni des données génomiques à des fins de surveillance des maladies[2].

1.9. La contribution des femmes scientifiques africaines

Nous ne pouvons pas terminer cette section sans honorer la contribution des chercheuses africaines à la science : « Ces femmes qui œuvrent au rayonnement scientifique de l'Afrique », selon les mots de Maryline Baumard. Elles sont présentes au rendez-vous d'énormes défis que traverse le monde aujourd'hui : maladies infectieuses et non transmissibles, pharmacologie, génétique, immunologie, biologie moléculaire, accès à l'eau, réchauffement climatique, énergie renouvelables, intelligence artificielle, agriculture, ingénierie, astronomie, mathématiques, finance, et bien plus encore. Elles se retrouvent presque dans tous les domaines de la recherche de pointe et représentent même 35 % de doctorants en sciences, technologie,

---

[1] C. MARY, « Covid-19 : vers une amélioration du séquençage du virus en Afrique », *Le Monde* 2//11/2021, www.lemonde.fr/sciences/article/2021/11/02/covid-19-vers-une-amelioration-de-sequançage-du-virus-en-afrique_6100632_1650684.html.

[2] P. ADEPOJU, « Façonner la nouvelle culture de la santé publique en Afrique », *Nature,* (15 sept. 2022), DOI : 10.1038/d44148-022-00131-7.

ingénierie et mathématiques (STIM)[1]. Elles sont déterminées à bouger les lignes, à marquer le développement du continent et du monde. Les femmes de sciences en Afrique, c'est une révolution silencieuse, selon le titre du long métrage réalisé par Kate Thompson-Gorry. Leur liste est longue. Quelques noms dans le domaine de la recherche en santé ont retenu notre attention.

1.9.1. Les grandes figures féminines de la recherche en santé

La parasitologue Francine Ntoumi

La Congolaise Francine Ntoumi n'est plus à présenter. Scientifique de haut niveau (parasitologue et épidémiologiste), biologiste moléculaire, elle s'est spécialisée dans maladies infectieuses, notamment le paludisme. Elle dirige la Fondation congolaise pour la recherche médicale (FCRM) qu'elle a créée en 2008 pour contribuer au développement de la recherche biomédicale en République du Congo. La FCRM poursuit plusieurs objectifs, notamment les activités de recherche sur certaines maladies infectieuses, la formation, le service de soins de qualité à la population, un souci accru à la recherche scientifique au Congo-Brazza. Outre les activités de recherche, Ntoumi est enseignante à l'université Marien Ngouabi (faculté des sciences et techniques et à l'Institut de médecine tropicale de l'université de Tübingen (Allemagne)[2].

Très impliquée dans la recherche sur les maladies infectieuses, la chercheuse congolaise est fortement engagée dans le renforcement des capacités de recherche clinque en Afrique centrale. Son expertise et l'expérience professionnelle internationale acquise au Gabon, en Allemagne, aux Pays-Bas et en Tanzanie lui ont permis d'être la première femme africaine nommée « responsable du secrétariat de l'Initiative multilatérale sur le paludisme ». Plusieurs fois primée pour la qualité de ses travaux, la chercheuse congolaise est membre de plusieurs comités scientifiques à travers le monde.

Ses recherches sont axées sur les maladies infectieuses avec le paludisme comme principal domaine de recherche, notamment sur la surveillance de la sensibilité des souches plasmodiales aux antipaludiques, le paludisme chez les porteurs du trait drépanocytaire. Outre le paludisme, ses travaux portent aussi sur la tuberculose (caractérisation des souches de *mycobacterium tuberculosis*) chez les patients congolais et le VIH.

---

[1] S. BERTHAUD-CLAIR, « Les scientifiques africaines veulent briser le plafond de verre ».

[2] C. W. DIANKABAKANA, « Q&R : Francine Ntoumi à l'avant-garde de la recherche en Afrique », 19/10/2017. www.scidev.net/afrique-sub-saharienne/opinions/q-r/francine-ntoumi-avant-garde-de-la-recherche-en-afrique/ ; CISSÉ DIMI, « Leadership féminin : Francine Ntoumi dans le top 50 des femmes les plus influentes d'Afrique en 2025 », 20/03/2025, www.adiac-congo.com/content/leadership-feminin-francine-ntoumi-dans-le-top-50-des-femmes-les-plus-influentes-dafrique-en...

La FCRM a mené les premiers travaux de recherche sur l'infection à rotavirus, qui est responsable des diarrhées sévères chez l'enfant. Ces travaux effectués sur la caractérisation des souches ont permis d'avoir une idée des souches circulantes savantes et l'introduction du vaccin pour évaluer son impact. Une des contributions majeures de la Fondation. À ceci s'ajoute le fait que la FCRM est la seule à évaluer l'impact du traitement préventif intermittent à la sulfadoxine-pyrimenthamine contre le paludisme chez la femme enceinte au Congo[1].

L'apport le plus important de Francine Ntoumi sur le paludisme est d'avoir travaillé dans la caractérisation des parasites (génotypage moléculaire) et d'avoir été parmi les premières à analyser avec l'outil moléculaire les souches de terrain, notamment celles du Sénégal. *Ces analyses ont amélioré la connaissance sur la diversité des souches en circulation en caractérisant leur profil de résistance aux antipaludiques*. Un travail similaire a été effectué au Congo où la Fondation est la seule équipe de recherche à décrire les souches en circulation et à surveiller les souches responsables du paludisme, sans oublier le travail sur les pathogènes responsables de maladies diarrhéiques (rotavirus, norovirus, etc.)[2]. Les recherches de Ntoumi sont d'un apport considérable dans la lutte contre le paludisme qui continue à faire des victimes, malgré des progrès accomplis dans la prévention.

Les activités de Ntoumi se penchent aussi sur l'étude des réponses de l'hôte humain, notamment les populations vulnérables, enfants et les femmes enceintes, le développement du vaccin SPZ en collaboration avec l'Institut de médecine tropicale de l'Université de Tübingen (Allemagne) et la compagnie Sanaria aux États-Unis. Ses travaux sont également orientés vers l'évaluation de l'impact du traitement préventif intermittent chez la femme enceinte ainsi que la prévention et le diagnostic du paludisme par l'utilisation de nouvelles technologies de l'information et de la communication[3].

La FCRM est synonyme de recherche de qualité menée au Congo et partant en Afrique. Elle véhicule une image très positive dans le milieu scientifique à travers le monde. Ses travaux de recherche ont conduit à des publications scientifiques dans de grandes revues scientifiques internationales, tels que *Nature Genetics*, *The Lancet Infectious Disease*, *Malaria Journal*, etc.[4] Ce qui donne une visibilité et une notoriété à la Fondation devenue un centre d'excellence.

Francine Ntoumi est l'exemple d'un leadership scientifique féminin réussi. Elle reste déterminée dans son combat : « faire reconnaitre au Congo et dans

---

[1] C. W. DIANKABAKANA, « Q&R : Francine Ntoumi à l'avant-garde… ».

[2] C. W. DIANKABAKANA, « Q&R : Francine Ntoumi à l'avant-garde… ».

[3] « La recherche médicale toujours en panne en Afrique », 11/05/2016, www.voafrique.com/a/congo-la-recherche-scientifique-est-le-parent-pauvre-de-toutes-les-initiatives/ 3326272.html.

[4] C. W. DIANKABAKANA, « Q&R : Francine Ntoumi à l'avant-garde… ».

les autres pays africains à ressources limitées l'importance de la recherche biomédicale menée par les chercheurs locaux et à montrer qu'il est urgent de renforcer les capacités pour la recherche en santé »[1]. Les obstacles (manque de financement et de culture scientifique) auxquels ses travaux de recherche sont confrontés, comme partout ailleurs en Afrique, n'entament en rien sa vision « d'un Congo où la recherche scientifique a trouvé sa place centrale dans le développement et sert de clé pour les décisions des autorités »[2].

Son ambition est de faire bouger les lignes en Afrique par l'éducation et de donner la chance aux jeunes filles, trop souvent écartées des études scientifiques, de s'engager dans ce domaine. Elle entretient toujours l'espoir de voir « les femmes s'engager plus dans la recherche scientifique »[3].

L'infectiologue Monique Wasunna

Une autre scientifique africaine qui a retenu notre attention, c'est le Dr Monique Wasunna, chercheuse en maladies infectieuses, basée à Nairobi. Elle est actuellement ambassadrice de DNDi, après avoir passé 20 ans au poste de directrice pour l'Afrique de l'Est de DNDi.

Ses recherches ont porté sur une maladie mortelle appelée leishmanoise viscérale (*kala-azar* étant le nom indien de cette maladie). Cette maladie parasitaire tue chaque année en Afrique de l'Est des dizaines de milliers de patients – en particulier des enfants – faute d'outils de diagnostic et de médicaments. Depuis 2003, le Dr Wasunna et les autres scientifiques de l'Afrique de l'Est ont décidé d'effectuer la recherche sur la leishmaniose viscérale. Leur recherche a permis de mettre au point un traitement recommandé par l'OMS. Ce traitement est constitué de paromomycine (PM), un antibiotique injectable utilisé en association avec le stibogluconate de sodium (SSG), administré par voie musculaire ou intraveineuse. Avec des effets secondaires rares mais lourds, le traitement est également difficile à administrer, deux injections douloureuses chaque jour pendant 17 jours.

L'infectiologue Wasunna et ses collègues de l'Afrique de l'Est ont poursuivi leur recherche pour mettre au point un médicament oral, très simple à administrer. Elle a déclaré que son rêve de chercheuse depuis trente ans était en train d'aboutir en grande partie grâce au soutien des communautés locales qui ont fait bon accueil aux chercheurs africains[4].

Dans la recherche d'un nouveau médicament, une étude menée en Afrique de l'Est par DNDi et ses partenaires a comparé une combinaison de deux

---

[1] « La recherche médicale toujours en panne en Afrique ».

[2] « La recherche médicale toujours en panne en Afrique ».

[3] « La recherche médicale toujours en panne en Afrique ».

[4] M. WASUNNA, « Les scientifiques africains ont un rôle crucial à jouer dans la recherche sur le Covid-19 », www.lemonde.fr/afrique/article/2020/05/18/les-scientifiques-africains-ont-un-role-crucial-a-jour-dans-la-recherche-sur-le-covid-19_6040054_32,12.html.

médicaments : la miltéfosine (MF), le seul médicament oral, et la paromomycine (PM), un antibiotique injectable, administrée pendant 14 jours, au traitement de référence administré pendant 17 jours. Les résultats publiés dans la revue *Clinical Infectiuous Diseases* ont montré que le nouveau traitement MF+PM est efficace à plus de 91 % dans le traitement de la leishmaniose viscérale. Outre son efficacité, il a l'avantage de réduire le temps d'hospitalisation de 18 % et de supprimer une injection quotidienne douloureuse et toxique potentiellement mortelle associée au stibogluconate de sodium. Il est aussi toléré par des enfants qui constituent la majorité des patients atteints de cette maladie. Bref, un traitement plus court et moins toxique.

D'après le responsable de l'accès de la leishmaniose au DNDi, Simon Bolo, ces résultats constituent un grand pas vers les efforts de contrôle et d'élimination de la leishmaniose viscérale dans la région de l'Afrique de l'Est, car le nouveau traitement devrait réduire considérablement la morbidité due à cette maladie[1]. Début juin 2022, l'OMS a recommandé ce nouveau traitement plus court et plus facile à administrer pour des personnes coinfectées par la leishmaniose viscérale et le VIH/Sida.

Médecin et chercheuse, Wasunna a consacré sa vie à la découverte et au développement de meilleurs médicaments contre les MTN. La leishmaniose en est un exemple. Participant au Forum sur le paludisme et les MTN en tant que directrice de DNDi-Afrique, en marge du sommet de Commonwealth organisé à Kigali en juin 2022, elle a déclaré que ce Forum devait offrir une occasion historique de soutenir l'innovation médicale. Un appel lancé aux décideurs politiques, donateurs et industriels de s'engager publiquement à investir dans la recherche afin de trouver de meilleurs médicaments et outils de diagnostic. D'après elle, les objectifs de la feuille de route MTN de l'OMS visant à éliminer 20 maladies, en tant que problème de santé publique d'ici à 2030, ne pourront être atteints sans les efforts de recherche des nations et des scientifiques africains. C'est possible, a-t-elle souligné, en citant l'exemple de la RDC où les chercheurs d'instituts de recherche nationaux, travaillant étroitement en collaboration avec le ministère de la santé et des partenaires internationaux ont réussi à mettre au point des médicaments révolutionnaires contre la maladie du sommeil, l'une des pathologies les plus négligées au monde[2]. Et d'ajouter :

> Nous pouvons reproduire ce succès dans d'autres cas. Les trois décennies que j'ai passées sur le terrain avec mes collègues chercheurs et avec les

---

[1] G. NAKWEYA, « Une association de médicaments pour un traitement plus court et plus efficace de la leishmaniose viscérale », https://www.nature.com/articles/d44148-022-00139-z.

[2] M. WASUNNA, « Sommet de Kigali : une occasion historique d'en finir avec les maladies négligées », www.jeuneafrique,con/1356276/societe/sommet-de-kigali-une-occasion-den-finir-avec-les-maladies-negligees/.

communautés atteintes par la leishmaniose viscérale m'ont convaincue que l'innovation médicale et les partenariats, pilotés et soutenus par un leadership africain déterminé, sont essentiels pour lutter efficacement contre les MTN[1].

Le modèle qui a donné des résultats spectaculaires peut être reproduit dans d'autres cas afin de mettre au point des médicaments contre d'autres MTN, notamment la cécité des rivières qui a besoin d'un traitement sûr, efficace et abordable. L'élimination des MTN constitue l'un des moyens d'améliorer le bien-être de millions de personnes sur le continent et de développer les économies des pays africains.

Les autres grandes figures féminines

Dans un ouvrage intitulé *Earth, Oceans and Skies*, 23 éminentes scientifiques africaines sont présentées de façon informelle mais représentative du point de vue démographique, géographique et de disciplines. Elles proviennent de diverses disciplines : le premier groupe est constitué de six scientifiques représentant l'agriculture, la sécurité alimentaire et le changement climatique. Il se compose de six scientifiques. Le deuxième groupe concerne la santé et met en scène huit scientifiques. Le troisième groupe traite de la terre, des océans et du ciel (astronomie) et il comprend six scientifiques, et enfin le quatrième groupe s'occupe de la science des matériaux et est composé de trois scientifiques[2].

Le groupe 2 de la santé avec huit scientifiques nous intéresse. Deux d'entre elles, Judith Sèdaminou Gbenoudon (Bénin) et Faith Osier (Kenya) travaillent sur le paludisme, avec des recherches sur le développement d'un vaccin, l'immunologie de la maladie et l'amélioration des options de traitement. Aminata Sall Diallo (Sénégal) et Priscilla Kolibea Mante (Ghana) sont engagées dans la lutte contre deux maladies négligées : l'hépatite et l'épilepsie. Deux autres sont à l'avant-garde, Habiba Bouhamed Chaabouni (Tunisie) en génétique médicale et Francine Ntoumi (déjà citée) en recherche sur la santé publique et le renforcement des capacités. Folasade Ogunsola du Nigeria contribue à l'institutionnalisation de l'approche de prévention et de contrôle des infections dans les soins de santé en Afrique et Uduak Okomo du Nigeria mène des recherches sur la santé des nouveau-nés et l'impact des infections sur la mortalité néonatale.

Deux scientifiques du groupe 4 (Science des matériaux) ont aussi retenu notre attention. Il s'agit de la Sudafricaine Tebello Nyokong qui utilise la technologie laser et la nanotechnologie pour relever les défis de la santé, notamment le développement de la thérapie photodynamique contre le cancer.

---

[1] M. WASUNNA, « Sommet de Kigali : une occasion historique… ».

[2] UNITED NATIONS. ECONOMIC COMMISSION FOR AFRICA, *Earth, Oceans and Skies. Insights from selected, outstanding African women scientists*, Addis-Abeba, UN-ECA 2022, www.africawonescientists.

Quant à l'Égyptienne Gihan Kamel, elle a prouvé l'utilité de la microspectroscopie infrarouge en biomédecine et en bioarchéologie[1].

Outre les scientifiques présentées dans l'ouvrage des Nations Unies, voici d'autres grandes figures féminines de la recherche biomédicale en Afrique. Il s'agit de :

- La Nigériane Marycelin Baba, médecin virologue ; elle a contribué à la quasi-éradication de la polio au Nigeria et a fait progresser la recherche médicale sur les arbovirus dans toute l'Afrique subsaharienne. Aussi a-t-elle coordonné des tests de laboratoire pour la Covid-19 dans l'État de Bornéo au Nigeria.
- La chimiste sudafricaine Tebello Nyokong (déjà citée), professeure au département de chimie médicale et de nanotechnologie de l'université Rhodes en Afrique du Sud, est l'une des scientifiques les plus respectées du continent. Ses recherches portent sur la photochimiothérapie : une méthode alternative de traitement de cancer à la chimiothérapie (elle utilise les lasers pour activer les molécules capables de tuer les cellules cancéreuses).
- L'Ivoirienne Valérie Carole Gbonon, médecin et chercheuse à l'Institut Pasteur de la Côte-d'Ivoire ; elle étudie la résistance bactérienne aux antibiotiques.
- La Ghanéenne Priscilla Kolibea Mante, chercheuse en pharmacologie, elle veut soigner l'épilepsie avec la pharmacopée africaine.
- Fatoumata Ba du Sénégal, chercheuse et spécialiste de l'apnée du sommeil.
- Rabia Sa'id du Nigeria, elle est physicienne atmosphérique et météorologique ; ses recherches portent sur l'impact climatique dans le Nord du Nigeria.
- Claire Sangba-Kembi de la RCA, chercheuse à l'Institut Pasteur de Bangui ; elle scrute le comportement des moustiques pour combattre le paludisme.
- La Tunisienne Habiba Bouhamed Chaabouni (déjà citée). Génétienne, la professeure Bouhamed Chaabouni a, au terme d'une longue enquête dans le Nord de la Tunisie, mis en évidence le ratio dramatiquement élevé (25 %) d'union entre cousins germains[2].

À l'occasion de la Journée internationale des femmes et filles de science célébrée le 11 février, *Africa Women* a répertorié en février 2021 le parcours de 10 Africaines qui se distinguent dans les domaines de sciences en Afrique. Quelques-unes ont retenu notre attention pour leurs contributions en rapport

---

[1] UNITED NATIONS. ECONOMIC COMMISSION FOR AFRICA, *Earth, Oceans and Skies…*

[2] Q. VELLUET, O. MARBOT, N. COULIBALY, « Sciences et technologies : la fin des complexes en Afrique ».

avec la recherche en santé. Deux chercheuses déjà citées ci-dessus : Francine Ntoumi et Tebello Nyokong. De celles qui restent, la première est la Kenyane Faith Osier, médecin et professeure à l'hôpital universitaire de Heidelberg en Allemagne et au programme de recherche « KEMRI-Wellcome Trust » à Kilifi au Kenya. Osier est connue pour ses recherches sur l'immunologie et le paludisme. Nommée en octobre 2019 présidente de l'Union internationale des sociétés d'immunologie, elle devait occuper ce poste jusqu'en 2022.

La deuxième chercheuse vient de la Tanzanie, Julie Makani. Elle est médecin et professeure associée au département d'hématologie et transfusion sanguine à l'Université Muhimbili de la santé et des sciences connexes à Dar Salam. Elle est connue pour ses recherches sur le traitement de la drépanocytose. Elle a mené l'une des recherches les plus importantes dans le monde sur la drépanocytose en mettant sous surveillance plus de 2000 patients atteints de cette maladie. La troisième chercheuse est la Mauricienne, Devina Lobine, spécialiste en neuropharmacologie. Ses recherches se consacrent à l'étude des plantes médicinales pour freiner les effets de la maladie d'Alzheimer.

Ces femmes scientifiques sont des pionnières et des exemples de réussite dans la recherche scientifique en général et la recherche en santé en particulier. Elles constituent une classe de modèles d'excellence et source d'inspiration pour des générations de filles qui veulent réaliser leur rêve de jeunesse.

1.9.2. Une nouvelle génération de femmes scientifiques

À côté de la génération des leaders, une nouvelle génération de femmes scientifiques émerge en Afrique. Des jeunes talents, dans la trentaine, doctorantes et post-doctorantes dans différentes disciplines. Des étoiles montantes, elles sont sélectionnées et récompensées par différents jurys, tel le jury de la Fondation L'Oréal chaque année, pour l'excellence de leurs travaux de recherche pouvant apporter des solutions aux problèmes du développement de l'Afrique. Elles incarnent le potentiel de la science africaine d'aujourd'hui et de demain. Nous avons tiré dans le tas quelques-unes dont les recherches sont prometteuses dans le domaine de la santé.

La Sénégalaise Fatou Lo Niang, doctorante en intelligence artificielle (IA) appliquée à la médecine. Pionnière en IA dans son pays, elle veut développer une application permettant aux cardiologues de prédire les risques de maladies cardio-vasculaires. Il s'agit de déployer une application dans laquelle les cardiologues placeront les données de chaque malade afin de prédire les risques de maladies cardio-vasculaires et de les prendre en charge précocement. La doctorante Fatou fait remarquer que, sur le continent africain, à part dans certains pays anglophones comme l'Afrique du Sud ou le Nigeria, les travaux sur l'utilisation de l'IA en médecine sont encore limités, souvent restreints à la lutte contre les cancers et le paludisme[1]. D'où l'intérêt de sa recherche dans un domaine encore non exploité suffisamment en Afrique francophone.

Au Cameroun, c'est la jeune Sabine Adeline Fanta Yadang qui mène des recherches en neuropharmacologie, une branche de la science qui étudie les effets de médicaments sur le système nerveux. Cette chercheuse en neurosciences veut mettre au point un traitement capable de corriger les pertes de mémoire chez des personnes touchées par des troubles neurologiques. Par des plantes médicinales, elle veut révolutionner l'approche de l'approche de la prise en charge de la maladie. Parmi une centaine de plantes identifiées, elle en a retenu une dénommée *Carissa edulis* comme éventuel médicament. Elle a testé l'efficacité des extraits de Carissa sur les rats et les souris dans lesquels on a induit les symptômes de la maladie d'Alzheimer par le biais de diverses substances.

Les résultats positifs dans 80 % des cas[2]. L'espoir est donc permis. L'objectif visé par ses recherches est de :

> Élaborer un lait thérapeutique composé de plantes médicinales, et capable de lutter contre les maladies neurodégénératives comme la maladie d'Alzheimer, mais aussi la maladie de Parkinson ou la sclérose en plaques. Un lait confectionné à partir de graines de souchet, un produit très répandu en Afrique, 'mais qui est très peu valorisé, alors qu'il a beaucoup de propriétés'[3].

Fanta Yadang espérait partager les résultats de ses recherches dans une publication scientifique pour les faire connaître à la communauté scientifique. Dans l'entre-temps, elle se préparait aussi à poursuivre ses recherches en postdoctorat à l'université d'Ibadan au Nigeria.

Nous restons encore au Cameroun pour présenter cette fois une autre étoile montante, Ruth Nana Njantang, une physicienne qui se passionne pour les dangers que des radiothérapies représentent pour les malades lors des traitements contre le cancer[4].

---

[1] T. OLIVIER, « Fatou Lo Niang, pionnière en intelligence artificielle au Sénégal », www.lemonde.fr/afrique/article/2023/11/09/fatou-lo-niang-pionniere- en-intelligence-artificielle-au-senegal_6199112_3212.html.

[2] J. KOUAGHEU, « Au Cameroun, une neuropharmacologue veut corriger les pertes de mémoire », *Le Monde,* 10/11/2023, www. lemonde.fr/afrique/article/2023/11/10/ au-cameroun-une-neuropharmacologue-veut-corriger-les-pertes-de-mémoire_ 6199301_3212.html.

[3] J. KLOECKNER, « Ces femmes qui font avancer la science en Afrique », www. lepoint.fr/afrique/ces-femmes-qui-font-avancer-la-science-en-afrique-16-11-2023-2543354_3826-php.

[4] J. KOUAGHEU, « Au Cameroun, une physicienne se passionne pour les dangers des radiothérapies », *Le Monde,* 09/11/2021, www. lemonde.fr/afrique/article/

Comment en est-elle arrivée là ? Nan Njantang est étudiante en master 2 de physique atomique à l'université de Douala. Lors d'une conférence donnée par un expert de l'Agence internationale de l'énergie atomique (AIEA) à l'université de Douala, elle a été séduite par l'exposé du conférencier qui égrainait les applications de la physique nucléaire dans le domaine médical : la radiothérapie, diagnostic. Lors de cette conférence, elle a compris combien la physique pouvait aider à sauver des vies.

À la fin du séminaire, elle décide d'abandonner son master 2 en physique atomique pour un master 2 en science de la matière et du rayonnement, option dosimétrie et radioprotection. Elle s'inscrit en master 2 à peine ouvert. Ils ne sont que deux étudiants, cela ne la décourage pas. Elle se passionne vite et focalise sa recherche sur la mesure de la quantité de rayonnements ionisants émis dans le service de radiothérapie de l'hôpital général de Douala lors de traitement des cancers.

Pour traiter les cancers, la dose maxima recommandée par les organisations internationales est de 20 millisieverts (mSv) par année, soit 1.67 SV par mois. Au-delà de ce seuil, les rayonnements ionisants peuvent altérer le fonctionnement des tissus et des organes, et produire des rougeurs, des pertes de cheveux et même des brûlures. Ces effets négatifs croissent en parallèle de l'augmentation de la dose de rayons reçus.

Non satisfaite de son travail à l'hôpital général de Douala, elle décide de s'en aller. Où ? Vers de nouveaux horizons. En 2016, elle sollicite une bourse de l'AIEA qui lui permettra de préparer un deuxième master, en radioprotection cette fois. La bourse est accordée, ce qui lui permet de s'envoler pour le Ghana où elle s'inscrit à la faculté des sciences nucléaires et connexes de l'université du Ghana. À l'hôpital universitaire Korle Bu à Accra, elle finalise son protocole de recherche qui porte sur « l'évaluation et l'optimisation des doses reçues par le patient et le personnel au cours des examens diagnostics, des interventions en cardiologie et en radiologie utilisant des appareils de fluoroscopie »[1]. Après, c'est le temps de commencer la recherche. Durant quatre mois, elle mesure elle-même à l'aide d'un dosimètre la quantité de rayonnements reçue par des patients et s'intéresse aussi à celle absorbée par les personnels.

Les résultats sont saisissants. La chercheuse a constaté que certains personnels recevaient deux fois le seuil recommandé. C'est très élevé. Les résultats de son étude présentés au congrès africain de l'Association internationale de la radioprotection en Tunisie lui ont valu d'être décorée du premier prix des jeunes chercheurs scientifiques. Une consécration internationale pour elle.

2021/11/09/au-cameroun-une-physicienne-se-passionne-pour-les-dangers-des-radiotherapies_6101531_3212.html.

[1] J. KOUAGHEU, « Au Cameroun, une physicienne se passionne… ».

De retour dans son pays, Ruth s'est inscrite en thèse à l'université de Douala avec un triple objectif : d'abord calculer la dose reçue par le personnel en fonction de la position dans la salle d'irradiation afin de trouver le lieu qui permet le mieux de respecter les normes de la commission internationale de radioprotection. Ensuite, reproduire le même schéma pour le malade en utilisant les codes numériques. Enfin, développer une table de référence permettant de mettre en lien la dose exacte reçue par le patient et celle affichée sur l'écran du travailleur. Ce qui permettra d'éviter au maximum les effets nocifs en étant sûr de bien soigner les malades[1].

Au Soudan cette fois, c'est une jeune mathématicienne du nom d'Hyan Ali qui invente un diagnostic pour une MTN appelée le mycétome, une maladie inflammatoire chronique qui provoque de graves déformations jusqu'à entrainer le handicap. Pour la combattre, il faut la détecter et repérer la souche d'origine. Hyan Ali met à profit ses compétences en mathématiques pour lutter contre cette maladie. Elle suit un master en sciences informatiques à l'université de Khartoum, avant de s'envoler pour le Ghana pour une année de spécialisation à l'Institut africain des sciences mathématiques. C'est là qu'elle découvre que la recherche en imagerie médicale nécessite des compétences mathématiques dont elle dispose. À la fin de son cursus en 2016, elle rentre au pays où elle continue sa formation en mathématiques avant de découvrir par hasard lors d'une conférence, une maladie tropicale oubliée qu'est le mycétome. Elle décide de poursuivre cette piste. Grâce à ses outils mathématiques et à sa spécialisation en imagerie acquise au Ghana, elle invente un mode de diagnostic simple, peu onéreux et utilisable dans les campagnes. Elle met au point un outil d'imagerie médicale permettant de comparer les différentes souches de mycétome et de détecter plus rapidement leur présence dans les tissus des patients. Un procédé moins coûteux que les tests moléculaires (ou PCR) et bien plus adapté aux besoins des zones reculées. À la suite de cette innovation, l'OMS a ajouté le mycétome à la liste des MTN[2].

Mais l'innovation de Hyan Ali est passée presqu'inaperçue. Fustigeant cette indifférence, le quotidien français *Le Monde* a fait remarquer que si l'invention de Hyan Ali concernait une maladie de l'hémisphère Nord, elle serait déjà exploitée et mise à disposition des malades. Comme la santé des plus pauvres du Sud de la planète intéresse peu les grands laboratoires pharmaceutiques, aucun d'entre eux n'est allé à la rencontre de la chercheuse soudanaise. Toutefois, Hyan Ali a reçu le prix Jeunes Talents 2021 du programme *For Women in science Africa* de la Fondation L'Oréal-Unesco.

---

[1] J. KOUAGHEU, « Au Cameroun, une physicienne se passionne… ».

[2] E. BRACHET, « Au Soudan, une mathématicienne invente un diagnostic pour une maladie tropicale négligée », *Le Monde,* 08/11/2021, www.lemonde.fr/afrique/article/20/11/08/au-soudan-une-mathematicienne-invente-un-diagnostic-pour-une-maladie-tropicale-negligee_6101411_3212.html.

Ses études postdoctorales ont été financées par l'université de Khartoum et le campus de la faculté de médecine de Tours, où elle a poursuivi ses recherches dans les locaux de l'Inserm. À Khartoum, elle enseigne les mathématiques à l'université de Khartoum et effectue ses recherches dans son laboratoire installé à l'hôpital universitaire de Soba dans un quartier verdoyant du Sud de cette ville[1].

De tout ce qui précède, on se rend compte que le continent africain peut compter sur la contribution des scientifiques africaines pour amorcer son développement dans plusieurs domaines, de la chimie à la virologie, en passant par la biologie, la neurologie, immunologie ou encore la physique nucléaire. Ainsi donc, comme leurs collègues masculins, les chercheuses africaines contribuent à l'avancement de la science en Afrique pour une recherche inclusive dont le continent a besoin pour son développement.

2. La recherche africaine face à la Covid-19

Après que la Chine a dévoilé le génome du nouveau coronavirus, des chercheurs de tous les horizons se sont mobilisés pour comprendre ses mécanismes d'action dans l'organisme humain, la maladie qu'il provoque afin de mettre au point les moyens de la guérir ou la prévenir. La pandémie de covid-19 a provoqué une impulsion inédite de la recherche biomédicale dans le monde.

2.1. Un effort international de recherche sans précédent

De janvier 2020 jusqu'en juin 2020, à l'échelle mondiale, on a recensé 2000 essais cliniques déclarés sur le site *ClinicalTrial.gov* américain, et 600 environ sur le *Chinese Clinical Trial Registry* (qui ne figurent pas dans le relevé US). Plus de 1000 de ces essais concernaient des traitements (san compter les essais chinois). On a relevé 337 en Europe et 271 aux États-Unis. Un niveau d'activité de recherche sans précédent sur une période courte et à propos d'une seule pathologie[2]. Cet engagement a démontré la capacité mondiale à organiser une activité de recherche sur un médicament quand il le faut. Cependant, face à cette vitalité scientifique, il convient de souligner certains faits en termes d'écueils, notamment le déficit de coordination et la redondance des essais cliniques.

---

[1] E. BRACHET, « Au Soudan, une mathématicienne invente un diagnostic… ».

[2] F. TREMOLIERES, « Le naufrage des 'essais cliniques' ? Ou comment les méfaits d'un virus ont pu mettre à mal la rigueur et compromettre la réponse à l'urgence », *Med Mal Infect.* Vol. 50, 6 (sep. 2020), p. 461-465, DOI : 10.1016/j.medmal.2020.06.006 ; PMID : 32615148.

En effet, de nombreuses initiatives ont été rapidement prises, mais de façon isolée, sans vision globale. De essais cliniques ont été mis en place sans coordination. Absence de coordination ou coordination limitée au niveau international et national. La profusion des essais cliniques a eu comme effet la saturation des capacités en recherche clinique. En juin 2020, l'OMS recensait, d'une part un grand nombre d'études et, d'autre part un retard au démarrage dans 50 % des cas[1]. En outre, des essais cliniques redondants, parce que beaucoup d'études portaient sur les mêmes médicaments : 250 essais cliniques sur l'hydroxychloroquine et près de 100 sur l'ivermectine[2].

Et en Afrique ? Selon le quotidien français *Le Monde*, au 30 mars 2020, aucun essai clinique international n'avait encore démarré en Afrique, alors que 359 essais cliniques étaient enregistrés dans le monde pour la recherche clinique sur le traitement de Covid-19. Face à cette situation, Nathalie Strub-Wourgaft, médecin et directrice de l'unité des maladies tropicales négligées au sein de DNDI, a fustigé la faible participation des pays à ressources limitées dans le grand essai clinique *Solidarity* lancé par l'OMS et ses partenaires dans le cadre de la réponse à la Covid-19 dans 30 pays, dont deux pays africains, l'Afrique du Sud et l'Egypte, qui ont participé à la première phase.

À la suite de ce constat, une coalition pour la recherche clinique sur la Covid-19 a été lancée, le 3 avril 2020, par près de 70 institutions, scientifiques, médecins, bailleurs de fonds et décideurs politiques à travers 30 pays. L'enjeu de cette coalition était d'accélérer la recherche sur le virus dans les pays aux systèmes de santé fragiles et aux ressources limitées, notamment en Afrique, mais également en Asie, en Amérique latine ou encore dans l'Est de l'Europe.

Pour lutter contre la propagation de la pandémie de Covid-19 en Afrique, Nathalie Strub-Wourgaft, l'une des initiatrices du projet, a insisté sur la nécessité de réfléchir à des protocoles de recherche qui prennent en compte « *la spécificité de la situation sanitaire sur le continent* »[3]. C'est dans ce contexte qu'une ambitieuse étude visant à identifier le traitement contre la Covid-19 en Afrique est née tardivement sous le nom de ANTICOVID.

Le grand essai clinique ANTICOV a été organisé conjointement par un consortium de 26 organisations africaines et institutions internationales de R&D, coordonnées par la DNDi. Il a bénéficié du soutien de l'OMS et de

---

[1] Y. YAZDANPANAH, « Essais cliniques dans un contexte d'incertitude et d'urgence », p. 59-60.

[2] D. DEPLANQUE, S. CVIKLINSKI, M. BARDOU *et al.*, « Crise sanitaire : quelles opportunités pour la recherche cliniques sur le médicament ? », dans *Thérapies* vol.77, 1 (Jan.-févr. 2022), p. 51, https://pubmed.ncbi.nlm.nih.gov/34924206.

[3] N. STRUB-WOURGAFT, « Aucun essai clinique sur le Covid-19 n'a été prévu en Afrique et c'est un vrai problème », Propos recueillis par M. DARAME, *Le Monde,* 30/4/2020, www.lemonde.fr/afrique/article/2020/04/03/aucun-essai-clinique-sur-le-covid-19- n-a-été-prevu-en-afrique-et-c-est-un-probleme.

l'UE, ainsi que de financements allemands, suédois et suisses. Lancé en septembre 2020, l'essai clinique ANTICOV était mené sur 19 sites répartis dans 13 pays du continent africain. Il s'est focalisé sur les formes légères et modérées de la maladie, alors que jusque-là, la majorité des essais cliniques menés à travers le monde ciblait les manifestions les plus graves de la Covid-19, celles qui mettaient en danger la vie des patients. C'est pourquoi, il a eu pour objectif d'identifier des traitements précoces capables de prévenir la progression de la maladie vers une forme sévère et de limiter potentiellement sa transmission[1]. Outre l'essai clinique ANTICOV, d'autres essais cliniques ont été menés en Afrique sur les traitements contre la Covid-19.

Les chercheurs africains n'ont pas attendu les initiatives internationales de recherche sur la Covid-19 pour se lancer dans la course. Ils ont aussi lancé des recherches pour tenter d'apporter leur contribution à la lutte contre cette pandémie. Dans cette course contre la montre, ils ont mis au point de nouveaux traitements contre la Covid-19 issus de la pharmacopée africaine. De Madagascar à la RDC, en passant par le Bénin, le Burkina Faso, le Cameroun, etc., des solutions thérapeutiques ont été proposées contre la Covid-19. Outre les solutions thérapeutiques, les chercheurs africains ont aussi fabriqué des appareils médicaux comme les respirateurs artificiels (Maroc, Burkina Faso, Togo), le robot pour livraison des médicaments et l'alimentation (Sénégal), le ventilateur (Rwanda), etc. Nous nous limitons aux essais cliniques.

2.2. Les essais cliniques anti-covid-19 controversés

Pour prendre la mesure des travaux de recherche des Africains sur la Covid-19, nous passerons en revue quelques protocoles d'essais cliniques pour chercher à comprendre les conditions dans lesquelles ils ont été évalués par les organes nationaux d'évaluation (scientifique et éthique) et le processus de leur mise en œuvre. Pourquoi ces essais cliniques ont-ils soulevé des polémiques sur le plan national et international ? Comment les autorités nationales de la réglementation des médicaments des pays concernés et l'OMS ont-elles accueilli les résultats de ces essais cliniques ? Quelles leçons en tirer ? Ce sont là des questions qui constituent le fil conducteur de cette section[2]. Commençons par le protocole qui a défrayé la chronique, en l'occurrence, la tisane malgache Covid-Organics (CVO).

---

[1] « ANTICOV : La plus vaste étude clinique en Afrique sur les cas légers de COVID-19 met à l'essai une nouvelle association thérapeutique », https://dndi.org/press-releases-translations/2021/anticov-plus-vaste-etude-clinique-en-afrique-sur-cas-legers-de-covid-19-met-a-l-essai-une-nouvelle-association-therapeutique/.

[2] Lire BULA MILUNG ONION E., « Les essais cliniques des traitements anti-Covid-19 menés par des chercheurs congolais. Les leçons à tirer », *Congo-Afrique* 583 (Mars 2024), 326-350.

2.2.1. Madagascar : Covid-Organics

La Maison Artemisia qui promeut l'utilisation de la plante Artemisia contre le paludisme s'est lancée dans la recherche d'un traitement contre la Covid-19 à base de la plante Artemisia annua. L'intérêt de la recherche sur cette plante se justifie par le fait qu'en plus de ses vertus thérapeutiques contre le paludisme, elle a une efficacité sur certaines maladies virales (grippe, herpès, cytomégalovirus) et, en association thérapeutique, sur certains cancers métastasés (prostate et poumon). Aussi a-t-elle déjà été utilisée contre l'épidémie de SRAS-Cov en 2003 dans la province chinoise de Guangdond pour sa propriété antivirale en complément de la médecine conventionnelle.

L'Artemisia annua a été de nouveau prescrit officiellement contre la Covid-19 dès décembre 2019 en Chine, en association avec d'autres plantes. D'après les études chinoises, 85 % des patients chinois positifs à la Covid-19 et symptomatiques ont reçu des mélanges de plantes en remplacement ou en association avec des thérapeutiques conventionnelles. Ces études ont montré que les patients ayant reçu des mélanges de plantes en association avec des thérapeutiques conventionnelle ont été guéris plus rapidement que les patients traités seulement de façon conventionnelle.

Ces résultats confirment les données cliniques selon lesquelles l'Artemisia annua a une activité immunomodulatrice et anti-inflammatoire capable de réduire l'impact du virus SARS-CoV-2. En effet, elle bloque en particulier plusieurs récepteurs (ACE2, TMPRSS2, basigine) nécessaires au virus pour pénétrer dans les cellules de muqueuses nasales et du poumon où il se réplique et déclenche potentiellement les signes de la maladie. Encouragée par le profil thérapeutique d'Artemisia annua, la Maison de l'Artemisia a décidé de mener une étude clinique portant sur cette plante comme traitement contre la Covid-19. En deux mois, les professionnels multidisciplinaires adhérant à la Maison de l'Artemisia ont élaboré plusieurs protocoles de recherche répondant aux normes internationales reconnues par l'OMS. Le premier protocole a été proposé en urgence fin mars 2020 par le Dr Cornet-Vernet aux ministres de la santé d'une vingtaine de pays africains où existent des Maisons de l'Artemisia[1]. Dans sa lettre, Cornet-Vernet les a invités à « confirmer par des études cliniques rigoureuses dans des hôpitaux l'efficacité de cette plante qui pousse en Afrique ».

La lettre de Cornet-Vernet a retenu l'attention du président malgache Rajoelina et celui-ci était le premier dirigeant africain à réagir. Le président malgache s'est montré très intéressé par ce projet parce que son pays possède un important stock d'Artemisia annua. En effet, c'est depuis le milieu des

[1] L. DOLOGUELE, « Coronavirus : 'Enfin, le monde s'intéresse à l'artemisia !' », Propos recueillis par O. MARBOT, 11/5/2020, www.jeuneafrique.com/942074/societe/coronavirus-loms-doit-faciliter-les-recherches-sur-lartemisia/.

années 2000 que le Madagascar cultive l'Artemisia annua qu'il fournit aux laboratoires pharmaceutiques pour en extraire l'artémisinine nécessaire à la composition des traitements antipaludiques. Le président malgache a réalisé d'emblée qu'il y a là une grande opportunité. Pour ce, il a chargé l'Institut malgache de recherche appliquée (IMRA) de mettre en œuvre ledit projet. En vingt-huit jours seulement, les chercheurs de l'IMRA et quelques industriels ont travaillé en secret à la mise au point d'un traitement anti-covid à base de l'Artemisia annua. Il s'est écoulé un mois à peine et le coup était joué. Mission accomplie[1]. Le 8 avril 2020, en pleine pandémie de Covid-19, le président malgache a créé la surprise en annonçant la mise au point par son pays d'un remède efficace contre la Covid-19 appelé Covid-Organics (CVO), non seulement pour prévenir le coronavirus, mais aussi pour soigner la maladie. Le CVO est une décoction et une tisane à base d'Artemisia et d'autres plantes malgaches tenues secrètes. Il est validé sur la base des observations cliniques. Le directeur de l'IMRA, Charles Andrianjara, l'expliquait : « Nous avons constaté une amélioration de leur état de santé. Les symptômes de fièvre et de difficultés respiratoires se sont atténués. Au bout de 7 à 10 jours, les patients étaient négatifs. L'étude est en cours pour confirmer cette tendance positive »[2].

Le 20 avril au siège de l'IMRA, le président Rajoelina a procédé au lancement à grande bombe de la tisane CVO et en a absorbé quelques gouttes devant le public pour montrer son innocuité. Ce lancement a ravi une bonne partie de l'opinion malgache et attisé la fibre panafricaine. Le CVO est devenu le symbole de la recherche malgache et africaine. Une contribution africaine à la lutte contre la pandémie de Covid-19 qui était en train de secouer la planète.

Cette annonce spectaculaire a provoqué des sentiments mitigés dans le milieu scientifique du pays. Certains chercheurs ont salué cette initiative perçue comme une promotion des plantes médicinales qu'aucun président africain n'avait jamais faite avant. Un vrai coup de projecteur pour motiver la recherche sur la pharmacopée africaine. En revanche, d'autres ont regretté l'effet d'annonce et les paroles quasi messianiques employées par le président pour annoncer une trouvaille scientifique. « Dans la recherche, il faut y aller pas à pas », a déclaré un d'entre eux. « Même si l'urgence sanitaire permet de sauter quelques étapes, il faut que nous puissions apporter des preuves tangibles », les preuves d'efficacité et de tolérance. Un autre chercheur expliquait que rien ne permettait à l'heure actuelle de conclure concernant les

---

[1] L. CARAMEL, « Tisane anticoronavirus à l'artemisia : le coup de poker du président malgache », www.lemonde.fr/afrique/article/2020/05/19/coronavirus- a-madagascar-le-president-defend-son-remede-miracle_6040069_3212.html.

[2] V. BOY-LANDRY, « Artemisia et Covid-19 : le remède malgache booste l'Afrique », www.parismatch.com/Actu/Sante/Artemisia-et-Covid-19-le-remede-malgache-booste-l-Afrique-1685848.

effets bénéfiques de ces phytomédicaments sur la Covid-19, même si les principes actifs de certaines plantes ont démontré leurs preuves pour soigner la grippe virale dans le pays[1]. L'efficacité de CVO contre la Covid-19 n'était pas prouvée par des essais cliniques et n'a fait l'objet d'aucune publication scientifique.

L'Académie nationale de médecine de Madagascar a également pris position sur la tisane le 20 avril. Dans un premier temps, elle a exprimé ses réserves vis-à-vis de CVO et mis en garde quant à sa distribution, parce que, disait-elle, « Il s'agit de médicament dont les preuves scientifiques ne sont pas encore élucidées et qui risque de porter préjudice à la santé de la population, en particulier à celle des enfants ». Ensuite, quelques jours plus tard, après une rencontre avec le président Andry Rajoelina, l'Académie a finalement tempéré sa position. Dans un nouveau communiqué daté du 25 avril, elle a dit ne pas s'opposer à la distribution de CVO sous forme de décoction et elle l'a laissée à la libre appréciation de chacun, sous réserve de respect de la dose indiquée, notamment pour les enfants[2]. Quant au professeur Stéphane Ralandison, doyen de la faculté de médecine de Toamasina, il a tiré « la sonnette d'alarme face aux méthodes pas bien scientifiques autour de cette boisson », et il a poursuivi en ces termes : « Cadrer l'utilisation du produit suivant les normes scientifiques d'un essai clinique me semble être le plus rassurant »[3].

Comment l'OMS a-t-elle accueilli le CVO ? L'organisation onusienne a accueilli avec prudence l'annonce de la mise au point de cette tisane. La directrice régionale d'OMS-Afrique, le Dr Matshidiso Moeti a exhorté le gouvernement malgache à effectuer des essais cliniques sur le CVO afin d'établir son efficacité contre la Covid-19 et sa sécurité sur la population dans le respect de la méthodologie scientifique se référant aux standards internationaux.

Le président malgache est passé outre les recommandations de l'OMS qu'il a accusée de condescendance vis-à-vis de l'Afrique. Il a ordonné la distribution de CVO dans des pharmacies et aux populations les plus vulnérables. Aussi a-t-il rendu obligatoire la prise de cette tisane à tous les étudiants de classes de 3e et de terminale qui reprenaient le chemin de l'école après un mois d'arrêt d'activité scolaire. Enfin, il a poursuivi son offensive de charme auprès de ses pairs africains auxquels il a distribué le CVO (Congo, RD Congo, Sénégal, Tchad, Guinée équatoriale, etc.).

---

[1] RFI, « Coronavirus à Madagascar : gêne des scientifiques après l'annonce du remède du président », www.rfi.fr/afrique/20200414-coronavirus-à-madagascar-le-prsident-est-il-allé-trop-vite-annoncer-remede

[2] « Covid-19 à Madagascar : le traitement controversé du président Rajoelina », www.youtube.com/ watch? v=u9S0SU3Hs24&t=49s.

[3] « Covid-19 à Madagascar : le traitement controversé du président Rajoelina ».

Entretemps, l'OMS a assoupli sa position sur la médecine traditionnelle. Dans un communiqué du 4 mai 2020 intitulé : « L'OMS soutient une médecine traditionnelle reposant sur des éléments scientifiques probants », l'organisation onusienne a affirmé « accueillir favorablement les innovations à travers le monde, y compris le recyclage des médicaments, des produits issus de la pharmacopée traditionnelle et la mise au point de nouvelles thérapies dans le cadre de la recherche de traitements potentiels de la maladie à coronavirus 2019 (COVID-19 ». Aussi a-t-elle reconnu que la médecine traditionnelle, complémentaire et alternative recèle de nombreux bienfaits, et que l'Afrique a une longue histoire de médecine traditionnelle et de tradipraticiens de santé qui jouent un rôle important dans les soins aux populations.

> Des plantes médicinales telles que l'Artemisia annua sont considérées comme des traitements possibles de la Covid-19, mais des essais cliniques devraient être réalisés pour évaluer leur efficacité et déterminer leurs effets indésirables. Les Africains méritent d'utiliser des médicaments testés selon les normes qui s'appliquent aux médicaments fabriqués pour les populations du reste du monde[1].

Selon l'OMS, il est primordial de soumettre ces traitements aux essais cliniques pour établir leur efficacité et leur innocuité, même s'ils sont issus de la pratique traditionnelle et de la nature.

Dans un entretien exclusif accordé à France 24 et à RFI, le 10 mai 2020, le président malgache a réaffirmé avec force que le CVO a fait ses preuves contre la Covid-19 dans son pays. D'après lui, si un pays européen l'avait découvert, il n'y aurait pas autant de doutes. « Le problème, c'est que ça vient d'Afrique. Et [...] on ne peut pas accepter qu'un pays comme Madagascar [...] ait mis en place en fait ces formules [...] pour sauver le monde »[2]. Il a répondu sèchement à des argumentations qui ressemblaient tout simplement, selon lui, à des manipulations des lobbies pharmaceutiques.

Après la polémique à l'intérieur comme à l'extérieur du pays et le fait que l'usage massif de CVO n'ait pas empêché une flambée des cas de Covid-19 dans la Grande île en juillet-août 2020, les autorités malgaches ont fini par se rendre à l'évidence de la nécessité d'approfondir l'étude sur le CVO comme le recommandait de vive voix l'OMS.

Les essais cliniques de CVO ont finalement commencé par la phase II pour évaluer l'efficacité de l'artésunate injectable seul ou associé à la vitamine C

---

[1] OMS, « L'OMS soutient une médecine traditionnelle reposant sur des éléments scientifiques probants », https://www.who.into/fr/news/loms-soutient-une-medecine-traditionnelle-reposant-sur-des-elements-probants.

[2] A. RAJOELINA, « Le problème du remède Covid-Organic, c'est qu'il vient d'Afrique », 10/05/2020, Propos recueillis par M. PERELMAN, C. BOISBOUVIER, www.france24.com/fr/afrique/20200511-a-rajoelina-sur-france-24-le-probleme-du-remede-covid-org-c-est-qu-il-vient-d-afrique.

pour le traitement de Covid-19. Ils se sont déroulés de juillet à septembre 2020. Les résultats satisfaisants ont montré une proportion élevée de succès thérapeutique quand l'artésunate injectable est utilisé seul. De l'expérimentation de l'artésunate injectable, les chercheurs ont décliné en octobre 2020 une autre forme de CVO sous forme de gélule dénommée CVO Plus dont les tests *in vitro* et *in vivo* ont donné des résultats positifs. Signalons au passage que les trois différentes déclinaisons de ce schéma thérapeutique, à savoir CVO, Artésunate et CVO+, ont été produites à partir du principe actif des plantes traditionnelles, l'Artemisia et le *ravintsara*. Après les trois étapes de CVO, il convenait donc d'évaluer l'efficacité de CVO+ pour des formes légère et modérée de la Covid-19 dans les essais cliniques de phase III de grande échelle[1].

La phase III a porté sur « le CVO+ curatif, un Remède Traditionnel Amélioré, sous forme de gélules à base d'extraits lyophilisés d'Artemisia annua et d'autre plantes médicinales et destiné au traitement des formes légères et modérées de la Covid-19 ». Le CVO+ contient un extrait complexe standardisé d'Artemisia annua et de l'huile essentielle de Ravintsara. Le protocole a été élaboré et supervisé en étroite collaboration avec l'OMS après trois mois de négociation. L'OMS a apporté un appui technique à travers le recrutement d'un consultant national et un membre du personnel national chargé de la gestion des données. Elle a également suivi le déroulement de l'essai clinique. La Pharmalagasy (firme pharmaceutique valorisant la pharmacopée ancestrale) a assumé la fonction de promoteur de l'essai clinique, tandis que le rôle d'investigateur a été confié au Centre national d'application de recherche pharmaceutique (CNARP). Le protocole a été dûment approuvé par un comité d'éthique.

Cette phase a démarré le 18 janvier 2021 pour se terminer en mai 2021, soit 5 mois d'activité. Au total, 339 patients atteints de la Covid-19 y ont participé. Un essai clinique contrôlé et randomisé, c'est-à-dire que les participants ont été répartis de façon aléatoire (randomisation) en deux groupes, un groupe d'expérimentation (de traitement) et l'autre groupe contrôle. Un essai clinique comparé et randomisé en double aveugle. Les participants du groupe d'expérimentation ont reçu par voie orale 3 capsules de CVO+ curatif par jour pendant 15 jours. Dans le groupe témoin, les participants ont reçu un placebo. *Tous les participants ont été suivis les jours sept, 14, 21 et 28* pour évaluer l'efficacité du traitement et le profil d'innocuité conformément aux pratiques cliniques. Des paramètres cliniques, hématologiques et biochimiques de routine ont été effectués. La phase III s'est terminée en mai 2021.

Quels résultats a-t-on obtenu à l'issue de cette phase et comment ces résultats ont-ils été interprétés ? Après un mois environ d'analyse et

[1] R. MANDIMBISOA, « Pharmalagasy : une nouvelle déclinaison du Covid-Organics bientôt sur le marché », https://www.madagascar-tribune.com/Pharmalagasy-une-nouvelle-declinaison-du-covid-organics-bientot-sur-le-marche.html.

d'interprétation de données recueillies par des spécialistes en la matière, le gouvernement malagasy a rendu public les résultats dudit essai de phase III, le 2 juillet 2021, par l'entremise du promoteur Pharmalagasy. Les résultats ont indiqué que le CVO+ curatif était efficace à 87,1 % pour le traitement de Covid-19 de forme légère à modérée ; 70,45 % de patients ont été guéris dès le 14e jour et chaque patient a été strictement suivi pendant 28 jours. Durant cette étude, aucun patient traité par le CVO+ curatif n'a évolué vers la forme grave de la maladie, ni développé un effet secondaire. En effet, tous les patients ont gardé leurs fonctions hépatique, rénale et métabolique intactes. En un mot, le CVO+ curatif est efficace pour les formes légère et modérée de la Covid-19. Il réduit le temps de récupération et prévient la progression de la Covid-19. En outre, le schéma thérapeutique a aussi montré un profil d'innocuité acceptable. Ces résultats ont été obtenu après une évaluation basée sur plusieurs critères incluant entre autres la guérison, les événements indésirables ou encore les résultats biologiques[1].

Si le CVO+ curatif a montré son efficacité pour le traitement des formes légères et modérées de la Covid-19, son efficacité n'a pas été confirmée pour les formes graves. Il faudra réaliser d'autres essais cliniques pour évaluer son efficacité et son innocuité sur des cas graves.

Après la publication de ces résultats, l'OMS-Afrique a publié, le 5 juillet 2021, une déclaration sur l'essai clinique du CVO+curatif selon laquelle « Il n'existe pas encore de traitement antiviral spécifique dont l'innocuité et l'efficacité soient prouvées pour le traitement de Covid-19 ». Par la même occasion, elle a félicité les investigateurs de cette recherche, notamment l'équipe du CNARP pour la conduite de l'essai clinique dans le respect de la réglementation nationale et du protocole de recherche proposé. Et l'OMS d'ajouter :

> La réalisation de cet essai clinique à Madagascar apporte des données que le Comité d'experts examinera très prochainement et apportera un avis scientifique indépendant sur les résultats obtenus, conformément aux normes et procédures en matière d'essais cliniques, et avisera sur les prochaines étapes, comme il avait été indiqué au Gouvernement Malagasy lors de la préparation de l'essai clinique[2].

La prochaine étape c'est la visite d'une équipe conjointe de l'OMS et du Comité consultatif régional d'experts en médecine traditionnelle pour la

---

[1] « Covid-19: CVO+ Interview exclusive du Directeur général de Pharmalagasy, Pierre Raoelina Andriambololona », 12 juillet 2021, https://madagascar.media.com/CVO-interview-direceur-general-pharmalagasy-pierre-andriambololona ; « Traitement de la Covid-19 – Le CVO plus curatif fait ses preuves à l'issue d'un essai clinique », https://laverite.mg/politique/iem/13784-traitement-de-la-covid-19-le-« %20cvo-plus%20 »-curatif-fait-ses-preuves.

[2] OMS, « Déclaration OMS sur l'essai clinique du CVO+ curatif », https://www.afro.who.int/fr/news/declaration-oms-sur-lessai-clinique-du-cvo-curatif.

riposte à la Covid-19 (REACT). Cette visite a eu lieu à Madagascar du 14 au 18 février 2022 avec comme objectif d'évaluer le développement de tous les travaux liés à la conformité du CVO+ au standard international. À l'issue de la visite, l'équipe a restitué les résultats de sa mission. Après avoir fait le point sur les essais cliniques de CVO plus, l'équipe conjointe de l'OMS et du REACT a déclaré le bilan positif et a demandé de passer à l'étape de dépôt d'un dossier complet de demande de l'AMM auprès de l'Agence du médicament de Madagascar. Aussi a-t-elle déclaré que les résultats de cette phase pourraient servir de base au pays pour envisager une étude multicentre comparant le CVO+ Curatif aux traitements de référence avec un nouveau protocole[1]. Un pas important pour la reconnaissance internationale de ce produit malagasy qui a soulevé une grande polémique.

Ainsi s'est terminé en beauté ce grand feuilleton de la réponse malgache à la pandémie de Covid-19, laquelle réponse est partie, rappelons-le, de la tisane Covid-Organics pour aboutir aux capsules de CVO + Curatif, en passant par l'Artésunate injectable. Le CVO + curatif apporte un nouvel outil thérapeutique contre la Covid-19. La firme pharmaceutique Pharmalagasy et ses partenaires se sont engagés à le produire et à le commercialiser à grande échelle.

2.2.2. Des produits camerounais contre la Covid-19

Au Cameroun, cinq produits issus de la pharmacopée traditionnelle pour traiter la Covid-19 ont reçu l'AMM du ministère de la santé publique, conforté par l'avis favorable de la Commission nationale du Médicament. Il s'agit de Corocur, de Palubek's, de Covid, d'Elixir Covid et de Soudicov Plus. Et après, d'autres médicaments améliorés ont rejoint cette liste. Si l'AMM accordée à ces produits a été accueillie favorablement par une partie de l'opinion publique dans le pays, elle a aussi soulevé une vive polémique surtout dans le milieu scientifique camerounais. D'après le Pr Aimé Bonny, cardiologue et universitaire camerounais,

> Cette autorisation de mise sur le marché […] ne s'est appuyée sur aucun élément scientifiquement recevable. Aucun de ces 5 produits de la pharmacopée traditionnelle camerounaise n'a fait l'objet d'un essai clinique respectant les canons de la médecine moderne, ce qu'on appelle '*l'evidence-based-medicine*', c'est-à-dire la médecine fondée sur des preuves. Par conséquent, aucune publication dans une quelconque revue scientifique ne

[1] M. MARCHAL, « CVO+ : l'OMS conseille une demande de mise sur le marché auprès de l'Agence du Médicament de Madagascar », https://www.temoiganges.re/politique/sante/cvo-l-oms-conseille-une-demande-de-mise-sur-le-marche-auprès-de-l-agence-du-medicam...

vient attester de l'efficacité auto-proclamée de ces médicaments traditionnels améliorés (MTA) [1].

Le fait que ces produits aient été considérés comme des adjuvants au traitement anti-covid.19 n'était pas une précaution suffisante. Parce que, a-t-il expliqué, un adjuvant est un produit supposé « potentialiser » l'action du produit principal, c'est-à-dire en améliorer l'efficacité. Or, le ministre lui-même a précisé que les recherches n'ont pas été assez poussées pour prendre le risque de prescrire ces traitements seuls. Et puis, personne ne savait dans quel protocole de soins les inscrire ou les intégrer. Étaient-ils efficaces seuls ou en combinaison avec d'autres traitements du protocole national ? Pour le professeur Bonny, seules des études randomisées qui consistaient à tirer au sort les patients et à les attribuer de façon aléatoire dans un groupe de traitement et un groupe de contrôle auraient permis de juger de leur efficacité dans le traitement de la Covid-19.

Le professeur Bonny a affirmé qu'il croyait en la médecine traditionnelle et qu'il était convaincu des vertus de la pharmacopée traditionnelle africaine. Au lieu de démontrer scientifiquement ce que valent nos médicaments traditionnels, beaucoup de tradipraticiens de santé ou des chercheurs crient à la conspiration chaque fois qu'on émet des réserves constructives sur leurs travaux. Mais si la médecine traditionnelle africaine veut être prise au sérieux, elle doit aussi respecter les exigences scientifiques de la médecine moderne. Et le professeur Aimé Bonny de conclure : « Il est grand temps que la recherche en Afrique apprenne à lutter avec les mêmes armes que celles utilisées par les scientifiques du monde entier »[2]. En d'autres termes, si la recherche biomédicale à base de la pharmacopée africaine veut apporter sa contribution à la communauté scientifique internationale, elle doit y aller dans le respect des exigences scientifiques de la médecine moderne et des normes éthiques en la matière. Les Africains doivent se défaire des réflexes de la recherche artisanale et se démarquer des pratiques de tradipraticiens de santé pour s'imprégner des principes méthodologiques de la recherche scientifique moderne. D'un essai clinique à un autre, nous passons à l'Api-Covid au Burkina Faso.

2.2.3. Des essais cliniques au Burkina-Faso

Nous sommes en mars 2020, la Covid-19 vient de faire son apparition au Burkina-Faso. Le 26 mars, un communiqué du ministre de l'Enseignement

---

[1] A. NTCHAPDA, « Aucun élément scientifique ne justifie l'autorisation des traitements traditionnels du covid », https://www.allodocteurs.africa/pr-aime-bonny-aucun-element-scientifique-ne-justifie-l-autorisation-des-traitements-traditionnels-du-covid-6458.html.

[2] A. NTCHAPDA, « Aucun élément scientifique ne justifie l'autorisation des traitements traditionnels… ».

supérieur, de la recherche scientifique et de l'innovation, le professeur Alkassoum Maïga, annonce le lancement au pays de deux essais cliniques sur des remèdes contre la Covid-19. Le premier essai baptisé « Chloraz » porte sur la chloroquine utilisée seule, puis sur la chloroquine associée à l'azithromycine pour les cas graves. Cet essai est dirigé par le professeur Halitou Tinto, directeur de recherche à l'unité de recherche clinique de Nanoro ; il vise à évaluer l'efficacité et la sécurité de la chloroquine pour les cas simples ou modérés, et de la combinaison chloroquine-azithromycine dans le traitement des cas graves la Covid-19.

L'essai prévoit d'impliquer dans un premier temps 30 patients pour l'utilisation de la chloroquine. Compte tenu de l'urgence et de la gravité de la situation, l'investigateur principal a indiqué que l'analyse des données sera effectuée à mi-parcours pour connaître les tendances générales qui se dégageraient de l'évaluation de ces médicaments.

Le second dénommé « Api-covid-19 » est mené à la fois au Burkina Faso et au Bénin. Il consiste à évaluer l'efficacité clinique et virologique, chez les personnes atteintes de la Covid-19, d'un médicament à base de plantes (phytomédicament) appelé Apivirine. Au Burkina Faso, cet essai est mené par une équipe de chercheurs de l'Institut de recherche en sciences de la santé (IRSS) sous la direction de Sylvain Ouédraogo, chercheur en pharmacologie et directeur de l'IRSS. Tandis que Martial Ouédraogo, coordinateur du comité national de réponse à la pandémie de Covid-19 en est l'investigateur principal.

Ce sont les deux médicaments retenus pour passer les essais cliniques au Burkina Faso dans le cadre de la lutte contre la Covid-19. Ils représentent une lueur d'espoir pour des centaines de malades de la Covid-19, si les tendances se présentent de façon positive en faveur de l'utilisation de l'un ou de l'autre. Le ministre en charge de la recherche scientifique a indiqué que si les résultats de ces tests sont concluants, le Burkina Faso pourra produire 200 000 comprimés de chloroquine par jour permettant de réhabiliter l'unité de production U-Pharma de l'IRSS/Centre national de recherche scientifique et technologique (CNRST)[1].

Mais l'Apivirine divise le monde scientifique du Burkina Faso. Ce phytomédicament est un antirétroviral et un antiviral mis au point par le chercheur béninois Valentin Agon au début des années 2000 pour lutter contre le VIH/sida. Il présente un bon profil de sécurité et d'efficacité contre plusieurs familles de virus, notamment le virus du VIH/Sida, celui de la grippe, de la rougeole et de la poliomyélite. Il est utilisé depuis près d'une vingtaine d'années au Bénin. Son entrée au Burkina Faso remonte à 2003. À l'époque, ce produit entré sans autorisation des services compétents se vendait à Ouagadougou de porte à porte aux personnes vivant avec le VIH/sida. Mais

---

[1] A. A. NABALOUM, « Burkina et Bénin : Trois médicaments contre la Covid-19 à l'essai », www.scidev.net/afrique-sub-saharienne/new/covid-19-essais-cliniques-burkina-benin-06042020.

le Centre de traitement ambulatoire avait vivement déconseillé son utilisation, faute des preuves de son efficacité. C'est à la faveur de la Covid-19 que l'Apivirine fait son retour sur le marché burkinabé sept ans plus tard et est administré à des patients atteints de la Covid-19. Encore une fois, ce produit n'a fourni aucune preuve scientifique de son efficacité contre la Covid-19 et n'est pas enregistré au ministère de la Santé.

Le protocole Api-covid-19 n'est pas validé par le Comité technique d'examen des demandes d'autorisation d'essai clinique du Burkina Faso, parce que l'Apivirine n'a pas fait l'objet d'une étude de toxicité et n'est pas autorisé au Burkina Faso. D'abord, selon le décret du 20 mai 2010 portant réglementation des essais cliniques, « aucun essai clinique ne peut être entrepris au Burkina Faso sans autorisation délivrée par le ministère de la santé après avis d'un comité technique d'examens des demandes d'autorisation d'essais cliniques ». Ensuite, la Direction générale de l'Agence Nationale de Régulation Pharmaceutique (ANRP) dans son communiqué n° 02/2020 du 3 avril 2020 a révélé que l'introduction de l'Apivirine dans le pays n'a pas été autorisée conformément aux dispositions législatives et réglementaires régissant la commercialisation des médicaments sur le territoire burkinabé. C'est pourquoi, elle a invité la population burkinabé à s'abstenir de tout achat et de toute consommation de ce produit. Enfin, l'Apivirine n'a pas été retenu parmi les médicaments faisant partie du protocole de prise en charge de la Covid-19 sur le territoire burkinabé, tel que le prévoit l'arrêté ministériel du 6 avril 2020 portant adoption du protocole national de prise en charge des cas confirmés de la Covid-19.

Bref, les rassurances du pharmacologue béninois sur son produit ont été recadrées par les chercheurs et les services compétents burkinabé, faute de preuves scientifiques ayant prouvé jusque-là l'efficacité de l'Apivirine contre la Covid-19 et en vertu du cadre législatif et réglementaire national en la matière en vigueur au pays.

Comment alors l'Apivirine qui ne remplissait aucune condition (ni scientifique ni légale) a-t-il pu se retrouver parmi les médicaments retenus pour la prise en charge des patients atteints de la Covid-19 au Burkina Faso ? Selon des sources proches du dossier, la décision du ministre de la Recherche scientifique d'autoriser l'essai clinique Api-Covid-19 est intervenue après l'audience accordée par ce dernier à l'inventeur d'Apivirine Valentin Agon, le 17 mars 2020 à Ouagadougou. Celui-ci a confié au ministre qu'« un Français et 11 membres de sa famille ont été guéris de la Covid-19 après avoir pris de l'Apivirine qu'il a apporté du Bénin ». Le ministre se serait laissé convaincre par son visiteur. C'est pourquoi, il a justifié sa position en faveur du protocole Api-Covid-19 par le fait que ce produit était déjà utilisé avec succès chez certains malades de la Covid-19 dont l'état de santé a connu une amélioration allant de l'amendement rapide des symptômes à la négativation du test de dépistage de coronavirus après le traitement. Selon le ministre, bien que les résultats d'Api-Covid-19 n'aient pas été validés par un comité scientifique, le protocole présentait un grand intérêt dans la prise en charge de la Covid-19[1].

Les différentes interpellations n'ont pas arrêté la détermination du ministre. Ne disposant d'aucune preuve scientifique et se basant sur des témoignages du promoteur lui-même et de ses acolytes, le ministre a autorisé la tenue de cet essai au mépris de la réglementation de son pays. Conflit d'intérêts, clientélisme, corruption ?

Le Conseil National de l'Ordre des Médecins du Burkina Faso (CNOMBF) s'est saisi du dossier de cet essai clinique qualifié d'illégal au Burkina Faso. Dans un courrier du 18 décembre 2020, il a interpellé le directeur du Centre hospitalier universitaire Yalgado Ouedraogo où se déroulait l'essai clinique, afin d'obtenir des informations y relatives[2]. La direction générale de l'ANRP est également revenue à la charge. Dans une correspondance datée du 22 décembre, elle a annoncé la suspension de toute autorisation d'essai clinique impliquant ledit Centre hospitalier. Dans l'entre-temps, à la surprise générale, le même 22 décembre, l'investigateur principal de l'essai clinique, Pr Martial Ouédraogo, a publié un communiqué annonçant les résultats concluants de l'essai clinique controversé.

> Cet essai a permis de démontrer l'efficacité et l'innocuité de l'*Apivirine* dans le traitement curatif du Covid-19 chez les malades de notre échantillon initial. Aussi son efficacité sur les malades à risque est indéniable, tous ayant été guéris après une amélioration précoce de leur état de santé[3].

Ces résultats ont été publiés sur le site web du ministère de tutelle le 23 décembre 2020. Ainsi, le dossier était clos. Mais de quelle façon et pour quelle finalité ?

La réaction du CNOMBF ne s'est pas fait attendre. Réuni en session extraordinaire du 26 décembre, l'Ordre des médecins a décidé d'engager une poursuite judiciaire contre l'institution ayant mené la recherche et toutes les personnes associées. Les médecins impliqués dans cet essai devaient aussi répondre de leurs actes devant les instances disciplinaires. Il a formellement

---

[1] « Covid-19 : Api-Covid, un essai qui divise le monde scientifique du Burkina », https://www.ouestaf.com/covid-19-api-covid-un-essai-qui-divise-le-monde-scientifique-du-burkina.

[2] C. ILBOUDO, « Ordre des médecins : Des poursuites contre des chercheurs, l'Apivirine déconseillé pour le traitement de la COVID », www.actualite.bf/ordre-des-medecins-des-poursuites-contre-des-chercheurs-lapivirine-deconseille-pour-le-traitement-de-la-covid/.

[3] M. OUEDRAOGO, « Essai clinique de l'Apivirine au Burkina Faso : Des résultats prouvent l'efficacité et l'innocuité du produit dans le traitement curatif du Covid-19 chez des malades », www.mesri.bf/fileadmin/user-upload/storage/api_covid-ok_essai_clinique.pdf.

déconseillé l'utilisation de l'Apivirine pour traiter la Covid-19[1]. De Burkina Faso, nous arrivons en RDC.

2.2.4. Des produits anti-covid-19 *made in* RD Congo

Les chercheurs congolais se sont lancés eux aussi dans la course pour trouver une solution à la crise sanitaire provoquée par la pandémie de Covid-19[2]. Ils ont élaboré des protocoles d'essais cliniques sur des traitements à base de la pharmacopée africaine et des molécules de référence déjà sur le marché. Pour le protocole utilisant des molécules standards, il s'agit du protocole « Bela-Unilu 20 » des professeurs Balaka Ekwalanga et Lungu Anzwal ; pour les protocoles à base de la pharmacopée africaine, nous retenons le protocole du docteur Jérôme Munyangi sur l'Artemisia annua, le protocole de Doubase C du Centre de recherche en phytothérapie, pharmacopée et technologie pharmaceutique (CREPPAT) et le protocole de Manacovid du Centre de recherche pharmaceutique de Luozi (CRPL). Commençons par le protocole qui a défrayé la chronique, celui du Dr Jérôme Munyangi sur l'Artemisia annua.

L'essai clinique d'Artemisia annua contre la Covid-19

Après le Madagascar, la RD Congo est le pays africain qui a accepté de conduire les essais cliniques sur l'Artemisia comme traitement anti-covid. Le projet est porté par le Dr Jérôme Munyangi comme l'investigateur principal. Rappelons que celui-ci est originaire de ce pays et membre du conseil d'administration de la Maison Artemisia France. C'est à ce titre qu'il a participé à l'élaboration du protocole d'essai clinique sur l'Artemisia en collaboration avec les autres professionnels multidisciplinaires adhérant à la Maison Artemisia. Le protocole d'essai clinique d'Artemisia lui donne l'occasion de rentrer dans son pays le 7 mai 2020 après l'avoir quitté en catastrophe en 2019, s'estimant en insécurité pour avoir fait la promotion de l'Artemisia comme traitement contre le paludisme. C'est sur l'invitation du président de la RDC, Félix Tshisekedi, qu'il effectue ce « retour au pays natal ». Une semaine après son arrivée à Kinshasa la capitale du pays, il est reçu par ce dernier et en profite pour lui dresser l'état d'avancement de ses recherches sur les effets thérapeutiques de l'Artemisia contre le paludisme et lui présenter surtout le protocole d'essai clinique sur l'Artemisia comme traitement contre la Covid. Le Dr Munyangi a plaidé pour une « solution africaine » contre la pandémie de Covid-19. Au sortir de son entretien, il a

[1] C. ILBOUDO, « Ordre des médecins : Des poursuites contre des chercheurs… ».
[2] E. BULA MILUNG ONION, « Les essais cliniques des traitements anti-Covid-19 menés par des chercheurs congolais. Les leçons à tirer », *Congo-Afrique* 583 (mars 2024), p. 326-350.

déclaré le président a promis de l'accompagner pour doter le pays d'un remède conçu et fabriqué localement[1].

Les rencontres s'enchaînent et le 27 mai, il traverse le fleuve Congo pour une mission officielle au siège régional de l'OMS-Afrique à Brazzaville où il est invité à discuter du protocole d'Artemisia et de la collaboration avec l'organisation onusienne sur les essais cliniques. Après cette mission, il entame le parcours administratif auprès des organes spécialisés d'évaluation à Kinshasa, en l'occurrence, la Commission scientifique (CS) et le Comité national de l'éthique de la santé (CNES), afin d'obtenir les autorisations nécessaires à la tenue d'un essai clinique de médicament.

Les démarches administratives ont débuté par la CS. Un journal en ligne rapporte que dans une correspondance du 2 juin 2020 adressée au Dr Munyangi, le ministre de la recherche scientifique, José Mpanda, a écrit ceci : « A l'issue des travaux de la commission scientifique que j'ai mise en place pour appuyer le Comité Multisectoriel contre la pandémie de Coronavirus, votre projet de protocole a été retenu comme pouvant faire partie de l'arsenal médical de la lutte contre le Coronavirus »[2]. Pour ce, il a invité le Dr Munyangi à entrer en contact avec le Pool scientifique afin de lui présenter le dossier et de procéder éventuellement aux essais cliniques.

Un autre journal a rapporté que la décision communiquée par le ministre a été prise après plusieurs réunions de la CS présidée par ce dernier[3]. Mais pour quelle raison le ministre a-t-il présidé la réunion de la CS censée travailler en toute indépendance vis-à-vis de l'autorité de tutelle ? Ceci nous amène à nous poser des questions sur le statut, l'organisation et les attributions de cette commission. Quel avis scientifique la CS a-t-elle émis après avoir évalué le protocole d'essai clinique du Dr Munyangi ? Le contenu de l'avis émis par la CS n'a pas été rendu public.

Quant au CNES, à la date du 15 juin 2020, il a accordé une approbation éthique au protocole d'essai clinique sur l'infection à SARS-CoV2 (COVID-19) du docteur Jérôme Munyangi. La même lettre d'approbation éthique du CNES affectait ce protocole d'essai clinique à l'hôpital de Monkole situé à

---

[1] J. MFUTILA, « RDC/COVID-19 : Le chef de l'état va nous accompagner pour doter le pays d'un remède conçu et fabriqué au pays », https://act.7.cd/2020/05/12/rdc-covid-19-le-chef-de-letat-va-nous-accompagner-pour-doter-le-pays-dun-remede-concu-et-fabrique-au-pays.

[2] D. E. LUANGE, « RDC-Covid-19 : Le protocole de J. Munyangi validé », https://actu7,cd/2020/06/04/rdc-covid-19-le-protocole-de-j-munyangi-valide.

[3] A. DIASSO, « Le protocole de lutte du Dr Jérôme Munyangi bientôt soumis aux essais cliniques », http://www.adiac-congo.com/content/covid-19-le-protocole-de-lutte-du-dr-jerome-munyangi-bientot-soumis-aux-essais-cliniques.

Kinshasa pour la période allant du 15 Juin 2020 au 14 Juin 2021[1]. Étonnant qu'un comité d'éthique ait attribué un site d'essai clinique à un investigateur comme si cet acte relevait de sa compétence.

Tout n'est pas gagné. Le Dr Munyangi doit encore attendre pendant des mois avant de démarrer son essai clinique. Il n'est pas le seul à attendre, d'autres chercheurs se trouvent aussi dans la même situation d'attente. À bout de patience, les chercheurs commencent à s'agiter. Le Dr Munyangi passe à l'offensive médiatique. Au cours de l'émission *Parlons-en* du 1er décembre 2020 à la Radio Top Congo, il perce l'abcès. D'abord, il révèle que son protocole a franchi toutes étapes administratives et obtenu toutes les autorisations requises. Affecté à l'hôpital Monkole à Kinshasa depuis des mois, son protocole n'est pas encore mis en œuvre. Ensuite, il dénonce le blocage de son protocole d'essai clinique et d'autres protocoles des chercheurs congolais. À l'origine de ce blocage, ce sont certains membres de la CS et du Comité multisectoriel de la riposte à la Covid-19 à cause des conflits d'intérêts, affirme-t-il. D'après lui, les membres de ces organes préfèrent les protocoles étrangers aux protocoles congolais. Il les a taxés des scientifiques conservateurs qui empêchent les jeunes chercheurs d'évoluer dans leur carrière. Autre blocage, le manque de financement. Pourtant, le gouvernement a promis un financement, mais jusque-là, disait-il, il n'a pas tenu à sa promesse[2]. Bref, ici et là, une escalade de propos désobligeants mêlés aux revendications légitimes.

La CS n'a pas tardé à réagir contre les allégations la mettant en cause. Dans un point de presse du 2 décembre, son rapporteur, le Pr Jack Kokolomani, a fait le point de la situation. D'abord, il a affirmé que son organe n'a pas bloqué la recherche des solutions à la pandémie de Covid-19 par des chercheurs congolais, sinon sa Commission n'aurait aucune raison d'exister. Ensuite, il a expliqué que le travail de la Commission a consisté à évaluer la validité scientifique des protocoles d'essais cliniques de médicaments en se basant sur deux critères, à savoir : l'efficacité clinique et l'innocuité des produits proposés dans le traitement de Covid-19. Après l'examen des dossiers déposés à la CS, la conclusion tirée était qu'« aucun de ces dossiers ne constituait un véritable protocole de recherche pour les essais cliniques », a révélé le Pr Kokolomani. Par conséquent, aucun avis scientifique favorable n'a été donné à ces protocoles d'essais cliniques. La CS ne s'est pas arrêtée là ; elle a proposé des modifications pour améliorer ces protocoles. Et pour les chercheurs qui éprouvaient des difficultés à élaborer un protocole d'essai

---

[1] CNES, Approbation éthique de l'essai clinique randomisé, contrôlé, multicentrique, en ouvert portant sur l'efficacité et la sécurité de l'Artemisia annua chez des patients présentant une infection à SARS-CoV2 (COVID-19) à l'Hôpital de MONKOLE à Kinshasa, 15/6/2020.

[2] TOP CONGO FM, PARLONS-EN 01 DÉCEMBRE 2020, www.youtube.com/watch?v=1daA4rZhrY.

clinique répondant aux standards internationaux, la Commission a aussi proposé de mettre à leur disposition des experts pour les aider à modifier leurs textes. Malheureusement, a-t-il poursuivi, personne n'est revenu soit pour solliciter le service proposé, soit pour ramener un protocole amélioré ou modifié[1].

Les investigateurs ont-ils pris en compte les recommandations leur adressées par la Commission ? Réagissant au point de presse du rapport de la CS, le Dr Munyangi a laissé entendre qu'il les a prises en compte parce qu'à la date du 15 juin, il a déposé à la CS une copie améliorée de son protocole d'essai clinique pour lequel il a reçu un accusé de réception. Après le dépôt de cette copie, poursuit-il, il n'a reçu aucune suite de la part du Pool scientifique.

Cette situation soulève des questions. Et après l'analyse des faits, on découvre des incohérences. Par exemple, le 15 juin 2020, le CNES délivre une approbation éthique au protocole d'essai clinique de l'investigateur Munyangi et le 2 décembre 2020, le rapporteur de la CS déclare qu'aucun protocole ne répondait aux conditions scientifiques d'un protocole d'essai clinique. Jusqu'à cette date, aucun investigateur n'est retourné à la CS avec un protocole amélioré. Signalons au passage que dans le parcours administratif auprès des organes spécialisés d'évaluation, l'avis d'une commission scientifique précède l'approbation éthique d'un comité d'éthique. Cela signifie que le travail de la commission scientifique se situe en amont de la procédure, tandis que celui du comité d'éthique de la recherche en aval. Une question se pose. Comment un protocole d'essai clinique n'ayant pas obtenu le feu vert de la CS a-t-il pu obtenir l'approbation éthique du CNES ? En outre, tantôt le protocole a obtenu l'avis favorable du CNES le 15 juin, tantôt il a été modifié et réintroduit à la CS à la même date, c'est-à-dire le 15 juin. À quoi aurait servi encore l'avis de la CS après que le protocole a obtenu l'approbation éthique du CNES ? Un fait inédit.

Dans une interview accordée à un journal local en ligne, le président du CNES se défend et justifie la décision de son organe par « l'incompréhension dans le chef des scientifiques » et « beaucoup de conflits majeurs entre les scientifiques autour du cadre scientifique qui allait porter l'étude ». D'après lui, certains membres souhaitaient que le protocole de Munyangi soit dirigé par une institution, en l'occurrence l'INRB ; d'autres proposaient que l'investigateur Munyangi consulte encore un comité scientifique. *Mais nous au comité d'éthique,* poursuit-il*, nous avons estimé que cette recherche devrait évoluer parce que les informations que nous avions dans les documents du*

[1] « Covid-19 : le Pr Jack Kokolomani recadre le Dr Jérôme Munyangi », https://acturdc.com/covid-19-le-pr-kokolomani-recadre-le-dr-jerome-munyangi/.

chercheur ne permettaient pas de pouvoir retarder l'essai clinique de ce médicament[1].

Quelle est notre réaction ? Il est étonnant de constater qu'un organe d'évaluation éthique expose sur la place publique les délibérations d'un autre organe d'évaluation pour se donner bonne conscience. Le président du CNES parle d'incompréhension dans le chef des membres de la CS et des conflits majeurs entre eux. Même si c'était le cas, quoi de plus normal en éthique de la recherche de recourir à un comité d'experts indépendant ! Et puis, en ce qui concerne les conflits d'intérêts, des mécanismes doivent exister pour les prévenir ou les résoudre au sein de la Commission. Point n'est besoin que le CNES outrepasse ses attributions pour donner des leçons à la CS. On est en droit de se demander s'il s'agit là de « dire l'éthique » ou de « défendre des intérêts sordides ». C'est la partie émergée d'un immense iceberg.

En outre, quelles sont les informations qui ont échappé à l'expertise de la CS pour être découvertes par le CNES ? Ces informations, dit-on, ne permettaient pas qu'on retarde l'essai clinique de ce médicament. Mais rappelons qu'il n'est pas éthique de proposer aux malades des traitements empiriques issus de l'élucubration des chercheurs ; d'exposer, sans garde-fous, des malades à certaines audaces thérapeutiques sous prétexte d'anticipation, d'une urgence à guérir, ou encore à une seule fin de ne pas entraver la marche du progrès[2]. Un protocole d'essai clinique qui n'est pas justifié ou fondé scientifiquement, n'est pas également éthique, pour reprendre les mots de Jean Bernard.

Par ailleurs, nous nous demandons si le CNES n'a pas fait une mauvaise interprétation des procédures d'urgence énoncées par les documents internationaux d'éthique pour la gestion des questions éthiques lors d'une urgence sanitaire[3]. Ces directives d'exception recommandent d'accélérer et d'assouplir les procédures d'évaluation, mais elles n'amoindrissent pas la portée des exigences scientifiques et éthiques en situation d'urgence sanitaire ou ne cautionnent pas le laxisme et les irrégularités dans les évaluations (scientifique et éthique) sous prétexte d'aller vite en besogne pour sauver des vies humaines. *Les procédures réglementaires seront souples et accélérées mais resteront aussi rigoureuses qu'elles l'ont toujours été.* Nous sommes là en face d'une situation qui révèle à suffisance les irrégularités flagrantes et les insuffisances dans les procédures d'évaluation des protocoles de recherche en santé.

À bien comprendre la succession des événements, on pourrait affirmer que l'essai clinique du Dr Munyangi n'a pu démarrer que six mois après avoir reçu

---

[1] https://www.congocheck.net/vrai-le-comite.dethique-de-la-rdc-a-approuve-lessai-clinique-a-base-dartemisia-mais-pas-un-medicament.

[2] G. BOUVENOT, M. VRAY, *Essais cliniques…*, p. 156.

[3] OMS, *Lignes directrices pour la gestion des questions éthiques lors des flambées de maladies infectieuses.*

l'approbation éthique du CNES. Cet essai s'est déroulé non pas à l'hôpital de Monkole à Kinshasa comme annoncé dans la lettre d'approbation éthique, mais à l'hôpital général de référence de Kinkanda dans la ville de Matadi, province du Kongo central. Le président du CNES s'est rendu à Matadi pour le suivi éthique de l'essai clinique de Articovid en cours d'exécution. Rappelons que le but d'un suivi éthique appelé aussi « surveillance continue » est de vérifier si l'essai clinique se déroule conformément au protocole approuvé par le CER. En effet, « en cours de route, des faits nouveaux peuvent survenir qui modifient les conditions qui avaient présidé à l'acceptation éthique par le comité. Ainsi, le projet peut avoir été amendé d'une manière telle que le consentement qui avait été requis ne correspond plus à la nouvelle donne [...] »[1]. C'est donc dans les attributions d'un CER d'effectuer une descente sur le terrain pour un suivi éthique et non pas clinique.

Cependant, la visite du président du CNES à Matadi s'est transformée en une visite d'annonce des résultats de l'essai clinique d'Articovid, alors qu'elle était censée se limiter au suivi éthique conformément aux prescrits de l'éthique de la recherche. Dans son interview accordée à un journaliste à Matadi et publiée sur YouTube, le président du CNES a déclaré ceci : « [...] Il était temps de venir nous rendre compte si cet essai se déroule conformément à son protocole, si les résultats sur terrain sont favorables, et si effectivement cette étude vaut la peine d'être menée », Après avoir partagé sa satisfaction avec les différentes autorités provinciales de la santé sur les résultats de l'essai clinique d'Artemisia, il a encore déclaré ceci :

> J'encourage justement le président de la République, parce que les résultats sont favorables à notre niveau. Là n'importe quel chercheur peut descendre sur terrain, va arriver aux mêmes résultats que nous. Celui qui ne croit pas qu'il vienne ici à Matadi, il va constater, il va interviewer les malades. Et nous l'avons fait en toute objectivité[2].

Force est de constater que ces annonces n'entrent pas dans les prérogatives d'un comité d'éthique chargé de l'évaluation des protocoles d'essais cliniques. Le président du CNES s'est constitué « juge et partie » et a outrepassé ses attributions. Il y a là un conflit d'intérêts.

Le 30 mars 2021, la Radio Okapi a annoncé que le produit Articovid du Dr Munyangi pour le traitement de Covid-19 sera bientôt commercialisé. Le même communiqué a exalté l'efficacité du produit et son accessibilité par son faible coût[3]. Constat : l'annonce porte essentiellement sur trois points : la prochaine commercialisation de Articovid, son efficacité et son accessibilité.

---

[1] H. DOUCET, *L'éthique de la recherche...*, p. 137.

[2] « Monitoring Essais cliniques Articovid en RDC. Les organes de régulation se prononcent », https://www. youtube.com/watch?v=EzyXx1n0Fls.

[3] www.radiookapi.net/2021/03/03/emissions/coronavirus-parlons-en/articovid-du-dr-jerome-munyangi-bientot-commercialisable.

Aucun détail sur le déroulement de l'essai clinique ; aucune allusion à la publication des résultats de cet essai clinique sur un site de prépublication en ligne, ni dans une revue scientifique pour les soumettre à l'évaluation des pairs, une espèce de contre-expertise, alors que les grandes revues scientifiques en la matière avaient assoupli leurs exigences éditoriales pour faciliter la publication des résultats de recherche sur la Covid-19. Bref, il y a eu plus de marketing que d'annonces scientifiques.

Le 15 janvier 2022, l'Articovid est présenté à la communauté scientifique de Kindu. L'orateur du jour a parlé d'un grand pas franchi par l'Articovid, mais il y a encore des choses à réaliser, a-t-il ajouté[1]. Le Dr Jérôme Munyangi a signé, le 1er février 2022, un partenariat avec trois centres de traitement de la Covid-19 à Kindu ; un partenariat permettant de l'accompagner dans ses travaux de recherche afin de trouver des réponses au problème de santé auquel le pays était confronté[2]. Aussi se préparait-il à saisir l'ACOREP pour la demande de l'AMM de son produit.

Dans son livre intitulé *Les Essais Cliniques de Phytothérapie pour la COVID-19 en Afrique...* paru en 2023[3], Munyangi présente les résultats des essais cliniques d'Artémisia comme traitement contre la Covid-19 qu'il a menés en RDC pendant la pandémie de Covid-19. Loin de nous l'idée de faire la récension de ce livre, nous relevons cependant quelques points qui ont retenu notre attention. Nous nous limitons à la forme en prenant soin de laisser aux biostatisticiens et aux autres spécialistes en la matière la latitude d'apprécier son contenu.

Le livre de Munyangi présente les « résultats spectaculaires » obtenus de ses essais cliniques sur l'Artemisia comme traitement de la Covid-19 (p. 41-44). Mais à la lecture de cet ouvrage, on a l'impression de se trouver devant un protocole de recherche, parce que l'auteur utilise abondamment le futur simple comme s'il s'agissait d'une étude qui se fera alors qu'elle a déjà eu lieu. Point n'est besoin de rappeler que dans une rédaction scientifique le temps des verbes varie selon qu'on rédige un protocole de recherche, un rapport final, un article scientifique, un mémoire ou une thèse de doctorat. Dans un protocole, le temps utilisé est le futur simple (par ex. : nous présenterons les résultats...) ou le présent de l'indicatif (par ex. : nous allons présenter les résultats...). Ce choix se justifie par le fait que le protocole est un projet, il annonce ce qui se réalisera dans le futur ; tandis que dans un

---

[1] www.radiookapi.net/2022/01/19/emissions/coronavirus-parlons-en/covid-19-jerome-munyangi-reapparait-avec-articovid.

[2] www.radiookapi.net/2022/02/02/actualites/sante/covid-19-au-maniena-la-fondation-dr-jerome-munyangi-signe-un-partenariat.

[3] J. MUNYANGI WA NKOLA, *Les Essais Cliniques de Phytothérapie pour la COVID-19 en Afrique. Cas des essais cliniques de l'ArtiCovid extrait de l'Artemisia annua en République Démocratique du Congo RDC*, Publisher Editions universitaires européennes, 2023.

rapport final, un article scientifique et autres, le temps préférentiel est le passé composé (par ex. : nous avons réalisé). Ce choix s'explique par le fait qu'il s'agit d'un rapport de ce qui a déjà été fait. L'imparfait est aussi utilisé (par ex. : la population d'étude était composée de femmes venues en consultation prénatale)[1]. Nous nous posons la question de savoir pourquoi l'emploi excessif du futur simple dans cet ouvrage qui présente les résultats d'une recherche déjà effectuée.

Ensuite, l'auteur parle d'un programme de recherche mixte mis en place pour évaluer l'efficacité des produits à base de l'Artemisia pendant la période de la pandémie de Covid-19. Il en a fait l'expérience, dit-il ; c'est pourquoi, il « encourage les autres chercheurs et scientifiques à tenter cette expérience de mélanger les méthodologiques de la recherche qualitative afin d'améliorer la cohérence entre les pratiques cliniques et la recherche »[2]. Que veut-il dire ? Le programme de la recherche mixte de la Fondation Dr Munyangi est composé de 2 études, à savoir une « étude quantitative d'essai clinique thérapeutique sur la Covid-19 » et une « étude qualitative de perception du traitement à base de Artemisia »[3].

À notre humble avis, ce que Munyangi présente comme une recherche mixte n'en est pas une en réalité au regard de la définition d'une recherche mixte ou d'une recherche avec des méthodes mixtes. Qu'est-ce qu'une recherche mixte ? Johnson *et al.* définissent la recherche mixte ou les méthodes de recherche mixtes comme

> un type de recherche dans lequel un chercheur ou une équipe de recherche combine des aspects des méthodes qualitatives et quantitatives (c.-à-dire les postulats, les outils de collecte de données, l'analyse, les techniques d'inférence) à des fins d'approfondissement et de corroboration[4].

En d'autres termes, la recherche mixte consiste à utiliser une variété de sources ou de types de données, des méthodes pour obtenir des informations sur un sujet de recherche ou pour obtenir une compréhension plus approfondie ou plus large sur un sujet. Elle suppose au préalable la combinaison ou l'intégration des données provenant de plusieurs sources ou méthodes dans une même étude (et non pas dans deux études différentes (même si ces deux

---

[1] P. M. TEBEU, *Manuel d'initiation à la recherche en santé*, Paris, L'Harmattan, 2019, p. 255.

[2] J. MUNYANGI WA NKOLA, *Les Essais Cliniques de Phytothérapie...*, p. 5.

[3] J. MUNYANGI WA NKOLA, *Les Essais Cliniques de Phytothérapie...*, p. 5.

[4] R. B. JOHNSON *et al.* « Toward a definition of mixed methods research », *Journal of Mixed Methods Research*, vol. 1, 2 (2007) 112-133 cité par C. BRIAND, N. LARIVIERE, « Les méthodes de recherche mixtes. Illustration d'une analyse des effets cliniques et fonctionnels d'un hôpital de jour psychiatrique », dans M. CORBIERE, N. LARIVIERE (dir.), *Méthodes qualitatives, quantitatives et mixtes. Dans la recherche en sciences humaines, sociales et de la santé,* Québec, Presses de l'Université de Québec, 2020, p. 776.

études traitent le même sujet) afin de consolider l'explication du phénomène étudié.

Il est clairement établi que sans *l'intégration de variété des sources de données dans une même recherche*, il n'y a pas lieu de parler d'une recherche mixte. L'intégration de différentes données (quantitatives et qualitatives, par exemple) dans une même étude (protocole) constitue donc l'élément clé d'une recherche mixte ou d'une recherche avec des méthodes mixtes. En revanche, lorsque plusieurs formes de données sont collectées sur un même sujet sans qu'elles soient intégrées dans une même recherche, cette démarche donne lieu à une recherche multiméthodes[1]. Une simple juxtaposition des deux approches de recherche - quantitative et qualitative - sans intégration des données dans une même recherche ne doit pas être assimilée à une recherche mixte.

La confusion entre une recherche mixte et une recherche multiméthodes est observée dans bon nombre de mémoires d'études approfondies (DEA) ou de thèses de doctorat. C'est pourquoi, il est important que les écoles doctorales de nos universités veillent à ce qu'une formation adéquate sur les méthodes de recherche scientifique soit bien dispensée aux étudiants en master et aux thésards afin d'éviter des pratiques méthodologiques préjudiciables à la validité scientifique d'une étude.

En outre, Munyangi parle de plusieurs chercheurs africains qui ont proposé des schémas thérapeutiques pour prévenir ou guérir la Covid-19, des protocoles de traitements spécifiques à la réalité africaine. Mais curieusement, il ne cite explicitement ni chercheur, ni protocole africain, encore moins les protocoles de ses compatriotes congolais, ne serait-ce que pour les situer par rapport au sien dans le contexte général de leur évaluation et de leur mise en œuvre. Et puis, aucune allusion aux organes d'évaluation auprès desquels il a sollicité des approbations scientifique et éthique. Désaveu ?

Autre point, la rubrique « Budget ou Financement ». Dans un protocole de recherche, cette rubrique est généralement mentionnée à l'attention des bailleurs de fonds pour solliciter les moyens dont le chercheur a besoin afin d'effectuer son étude. Elle est reprise dans un rapport final pour justifier l'utilisation des fonds reçus. Il n'est pas nécessaire qu'elle figure dans un article scientifique qui publie les résultats définitifs de la recherche.

Enfin, *résultats attendus* ou *résultats obtenus* ? Le chapitre « Résultats » dans un article scientifique ou dans une monographie constitue la réponse à la question de recherche. Il présente les résultats auxquels la recherche a abouti. Ce sont les *résultats obtenus* et non pas les *résultats attendus* comme stipulé dans le livre de Munyangi (p. 135).

Après le protocole de Munyangi, nous abordons celui du Pr Michel Ekwalanga et sa collègue Philomène Anzwal.

---

[1] C. COUSI, « Comment utiliser les méthodes mixtes en recherche ? », https://methodorecherche.com/ comment-utiliser-methodes-mixtes/.

Le protocole tri-thérapeutique contre la covid-19 de Ekwalanga

Le Pr Michel Ekwalanga est immunologiste et virologue de formation. Il effectue des recherches sur le VIH/Sida et le virus Ebola. Depuis 2003, il s'intéresse aussi aux coronavirus à travers le SRAS-CoV, le MERS-CoV. L'annonce du virus SRAS-CoV-2 ne l'a pas pris au dépourvu. Quant à sa collègue, Philomène Lungu Anzwal, elle est immuno-hématologue. Tous les deux sont professeurs à l'Université de Lubumbashi (UNILU), faculté de médecine, départements des sciences biomédicales.

Les deux chercheurs, en collaboration avec les microbiologistes Eric Kasamba et Kalumba Kambote, ont conçu un protocole tri-thérapeutique contre la Covid-19, baptisé Bela-Unilu.20. Ce protocole combine des interférons de type alpha et beta, de la chloroquine et des antioxydants ; une approche inédite qui va de la prévention au traitement de Covid-19[1]. Après avoir obtenu l'approbation éthique du Comité d'éthique médicale (CEM) de l'UNILU, le 12 mars 2020, le protocole a été présenté « à Kinshasa, au ministre de la santé, à celui de l'Enseignement supérieur, à la Commission d'éthique, à la Commission scientifique et au Comité Multisectoriel de la riposte à la pandémie de COVID-19 en RDC »[2]. Était-il nécessaire de présenter le protocole Bela-Unilu.20 à une commission d'éthique à Kinshasa, alors qu'il avait été approuvé par le CEM de l'UNILU ?

Mais en quoi consiste le protocole Bela-Umilu.20 ? Le protocole Bela-unilu-20 est une combinaison de trois molécules dont l'utilisation va de la prévention au traitement de la pandémie de la Covid-19 ; c'est-à-dire un protocole à double approche qui est à la fois préventive et curative. Les trois molécules qui constituent Bela.Unilu-20 sont :

- *Interférons* (IFN) de type 1 (IFN alpha et beta) et de type 2 (IFN gamma) : selon l'approche, on donne des interférons alpha ou gamma. Les interférons gamma stimulent les cellules cytotoxiques dont le rôle est de tuer le virus.
- *Chloroquine* : destinée à orienter la réponse immunitaire dans le sens de l'immunité à médiation cellulaire.
- *Antioxydants* : composés de dix vitamines, ils servent à empêcher le stress lié à la maladie.

Ces trois molécules sont sur le marché, donc connues, non toxiques et non léthales ; elles n'ont aucun effet antagoniste. Elles agissent en synergie et se complètent. Elles stimulent, réactivent et boostent le système immunitaire.

---

[1] M. D. MALU-MALU, « Le professeur Michel Ekwalanga, l'atout anti-coronavirus de la RDC », www.jeuneafrique.com/mag/1061775/societe/le-professeur-michel-ekwalanga-latout-anti-coronavirus-de-la-rdc.

[2] M. B. EKWALANGA, « Il faut sublimer l'intelligence scientifique médicale africaine ». Propos recueillis par M.D. MALU-MALU, www.makanisi.org/rdc-pr-ekwalanga-il-faut-sublimer-lintelligence scientifique-medicale-africaine.

La différence de ce protocole avec les autres protocoles réside dans ce qui suit :

- Schéma cubain : IFN alpha, 2b ;
- Schéma chinois : chloroquine + IFN ;
- Schéma du Pr D. Raoult tiré du schéma chinois : chloroquine+azythromycine ;
- Schéma Bela-Unilu.20 : IFN alpha ou beta, IFN gamma+ chloroquine+antioxydants (schéma congolais).

Dans une interview accordée à la Radio Vaticane le 8 avril 2020, le chercheur Ekwalanga explique comment fonctionne le protocole Bela-Unilu.20. L'approche est d'abord « pré-expositionnelle », c'est-à-dire qu'elle concerne des personnes qui ne sont pas malades et celles qui s'occupent des malades. Dans ce cas, le protocole consiste à utiliser les interférons du type 1, la chloroquine et les antioxydants. Ensuite, le protocole est thérapeutique et le traitement consiste à utiliser l'interféron gamma, la chloroquine et les antioxydants. En cas de complication, le traitement est modifié et il se fait en couplant l'interféron alpha, gamma, la chloroquine et les antioxydants.

Le professeur Ekwalanga a souligné l'originalité de son approche par rapport aux autres protocoles qui utilisent les antirétroviraux lesquels sont censés lutter contre le VIH ou le virus Ebola. Mais ces antirétroviraux n'empêchent pas la possibilité d'apparition de mutation. En revanche, dit-il « notre approche, ne vise pas à attaquer le virus. Elle est d'ordre immunologique. Il s'agit de booster le système immunitaire en le rendant capable de combattre le virus ». Les antioxydants empêchent l'apparition des mutations. Pour appuyer sa thèse, Ekwalanga a cité l'exemple de la Chine où certaines personnes ont échappé à cette pandémie sans avoir été traitées et ce, grâce au système immunitaire dont le rôle dans la lutte contre la Covid-19 n'est pas à nier[1].

Ce protocole a suscité l'intérêt des chercheurs chinois et cubains. Mais du côté congolais, les autorités ont mis du temps pour s'y intéresser, parce que leur attention était tournée ailleurs, a déclaré le Pr Ekwalanga. Pour preuve, « Il faudra plus de six mois pour que le protocole obtienne l'accord de la Commission d'éthique, de la Commission scientifique et du Comité multisectoriel de riposte à la pandémie du Covid-19 et pour que deux centres soient mis à disposition pour les essais cliniques à Lubumbashi »[2]. Plus de six

---

[1] « RD Congo : L'approche tri-thérapeutique du Prof Ekwalanga à propos du Covid-19 », www.vaticannews.va/fr/afrique/news/2020-04/rd-congo-lapproche-tri-therapeutique-du-prof-ekwalanga-a-prop-html.

[2] M. DEVEY MALU-MALU, « Le professeur Michel Ekwalanga, l'atout anti-coronavirus de la RDC », www.jeuneafrique.com/mag/1061775/societe/le-professeur-michel-ekwalanga-latout-anti-coronavirus-de-la-rdc.

mois de patience. Voilà pourquoi Ekwalanga s'en est pris aux uns et aux autres à travers les médias pour attirer l'attention des autorités.

Outre la lenteur de la bureaucratie, le Pr Ekwalanga a fustigé le « manque de reconnaissance de la recherche scientifique africaine et de ses chercheurs ». Le Comité multisectoriel de la riposte à la Covid-19 a préféré le protocole du Pr français Didier Raoult basé sur l'hydroxychloroquine aux protocoles des chercheurs congolais[1], alors que certains chercheurs congolais ont proposé des protocoles originaux de prise en charge de cette pandémie[2].

En octobre 2020, les essais cliniques ont pu démarrer dans deux centres de traitement, l'un à Kinshasa et l'autre à l'hôpital général de référence de Kolwezi. Au total, 132 participants dont 122 patients testés positifs à la Covid-19 par l'INRB de Kinshasa et 10 personnes en prévention (agents de santé). Parmi les 122 patients, 89 étaient asymptomatiques et 43 symptomatiques (de nombreux malades qui présentaient plusieurs signes cliniques de la maladie : toux, fièvre, courbature, problème respiratoire dont deux cas de détresse respiratoire aiguë. Parmi les 122 patients âgés de 1 à 70 ans, on a compté 33 femmes et 89 hommes. Approche thérapeutique compassionnelle justifiée par l'urgence sanitaire. Ces patients ont été soignés pendant cinq jours.

À l'issue des essais cliniques menés à Kinshasa et à Kolwezi, les 122 patients ont été soumis à un test de contrôle réalisé par l'INRB et le test s'est révélé négatif pour tous. Tous les malades étaient donc guéris après 5 jours de traitement. Les sujets traités en prévention ont été testés négatifs au cours des 6 derniers mois. Les essais cliniques ont donc démontré l'efficacité et la tolérance du protocole IFN+chloroquine+antioxydants dans le traitement de Covid-19. Les résultats concluants ont été rendus publics lors d'une séance de restitution de travaux à Kinshasa, fin novembre, en présence notamment du ministre de la Santé publique et de celui de l'enseignement supérieur et universitaire. Un brevet d'invention et un diplôme de mérite ont été remis à l'équipe du Pr Ekwalanga pour cette prouesse[3]. Ces résultats ont été publiés dans la très prestigieuse revue américaine *Journal of Clinical Immunology & Microbiology*, le 31 mars 2021, sous le titre « Immuno-MultiTherapy and Prophylaxis Efficacy against COVID-19 »[4]. C'est la seule étude dont les résultats ont été publiés dans une revue scientifique internationale. L'efficacité du traitement ayant été démontrée, l'Agence de réglementation

---

[1] M. DEVEY. MALU-MALU, « Le professeur Michel Ekwalanga, l'atout anti-coronavirus de la RDC ».

[2] M. EKWALANGA, « Le comité de riposte se passe de la commission scientifique, il snobe tous les protocoles congolais déjà approuvés ». Propos recueillis par J. A. NGALU, *Le Post*, 12 août 2020, Nouvelle série 20-6121, p. 10.

[3] « RD Congo : L'approche tri-thérapeutique du Prof. Ekwalanga à propos du Covid-19 ».

[4] ANZWAL L P *et al.*, « Immuno-Multi-Therapy and Prophylaxis Efficacy against COVID-19 », dans *J Clin Immunol Microbiol*, 2. 1 (2021), p. 1-9.

des médicaments lui a accordé l'Autorisation N° MS 1253/P/DKK/0470/2021 du 05 mai 2021 pour l'utilisation à large échelle comme schéma thérapeutique contre le Covid-19 en RDC.

Les traitements anti-covid Manacovid et de Doubase C

Les deux essais cliniques portent sur des « traitements à indication thérapeutique modifiée », c'est-à-dire que ces produits ont été certifiés ou validés avant pour d'autres affections ; à présent ils sont convertis en candidats traitements contre la Covid-19.

Après le CVO de Madagascar, le Manacovid a fait la « Une » des médias congolais et africains. Ce traitement mis au point pour lutter contre la Covid-19 est l'œuvre du pharmacien congolais Etienne Floribert Batangu, un chercheur bien connu du milieu de la santé en RDC. Il est l'inventeur de plusieurs produits pharmaceutiques dont l'antipaludique Manalaria, l'antidiarrhéique Manadiar.

Le Manacovid est un produit à base de plantes traditionnelles. Il est présenté comme un antiviral, antifébrile et un antioxydant qui booste le système immunitaire. Il contient une molécule qui lutte contre le virus de la Covid-19 dans l'organisme et détruit également ou ralentit plusieurs infections telles que les troubles cardiovasculaires, les difficultés respiratoires, l'asthme et autres formes d'inflammation des voies respiratoires. Il a été adapté pour le traitement de la Covid-19 en mars 2020[1]

Le protocole de Manacovid a été l'un des trois protocoles retenus par le ministère de la recherche scientifique et de l'innovation technologique depuis le 14 avril 2020 pour passer des essais cliniques. Les essais cliniques de Manacovid se sont déroulés de juin à octobre 2020 et ont été réalisés par trois équipes indépendantes d'investigateurs sous la coordination de l'investigateur principal, le pharmacien Batangu. Les résultats observés sur un total de 300 cas testés positifs à la Covid-19 ont montré que les 300 malades ont été contrôlés négatifs avec disparition des symptômes et une bonne tolérance, endéans de 5 jours de soins, soit 100 % de guérison[2].

Dans sa lettre référencée CRPL/PCA/BM/201109/01 du 10 novembre 2020 adressée au président du CNES, le chercheur Batangu a sans doute annoncé la fin de son essai clinique et transmis le rapport d'activités y afférentes. Selon toute vraisemblance, un document officiel des autorités sanitaires daté du 24 novembre 2020, en l'occurrence, la Direction de la pharmacie et du médicament (DPM), devenue ACOREP, a accordé une AMM à Manacovid.

---

[1] M. OUITONA, « Le Manacovid, remède miracle des Congolais contre le coronavirus », www.afrik.com/le-manacovid-remede-miracle-des-congolais- contre-le-coronavirus.

[2] « Homologation d'un médicament anticovid dénommé Manacovid », https:// www.mediacongo.net/ article_actualite_80719_homologation_d'un_medicament_ anticovid_denomme_manacovid.html.

C'est dans un point de presse que la nouvelle a été officiellement annoncée par le chercheur Batangu en ces termes : À ce jour, le Manacovid est le seul médicament anti-covid ayant affiché un taux de guérison dépassant toute limite classique, soit 100 %. Il est protégé par un brevet d'invention et a obtenu l'AMM du ministère de la Santé d'une durée de cinq ans[1].

Deux mois après la réception de la copie de la lettre du chercheur Batangu ci-dessus référencée, dans un accusé de réception du 7 janvier 2021, le ministre de la Santé de l'époque, Dr Eteni Longondo, a salué les efforts consentis par le CRPL pour trouver une thérapie locale contre la Covid-19. Aussi a-t-il promis l'accompagnement de son ministère à travers la DPM « pour la suite du processus afin que les personnes malades de Covid-19 puissent trouver en ce médicament un traitement efficace et sûr ».

Pendant ce temps, l'AMM accordée à Manacovid a soulevé une vive polémique. Certains l'ont saluée, d'autres l'ont mise en cause, parce que ce produit n'a pas fourni des preuves suffisantes pour offrir une assise scientifique à son efficacité. En outre, beaucoup se sont posé la question de savoir dans quelle revue scientifique les résultats de ces essais cliniques ont été publiés pour les soumettre à l'évaluation des pairs.

Dans une interview de mise au point accordée en janvier 2021 à un journal en ligne, le ministre de la Santé Eteni Longondo a catégoriquement démenti la nouvelle faisant état de l'octroi de l'AMM à Manacovid par son ministère. Il s'est expliqué en substance en ces termes : étant donné les résultats satisfaisants obtenus à l'issue de l'essai clinique, on a estimé qu'on pouvait utiliser Manacovid à grande échelle et demander à la population de le prendre tout en observant les effets secondaires à collecter à la quatrième étape pour voir comment on peut améliorer. Au moment opportun, a-t-il poursuivi, on vous dira voilà, ce produit est homologué et on peut le présenter à l'OMS qui, à son tour, l'étudiera pour le recommander au niveau international[2].

À bien comprendre les propos du ministre de tutelle, il s'agirait normalement d'une autorisation temporaire d'utilisation (ATU) et non d'une AMM. Au ministère de la recherche scientifique, au CNES et au Comité multisectoriel de la riposte, tous ces services ont déclaré n'être pas informés de l'obtention de l'AMM par le traitement Manacovid.

La polémique ne s'est pas arrêtée, d'autant plus que de l'autre côté, le CRPL a continué à affirmer que son produit a été bel et bien homologué par l'autorité compétente. Pour en avoir le cœur net, *Congo Check* (un journal en ligne) a contacté les différents services concernés : ministère de la Santé, comité multisectoriel de la riposte, CNES et le ministère de la recherche. Tous ont

---

[1] « Coronavirus : Le 'Manacovid', le médicament qui fait des miracles en RDC », www.ndarinfo.com/ coronavirus-le-Manacovid-le-medicament-qui-fait-des-miracles-en-RDC_a30573.html.

[2] « RDC : Le processus d'homologation de l'anti-coronavirus congolais Mana-COVID », www.youtube.com/watch ?v=daXEyVbaenM&t=62s.

parlé d'un avis favorable et non d'une homologation. Qui a émis cet avis favorable ? C'est le CNES. Le président du CNES a expliqué la procédure en ces termes : « Quand vous avez un avis favorable du comité national d'éthique, cet avis ne vous permet pas d'aller directement sur le marché, vous devez aller au ministère de la Santé à la 3e direction pour vous donner l'autorisation […] »[1]. À quel titre le CNES a-t-il émis cet avis favorable ? Y a-t-il une disposition réglementaire qui lui accorde cette prérogative ? L'Arrêté ministériel n°1250 du 18 décembre 2006 portant création du CNES[2] n'en parle pas. À notre avis, à la fin d'un essai clinique, l'investigateur transmet le rapport d'activités aux organes concernés. Il n'a pas besoin de l'avis favorable d'un organe d'évaluation pour introduire une demande d'AMM auprès d'une agence de réglementation des médicaments.

Une équipe de *Congo Check* s'est rendue au bureau de l'ACOREP où elle s'est entretenue avec un agent de cette agence. Celui-ci a déclaré ce qui suit : « D'une manière brute, j'affirme que l'AMM a bien été délivrée en date du 24 novembre 2020. Nous étions réticents au départ mais on a finalement autorisé car c'est un produit qui a récolté plusieurs témoignages positifs »[3]. Et ce fonctionnaire d'ajouter : « […] La procédure a été respectée, le Directeur (de la DPM) a échangé avec le ministre et celui-ci a même été reçu par le chef de l'État. Il n'y a rien à cacher, l'AMM a bien été délivrée par la DPM »[4]. Le secrétariat de cette agence a déclaré à *Congo Check* que l'Agence voulait éviter toute déclaration officielle et qu'elle a préféré laisser la primeur au ministre, à la présidence et à l'équipe de la riposte[5].

Plusieurs témoignages positifs sur Manacovid ont encouragé l'ACOREP à délivrer l'AMM à ce produit. En d'autres termes, les observations des gens ont pesé plus que les preuves probantes de l'efficacité et de la tolérance du candidat médicament. S'il en est ainsi, l'opinion publique a eu raison de contester une AMM délivrée dans de telles conditions. Pendant ce temps, Manacovid se vendait en pharmacie sans ordonnance à Kinshasa à raison de plus au moins 100 $ US le flacon. Un prix exorbitant dans un pays où les 2/3 de la population vit avec moins de deux dollars par jour, notait un observateur.

---

[1] « Aucune preuve scientifique n'atteste l'homologation de 'Manacovid' comme médicament contre la Covid-19 », https://congocheck.net/aucune-preuve-scientifique-natteste-lhomologation-de-manacovid-comme-medicament-contre-la-covid-19.

[2] MINISTÈRE DE LA SANTÉ, « Arrêté ministériel n°1250/CAB/MIN/S/ZKM/043/MC/2006 du 18 décembre 2006 portant création du Comité National d'Ethique de la Santé en sigle 'CNES' », *Journal Officiel de la République démocratique du Congo*, Kinshasa, 15 décembre 2006, pp. 55-58 (Première partie n° 24).

[3] DANDJES LUYILA, « Le traitement Manacovid a obtenu une autorisation de mise sur le marché (Mise au point) », https://congocheck.net/le-traitement-manacovid-a-obtenu-une-autorisation-de-mise-sur-le-marche-mise-au-point/.

[4] DANDJES LUYILA, « Le traitement Manacovid a obtenu une autorisation… ».

[5] DANDJES LUYILA, « Le traitement Manacovid a obtenu une autorisation … ».

Après Manacovid, un autre produit nommé Doubase CTM est présenté le 30 décembre à Kinshasa par le CREPPAT. Ce produit n'est pas nouveau, il a déjà été certifié comme anti-VIH et anti-hépatite virale. Il dérive de deux extraits de plantes médicinales et agit en bloquant l'enzyme qui permet au virus - que ce soit le VIH ou le SRAS-CoV-2 - de se répliquer. Aussi permet-il de bloquer les effets cytopathiques et cancéreux provoqués par le virus dans les cellules de l'hôte. D'après le pharmacien-chercheur Constantin Bashengezi Mihigo, après la prise de Doubase C les symptômes de la Covid-19 disparaissent dans l'espace de 24 à 48 heures et le patient recouvre la santé. Ce qui permet de dégorger les formations médicales où les malades sont internés[1].

Lors de la présentation du protocole de Doubase C en vue de démarrer les essais cliniques, le pharmacien-chercheur Constantin Bashengezi a déclaré qu'après la prise de Doubase C, les symptômes de Covid-19 disparaissent dans quarante-huit heures et le patient recouvre la santé. Ce qui permet de dégorger les formations médicales où les malades sont internés[2]. À cette même occasion, il a anticipativement annoncé le prix d'une cure de Doubase C fixé à 50 $ US pour un patient moyen, et ce, avant que les essais cliniques n'aient commencé.

À la fin de l'essai clinique, les résultats de l'essai clinique randomisé et contrôlé de Doubase CTM ont été présentés le 15 décembre 2021 dans la salle Monekosso de l'Université de Kinshasa, en présence de certaines personnalités politiques et des membres du comité de gestion de cette université.

> Les résultats préliminaires de ces essais cliniques ont démontré que Doubase C, outre son activité antirétrovirale et anti-entérovirale, s'est avéré incisif dans le traitement de l'infection au Coronavirus SARS-COV-2 ; ce qui confirme son activité antivirale à large spectre. La quasi-absence de toxicité et d'effets secondaires aux doses thérapeutiques permet de recommander ce médicament dans la lutte contre l'infection au SARS-COV-2 et dans la prise en charge de la COVID-19[3].

D'après le pharmacien Bashengezi, Doubase C est le fruit de 35 ans de recherche. Il est couronné par deux brevets américains et il a reçu les avis favorables du comité national d'éthique du ministère de la Santé et du Comité d'éthique de l'école de santé publique du ministère de l'enseignement

---

[1] « Santé : Le Centre CREPPAT présente le DOUBASE-C au grand public », https://www.youtube.com/ watch?v=v=emVUGhgW7s.

[2] « Santé : Le centre CREPPAT présente le Doubase-C au grand public ».

[3] « Doubase C, une 'première' en RDC », https://www.unikinac.cd/index,php/ doubase-c-une-premiere-en-rdc...

supérieur et universitaire. Aussi est-il couvert par une autorisation de mise sur le marché du ministère de la Santé publique[1].

Voilà en quelques mots les résultats concluants des essais cliniques menés par les chercheurs congolais sur des traitements anti-Covid-19 à base de la pharmacopée africaine et des médicaments standards de la médecine moderne.

Les offensives promotionnelles en faveur des produits congolais

Les deux produits congolais ont bénéficié de l'appui du président congolais Félix Tshisekedi qui les a présentés, lors de son séjour à Brazzaville 11 janvier 2021, comme deux produits qui promettaient par les premiers résultats qu'ils ont montrés. Aussi a-t-il promis d'en faire la promotion. Cette déclaration confirmait sa volonté de privilégier les solutions locales dans la lutte contre la Covid-19. Jusque-là, l'OMS n'était pas encore saisie par les inventeurs de ces produits ni par les autorités congolaises. Mais à la suite de la déclaration du président congolais, sa direction Afrique basée à Brazzaville a dû rappeler que « Les essais cliniques sont essentiels pour fournir des preuves scientifiques sur la sécurité, l'efficacité et la qualité de tous les médicaments, que l'approche soit traditionnelle ou moderne »[2].

En dépit de cet appel à la prudence lancé par l'OMS, le président de la RDC, comme son homologue malgache, a poursuivi son offensive promotionnelle en faveur des produits congolais. En effet, lors d'une conférence de presse clôturant le sommet de G20 *Compact with Africa* tenu à Berlin, en août 2021, dans sa casquette de président de l'Union Africaine, le président congolais a vanté les deux produits anti-covid de son pays, Doubase C et Manacovid, lesquels, selon lui, ont montré leur efficacité. Il a assuré avoir consulté plusieurs scientifiques à ce sujet. Selon *La Libre Belgique*, cette promotion inattendue a surpris la chancelière allemande Angela Merkel et le président sud-africain Cyril Ramaphosa qui tenaient la conférence de presse ensemble avec le président congolais. La promotion de ces produits a aussi suscité des réactions perplexes sur les réseaux sociaux congolais[3]. En septembre 2021, dans son adresse du haut de la tribune de l'Assemblée générale des Nations unies, le président Tshisekedi a déclaré que des chercheurs africains ont proposé une gamme de remèdes efficaces contre le coronavirus qui méritent

---

[1] « Lutte contre la COVID-19 : La RDC se signale avec 'Doubase CTM' », https://lequotidien.cd/lutte-contre-la-covid-19-la-rdc-se-signale-avec-doubase-ctm-2.

[2] « Covid-19 : La RDC salue deux produits congolais, l'OMS prudente », *La Libre Afrique*, 22/01/2021, https://afrique.lalibre.be/57617/covid-19-la-rdc-salue-deux-produits-congolais-loms-prudente/.

[3] M.-F. GROS, « Opposé au vaccin, Félix Tshisekedi promeut des produits 'anti-covid' congolais à Berlin », *La Libre Belgique,* 30/8/ 2021, www.lalibre.be/international/afrique/2021/08/30/oppose-au-vaccin-felix-tshisekedi-promeut-des-produits-anti-covid-congolais-a-berlin.

d'être soutenus par les Nations-Unies et des institutions scientifiques spécialisées.

2.2.5. Nos observations

Après avoir passé en revue les protocoles d'essais cliniques sur quelques produits anti-covid mis au point par les chercheurs africains, plusieurs points ont retenu notre attention et méritent d'être commentés. Ce sont les mêmes observations qui reviennent aussi bien pour les essais cliniques à Madagascar, au Cameroun, au Burkina Faso, qu'en RDC. Nous nous limitons aux essais cliniques de ce dernier pays. À nos observations, se joignent aussi celles de l'équipe conjointe d'experts de l'OMS et autres. Qu'avons-nous constaté ?

Confusion entre protocole d'essai clinique et protocole de soins

Une confusion entre protocole d'essai clinique et protocole de soins entretenue délibérément et alimentée par les chercheurs eux-mêmes. Certains ont même présenté leurs protocoles d'essai clinique comme « une solution africaine » pour combattre la Covid-19. Une surévaluation des potentiels bénéfices d'un essai clinique de nature à créer une « méprise thérapeutique » chez les patients. Cette situation a créé chez les patients ce que Paul S. Appelbaum a appelé *therapeutic misconception* pour désigner l'incapacité des sujets de recherche, même bien informés de leur participation à une recherche donnée, à faire la différence entre la recherche et le contexte de soin[1].

Déficit d'informations

Les essais cliniques sont un sujet sensible qui soulève polémique et méfiance. Pour ce, l'opinion publique doit être correctement informée pour éviter des spéculations et la désinformation sur cette activité scientifique importante pour le progrès des connaissances et la validation des médicaments. Force est de constater que le public congolais n'a pas été suffisamment informé sur ces essais cliniques. La désinformation et les spéculations alimentées par les réseaux sociaux ont occupé le devant de la scène plus que des explications scientifiques sur la nature et les objectifs des essais cliniques ainsi que les conditions de participation des personnes auxquelles la recherche fait appel.

En outre, nous avons constaté un manque de transparence dans la gestion des essais cliniques, en ce sens que le nombre total de protocoles d'essais cliniques enregistrés au départ et autorisés à passer les essais cliniques n'a pas été communiqué au public. C'est dans une polémique qu'on apprendra que le ministre de la Recherche a validé autant de protocoles d'essais cliniques et que tel protocole n'a pas reçu le feu vert de la CS. Pourquoi ne l'avoir pas

[1] V. PIRARD, « De l'éthique en recherche. Propos introductifs », p. 24.

communiqué avant par le canal des cellules officielles de communication du ministère, s'il en existe une du moins ?

Quand une information n'est pas communiquée par une source officielle, elle peut créer facilement des spéculations qui peuvent être autant des mensonges que des imprécisions ou des incompréhensions. Les crises sanitaires sont toujours accompagnées de rumeurs que les réseaux sociaux amplifient en quelques clics pour leur donner une nouvelle dimension.

Parcours administratif d'un protocole de recherche

Lorsqu'un protocole d'essai clinique est approuvé par le CNES sans avoir reçu au préalable l'avis scientifique favorable de la CS, on est en droit de se demander quelle est la place et le rôle de chaque organe d'évaluation dans ce processus. Le parcours d'un essai clinique s'adapte généralement aux exigences de chaque pays. En RDC, il devrait se présenter de la manière suivante : 1) enregistrement du protocole d'essai clinique auprès du service habilité du ministère de la santé ou de la recherche ; 2) évaluation scientifique par la CS du ministère de la recherche ; 3) évaluation éthique par un CER ; 4) affectation des protocoles dans des sites du déroulement d'essais cliniques par l'organe habilité ; 5) fin de l'essai clinique et transmission du rapport final de l'essai clinique aux organes concernés ; 6) demande d'homologation auprès de l'agence de réglementation de médicaments.

Au total, trois évaluations : deux évaluations en amont (scientifique et éthique) et une évaluation en aval auprès de l'agence de réglementation des médicaments. Un protocole d'essai clinique qui ne satisfait pas aux conditions d'évaluation scientifique ne peut passer à l'évaluation éthique, quel que soit le prétexte d'urgence sanitaire.

En outre, avant d'affecter un protocole d'essai clinique dans un site d'essai clinique, l'organe habilité à affecter vérifie si ledit protocole remplit toutes les conditions requises, c'est-à-dire un numéro d'enregistrement, le feu vert de la CS et l'approbation éthique d'un CER. Si l'un de ces trois documents manque, il est en droit de refuser de l'affecter. Et puis, un comité d'éthique, national fut-il, n'a pas d'avis à émettre à la fin d'un essai clinique pour permettre à l'investigateur de présenter son dossier de demande d'AMM à l'agence de réglementation des médicaments. Un organe ne peut pas s'arroger le droit de se prononcer deux fois sur un même protocole.

Deux approbations éthiques pour un protocole d'essai clinique

Le protocole Bela.Unilu.20, approuvé par le comité d'éthique médicale de l'Unilu, aurait été présenté à CNES à Kinshasa. Pour quoi faire ? Le protocole Doubase C a reçu les approbations éthiques du CNES du ministère de la Santé publique et du Comité d'éthique de l'école de santé publique du ministère de l'enseignement supérieur et universitaire. À quoi servent deux approbations éthiques à un même protocole de recherche ? Une seule suffit. En outre, un protocole de recherche approuvé par le comité d'éthique de l'école de santé publique de Kinshasa ou par celui de l'Unilu ou encore d'ailleurs n'a pas besoin de l'aval du CNES. C'est ici l'occasion de se poser des questions sur la mission et les attributions de tous ces comités d'éthique, national et institutionnel, en RDC.

Le CNES et/ou CNB

Il est étonnant de constater que le CNES soit encore en fonction jusqu'à ces jours alors qu'il devrait être remplacé par un nouveau comité d'éthique dénommé Comité national de bioéthique (CNB) institué par la *Loi n°18/035 du 13 décembre 2018 fixant les principes fondamentaux relatifs à l'organisation de la santé publique,* en ses articles 62-63. Près de 7 ans après la promulgation de cette loi, l'Exécutif congolais n'a toujours pas mis en place le CNB et le CNES continue d'évaluer les protocoles de recherche comme si rien n'avait changé. Pourquoi alors a-t-on créé le CNB ? À qui profite ce *statu quo* ?

Le fonctionnement de la Commission scientifique

D'après ce que les journaux ont rapporté, les réunions d'évaluation scientifique des protocoles d'essais cliniques ont été présidées par le ministre de la Recherche scientifique qui s'est aussi chargé de transmettre aux chercheurs les avis scientifiques émis sur leurs protocoles. C'est pourquoi, divers journaux ont écrit ceci : le ministre a accepté, validé ou encore autorisé tel protocole à passer les essais cliniques. Cependant, il ne doit pas en être ainsi. Bien que la CS ait été créée par le ministre, elle est un organe technique qui doit s'organiser et fonctionner indépendamment du ministre de tutelle afin d'évaluer et d'émettre des avis scientifiques en toute indépendance et transparence. Le ministre de tutelle ne doit pas s'ingérer dans le travail de la CS jusqu'à se transformer en service de secrétariat pour communiquer des avis scientifiques aux chercheurs.

En outre, d'une part, le ministre a annoncé à un chercheur dans une correspondance du 2 juin 2020 que son protocole a été accepté et d'autre part, la CS a révélé au début de décembre 2020 qu'aucun protocole ne répondait aux conditions d'un véritable protocole d'essai clinique et que personne n'est revenu avec un protocole modifié ou amélioré comme recommandé par la CS. Comment justifier cette cacophonie autour des protocoles de recherche au sein d'un même ministère ?

Pas d'études précliniques et un nombre insuffisant d'essais cliniques menés

Les essais cliniques ont débuté sans que les produits aient été soumis aux essais précliniques. Or, du point de vue scientifique et éthique, même en situation d'urgence sanitaire, un minimum d'études précliniques est indispensable avant de se lancer dans l'essai clinique comme tel, qu'il s'agisse de traitements à base de la pharmacopée africaine ou de médicaments standards à indication modifiée. Les études chinoises avec l'Artemisia annua comme traitement anti-Covid-19 ont commencé par les études précliniques. Les chercheurs de l'Institut Max Planck de recherche en Allemagne qui projetaient de mener des recherches sur l'Artemisia annua comme traitement contre la même maladie ne se sont pas contentés des études précliniques chinoises, ils ont préféré lancer leur propre étude préclinique avant d'envisager les essais cliniques impliquant des malades.

Un autre problème constaté : un nombre insuffisant d'essais cliniques auxquels les produits ont été soumis et des échantillons restreints de patients ayant participé aux essais cliniques. Un chercheur a même demandé qu'on lui donne seulement 20 malades de coronavirus pour prouver l'efficacité de son produit dans 14 jours. On ne peut pas se contenter d'un petit échantillon de patients ou d'un seul essai clinique portant sur un échantillon restreint de patients suivis pendant quelques jours pour fournir les preuves probantes de l'efficacité des produits testés. Une seule étude isolée ne produira pas de données suffisantes pour fonder de manière fiable une décision pérenne sur l'efficacité et l'innocuité d'une molécule. Même pendant une crise sanitaire, la phase III d'un essai clinique est toujours à grande échelle.

Les résultats de ces essais cliniques ont certes présenté un intérêt scientifique, mais les efforts de recherche doivent se poursuivre afin de fournir des preuves scientifiques probantes statistiquement sur l'efficacité et l'innocuité des produits testés.

Aucune publication ni prépublication des résultats d'essais cliniques

À part les résultats de l'essai clinique des professeurs Ekwalanga et Lungu publiés dans *Journal of Clinical Immunology & Microbiology* (31 mars 2021), aucun autre chercheur n'a publié les résultats de son essai clinique dans une revue scientifique ou dans un site de prépublication. Les chercheurs se sont contentés de tenir des points de presse pour faire connaître les résultats de leurs essais cliniques. Ces résultats ont été fort médiatisés sans la validation des pairs. C'est ce qu'on appelle « 'populisme scientifique', ainsi nommé par analogie avec le concept de populisme en politique, quand le savoir circule sans la validation des 'savants' […] »[1]. Une conférence de presse ne valide pas les résultats d'une recherche scientifique.

Avant d'être publié dans une revue scientifique, un article scientifique est soumis au *peer review*, terme anglais qui signifie « examen par les pairs ». Les

[1] M. LEDUC, « Science ouverte, de l'intention à l'action », dans F. COULÉÉ, E. HIRSCH, V. PIRARD *et al.* (dir.), *Sciences et pandémies…*, p. 223.

pairs, c'est-à-dire les experts du même domaine, évaluent la qualité de l'article, son originalité et sa pertinence. Après l'évaluation de l'article, ils émettent un avis, font des suggestions d'amélioration et enfin permettent ou non la publication de l'article. Le but est de garantir que seuls les travaux de haute qualité soient publiés.

La démarche prend quelques mois. Cependant, en cas d'urgence sanitaire, pour partager rapidement une découverte avec la communauté scientifique, les chercheurs peuvent procéder par la publication en *preprint*, c'est-à-dire la prépublication (des sites web pour la plupart) permettant ainsi de faire connaître les premiers résultats de recherche qui pourraient servir de base à une future étude. Rien de tout cela pour nos chercheurs.

Cacophonie autour de l'AMM

En novembre 2020, le chercheur Batangu a annoncé, document officiel à l'appui, que Manacovid a obtenu l'AMM. En janvier 2021, le ministre de la Santé a déclaré qu'il n'en était pas question. Pourtant, à l'ACOREP, les agents ont confirmé que l'AMM a été bel et bien délivrée à Manacovid. Comment justifier cette cacophonie au sein d'un même ministère ?

Par ailleurs, selon les explications du ministre de la Santé, Manacovid devait encore améliorer ses résultats avant d'être homologué et présenté à l'OMS. Comment peut-on délivrer une AMM à un produit dont les résultats ne sont pas définitifs bien que satisfaisants ? N'aurait-il pas été indiqué de lui délivrer une autorisation temporaire d'utilisation (ATU) ?

Tendance à solliciter l'implication politique dans le processus d'évaluation de la recherche scientifique

Les chercheurs congolais ont accusé, à tort ou à raison, le Secrétariat technique du Comité multisectoriel de la riposte à la Covid-19, de bloquer la mise en œuvre de leurs protocoles d'essais cliniques, parce qu'il a préféré le protocole d'un chercheur étranger, en l'occurrence le Pr français Didier Raoult, aux protocoles congolais. S'en est suivie une polémique aux allures d'une querelle byzantine et une rhétorique désobligeante envers les membres de la CS et du Secrétariat technique. D'après certains chercheurs congolais, cette préférence est allée à l'encontre de la « vision du chef de l'état » qui a privilégié la « solution africaine » et fait la promotion des produits congolais. C'est pourquoi, ils ont sollicité l'implication des autorités politiques pour débloquer une situation qu'ils jugeaient injuste.

Qu'il nous soit permis de rappeler que c'est la vérité scientifique qui guide les décisions politiques et non le contraire.

2.2.6. Les observations de l'équipe conjointe de l'OMS (2022)

Une équipe conjointe d'experts de l'OMS, de la Commission de l'Unité africaine (UA) et du Centre africain de prévention et de contrôle des maladies (CDC) a séjourné à Kinshasa du 21 au 31 mars 2022 pour tirer au clair le dossier des essais cliniques sur les traitements anti-covid à base de la pharmacopée traditionnelle en RDC.

Pendant le séjour à Kinshasa, cette équipe conjointe d'experts a visité les différents sites d'essais cliniques et de production des thérapeutiques médicamenteuses anticovid-19. Elle a aussi rencontré les promoteurs des essais cliniques à base de la pharmacopée traditionnelle ainsi que le responsable du Programme national de médecine traditionnelle, les tradipraticiens de santé, le comité scientifique, l'autorité nationale de réglementation, le comité national d'éthique, les producteurs de médicaments traditionnels, l'INRB. Par la suite, les échanges ont été élargis aux autres scientifiques des facultés des sciences pharmaceutiques, de médecine, de santé publique et de département de la pharmacovigilance de l'Université de Kinshasa[1].

À la fin de leur séjour à Kinshasa, les experts ont fait la restitution des résultats de sa mission à la fois au ministre de la Santé publique et aux autres parties-prenantes. Ils ont félicité « la RDC qui a fait montre d'un engagement politique de haut niveau pour la promotion et le développement de la médecine traditionnelle ». Cette appropriation, ont-ils noté, favorise la recherche d'agents thérapeutiques basées sur la médecine traditionnelle contre la Covid-19 et d'autres maladies prioritaires. Aussi ont-ils souligné le « grand intérêt des enseignements tirés de cette visite lesquels enseignements pourraient être utilisés pour améliorer la recherche sur les essais cliniques dans la perspective des prochaines vagues de Covid-19 »[2].

« Cependant, la manière dont les données ont été analysées et présentées n'a pas permis de générer de telles preuves »[3]. En d'autres termes, les essais cliniques n'ayant pas généré des preuves scientifiques probantes de l'efficacité, la sécurité et la qualité des produits testés, l'équipe d'experts de l'OMS et autres n'en ont pas validé les résultats. Toutefois, « Les experts continueront de fournir l'assistance technique à la RDC pour lui permettre de documenter et d'accélérer le processus de recherche et développement de ses produits ».

---

[1] « L'équipe conjointe d'experts (OMS, UA, CDC Afrique) salue les efforts de la République démocratique du Congo en matière de recherche sur les traitements traditionnels de COVID19 », www.afro.who.int/fr/countries/democratic-republic-of-congo/news/lequipe-coinjointe-dexperts-oms-ua-cdc-afrique-salue-les-efforts-de-la-republique-du-congo.

[2] « L'équipe conjointe d'experts (OMS, UA, CDC Afrique) salue les efforts… ».

[3] « L'équipe conjointe d'experts (OMS, UA, CDC Afrique) salue les efforts… ».

L'équipe conjointe d'experts a appelé en même temps les autorités nationales congolaises à accélérer « l'opérationnalisation de l'autorité nationale de réglementation (Agence congolaise de réglementation pharmaceutique-ACOREP) en vue de soutenir l'industrie locale vers l'excellence de la fabrication ». Le pays doit également « développer un cadre juridique pour la protection des droits de propriété intellectuelle et des connaissances médicales traditionnelles », et fournir un effort pour « intégrer des cours de formation sur les essais cliniques de la médecine traditionnelle dans les programmes d'enseignement en sciences de la santé ».

Enfin, les experts ont recommandé à l'OMS ce qui suit : 1) appuyer la RDC au renforcement de ses capacités de conception des protocoles d'essais cliniques, y compris les études observationnelles et les essais cliniques randomisés ; 2) soutenir l'ACOREP et les fonctions de supervision et d'inspection des essais cliniques afin de les amener au niveau de maturité ; 3) apporter le concours à la RDC à développer un cadre de protection des droits de propriété intellectuelle et des connaissances médicales traditionnelles ; 4) faciliter la collaboration avec les institutions compétentes de la région en matière d'études précliniques [1].

On a accusé l'OMS de faire obstruction aux innovations africaines et de défendre les intérêts des compagnies pharmaceutiques occidentales. Ce refrain n'est pas nouveau. Mais de quoi s'agit-il exactement de l'intervention de l'OMS ? L'OMS est une agence spécialisée des Nations Unies chargée de la santé publique mondiale. Elle collabore avec les États membres pour amener leurs populations au niveau de santé le plus élevé possible et chapeaute les décisions planétaires en matière de santé. En période de crise sanitaire, les États membres sont censés de se référer à elle avant de prendre la moindre décision[2].

En mai 2020, l'OMS-Afrique a rappelé aux chercheurs et aux décideurs africains que les Africains méritaient d'utiliser des médicaments testés selon les normes qui s'appliquaient aux médicaments fabriqués pour les populations du reste du monde. Il est important que l'efficacité et l'innocuité des traitements issus de la pratique traditionnelle et de la nature soient établies grâce aux essais cliniques rigoureux. L'OMS a rappelé donc les principes et les règles à suivre en la matière pour une recherche rigoureuse et crédible du point de vue scientifique et éthique. Si cela constitue un frein aux initiatives africaines, il est alors temps pour nous de changer nos logiciels pour nous mettre en phase avec la réglementation internationale en la matière.

Nous concluons cette section avec le rappel de Jean-Philippe Chippaux : « Seul l'essai clinique mené dans des conditions rigoureuses peut permettre d'évaluer l'efficacité d'un médicament [...]. L'essai clinique n'est pas fait

---

[1] « L'équipe conjointe d'experts (OMS, UA, CDC Afrique) salue les efforts... ».

[2] C. PERRONNE, *Les 33 questions auxquelles ILS n'ont toujours pas répondu*, Paris, Albin Michel, 2022. p. 31.

pour le bénéfice du patient qui y participe ! C'est un outil méthodologique qui sert à répondre à une question scientifique simple : ça marche, ou ça ne marche pas ? »[1].

2.3. Des leçons à tirer

Nous devons d'abord reconnaître que les chercheurs africains ont fait preuve d'ingéniosité et d'un engagement scientifique par la mise au point des traitements à base de la pharmacopée africaine et autres afin de traiter la Covid-19. L'Afrique a les capacités de mener la RBM. Cependant, cette recherche doit se conformer davantage aux exigences méthodologiques et éthiques modernes. La recherche menée à base de la pharmacopée traditionnelle n'échappe pas à ces exigences et elle doit se démarquer de la pratique des tradipraticiens de santé. Les standards internationaux devraient s'appliquer à tous les produits expérimentaux, y compris ceux à base de la pharmacopée africaine. Il est donc indispensable de prendre en compte les recommandations de l'OMS, à l'exemple de Madagascar.

En ce qui concerne les essais cliniques en RDC sur lesquels notre attention s'est focalisée, bon nombre de nos observations concernent le non-respect des procédures et des préceptes de l'éthique de la recherche. C'est la conséquence de l'absence dans ce pays d'un cadre législatif ou réglementaire *spécifique* sur la recherche en santé impliquant des sujets humains.

On nous rétorquera que ce cadre existe, à savoir les *Lignes directrices pour l'évaluation éthique de la recherche impliquant des sujets humains en R.D. Congo*. À notre avis, ce texte est un document de travail qui avait été soumis à l'appréciation des « experts » pour avis et considérations. Il est préfacé par le secrétaire général à la santé et ne porte même pas la date de sa rédaction. Comment un document de travail peut-il devenir du jour au lendemain une référence réglementaire sur la recherche en RDC sans qu'il soit publié sous forme de loi ou d'arrêté ministériel ? Par ailleurs, c'est le ministre de la Santé qui applique la politique sanitaire de la RDC et non le secrétaire général du ministère de la Santé.

En 2017, nous avions adressé au ministre de la Santé, avec copies réservées aux organes concernés, 47 pages d'annotations sur la forme et le fond de ce texte. En résumé, nous avions fait remarquer que ces lignes directrices n'étaient qu'une compilation des directives internationales d'éthique en matière de recherche en santé, à savoir les *Lignes directrices internationales d'éthique pour la recherche biomédicale impliquant des sujets humains* (version françaises 2003) du Conseil des Organisations Internationales des

---

[1] Cité par M. SOUMARE, « Coronavirus : les chercheurs africains veulent se faire une place dans le club fermé de la recherche mondiale », www.jeuneafrique.com/933572/societe/coronavirus-les-chercheurs-africains-veulent-se-faire-une-place-dans-le-club-ferme-de-la-recherche-mondiale/.

Sciences Médicales (CIOMS), les *Lignes Directrices Opérationnelles pour les Comités d'Ethique chargés de l'évaluation de la Recherche Biomédicale* (OMS-2000), et même les *Lignes directrices des Instituts de Recherche en Santé du Canada (IRSC) pour la recherche en santé chez les peuples autochtones* (2007-2010).

Le document présenté comme *Lignes directrices pour l'évaluation éthique de la recherche impliquant des sujets humains en R.D. Congo* manque d'originalité et de contextualisation, c'est un copier-coller pour ainsi dire. La RDC mérite mieux qu'une simple réplique des textes internationaux.

Huit ans après nos annotations sur ces Lignes directrices, nous constatons avec étonnement que les mêmes *Lignes directrices* de la RDC sont toujours sur internet avec les mêmes lacunes. Pire encore, le CNES s'est référé à ce document illégal dans son approbation éthique accordée au protocole d'essai clinique d'Artemisia du Dr Munyangi. Ces Lignes directrices n'étant pas un document officiel publié par le Législateur ou l'Exécutif congolais, elles ne constituent pas une référence normative ou réglementaire en la matière. Même si c'était le cas, nous rappelons avec force que les lignes directrices ne sont pas adaptées ou appropriées à réglementer la recherche sur l'être humain dans le domaine de la santé en RDC. Le pays a besoin d'une *loi spécifique* pour réglementer ladite recherche et non pas des lignes directrices.

En effet, notre pays s'aligne sur le système juridique latin ou romano-germanique (à l'opposé du système juridique anglo-saxon *Common Law*) dans lequel la hiérarchie des textes de droits se présente comme suit : Loi fondamentale, textes législatifs, règlements (ordonnance, décret et arrêté). Le Législateur élabore des lois et délègue à l'Exécutif le pouvoir d'élaborer des règlements. Les lois et les règlements ont force de loi. Outre les règlements ayant d'effets juridiques, l'Exécutif élabore de nombreux documents désignés sous diverses dénominations comme Politique, Plan d'action, Circulaire, Lignes directrices et autres. Tous ces textes constituent des outils administratifs dépourvus d'effets juridiques.

Par ailleurs, la recherche sur l'être humain comporte des risques d'atteinte à la dignité de l'homme, au bien-être et aux droits des sujets de recherche avec des implications juridiques, éthiques et sociales. Ces risques sont inhérents à la méthodologie de la recherche et au contexte de réalisation de cette dernière. Pour ce, dans le contexte juridique de notre pays, la recherche impliquant des êtres humains doit être régie non pas par des lignes directrices qui par définition sont une recommandation ou un texte d'orientation, mais par une loi dont le non-respect sera assorti de sanctions. Cette loi devra établir les responsabilités des acteurs de toute recherche impliquant des participants humains.

Au Sénégal et au Bénin, pour ne citer que ces deux pays francophones, la recherche en santé est encadrée par des lois : la *Loi n° 2009-17 portant Code d'Ethique pour la recherche en santé* pour le Sénégal et la *Loi n° 2010-40 portant sur le Code d'éthique et de déontologie pour la recherche en santé* pour le Bénin. Il doit en être de même pour la RDC. Le Législateur congolais est appelé à élaborer une *loi spécifique* sur la recherche impliquant des êtres humains dans le domaine de la santé[1]. Cette loi énoncera les principes scientifiques et éthiques qui guideront la recherche et déterminera son champ d'application. Aussi devra-t-elle fixer les conditions de la réalisation de la recherche sur l'homme et définir les mécanismes d'évaluation non pas par un comité national d'éthique comme c'est le cas aujourd'hui, mais par des CER institutionnels (locaux) dans la perspective de la décentralisation de l'évaluation éthique des protocoles de recherche, compte tenu de l'étendue du pays. Les compétences ne manquent pas dans nos universités en provinces (université de Lubumbashi, université catholique de Bukavu, université de Kisangani, etc.).

En application de cette loi, un *décret du premier ministre* instituera ces mécanismes d'évaluation de la recherche conformément à ladite loi. Enfin, pour impliquer davantage les deux ministères concernés, un *arrêté conjoint des ministres* de la recherche scientifique et de la santé fixera l'organisation et le fonctionnement des CER. Une fois ce cadre fixé, il nous évitera de nous égarer dans des considérations partisanes et inutiles. Il y va de l'image de notre pays à la face du monde.

En conclusion, nous avons essayé de comprendre comment les essais cliniques des traitements anti-Covid-19 menés par des chercheurs africains se sont déroulés. À la lecture des journaux africains rapportant le déroulement de ces essais cliniques, il s'est révélé que le processus de la mise en œuvre de ces essais cliniques a soulevé beaucoup de polémiques autour de la méthodologie utilisée par des chercheurs, de l'évaluation des protocoles d'essais cliniques, de l'AMM ou de l'ATU et de l'intervention de l'autorité de tutelle dans le processus de recherche au mépris de la réglementation internationale ou nationale en la matière. Les résultats de ces essais cliniques n'ont pas été validés par l'OMS.

La solution africaine tant prônée par les chercheurs et les dirigeants africains devra encore affiner ses armes afin de gagner la prochaine bataille à l'exemple de Madagascar qui s'est finalement rendu à l'évidence de la nécessité de prendre en compte les recommandations de l'OMS. D'où l'obligation pour les chercheurs africains de conformer à l'avenir leurs protocoles d'essais cliniques, « que l'approche soit traditionnelle ou moderne », à une méthodologique rigoureuse, aux standards internationaux pour ainsi dire. C'est le passage obligé pour améliorer la qualité de la

---

[1] La Loi n°18/035 du 13 décembre 2018 fixant les principes fondamentaux relatifs à l'organisation de la santé publique en RDC, en ses articles 62-79, se limite à la recherche biomédicale et donne une définition de la recherche biomédicale qui n'est pas en phase avec la terminologie usuelle et l'acceptation internationale. Cette loi est insuffisante et doit être modifiée avant d'être intégrée dans une loi spécifique sur la recherche en santé impliquant des êtres humains en RDC.

recherche en Afrique du point de vue scientifique et éthique, afin qu'elle soit une recherche crédible aux yeux de la communauté scientifique internationale.

En outre, la crise sanitaire provoquée par la pandémie de Covid-19 a prouvé qu'il est possible de mutualiser les efforts de recherche à l'échelle mondiale pour mettre au point des médicaments contre des maladies qui sévissent dans le monde. Il suffit d'un peu de bonne volonté pour y parvenir. Aussi a-t-elle mis en lumière les forces mais aussi les faiblesses d'une recherche mondialisée. En effet, en dehors de la mise au point des vaccins anti-covid-19 en un temps record, force est de constater que la recherche clinique sur des traitements de la covid-19 n'a pas connu le même succès[1]. La logique marchande a privilégié la recherche sur des vaccins gracieusement financée par des fonds publics colossaux au détriment de la recherche d'un traitement anti-covid. Toutefois, la mise au point d'un traitement contre cette maladie reste un objectif à atteindre, vu que la maladie de Covid-19 (sous-variant KP2) a resurgi dans certains pays en Europe depuis le début de l'été 2024.

3. Que retenir du parcours africain ?

3.1. Les acquis à consolider

Le parcours de la recherche en Afrique nous a montré que la recherche scientifique en général et la RBM en particulier existe en Afrique. Des chercheurs africains sont à l'œuvre malgré la modicité des moyens dont ils disposent. Des talents émergent et contribuent à des avancées significatives dans divers domaines scientifiques. Ils ont démontré leurs capacités à devenir des leaders régionaux et mondiaux de la recherche dans leurs domaines. C'est pourquoi, ils ont été récompensés par de grands prix scientifiques et des distinctions honorifiques à travers le monde. Une reconnaissance internationale qui honore l'Afrique et signe la présence ses chercheurs sur l'échiquier international.

Les chercheurs africains jouent un rôle crucial dans la lutte contre les maladies infectieuses de tout genre qui frappent le continent[2]. En effet, leur apport s'est révélé essentiel à une meilleure compréhension des maladies comme le paludisme et à la mise au point des outils adaptés pour les dépister ou les soigner. Des avancées significatives ont été aussi notées en recherche génomique. Ainsi, les Africains ont montré leur capacité à relever le défi des

---

[1] D. DEPLANQUE, S. CVIKLINSKI, M. BARDOU *et al.*, « Crise sanitaire : quelles opportunités pour la recherche clinique sur le médicament ? », p. 56.

[2] « Les Scientifiques africains ont un rôle crucial à jouer dans la recherche sur le Covid-19 », https://www.lemonde.fr/afrique/article/2020/05/18/les-scientifiques-africains-ont-un-role-crucial-à-jouer-dans-la-recherche-sur-le-covid-19_6040054_3212.html.

maladies infectieuses et parasitaires dont la menace pèse toujours sur l'Afrique.

En ce qui concerne les essais cliniques organisés en Afrique, leur crédibilité n'est plus à démontrer. En effet, les essais cliniques de fexinidazole et d'acoziborole, les essais cliniques des traitements contre Ebola menés pendant des flambées épidémiques de MVE en Afrique de l'Ouest (2014-2015) et en RDC (2018-2020), les essais cliniques sur le vaccin antipaludique au Burkina-Faso, au Mali, Malawi, Kenya, Ghana et sur d'autres maladies, tous ces essais ont abouti aux résultats concluants, voire spectaculaires. Les différentes recommandations de l'OMS sur l'utilisation des produits issus de la recherche menée par des Africains en Afrique prouvent à suffisance qu'il est possible de travailler dans la plus grande rigueur scientifique et de mener des essais cliniques complexes et crédibles même dans les contextes les plus difficiles.

Malgré des moyens limités, la RBM en Afrique multiplie les efforts pour s'inscrire davantage dans la marche mondiale de la recherche scientifique et de l'innovation. Elle acquiert une visibilité et gagne en notoriété. « Si les moyens manquent encore, l'Afrique n'a jamais été aussi présente sur la scène scientifique mondiale… »[1]. Voilà pourquoi nous parlons de l'émergence de la recherche biomédicale en Afrique. Il revient aux Africains de consolider tous ces acquis.

3.2. Les défis à relever

En dépit de ces avancées significatives, le parcours est encore long et beaucoup reste à faire. La recherche scientifique en Afrique est confrontée aux difficultés qui l'empêchent d'amorcer des progrès à la hauteur de ses ambitions. Les défis à relever sont de plusieurs ordres, voici les principaux :

- Traduire davantage les discours et la volonté politique sur la recherche scientifique en Afrique en actions concrètes afin de promouvoir la recherche africaine. L'État doit assumer sa fonction vitale d'organiser et de financer la recherche scientifique ;
- Adopter des stratégies d'institutionnalisation de la recherche, c'est-à-dire mettre sur pied une politique nationale de recherche qui promeut la bonne gouvernance des organes et des institutions de la recherche scientifique ;
- Créer les mécanismes de financement endogène, stable et suffisant ;
- Encourager la participation du secteur privé au financement de la R&D ;
- Investir dans les infrastructures et les équipements appropriés ;
- Accroître la recherche fondamentale ;

---

[1] Q. VELLUET, O. MARBOT, N. COULIBALY, « Sciences et technologies : la fin des complexes en Afrique ».

- Créer un environnement attractif de travail par l'amélioration des conditions de travail et de vie des chercheurs ;
- Renforcer les capacités de recherche par une formation adéquate à la recherche scientifique, redynamiser la recherche scientifique dans des universités et transformer ces établissements qui sont encore trop souvent des lieux d'enseignements avant d'être des pôles de recherche »[1]. Les publications scientifiques ne peuvent se développer sans un réseau d'universités performantes ;
- Créer des pôles d'excellence scientifique sur le continent visibles à l'échelle internationale ;
- Améliorer la mise en réseau des communautés scientifiques africaines avec les communautés scientifiques internationales pour faciliter ainsi l'accès aux connaissances et aux innovations scientifiques d'Afrique et d'ailleurs ;
- Adopter des normes internationales pour la formation et l'évaluation des activités de recherche ;
- Renforcer la collaboration régionale Sud-Sud et reformuler le partenariat Nord-Sud ;
- Éduquer à la culture scientifique, lutter contre les vieilles croyances et la superstition. « Il s'agit de faire passer la majorité de la population d'une mentalité magico-religieuse qui est actuellement répandue à une culture scientifique : culte de la vérité rationnelle, souci de rigueur, de mesure et de vérification »[2].

Voilà les taureaux à prendre par les cornes. Tous ces efforts, une fois traduits en acte et conjugués, permettront d'améliorer l'écosystème de la recherche scientifique en Afrique et d'accroître la production scientifique en qualité et en quantité, tous domaines confondus.

---

[1] M. BAUMARD, « Ces femmes qui œuvrent au rayonnement scientifique… ».
[2] H. MIMBU KILOL, *Pour des recherches scientifiques de qualité en R.D. Congo*, Kinshasa, Baobab, 2015, p. 41.

CONCLUSION

Où en est la recherche biomédicale en Afrique ? Quelle est sa contribution à la lutte contre les fléaux sanitaires (paludisme, VIH/sida, tuberculose, Ebola, Covid-19, etc.) qui sévissent sur le continent africain ? Jusques à quand l'Afrique dépendra-t-elle de l'étranger pour satisfaire ses propres besoins en médicaments et autres produits de santé ? Autant de questions pertinentes et légitimes soulevées par la toile africaine pendant la crise sanitaire de Covid-19 de 2020 à 2022, dans un climat de panique générale, d'incertitude et des spéculations complotistes.

Pour donner une ébauche de réponses à toutes ces questions, nous avons divisé l'ouvrage en deux parties. La première partie a reconstruit le contexte socioculturel de la naissance et du développement de la recherche biomédicale à travers les âges pour mettre en évidence les révolutions qui l'ont marquée et la dynamique qui la caractérise jusqu'à nos jours. Au centre des activités, se trouvent la recherche fondamentale et la recherche clinique avec les essais cliniques comme sa branche la plus emblématique.

La deuxième partie a dressé l'état des lieux de la recherche biomédicale en Afrique et expliqué les efforts déployés par des chercheurs africains pour produire des connaissances biomédicales sur les maladies qui frappent l'Afrique, afin de mettre au point des interventions diagnostiques, thérapeutiques et de prévention en vue d'améliorer la santé des populations africaines.

Que retenir de ce long parcours ? Victime de préjugés négatifs à cause de sa provenance et longtemps méconnue, la recherche biomédicale en Afrique est finalement sortie de l'ombre dans laquelle elle était confinée, et ce, grâce aux efforts individuels des chercheurs africains. En effet, au cours des deux dernières décennies, les travaux de recherche menés en Afrique par des Africains ont été récompensés par de grands prix scientifiques et de prestigieuses distinctions internationales. Les résultats concluants et fiables des essais cliniques effectués par des Africains de manière rigoureuse, dans un contexte à tant d'égards démuni, ont abouti à l'homologation de nouveaux médicaments contre le paludisme, l'Ebola, la trypanosomiase humaine, etc. La recherche fondamentale a aussi marqué des points par l'amélioration des connaissances sur les maladies comme le paludisme, la drépanocytose, etc. La recherche en génomique a pris l'envol grâce à l'initiative phare *Human Heredity and Health in Africa* de la Société Africaine de la Génétique Humaine.

La recherche en génomique a pour objectif de générer des données génétiques africaines afin d'améliorer la compréhension et le traitement des maladies transmissibles et non transmissibles en Afrique. L'ambitieux projet de séquencer *Trois millions de génomes africains* en dix ans s'inscrit dans ce cadre et est au centre de toutes les attentions. Les travaux de recherche en génomique enregistrent déjà des retombées, car les chercheurs africains ont apporté des contributions considérables à la détection, la surveillance et l'identification de nouveaux gènes responsables de certaines maladies.

La recherche en génomique vise également à corriger le déficit des données génétiques des Africains dans l'étude du génome humain dominée jusque-là par les données des populations d'origine européenne, alors que les populations africaines représentent la plus grande diversité génétique au monde dont les bénéfices pour la santé mondiale ne peuvent être ignorés par la recherche en génomique.

Grâce aux efforts inlassables des chercheurs africains avec l'aide de la coopération internationale, la recherche biomédicale en Afrique commence à relever le défi des maladies infectieuses qui sévissent sur leur continent. Elle acquiert une visibilité et gagne en notoriété. Jamais elle n'a été aussi présente sur la scène scientifique mondiale et elle cherche à se tailler une place sur l'échiquier international. Voilà pourquoi nous parlons de l'*Émergence de la recherche biomédicale en Afrique*.

Cependant, le chemin à parcourir est encore long et beaucoup reste à faire. Pour ce, les pays africains sont conviés à relever bon nombre de défis : institutionnalisation de la recherche et bonne gouvernance ; création de mécanismes de financement endogène et stable ; investissement dans les infrastructures et les équipements appropriés de recherche, et dans le capital humain ; amélioration de la formation à la recherche scientifique ; redynamisation de la recherche dans les universités qui sont encore trop souvent plus des lieux d'enseignement que de recherche ; création des « pôles d'excellence en recherche », etc.

Le secteur privé africain est aussi invité à apporter sa contribution à la construction de l'édifice « recherche africaine » afin de renforcer le lien entre recherche et innovation pour le développement de notre continent.

Tous ces efforts, une fois concrétisés et conjugués, permettront d'améliorer l'écosystème de la recherche en Afrique et d'accroître la production scientifique en quantité et en qualité, tous domaines confondus. Mais si la volonté politique n'assume pas sa fonction vitale d'organiser et de financer la recherche, l'Afrique restera à la traîne des progrès malgré la présence en son sein des chercheurs chevronnés et dévoués ayant fait leurs preuves aux yeux de leurs pairs internationaux.

BIBLIOGRAPHIE

ACADÉMIE SUISSE DES SCIENCES MÉDICALES (ASSM), « Directives 'Distinction entre thérapie standard et thérapie expérimentale dans le cadre individuel' : version définitive », *Bulletin des médecins suisses/Schweizerische Arztezeitung/Bollettino dei medici svizzeri*, 95, 24 (2014), 913-918.

ADEPOJU P., « L'avenir de l'Afrique dépend de la R&D financée par les gouvernements », *Nature* (25 sept. 2022), DOI : 10.1038/d441 48-022-00135-3., « Façonner la nouvelle culture de la santé publique en Afrique », *Nature,* (15 sept. 2022), DOI : 10.1038/d44148-022-00121-7.

ADF, « L'Afrique entre en compétition pour tester les médicaments Dans le traitement du Covid-19 », https://adf-magazine.com/fr/ 2021/11/lafrique-entre-en-competition-pour-tester-les-medicaments-dans-le-traitement-du-covid-19.

AFRICAN UNION DEVELOPMENT AGENCY-NEPAD, « Stratégie 2018-2030 en matière de recherche et d'innovation dans le secteur de la santé en Afrique (HRISA), https://www.nepad.org/file-download/download/ public... « Afrique : la marche vers l'élimination du paludisme demeure difficile », https://www.trtfrancais.com/divers/afrique-la-marche-vers-lelimination-du-paludisme-demeure-difficile-8661328.

AJOL AFRICAN JOURNALS ONLINE, www.ajol.info/index.php/ajol.

ALONSO P. L., SMITH T., SCHELLENBERG J. R., « Randomised trial of efficacy of SPf66 vaccine against Plasmodium Falciparum malaria in children in Southern Tanzania », *Lancet*, vol. 344, 8931 (29 oct. 1994), 1175-1181, DOI : 10.1016/s0140-6736(94)90505 ; PMID : 7934537.

ALZOUMA G, « Pourquoi l'Afrique ne décroche pas de prix Nobel de sciences », www.jeuneafrique.com/1255014/societe/pourquoi-lafrique-ne-decroche-pas-de-prix-nobel-de-sciences/.

AMAMBUA-NGWA A., AMENGA-ETEGO L., KAMAU E., […], DJIMDE A. A., « Major subpopulations of Plasmodium falcipa-rum in sub-Saharan Africa », *Science* vol. 365, 6455 (23 Aug. 2019), 813-816, DOI : 10.1126/science.aav5427 ; PMID : 31439796.

AMBROISE-THOMAS P., « La petite et grande histoire du paludisme », www.academie-medecine.fr/la-petite-et-grande-histoire-du-paludisme/.

AMIEL P., *Des cobayes et des hommes. Expérimentation sur l'être humain et justice*, Paris, Les belles lettres, 2011.

AMM, « Déclaration d'Helsinki 1975 » 2, 3, dans G. HOTTOIS, J.-N. MISSA, *Nouvelle encyclopédie de Bioéthique. Médecine, Environnement, Biotechnologie*, Bruxelles, De Boeck Université, 2001, p. 795-799.

ANGELL M., *La vérité sur les compagnies pharmaceutiques. Comment elles nous trompent et comment les contrecarrer,* Montebello, Le mieux-être, 2005.

« ANTICOV : La plus vaste étude clinique en Afrique sur les cas légers de COVID-19 met à l'essai une nouvelle association thérapeutique », https://dndi.org/press-releases-translations/2021/ anticov-plus -vaste-etude-clinique-en-afrique-sur-cas-legers-de-covid-19-met-a-l-essai-une-nouvelle-association-therapeutique/.

ANZWAL L. P., KALUMBA A KAMBOTE, TSHINAWEJ P. MUKINY, […] BALAKA M. EKWALANGA, « Immuno-Multi-Therapy and Prophylaxis

Efficacy against COVID-19 », *J Clin Immunol Microbiol*, vol. 2, 1 (2021), 1-9, https://dx.doi.org/10.46 889/JCIM.2021.2109.

ARBOLEDA-FLOREZ J., WEISSTUB D. N., HOLLEY H., « Questions éthiques dans la recherche épidémiologique », dans D. N. WEISSTUB (dir.), *Le consentement et la recherche épidémiologique,* Paris, L'Harmattan, 2001, 119-160.

ASSOCIATION MEDICALE MONDIALE (AMM), *Déclaration d'Helsinki. Principes éthiques applicables à la recherche impliquant des êtres humains*, Fortaleza, 2013, www.wma.net/fr/policies-post/declaration-dhelsinki-de-lamm-principes-ethiques-applicables-a-la-recherche-medicale-impliquant-des-etres-humains/.

« Aucune preuve scientifique n'atteste l'homologation de 'Manacovid' comme médicament contre la Covid-19 », https://congocheck.net/aucune-preuve-scientifique-natteste-lhomologation-de-manacovid-comme-medicament-contre-la-covid-19.

BADO J.-P., (dir.), *Les conquêtes de la médecine moderne en Afrique,* Paris, Karthala, 2006.

———, *Médecine coloniale et grandes endémies en Afrique 1900-1960. Lèpre, trypanosomiase humaine et onchocercose*, Paris, Karthala, 1996.

BALARD F., FOURNIER C., KIVITS J., WINANCE M., « Introduction », dans KIVITS J., BALARD F., FOURNIER C., WINANCE M., *Les recherches qualitatives en santé,* Malakoff, Arman Colin, 2016, 13-20.

BANQUE MONDIALE, « Améliorer la qualité et la quantité de la recherche scientifique en Afrique », www.banquemondiale.org/fr/region/afr/publications/improving-the-quality-and-quantity-of-scientific-research-in-africa.

BARDIE, Y., *Essais cliniques. Du patient à l'objet de science*, Montpellier, Sauramps médical, 2013.

BASSIROU BONFOH, « Les défis de financement de la recherche en Afrique », www.scidev.net/afrique-sub-saharienne/opinions/les-defis-de-financement-de-la-recherche-en-afrique/.

BAUMARD M., « Sciences : l'Afrique, un laboratoire en devenir », *Le Monde* 07/06/2020, www.lemonde.fr/afrique/2020/06/07/sciences-l-afrique-un-laboratoire-en-devenir_6042069_3212.html.

———, « Ces femmes qui œuvrent au rayonnement scientifique de l'Afrique », www.lemonde.fr/afrique/article/2019/11/18/ces-femmes-qui-uvrent-au-rayonnement-scientifique-de-l-afrique_6019633_3212.html.

BENKIMOUN P., *Morts sans ordonnances,* Paris, Hachette Littératures, 2002.

———, « 1976, à la découverte du virus Ebola », *Le Monde* 10/8/2014, https://www.lemonde.fr/planete/article/2014/08/10/1976-a-la- decouverte-du-virus-ebola_4469215_ 3244.html.

BEAUCHAMP T. L., J.F. CHILDRESS J. F., *Les principes de l'éthique biomédicale,* Paris, Les Belles lettres, 2008, traduction française de T. L. BEAUCHAMP, J. F. CHILDRESS, *Principles Biomedical Ethics*, New York, Oxford University Press (5e éd.), 2001).

BERETERBIDE F., *Essais cliniques dans les pays du Sud : entre impérialisme éthique et relativisme moral ?*, Paris, L'Harmattan, 2014.

BERTHAUD-CLAIR S., « Les scientifiques africaines veulent briser le plafond de verre », *Le Monde,* 8/11/ 2023, www.lemonde.fr/afrique/article/2023/11/8/les-scientifiques-africaines-veulent-briser-le-plafond-verre_6199028_3212.html.

BETTI-CUSSO M., DELAFOSSE E., « Médicaments, l'avenir sur ordonnance », *Le Figaro Magazine* 1356 (21 oct. 2006), 53-54.

BETU KUMESO V. K., KALONJI W. M., REMBRY S., […] TARRAL A., « Efficacy and safety of acoziborole in patients with human African trypanosomiasis caused by Trypanosoma brucei gambiense : a multicentre, open-label, single-arm, phase 2/3 trial », *Lancet Infect Dis.*, vol. 23, 4 (Apr. 2023), 463-470, DOI : 10.1016/ S1473-3099(22)00660-0 ; PMID : 36460027.

BEYER C., « 1994 : Manuel Patarroyo, le premier inventeur d'un vaccin contre le paludisme », www.ina.fr/ina-eclaire-actu/1994-manuel-patarroyo-premier-inventeur-d-un-vaccin-contre-le-paludisme.

BLAISE L., « Rym Kefi, la Tunisienne qui conjugue la génétique à tous les temps », *Le Monde,* 25/11/2019, www.lemonde.fr/afrique/article/2019/11/25/rym-kefi-la-tunisienne-qui-conjugue-la-genetique-a-tous-les-temps_6020478_3212.html.

BLOT O., « Jean-Jacques Muyembe, à l'avant-poste de la lutte contre Ebola », https://lemag.ird.fr/fr/jean-jacques-muyembe-lavant-poste-de-la-lutte-contre-Ebola.

BONAH C., RASMUSSEN A., « Histoire de l'expérimentation humaine », dans C. BONAH, C. HAXAINE, J.-C. MOUILLIE, A.-L. PENCHAUD, L. VISIER (éds), *Médecine, santé et sciences humaines*, Paris, Les Belles lettres, 2014, 556-564.

BOTTON S., ZANFINI L., D'AIGLEPIERRE R., « L'aide internationale peut-elle participer à l'ancrage de la recherche africaine », https://theconversion.com/laide-internationale-peut-elle-participer-a-lancrage-de-la-recherche-africaine-166770.

BOUGUERRA M. L., « Le paludisme, ce fléau si peu combattu », *Le Monde diplomatique*, juin 1998, www.monde-diplomatique.fr/1998/06/ LARBI_BOUGUERRA/3772.

BOUVENOT G., VRAY M., *Essais cliniques : théorie, pratique et critique,* Paris, Flammarion (4e éd.), 2006.

BOWEN E. T., LlOYD G., HARRIS W. […] VELLA E. E., « Viral haemorrhagic fever in southern Sudan and northern Zaire. Preliminary studies on the aetiological agent », *Lancet,* vol. 8011,1 (12 Mar. 1977), 571-573, DOI : 10.1016/s0140-6736(77)92001-3 ; PMID : 65662.

BOY-LANDRY V., « Artemisia et Covid-19 : le remède malgache booste l'Afrique », www.parismatch.com/actu/Sante/Artemisia-et-Covid-19-le-remede-malgache-booste-l-Afrique-1685848.

BRACHET E., « Au Soudan, une mathématicienne invente un diagnostic pour une maladie tropicale négligée », www.lemonde.fr/afrique/article/20/11/08/au-soudan-une-mathematicienne-invente-un-diagnostic-pour-une-maladie-tropicale-negligee_6101411_3212.html.

BRALY J.-P., « Sérieux revers pour le vaccin antipaludique », *La recherche,* 471 (Jan. 2013), 28, www.larecherche.fr/serieux-revers-pour-le-vaccin-antipaludique.

BRALY J.-P., YAZDANPANAH Y., *Les maladies émergentes. Zika, Ébola, chikungunya... Comprendre ces infections et les prévenir au quotidien*, Versailles, Quæ, 2016.

BRIAND C., LARIVIERE N., « Les méthodes de recherche mixtes. Illustration d'une analyse des effets cliniques et fonctionnels d'un hôpital de jour psychiatrique », dans M. CORBIERE, N. LARIVIERE (dir.), *Méthodes qualitatives, quantitatives et mixtes dans la recherche en sciences humaines, sociales et de la santé,* Québec, Presses de l'Université de Québec, 2020 (2e éd.), p. 775-801.

BRITS E., « Séquençage de la population africaine afin d'améliorer les données génomiques pour le diagnostic des maladies », *Nature africa*, (feb. 2023), DOI : 10.1038/d44148-023-00037.

BUGUZI S., « Les chercheurs tanzaniens se voient offrir 22 000 USD pour publier dans des revues internationales », *Nature* (14 juin 2023), DOI : 10.1038/d44148-023-00147-7.

BUJAKERA TSHIAMALA S., « Ebola en RDC : la réorganisation de la riposte ouvre la voie à l'utilisation d'un nouveau vaccin », www.jeuneafrique.com /807056/societe/ebola-en-rdc-la-reorganisation-de-la-riposte-ouvre-la-voie-a-lutilisation-dun-nouveau.

BULA MILUNG ONION E., « Les essais cliniques des traitements anti-Covid-19 menés par des chercheurs congolais. Les leçons à tirer », *Congo-Afrique* 583 (Mars 2024), 326-350.

———, « La sortie de l'ombre de la recherche biomédicale en Afrique ». Hommage au professeur J.-J. Muyembe, *Congo-Afrique* 561 (Janv. 2022), 41-62.

BULANGA C., « Maladies tropicales négligées : les succès méconnus de la recherche congolaise », www.jeuneafrique.com/1303018/societe/maladies-tropicales-negligees-les-succes-meconnus-de-la-recherche-congolaise/.

« Burkina Faso : Recherche en santé - le Pr Tinto notre scientifique de l'année », Propos recueillis par A. SEOGAO NEE KOANDA, *L'Observateur Paalga,* 28/12/2021, www.lobservateur.bf/index.php?option=com_k2&view=Item&id=6261.

BUSANI BAFANA, « Les génomes africains sont la clé de la médecine génétique mondiale », https://seppi.over-blog.com/2022/06/les-genomes-africains-sont-la-cle-de-la-medecine-genetique-mondiale. html.

BUSSARD S., « La génétique africaine au service de l'humanité », https://www.letemps.ch/monde/afrique/genetique-africaine-service-lhumanite.

CAELERS D., OKOTH D., « Financement de la recherche en Afrique : vers la durabilité et l'évolution des perspectives », *Nature Africa* (14 dec. 2023), DOI :10.1038/d44148-023-00361-3.

CAMBROSO A., KEATING P., « Qu'est-ce que la biomédecine ? Repères socio-historiques », *Médecine/Sciences,* vol. 19, 12 (déc. 2003), 1280-1287, https://doi.org.101051/medsci/200319121280.

CARAMEL L., « Tisane anticoronavirus à l'artemisia : le coup de poker du président malgache », www.lemonde.fr/afrique/article/2020/05/19/coronavirus-a-madagascar-le-president-defend-son-remede-miracle_6040069_3212.html.

CCNE, Avis n° 78 du 18 septembre, 2003, « Inégalité d'accès aux soins et dans la participation à la recherche à l'échelle mondiale – problèmes éthiques », www.ccne-ethique.fr/sites/default/files/ 2021-02/avis078.pdf.

———, Avis 002 du 9 octobre 1984, « Avis sur les essais de nouveaux traitements chez l'homme. Réflexions et propositions », 2-5, www.ccne-ethique.fr/sites/defaut/files/2021-02/avis002.pdf.
CESSOU S, « L'Afrique, perpétuel cobaye de 'Big Pharma' ? », *Le Monde diplomatique,* 25/9/2020, https://blog.mondediplomatique.net/l-afrique-perpetuel-cobaye-de-bing-pharma.
« Cérémonie Docteur Honoris causa/Jean-Jacques Muyembe », https://www.youtube.com/watch?v=MhknuoOx2eQ.
CERTAIN E., « Recherche médicale en Afrique francophone : une recherche méconnue », *Med Trop,* vol. 63, 6 (2003), 627-631, https://www.jle.com/en/MedSanteTrop/2003/63.6/627-631...
CHABAT L., SEXTON O., « Financements privés à la santé en Afrique », dans D. KERQUEDAN, *Santé internationale. Les enjeux de santé au sud*, Paris, Les Presses SciencesPo, 2011, 467-475.
CHAUVEAU L., « Aucun des pays africains ne consacre plus de 0,5 % de son budget à la recherche », 29.11.2017, www.sciencesetavenir.fr/fondamental/aucun-des-pays-africains-ne-consacre-plus-de-0-5-de-son-budget-a-la-recherche_118724.
CHAYET D, « Vers des médicaments sans test sur les animaux », *Le Figaro,* 23/1/2023, www.lefigaro.fr/sciences/medicaments-vers-la-fin-des tests-sur-les-animaux-20230123?msockid=1693d788d5e63882d78c2f88c8…
CHEMTOB CONCÉ M.-C., *La recherche biomédicale. La cadre juridique international, européen et national,* Bordeaux, Les études hospitalières (2e éd.), 2006.
CHIPPAUX J.-P., *Pratique des essais cliniques en Afrique*, Paris, IRD éditions, 2004.
———, « L'Afrique, cobaye de Big Pharma », *Le Monde diplomatique,* Juin 2005, www.monde-diplomatique.fr/2005/06/CHIPPAUX/12513.
CHONGWANG J., « Stopper l'inégalité des sexes dans la science en Afrique », 14/07/2023, www.scidev.net/afrique-sub-saharienne/supported-content/stopper-linegalite-des-sexes-dans-la-science-en-afrique.
———, « Q&R : La vision du généticien Ambroise Wonkam à l'université Johns Hopkins », 16/2/2022, www.scidev.net/afrique-sub-saharienne/opinions/qr-la-vision-du-geneticien-ambroise-wonkam-a-luniversite-johns-hopkins/.
CIOMS, *Lignes directrices internationales pour la recherche en matière de santé impliquant des participants humains*, Genève 2016 (Préambule), https://cioms.ch/wp-content/2017/11/international-Ethical-Guidelines-FINAL_FRENCH.pdf.
CISSÉ DIMI, « Leadership féminin : Francine Ntoumi dans le top 50 des femmes les plus influentes d'Afrique en 2025 », 20/03/2025, www.adiac-congo.com/content/leadership-feminin-francine-ntoumi-dans-le-top-50-des-femmes-les-plus-influentes-dafrique-en.
CIYOW Y., « En RDC, comment Ebola est devenu une maladie politique », *Le Monde* 14/3/2019, www.lemonde.fr/afrique/article/2019/03/14/en-rdc-comment-ebola-est-devenu-une-maladie-politique_ 5436156_322.html.
« Classement de Shanghai : 18 universités africaines au palmarès 2023 », https://forbesafrique.com/classement-de-shanghai-18-universites-africaines-au-palmares-2023/.
CLAVEY M., « L'exorbitant coût de l'accès ouvert à la recherche française », https://next.ink/1377/lexorbitant-cout-acces-ouvert-a-recherche-francaise.

« Codes Harmonisés de Déontologie et d'Exercice des Médecins dans l'Espace CEDEAO », httsp://ordredesmedecins.ml/storage/ressources/1702996934_Code_de_Deontologie_ Mali.pdf.
COMITE NATIONAL D'ETHIQUE DE LA SANTE (CNES), Approbation éthique de l'essai clinique randomisé, contrôlé, multicentrique, en ouvert portant sur l'efficacité et la sécurité de l'Artemisia annua chez des patients présentant une infection à SARS-CoV2 (COVID-19) à l'Hôpital de MONKOLE à Kinshasa, 15/06/2020.
« Conseils actualisés en matière de vaccination : l'OMS recommande le vaccin R21/Matrix-M pour prévenir le paludisme », https://www.who.int/fr/news/item/02-10-2023-who-recommends-r21-matrix-m-vaccine-for-malaria-prevention-in-updated-advice-on-immunization.
CONSEIL D'EUROPE, *Protocole additionnel à la Convention sur les droits de l'homme Relatif à la recherche biomédicale*, 25.1, Strasbourg, 2005, https://rm.coe.int/16800372e.
CONTAT O., « Publications scientifiques et libre accès : une mise au point sur le 'Gold Open Access' », https://corist-shs.cnrs.fr/gold/_open_access.
CORNET-VERNET L., COUQUIAUD L., *Artemisia. Une plante pour éradiquer le paludisme,* Actes du Sud, 2018.
« Coronavirus : Le 'Manacovid', le médicament qui fait des miracles en RDC », www.ndarinfo.com/coronavirus-le-Manacovid-le-medicament-qui-fait-des-miracles-en-RDC_a30573.html.
« Coronavirus : Sur LCI, des propos qui sont une insulte à l'Afrique et à l'humanité », www.lemonde.fr/afrique/article/2020/04/03/coronavirus-sur-lci-des-propos-qui-sont-une-insulte-a-l-afrique-et-a-l-humanite_6035491_3212.html.
« Coronavirus : des spécialistes français s'excusent après leurs propos sur un test de vaccin en Afrique », www.lemonde.fr/afrique/ article/2020/04/06/coronavirus-des-specialistes-francais-s-excusent-apres-leurs-propos-sur-un-test-de-vaccin-en-afrique
CORTI D., MISASI J., MULANGU S., […] SULLIVAN N. J., « Protective monotherapy against lethal Ebola virus infection by a potently neutralizing antibody », *Science*, vol. 351, 6279 (18 Mar. 2016), 1339-1342, DOI :10.1126/science.aad5224 ; PMID : 26917593.
COSTE A., « Ebola ; quand l'Afrique devient un laboratoire à ciel ouvert », 12/08/2014, www.marianne.net/monde/ebola-quand-l-afrique-devient-un-laboratoire-a -ciel-ouvert.
COT M., « Faut-il soutenir la recherche clinique dans les pays en développement ? », *RESP* 51(2003), 297-300, https://horizon.documentation.ird.fr /exldoc/pleins_textes/divers2005/010031391.pdf.
COUSI C., « Comment utiliser les méthodes mixtes en recherche ? », https://methodorecherche.com/comment-utiliser-methodes- mixtes/.
« Covid-19 : Api-Covid, un essai qui divise le monde scientifique du Burkina », https://www.ouestaf.com/covid-19-api-covid-un-essai-qui-divise-le-monde-scientifique-du-burkina.
« COVID-19 : bientôt des essais de vaccin en RDC ? », www. youtube. com/watch?v=IFFGhPk2S_4.

« Covid-19 : le Pr Jack Kokolomani recadre le Dr Jérôme Munyangi », https://acturdc.com/covid-19-le-pr-kokolomani-recadre-le-dr-jerome-munyangi/.
« Covid-19 : La RDC salue deux 'produits congolais, l'OMS prudente », *La Libre Afrique*, 22/01/2021, https://afrique.lalibre.be/57617/covid-19-la-rdc-salue-deux-produits-congolais-loms-prudente/.
« Covid-19: CVO+ Interview exclusive du Directeur général de Pharmalagasy, Pierre Raoelina Andriambololona », 12 juil. 2021, https://madagascar.media.com/CVO-interview-directeur-general-harmalagasy-pierre-andriambololona.
« Covid-19 à Madagascar : le traitement controversé du président Rajoelina », https://www.youtube.com/watch ?v=u9S0SU3Hs24&t=49s.
CULINE L., *Mémento de la recherche biomédicale portant sur un médicament à usage humain*, Paris, Springer-Verlag (2e éd.), 2011.
DANDJES LUYILA, « Le traitement Manacovid a obtenu une autorisation de mise sur le marché (Mise au point) », https://congocheck.net/le-traitement-manacovid-a-obtenu-une-autorisation-de-mise-sur-le-marche-mise-au-point/.
DATOO M. S., NATAMA M. H., SOME A., […] TINTO H., « Efficacy of low-dose candidate malaria vaccine, R21 in adjuvant Matrix-M, with seasonal administration to children in Burkina Faso : a randomised controlled trial », *Lancet* 397, 10287 (15 may 2021), 1809-1818, DOI : 10.1016/S0140-6736(21)00943-0 ; PMID : 33964223.
DECLARATION D'HELSINKI DE L'AMM, « Principes éthiques applicables à la recherche médicale impliquant des participants humains », Helsinki, octobre 2024, www.wma.net/fr/policiers-post/declaration-dhelsinki-de-lamm-principes-ethiques-applicables-a-la-recherche-medicale-impliquant-des-participants-humains.
DELFOSSE M.-L., « Soigner : une longue histoire et une aventure complexe… », *Ethica clinica*, 17 (mars 2000), 7-14.
———, « Expérimentation médicale sur l'être humain et philosophie », dans J.-N. MISSA, *Le devoir d'expérimenter. Études philosophiques, éthiques et juridiques sur la recherche biomédicale*, Bruxelles, De Boeck Université, 1996, 207-225.
———, *L'expérimentation médicale sur l'être humain. Construire les normes, construire l'éthique*, Bruxelles, De Boeck-Université, 1993.
DEPADT-SEBAG V., *Droit et bioéthique*, Bruxelles, Larcier (2e éd.), 2012.
DEPLANQUE D., CVIKLINSKI S., BARDOU M., […] THABUT G., « Crise sanitaire : quelles opportunités pour la recherche cliniques sur le médicament ? », *Thérapies,* vol. 77, 1 (Jan-févr. 2022), 49-57 ; DOI : 10.1016/j.therap.2021.11.010.
DE VERGES M., « Covid-19 : un vaste essai médical au Ghana et dans treize pays d'Afrique pour contrer l'épidémie », www.lemonde.fr/afrique/article/2020/12/11/coronavirus-un-vaste-essai-medical-au-ghana-et-dans-treize-pays-d-afrique-pour-contrer-l-epidemie_606 3091.
DESCLAUX A., « Covid-19 : En Afrique de l'Ouest, le vaccin n'est pas le nouveau 'magic bullet' », https://vih.org/vih-et-sante-sexuelle/20210202/la-mondialisation-des-informations-et-la-fabrique-des-opinions-sur-les traitements-du-covid-en-afrique/.

« Des études de phases II/III mettent en évidence l'efficacité et la sécurité du fexinidazole, premier traitement oral contre la maladie du sommeil », https://dndi-org/press-releases/2017/studies-show- high-efficacy-and-satefy-fexinidazole-the-first-oral-treatment-for-sleeping-sickness-fr/.

« Des tests ailleurs sur le continent », https://www.jeuneafrique.com/12009/archives-thematiques/des-tests-ailleurs-sur-le-continent/.

« Deux traitements prometteurs contre le virus Ebola », *Le Monde*, 13/8/2019, https://www.lemonde.fr/afrique/articile/2019/08/13/deux-traitements-prometteurs-contre-le-virus-ebola_54988905_32 12.html.

DEVEY MALU-MALU M., « Le professeur Michel Ekwalanga, l'atout anti-coronavirus de la RDC », www.jeuneafrique.com/mag/1061775/societe/le-professeur-michel-ekwalanga-latout- anti-coronavirus-de-la-rdc.

DIANKABAKANA C. W., « Q&R : Francine Ntoumi à l'avant-garde de la recherche en Afrique », 19/10/2017. www.scidev.net/afrique-sub-saharienne/opinions/q-r/francine-ntoumi-avant-garde-de-la-recherche-en-afrique/.

DIASSO A., « Le protocole de lutte du Dr Jérôme Munyangi bientôt soumis aux essais cliniques », https://www.adiac.congo.com/content/covid-19-le-protocole-de-lutte-du-dr-jerome-munyangi-bientot-soumis-aux-essais-cliniques.

DICKSON D., ANDRES J. T., « Les femmes et la science : une ressource inexploitée », 15/06/2011, www.scidev.net/afrique-sub-saharienne/editorials/les-femmes-et-la-science-une-ressource-inexploit-e/

DIEBOLT V., MISSE C., *Comprendre la recherche clinique et l'innovation à l'hôpital. Enjeux, réglementation, organisation et financement*, Paris, Dunod, 2014.

DIOP M., « Global Innovation Index 2022 : 10 pays africains dans le top 100 mondial », https://afrique.le360.ma/maroc-tunisie-senegal/economie/2022/09/30/39472-global-innovation-index-2022-10-pays-africains-dans-le-top-100.

———, « Innovation : quels sont les cinq pays africains qui ont déposé le plus de brevets en 2020 ? », https://afrique.le360.ma/maroc-algerie/economie/2021/03/05/33744-innovation-quels-sont-les-cinq-pays-africains-qui-ont-depose-le-plus-de-brevet

DIRECTIVES du REICH allemand sur l'expérimentation scientifique (1931). Reich allemand. Circulaire du Ministère de l'Intérieur du Reich au sujet des directives concernant les nouveaux traitements médicaux et l'expérimentation scientifique sur l'homme (Circulaire datée du 28 février 1931-Extrait), dans *Médecine et expérimentation*, Québec, Les Presses de l'Université Laval (Les Cahiers de bioéthique 4), 1982, 455-458.

DJIMDE A., RANQUE S., THERA M. A., « Bâtir un pôle d'excellence en recherche biomédicale dans un environnement défavorable : le cas du MRTC au Mali », dans *Médecine et Santé Tropicales*, vol. 29, 4 (oct.-nov.-déc. 2019), 343-347, www.jle.com/fr/revues/mst/ edocs/batir_un_pole_dexcellence_en_recherche_dans_un_ environnement_defavorable_le_cas_du_mrtc_au_mali, DOI : 10. 1684/mst.2019.0938.

DOLOGUELE L., « Coronavirus : 'Enfin, le monde s'intéresse à l'artemisia !' », Propos Recueillis par O. MARBOT, 11/5/2020, www.jeuneafrique.com/942074 /societe/coronavirus-loms-doit-faciliter-les-recherches-sur-lartemisia/.

D'ORTENZIO E., YAZDANPANAH Y., « Ebola : les progrès de la recherche cliniques pendant l'épidémie », *ADSP* 98 (mars 2017), 36-38.

———, « Face à l'épidémie d'Ebola, la question des traitements expérimentaux », https:// theconversation.com/face-a-lepidemie-debola-la-question-des-traitements-experimentaux-97274.

« Doubase C, une 'première' en RDC », https://www.unikin.cd/index.php/doubase-c-une-premiere en rdc…

DOUCET H., *L'éthique de la recherche. Guide pour le chercheur en sciences de la santé,* Montréal, Les Presses de l'Université de Montréal, 2002.

DOUMBO O., Au Mali, « plus aucun enfant ne meurt du paludisme dans les villages où nous intervenons », Propos recueillis par F. ROSIER, *Le Monde*, 23/04/2018, www.lemonde-fr/afrique/article/2018/04/23/au-mali-aucun-enfant-ne-meurt-plus-du-paludisme-dans-les-villages-ou-nous-intervenons_5289...

DUERMEIJER C., AMIR M., SCHOOMBEE L., « Africa generates less than 1 % of the world's research ; data analytics can change that », https://www.elsevier.com/connect/africa-generates-less-than-1-of-the-worlds-research-data-analytics-can-change-that.

DUESBERG P. H., *AIDS. Il virus inventato*, Milano, Baldini Castoldi Dalai, 2004.

DUMAS L. R., « Les études génétiques qui n'incluent pas les Africains reflètent 'l'égoïsme de nos sociétés', selon un chercheur », https://www.francetvinfo.fr/monde/afrique/societe-africaine/les-etudes-genetiques-qui-zappent-les-africains-refletent-legoisme-de-nos-societes-selon-un-chercheur_3728855.html.

DURAND G., *Introduction générale à la bioéthique. Histoire, concepts et outils*, Québec, Fides (Nouvelle éditions), 2005.

DURAND G., DUPLANTIE A., LAROCHE Y., LAUDY D., *Histoire de l'éthique médicale et infirmière. Contexte socioculturel et scientifique,* Montréal, Les Presses de l'Université de Montréal, 2000.

DUVENAGE E., « Francine Ntoumi : Améliorer les occasions pour les femmes scientifiques en Afrique centrale », *Nature Africa,* 04/10/2024, DOI : 10.1038/d44148-024-00286-5.

EBEN-MOUSSI E., *La recherche en santé humaine. Une fracture Nord-Sud,* Paris, L'Harmattan, 2020.

EBOKO F., « Non, l'Afrique n'est pas, ni de près ni de loin, la cible privilégiée des essais cliniques », https://www.lemonde.fr/afrique/article/2020/04/08/non-l-afrique-n-est-pas-ni-de-pres-ni-de-loin-la-cible-privilegiee-des-essais-cliniques_6035.

« Ebola en RDC : MSF accuse l'Organisation mondiale de la santé de rationner' un vaccin », www.jeuneafrique.com./833214/politique/ebola-en-rdc-msf-accuse-lorganisation-mondiale-de-la-sante-de-rationner-un-vaccin.

« Ebola en RDC : deux malades déclarés guéris à Goma », https:// www. jeuneafrique .com/816014/societe/ebola-rdc-deux-malades-declares- gueris-a-goma.

« Ebola en RDC : le ministre de la santé démissionnaire révèle 'les tentatives d'introduction illégale d'un vaccin expérimental' », Propos recueillis par J. TILOUINE, *Le Monde*, 26/07/2019,
https://www.lemonde.fr/afrique/article/2019/07/26/ebola-en-rdc-le-ministre-de-la-sante-demissionnairerevele-les-tentatives-d-introduction-d-un-vaccin-experimental…

« Ebola atteint le cap des 200 cas et 125 morts », www.voafrique.com/a/ebola-atteint-le-cap-des-200-cas-et-125-morts-dans-l-est-de-la-rdc/4610868.html.

« Ebola en RDC : à Goma, le premier patient est décédé », www. jeuneafrique.com/ 803926/societe/ebola-en-rdc-a-goma-le-premier-patient-est-decede.
« Ebola en RDC : 43 cas dont 13 confirmés », www.jeuneafrique.com/depeches/ 611265/societes/ebola-en-rdc-43-cas-dont-13-confirmes.
« Ebola en RDC : risque national et régional 'très élevé de propagation », www. jeuneafrique.com/depeches/636737/societe/ebola-en-rdc-risque-national-et-regional-très-eleve-de-propagation.
EDIMO A., « La recherche en génomique ne doit pas faire l'impasse sur les populations de descendance africaine », 20 avril 2023, https://lebulletel.mcgill.ca/la-recherche-en-genomique-ne-doit-pas-faire-limpasse-sur-les-populations-de-descendance-africaine.
EDITORIAL, « Les femmes scientifiques d'Afrique changent le visage de leur continent », *Nature,* vol.602 (1 Mar. 2022), 547-548 ; DOI : 10.1038/d44148-022-00031.
EKWALANGA M. B., « Il faut sublimer l'intelligence scientifique médicale africaine ». Propos recueillis par M.D. MALU-MALU, www.makanisi.org/rdc-pr-ekwalanga-il-faut-sublimer-lintelligence- scientifique-medicale-africaine.
———, « Le comité de riposte se passe de la commission scientifique, il snobe tous les protocoles congolais déjà approuvés ». Propos recueillis par J. A. NGALU, *Le Post*, 12 août 2020, Nouvelle série 20-6121,
EL-AROUI M.-A., « Dynamiques et écosystèmes de la publication scientifique en Afrique. Une analyse scientométrique sur les deux premières décennies du 21e siècle », *Global Africa* 7 (2024), 62-83, www.globalafricasciences.org/fr/ numero-07/art/-07-04-fr.
ÉNONCÉ DE POLITIQUE DES TROIS CONSEILS, *Éthique de la recherche avec des êtres humains* eptc2-2022, https://ethics.gv. ca/fra/documents/tcps2-2022-fr.pdf.
« Epidémie d'Ebola : l'OMS va-t-elle déclarer l'urgence sanitaire mondiale ? », *Le Monde*, 14/6/ 2019, www.lemonde.fr/afrique/article/2019/06/14/epidemie-d-ebola-l-oms-va-t-elle-declarer-l-urgence-sanitaire.
« Essai clinique du Tenofovir : une question d'éthique », 28/1/2005, www .thenewhumanitarian.org/fr/actualites/2005/01/28/essai-clinique-du-tenofovir-une-question-d'ethique.
« Essais thérapeutiques au Nigeria : quand Pfizer versait 75 millions de dollars suite au décès de plusieurs enfants », https://www.breizh-info.com/2021/08/10/ 168730/essais-therapeutiques-au-nigeria-quand-pfizer-versait-75-millions-de-dollars-suite-au-décès-de plusieurs-enfants.
ETIEN S., « Bientôt un vaccin contre le paludisme », *La recherche* 453 (Juin 2011), https://www.larecherche.fr/bientôt-un-vaccin-contre-le-paludisme.
EVEN P., *La recherche biomédicale en danger*, Paris, le cherche midi, 2010.
EVEN P., DEBRÉ B., *Guide des 4000 médicaments utiles, inutiles ou dangereux au service des malades et des praticiens*, Paris, le cherche midi, 2012.
———, *Les leçons du Médiator. L'intégrité du rapport sur les médicaments* Paris, le cherche midi, 2011.
———, *Savoirs et pouvoir. Pour une nouvelle politique de la recherche et du médicament*, Paris, le cherche midi, 2004.

FAGOT-LARGEAULT A., « Éthique de l'investigation scientifique sur l'être humain », dans Y. MICHAUD (dir.), *Université de tous les savoirs. La Philosophie et l'éthique*, Paris, Odile Jacob, 2002, 248-262.

———, « Expérimentation humaine », dans G. HOTTOIS, J.-N. MISSA, *Nouvelle encyclopédie de bioéthique. Médecine, environnement, biotechnologie*, Bruxelles, De Boeck Université, 2001, 445-453.

———, *L'homme bioéthique. Pour une déontologie de la recherche sur le vivant,* Paris, Malone, 1985.

———, « L'expérimentation humaine et les questions d'autonomie, de don et de solidarité », dans M.-H. PARIZEAU (dir.), *Les fondements de la bioéthique*, Bruxelles, De Boeck-Université, 1992, 143-151.

FARIA N. R., RAMBAUT A., SUCHARD M. A., […], LEMEY P., « HIV epidemiology. The early spread and epidemic ignition of HIV-1 in human populations », *Science*, vol. 346, 6205 (3 oct. 2014), 56-61 ; DOI : 10.1126/science/1256739 ; PMID : 2527786 04.

FLUSS S. S., « Perspectives historiques et contemporaines dans la réglementation de l'expérimentation sur les sujets humains », dans D. N. WEISSTUB, C. MORMONT, C. HERVÉ (dir.), *La régulation de la recherche*, Paris, L'Harmattan, 2001, 35-57.

FONDATION MÉRIEUX, « Création du réseau pour la communauté des essais cliniques en Afrique », 09/08/2023, www.fondation. merieux.org/actualites/creation-du-reseau-pour-la-communaute-des-essais-cliniques-en-afrique/.

FOUCART S., « Un médicament fait espérer l'éradication de la maladie du sommeil », *Le Monde,* 30/11/ 2020, www.lemonde.fr/planete/article/2022/11/30 /un-medicament-fait-esperer-l-eradication-de-la-maladie-du-sommeil_6152249_3244.html.

FRANCE24, « Tester des vaccins en Afrique ? Tollé et excuses après une interview polémique », 03/04/2020, www.france24.com/fr/ 20200403/-tester-des vaccins-en-afrique-et-excuses-après-une-interview-polemique.

FREUDENTHAL E., HOORMAN C., « Où sont les échantillons infectés par Ebola ? », https://www.lemonde.fr/afrique/article/ 2019/01/22/ebola-l-utilisation-opaque-des-echantillons-sanguins_ 5412571_3212.html.

GARDIER S., « La recherche sur les génomes africains tente de prendre son essor sur le continent », *Le Monde Afrique*, 2023/4/23, https:// www.lemonde.fr/afrique/article/2023/4/23/la-recherche-sur-les-genomes-africains-tente-de-prendre-son-essor-sur-le-continent_6170705_3212.html.

GASSAMA M. Y. K., « Q&R : Réagir aux inégalités dans le monde scientifique », Propos recueillis par B. TAIROU, A. FASSASSI, www.scidev.net/afrique-sub-saharienne/opinions/Afrique-sciences-inegalites.

GAUDILLIERE J.-P., *La médecine et les sciences XIX-XX*^e^ *siècles*, Paris, La Découverte, 2006.

———, *Inventer la biomédecine : La france, l'amérique et la production des savoirs du vivant (1945-1965),* Paris, La Découverte, 2002.

GEDDES L., « L'histoire passionnante du premier vaccin contre le paludisme », https://www.gavi.org/fr/vaccineswork/histoire-passionnante-premier-vaccin-paludisme.

GEORGET M., *Vaccinations. Vérités indésirables,* Labège, Dangles, 2007.

« Global Africa, une revue pour dynamiser la recherche en Afrique », https://www.afd.fr/fr/carte-des-projets/global-africa-une-revue-pour-dynamiser-la-recherche-en-afrique.

GOUBET F., « Le sang d'un rescapé d'Ebola comme remède », *Le Temps*, 6/9/2018, www.letemps.ch/sciences/sante/sang-dun-rescape-debola-remede.

GOZLAN M., « Ebola : comment tout a commencé en 1976 », https://www.lemonde.fr/blog/realitesbiomedicales/2014/08/28/ebola-comment-tout-a-commence-en-1976.

GRAS R., « RDC : Jean-Jacques Muyembe, en première ligne face à Ebola », www.jeuneafrique.com/mag/809499/societe/rdc-jean-jacques-muyembe-en-premiere-ligne-face-a-ebola.

GRAVEL P., « Le plasma des survivants aide peu les nouveaux contaminés », www.ledevoir.com/societe/science/459515/ebola-le-plasma-des-survivants-aide-peu-les-nouveaux-contamines.

GREMY F., « Peut-on définir l'innovation », dans J.-N. BAIL, *Les enjeux de l'innovation*, Paris, John Libbey Eurotext, 2002, 7-13.

GROS M.-F., « Opposé au vaccin, Félix Tshisekedi promeut des produits anti-covid congolais à Berlin », *La Libre Belgique,* 30/8/ 2021, www.lalibre.be/international/afrique/2021/08/30/oppose-au-vaccin-felix-tshisekedi-promeut-des-produits-anti-covid-congolais-a-berlin-DPUG5YYL3…

GUYONNET R., « La controverse de Douala », www.jeuneafrique.com/221806/archives-thematique/la-controverse-de-douala/.

HALIOUA B., « Du procès au Code de Nuremberg : principes de l'éthique biomédicale », dans E. HIRSCH, J.-C. AMEISEN (dir.) *Éthique, médecine et société. Comprendre, réfléchir, décider*, Paris, Vuibert, 2007, 161-170.

HENAO-RESTREPO A.M., CAMACHO A., LONGINI I. M., […]

KIENY M.-P., « Efficacy and effectiveness of an rVSV-vectored vaccine in preventing Ebola virus disease: final results from the Guinea ring vaccination, open-label, cluster-randomised trial » (Ebola Ça Suffit !), *Lancet*, vol. 389, 10068 (4 Feb. 2017), 505-518, DOI : 10.1016/S0140-6736(16)32621-6 ; PMID : 28017403.

HIRSCH F., DE BOISSIEU P., « Essais cliniques : on peut concilier éthique, qualité et urgence même en temps de crise sanitaire », https://theconversation.com/essais-cliniques-on-peut-conclier-ethique-qualite-et-urgence-meme-en-temps-de-crise-sanitaire.

HOFMAN M., SOKHIENG AU (dir.), *La politique de la peur. Médecins Sans Frontières et l'épidémie d'Ebola*, Waterloo, Renaissance du livre, 2017.

« Homologation d'un médicament anticovid dénommé Manacovid », www.mediacongo.net/article_actualite_80719_homologation_d'un_medicament_anticovid_denomme_manacovid.html.

HOORMAN C., « Ebola : la saga du Mab 114, un médicament 'made in Congo'», *Le Monde*, 6/11/2018, https://www.lemonde.fr/economie/article/2018/11/06/ebola-la-saga-du-mab-114-un-medicament-made-in-congo_5379300_3234.html.

———, « La lutte contre Ebola en RDC compromise par les conflits armés », *Le Monde*, 25/8/2018, www.lemonde.fr/planete/article/2018/08/25/la-lutte-contre-ebola-en-rdc-compromise-par-les-conflits-armés.

HOTTOIS G., « Textes internationaux. 1. Code de Nuremberg », dans G. HOTTOIS, J.-N. MISSA, *Nouvelle encyclopédie de bioéthique, médecine, environnement, biotechnologie*, Bruxelles, De Boeck-Université, 2001, 794-795.

HURIET C., « Éthique et mondialisation des essais cliniques », dans F. HIRSCH, E. HIRSCH (dir.), *Éthique de la recherche et des soins dans les pays en développement*, Paris, Vuibert, 2004, 27-29.

ILBOUDO C., « Ordre des médecins : Des poursuites contre des chercheurs, l'Apivirine déconseillé pour le traitement de la COVID », www.actualite.bf/ordre-des-medecins-des-poursuites-contre-des-chercheurs-lapivirine-deconseille-pour-le-traitement-de-la-covid/.

INDEX MEDICUS AFRICAIN, https://indexmedicus.afro.who/int/index.html.

« Initiative de Budapest pour l'Accès ouvert », https://openaccess.inist.fr/initiative-de-budapest-pour-lacces-ouvert/.

INSERM, « Résultats préliminaires de l'essai clinique JIKI visant à tester l'efficacité du Favipiravir pour réduire la mortalité chez les personnes infectées par le virus Ebola en Guinée », 24/02/2015, https://presse.inserm.fr/resultats-preliminaires-de-lessai-clinique-jiki-visant-à-tester-lefficacite-du-favipravir-pour-reduire-la-mortalite-chez-les-personnes-infectees-par-le-virus-Ebola...

JIMOH A., SMIT L., « Une nouvelle initiative contribue à garantir l'équité dans la recherche », *Nature* (10 jan. 2023), DOI : 10.1038/d44148-023-00007-4.

JOHNSON K. M., LANGE J. V., WEBB P. A., MURPHY F. A., « Isolation and partial characterisation of a new virus causing acute haemorrhagic fever in Zaïre », *Lancet* (8011), vol.1, 8011 (12 Mar. 1977), 569-571, DOI : 10.1016/s0140-6736(77)92000-1

JONAS H., « Réflexions philosophiques sur l'expérimentation humaine », *Médecine et Expérimentation,* Québec, Presses de l'Universitaire Laval, 1982, 307-340.

KAHN A, « Les enjeux éthiques de la génétique », dans Y. MICHAUD (dir.), *Qu'est-ce que la vie ?*, Paris, Odile Jacob, 2000, 380-384.

KAMGATE I., « L'OAPI déplore le faible nombre des brevets d'invention en Afrique », www.financialafrik.com/2023/06/29/loapi-deplore-le-faible-nombre-des-brevets-dinvention-en-afrique/.

KEDOTE N. M., SALAMI A., TSALA TSALA J. P., GRIMAUD M. A., BERGERON M., FAYOMI B., « Encadrement institutionnel de la recherche dans trois pays d'Afrique subsaharienne », *Journal International de bioéthique et d'éthique des sciences*, vol. 28, 1

(2017), 63-74, https://shs.cairn.info/revue-journal-international-de-bioethique-et-d-ethique-des-sciences-2017-1-page-63?lang=fr &contenu=resume.

KEEL O., *La médecine des preuves. Une histoire de l'expérimentation thérapeutique par essais cliniques contrôlés,* Montréal, Les Presses de l'Université de Montréal, 2011.

KLOECKNER J., « Ces femmes qui font avancer la science en Afrique », www.lepoint.fr/afrique/ces-femmes-qui-font-avancer-la-science-en-afrique-16-11-2023-2543354-3826-php.

KOUAGHEU J., « Au Cameroun, une neuropharmacologue veut corriger les pertes de mémoire », www.lemonde.fr/afrique/article/2023/11/10/au-cameroun-une-neuropharmacologue-veut-corriger-les-pertes-de-mémoire_6199301_3212.html.

———, « Au Cameroun, une physicienne se passionne pour les dangers des radiothérapies », www.lemonde.fr/afrique/article/2021/11/09/au-cameroun-une-physicienne-se-passionne-pour-les-dangers-des-radiotherapies_6101531_ 3212.html.

KYABU KYAMANGA F., « Connaissances de base. Le paludisme : cause, symptômes, diagnostic, traitements et prévention », dans F. KYABU KYAMANGA (dir.), *Le paludisme. Connaissances de base/Éco-épidémiologie/Recherche/Vaccins*, Paris, L'Harmattan, 2022, 15-37.

« L'Afrique dans le marché pharmaceutique mondial », *Secteur privé & développement,* 28 (2017), 18-19, www.expertisefrance.fr/documents/20182 /788758/Revue+Secteur+prive+%26+dévelop…

« La lutte contre le paludisme un vaccin prometteur Manuel Patarroyo, disciple de Pasteur », *Le Monde,* 29/10/1994, www.lemonde.fr/archives/article/1994/10/29 /la-lutte-contre-le-paludisme-un-vaccin-prometteur-patarroyo-disciple-de-pasteur.

LANDER E. S., LINTON L. M., BIRREM B., INTERNATIONAL HUMAN GENOME SEQUENCING CONSORTIUM, « Initial sequencing and analysis of the human genome », *Nature*, vol. 409, 6822, (15 feb. 2001), 860-921, DOI :10.1038/35057062 ; PMID : 11237011.

LANGLOIS A., « Éthique et connaissance /la recherche à visée cognitive. L'acceptabilité sociale des essais cliniques sur volontaires sains en France », dans M.-H. PARIZEAU, *Les fondements de la bioéthique,* Bruxelles, De Boeck-Université, 1992, 153-168.

LAPLACE M., « Coronavirus : Ousmane Faye, le virologue sénégalais en première ligne contre l'épidémie », www.jeuneafrique.com/mag/913115/societe/ coronavirus-ousmane-faye-le-virologue-senegalais-en-premiere-ligne-contre-lepidemie.

« La recherche biomédicale : le sort de l'Afrique », https:// youtube.com/watch?u= 6NuXDmqw9B0.

« La recherche médicale toujours en panne en Afrique », https:// www. voaafrique. com/a/congo-la-recherche-scientifique-est-le-parent-pauvre-de-toutes-les-initiatives/3326272.html.

LAROUSSERIE D., « Des chercheurs se mobilisent pour un accès gratuit aux publications », *Le Monde,* 6/11/2017, www.lemonde.fr/sciences/article/2017/11 /06/des-chercheurs-se-mobilisent-pour-un-acces-gratuit-aux-publications_5210895_ 1650684.

———, « Recherche : le coût des publications scientifiques en accès ouvert en forte augmentation », *Le Monde*, 19/1/ 2023, https:// www. lemonde.fr/sciences /article/2023/01/19/recherche-le-cout-des-publications-en-accès-ouvert-en-forte-augmentation.

LAUDE A., TABUTEAU D., (dir.), *Essais clinique, quels risques ?*, Paris, PUF, 2007.

« La vie de millions de personnes menacées par les couples dans l'aide américaine », www.blick.ch/fr/monde/selon-loms-la-vie-de-millions-de-personnes-menacee-par-les-coupes-dans-laide- americaine-id20691012.html.

LEBACQZ K., « Profil et analyse critique des recommandations de la Commission nationale », *Médecine et expérimentation*, Québec, Les Presses de l'Université Laval (Les Cahiers de bioéthique 4), 1982, 267-285.

« Le docteur Muyembe réclame plus de moyens pour l'INRB », https://radiookapi.net /actualites/2014/12/02/le-dr-muyembe-reclame-plus-de-moyens-pour-l-inrb.

LEDUC M., « Science ouverte, de l'intention à l'action », dans F. COULÉE, E. HIRSCH, V. PIRARD, G. RAGUIN, *Sciences et pandémies : quelle éthique pour demain ?*, Toulouse, ERES, 2023, 213-230.

LEMAIRE F., « Les 60 ans du procès des médecins de Nuremberg. Pourquoi le Code n'a-t-il pas été appliqué avant plusieurs décennies ? », *Médecine/Sciences*, vol. 23, 11 (nov. 2007), 1063-1068.

« Le Nigeria porte plainte contre le géant pharmaceutique américain Pfizer », www.lemonde.fr/afrique/article/2007/06/05/le-nigeria-porte-plainte-contre-le-geant-pharmaceutique-americain-pfizer_918913_3212.html.

LE PASLIER D., BERNOT A., « Le Projet Génome Humain : quinze ans d'efforts », *Médecine/sciences*, vol. 17, 3 (mars 2001), 294-298.

LE PEN C., « Économie de l'innovation et médicaments », dans J.-N. BAIL (dir.), *Les enjeux de l'innovation,* Paris, John Libbey Eurotext, 2002, 55-70.

« Les mots du dossier », *Cahiers français*, 427 (Mai-juin 2022), 82.

« Les origines du sida (La meilleure qualité disponible) », https:// www.youtube.com /watch?v=KKJlmAkxnLY&t= 4352s.

« Les Scientifiques africains ont un rôle crucial à jouer dans la recherche sur le Covid-19 », www.lemonde.fr/afrique/article/2020/05/18/les-scientifiques-africains-ont-un-role-crucial-à-jouer-dans-la-recherche-sur-le-covid-19_6040054_3212.html.

« L'équipe conjointe d'experts (OMS, UA, CDC Afrique) salue les efforts de la République démocratique du Congo en matière de recherche sur les traitements traditionnels de COVID19 », www.afro.who.int/fr/countries/democratic-republic-of-congo/news/lequipe-coinjointe-dexperts-oms-ua-cdc-afrique-salue-les-efforts-de-la-republique- du-congo.

Le quotidien jurassien 198, 30 août 2010.

« Le vaccin de l'espoir », *Jeune Afrique*, 25/10/2004, https://www.jeuneafrique.com /72361/archives-thematique/le-vaccin-de-l-espoir/.

LEVINE R. J., « Clarifier les concepts de l'éthique de la recherche », *Médecine et expérimentation* (Les Cahiers de bioéthique 4), Québec, Les Presses de l'Université Laval (Les Cahiers de bioéthique 4), 1982, 251-266.

« LOI n° 2009-17 du 9 mars 2009 portant Code d'Éthique pour la Recherche en Santé », https://www.dri.gouv.sn/sites/default/files/an-documents/LOI%202009 %2017%20CODE%20D%27ETHI...

LOMBARD Z., LANDOURE G., « Could Africa be the future of genomics research ? », *Nature,* vol. 614, 7946 (feb. 2023), 30-33, DOI : 10.1038/d41586-023-00222-x ; PMID : 36720945.

LONGUET C., SALAM A., DUNNING J., « Recherche sur Ebola : une rencontre entre science et Humanitaire », *AlternativesHumanitaires*, *Numéro Inaugural* (fév. 2016), https://www.alternatives-humanitaires.org/fr/2016/01/11/recherche -sur-ebola-une-rencontre-entre-science-et-humanitaire/.

LOSEGO P., « Quelle politique de la science dans un pays intermédiaire ? Le cas des sciences de la nature en Afrique du Sud (1945-2006) », *Revue d'anthropologie des connaissances*, vol. 2, 3 (2008), 361-390, https://shs.cairn.info/revue-anthropologie-des-connaissances-2008-3-page-361?lang=fr.

LÖWY I., « Essais cliniques », dans D. LECOURT (dir.), *Dictionnaire de la pensée médicale*, Paris, PUF, 2004, 443.

LUANGE D. E., « RDC-Covid-19 : Le protocole de J. Munyangi validé », https://actu7.cd/2020/06/04/rdc-covid-19-le-protocole-de-j-munyangi-valide.

« Lutte contre la COVID-19 : La RDC se signale avec 'Doubase CTM » https://lequotidien.cd/lutte-contre-la-covid-19-la-rdc-se-signale-avec-doubase-ctm-2.

« La lutte contre le paludisme un vaccin prometteur Manuel Patarroyo, disciple de Pasteur », *Le Monde*, 29/10/1994, www.lemonde.fr/archives/article/1994/10/29/la-lutte-contre-le-paludisme-un-vaccin-prometteur-patarroyo-disciple-de-pasteur.

« Maladie à virus Ebola : un intervenant de l'OMS tué lors d'une attaque à l'hôpital de Butembo », www.who.int/fr/news/item/19-04-2019-who-ebola-responder-killed-in-attack-on-the-butembo-hospital.

« Mali : à Bamako, des chercheurs africains décryptent le génome des parasites du paludisme », https://information.tv5monde.com/afrique/mali-bamako-des-chercheurs-africains-decryptent-le-genome-des-parasites-du-paludisme-4942.

MALU-MALU M. D., « Le professeur Michel Ekwalanga, l'atout anti-coronavirus de la RDC », www.jeuneafrique.com/mag/1061775/societe/le-professeur-michel-ekwalanga-latout-anti-coronavirus-de-la-rdc.

MALVY D., SISSOKO D., CAMARA A-M., « Intégrer la recherche clinique dans la réponse aux épidémies. Les leçons de l'expérience d'Ebola », *Médecine et Sciences*, vol. 33, 10 (oct. 2017), 891-897.

MAME YAYE KENE GASSAMA, « Q&R : Réagir aux inégalités dans le monde scientifique », Propos recueillis par B. TAIROU, A. FASSASSI, www.scidev.net/afrique-sub-saharienne/opinions/afrique-sciences-inegalites.

MANDIMBISOA R., « Pharmalagasy : une nouvelle déclinaison du Covid-Organics bientôt sur le marché », https://www.madagascar-tribune.com/Pharmalagasy-une-nouvelle-declinaison-du-covid-organics-bientot-sur-le-marche.html.

MARBOT O., « Covid : une étude 100 % africaine pour tester les traitements disponibles », www.jeuneafrique.com/1079793/societe/covid-une-etude-100-africaine-pour-tester-les-traitements-disponibles/.

MARCHAL M., « CVO+ : l'OMS conseille une demande de mise sur le marché auprès de l'Agence du Médicament de Madagascar »,
https://www.temoignages.re/politique/sante/cvo-l-oms-conseille-une-demande-de-mise-sur-le-marche-auprès-de-l-agence-du-medicam...

MARKS H. M., « L'irruption de la preuve statistique en médecine », www.larecherche.fr/savoirs/irruption-preuve-statistique-medecine.

MARKS H., *La médecine des preuves. Histoire et anthropologie des essais cliniques (1900-1990)*, Le Plessis-Robinson, Institut Synthélabo, 1999.

MARTINI J., « Paludisme : progrès mitigé et nouveaux espoirs », dans D. KEROUEDAN (dir.), *Santé internationale. Les enjeux de santé au Sud*, Paris, Les Presses Sciences Po, 2011, 75-87.

MARY C., « Covid-19 : vers une amélioration du séquençage du virus en Afrique », *Le Monde,* 02/11/2021, www.lemonde.fr/sciences/article/2021/11/02/covid-19-vers-une-amelioration-de-sequençage-du-virus-en-afrique_6100632_1650684.html.

MAZOUZI R., LONGMENE KAZE B., RODRIGUES M., MASSARANI L., HAZEM BADR, « Publication en libre accès : les scientifiques africains 'exclus' », https://www.scidev.net/afrique-sub-saharienne/features/acceso-abierto-excluye-a-cientificos-del-mundo-en-desarrollo/.

MBOA NKOUDOU T. H., « Le Web et la production scientifique africaine : visibilité réelle ou inhibée ? », https://www.projetsoha.org/?p=1357.

MÉDECINS SANS FRONTIÈRES, « Maladies négligées. L'urgence d'investir dans la recherche médicale », *MSF infos* 125 (Avril 2006), 2-15, www.msf.fr/sites/default/files/2006-04-journal.infos-125.pdf

MESU VKBK., KALONJI WM., BARDONNEAU C., […], TARRAL A., « Oral Fexinidazole for late-stage Africam Trypanosoma brucei gambiense Trypanosomiasis : a pivotal mutlicentre, randomised, non-inferiority trial », *Lancet,* vol. 391, 10116 (13 Jan. 2018), 144-154, DOI : 10.1016/S0140-6736(17)32758-7 ; PMID : 29113731.

MIGNON V., « La recherche médicale à l'heure de la crise sanitaire de Covid-19 », *Cahiers français*, 427 (Mai-juin 2022), 25.

———, « La recherche : une spécificité française », *Cahiers français,* 427 (Mai-Juin 2022),16-24.

MILLS D., ASUBIARO T., « L'académie africaine a-t-elle besoin de son propre index de citations ? », *Global Africa* 7 (2024), 104-114, www.globalafricasciences.org/fr/numero-07/art-07-05-fr.

MILLS D., KITCHEN S., SIDI-HIDA B., « Publier les revues scientifiques africaines. Infrastructures, visibilité et résilience », *Global Africa,* 7 (2024), 38-49, www.globalafricasciences.org/ fr/numero-07/art-07-03-fr.

MIMBU KILOL H., *Pour des recherches scientifiques de qualité en R.D. Congo*, Kinshasa, Baobab, 2015.

MINISTERE DE LA SANTE, OMS, « Chronologie des événements clés survenus lors des épidémies de la maladie à virus Ebola en République démocratique du Congo de 2018 à 2021 ».

MINISTERE DE LA SANTE RDC, Twitter :@chère SoniaRolley… https://twitter.com/minsanterdc/status/1128263788799696896.

MINISTERE DE LA SANTE, « Arrêté ministériel n°1250/CAB/MIN/S/ZKM/043/MC/2006 du 18 décembre 2006 portant création du Comité National d'Ethique de la Santé en sigle 'CNES' », dans *Journal Officiel de la République démocratique du Congo*, Kinshasa, 15 décembre 2006, 55-58 (Première partie n° 24).

MISASI J., GILMAN M. S., KANEKIYO M., […], McLELLAN J. S., « Structural and molecular basis for Ebola virus neutralization by protective human antibodies », *Science* 351, 6279 (18 Mar. 2016), 1343-1346, DOI : 10.1126/science.aad6117 ; PMID : 26917592.

MISSA J.-N., « Génome humain (Cartographie du) », dans G. HOTTOIS, J.-N. MISSA, *Nouvelle encyclopédie de bioéthique. Médecine, environnement, biotechnologie,* Bruxelles, De Boeck Université, 2001, 475-480.

MFUTILA J., « RDC/COVID-19 : Le chef de l'état va nous accompagner pour doter le pays d'un remède conçu et fabriqué au pays »,
https://act.7.cd/2020/05/12/rdc-covid-19-le-chef-de-letat-va-nous-accompagner-pour-doter-le-pays-dun-remede-concu-et-fabrique-au-pays.

MOLIMARD M., CHARBIT B., *Initiation à la connaissance du médicament*, Paris, Vernazobres-Greco, 2010.

« Monitoring Essais cliniques Articovid en RDC. Les organes de régulation se prononcent », https://www.youtube.com/watch?v=EzyXx1n0Fls.

MONNIER, S., *Les comités d'éthique et le droit. Éléments d'analyse sur le système normatif de la bioéthique*, Paris, L'Harmattan, 2005.

MOUKENGA M., « Recherche scientifique : l'Union européenne renouvelle son soutien au Congo », 06/3/2025, https://www.adiac-congo.com/content /recherche-scientifique-lunion-europenne-renouvelle-son-soutien-au-congo.

MOUNDAIN N., ARZOUMA E. B. (dir.), *La recherche en contexte de vulnérabilité. Engagement du chercheur et enjeux éthiques,* Paris, L'Harmattan, 2012.

MSF, « Les premiers essais cliniques de traitement contre Ebola débuteront dans les projets MSF en décembre », Communiqué de presse 13 novembre 2014, https://www.msf.fr/communiques-presse/les-premiers-cliniques-de-traitement-contre-ebola-debuteront-dans-des-projets-msf-en-decembre.

MULANGU S., DODD L. E., DAVEY R. T. Jr., […], PALM CONSORTIUM STUDY TEAM, « A Randomized, Controlled Trial of Ebola Virus Disease Therapeutics », *N Engl J Med*, vol. 381, 24 (12 Dec. 2019), 2293-2303 ; DOI : 10.1056/ NEJMoa1910993, PMID : 31774950.

MUNYANGI WA NKOLA, *Les essais cliniques de phytothérapie pour la COVID-19 en Afrique. Cas des essais cliniques de l'ArtiCovid extrait de l'Artemisia annua en République démocratique du Congo RDC*, éditions universitaires européennes, 2023.

MUPAPA K., MASSAMBA M., KIBADI K, […] MUYEMBE-TAMFUM J.-J., « Treatment of Ebola hemorrhagic fever with blood transfusion from convalescent patients. International Scientific and Technical Committe », *J Infect Dis*., vol. 179 Suppl. 1, (Feb. 1999), S18 -23, DOI : 10.1086/514298 ; PMID : 9988160.

MUTUME G., « L'Afrique veut réaliser sa révolution scientifique », https://www.un.org/africarenewal/fr/magazine/october-2007/l'afrique-veut-realiser-sa-revolution-scientifique.

MUVUDI M., *Jean-Jacques Muyembe, Une personne inspirante*, Paris, L'Harmattan, 2023.

MUYEMBE J.-J., « Endiguer le cours d'Ebola », www.umontpellier.fr/hall-of-fame/jean-jacques-muyembe-endiguer-le-cours-debola.

———, « Lutte contre Ebola en RDC : 'Aucune pression dans le choix des vaccins' (chef de la riposte) », Propos recueillis par BINETA DIAGNE, www.rfi.fr/fr/emission/20190801-rdc-ebola-muyembe-pression-riposte.

MUYEMBE-TAMFUM J.-J., KIPASA M., KIYUNGU C., COLEBUNDERS R., « Ebola outbreak in Kikwit, Democratic Republic of the Congo : discovery and control measures », *J Infect Dis.,* vol. 179 Suppl. 1, (feb. 1999), S259-S262, DOI : 10.1086/**Erreur ! Référence de lien hypertexte non valide.** ; PMID : 9988192.

NABALOUM A. A., « Burkina et Bénin : Trois médicaments contre la Covid-19 à l'essai », https://www.scidev.net/afrique-sub-saharienne/new/covid-19-essais-cliniques-burkina-benin-060420 20.

NAKKAZI E., « Un vaccin contre le paludisme fabriqué en Afrique », *Nature* (30 juin 2021), DOI : 10.1038/d44148-021-00052-x.

NAKWEYA G., « Une association de médicaments pour un traitement plus court et plus efficace de la leishmaniose viscérale », *Nature* (10 oct. 2002), DOI : 10.1038/d44148-022-00139-z.

NASIKILIZA, « Favoriser l'émergence d'une nouvelle génération de femmes scientifiques en Afrique », https://blog.worldbank.org/fr/nasikiliza/favoriser-lemergence-dune-nouvelle-generation-de-femmes-scientifiques-en-afrique.

NAU J. Y., « L'efficacité du premier vaccin contre le paludisme est remise en cause », *Le Monde*, 16/4/1995, www.lemonde.fr/archives/article/1995/04/16/l-efficacite-du-premier-vaccin-contre-le-paludisme-est-remise-en-cause_3868701_1819218.

NKOLO N. P., « Le mouvement du libre accès en Afrique : opportunités et défis », *Revue française des sciences de l'information et de la communication*, 16 (2019), https://journals.openedition.org/ rfsic/6062.

NKULU KABAMBA O., « Épidémiologie. L'éco-épidémiologie du paludisme », dans F. KYABU KYAMANGA (dir.), *Le paludisme. Connaissance de base/Éco-épidémiologie/Recherche/Vaccins*, Paris. L'Harmattan, 2022, 39-76.

« Nord-Kivu : MSF soigne 65 patients atteints d'Ebola en un mois », www.msf.ch/nos-activites/articles/nord-kivu-msf-soigne-65-patients-atteints-debola-mois.

NORDLING L., « Analyse : Améliorer la qualité de la recherche en Afrique », www.scidev.net/afrique-sub-saharienne/analysis-blog/ analyse-amliorer-la-qualit-de-la- recherche-en-afrique/.

NOSTEN F., LUXEMBURGER C., KYLE D. E., […] HEPPNER D. G., « Randomised double-blind placebo-controlled trial of SPf66 malaria vaccine in children in northwestern Thailand. Shoklo SPf66 Malaria Vaccine Trial Group », *Lancet*, vol. 348, 9029 (14 sep. 1996), 701-707, DOI : 10.1016/s0140-6736(96)04465-0 ; PMID : 8806288.

NOTARAS A., « Huit choses à savoir sur le vaccin contre le paludisme RTS,S », www.rfi.fr/fr/connaissances/20211022-huit-choses-à-savoir-sur-le-vaccin-antipaludisme-rts-s.

« Nouvelles approches des essais cliniques : méthodologies adaptatives », https://toolbox.eupati.eu/resources/nouvelles-approches-des-essais-cliniques-methodologies-adaptatives/.

NTCHAPDA A., « 'Aucun élément scientifique' ne justifie l'autorisation des traitements traditionnels du covid », www.allodocteurs.africa/pr-aime-bonny-aucun-element-scientifique-ne-justifie-l-autorisation-des-traitements-traditionnels-du-covid-6458.html.

NURK S., KOREN S., RHIE A., […] PHILLIPPY A. P., « The complete sequence of a human genome », *Science,* vol. 376, 6588 (31 mar. 2022), 44-53, DOI : 10.1126/science.abj6987 ; PMID : 35357919.

O'DEMPSEY T., « Dr Khan : une vie », dans M. HOFMAN, SOKHIENG AU (dir.), *La politique de la peur. Médecins Sans Frontières et l'épidémie d'Ebola,* Waterloo, Renaissance du livre, 2017, 237-249.

OLEWE D., « Décoder l'ADN des Africains pourrait aider à lutter contre les maladies », www.bbc.com/afrique/region-50388022.

OLIVIER T., « Fatou Lo Niang, pionnière en intelligence artificielle au Sénégal », www.lemonde.fr/afrique/article/2023/11/09/fatou-lo-niang-pionniere-en-intelligence-artificielle-au-senegal_6199112_3212.html.

OMS, « Journée mondiale de lutte contre le paludisme 2025 », 25/04/2025, www.who.int/fr/campaigns/world-malaria-day/2025.
———, « Rapport 2024 sur le paludisme dans le monde. Données et tendances régionales », 11/11/2024, https://cdn.who.int/media/docs/default-source/malaria/world-malaria.reports/world-malaria-report-2024-regional.
———, « Trypanosomiase humaine africaine (maladie du sommeil) » 2 mai 2023, www.who.int/fr/fact-sheets/detail/trypanosomias-human-african-(sleeping-sichness).
———, « L'OMS recommande de nouveaux traitements contre la maladie à virus Ebola et appelle à en améliorer l'accessibilité », https://www.who.int /fr/news/item/19-8-2022-who-makes-new-recommandations-for-ebola-treatments…calls-for-improved-access.
———, « Déclaration OMS sur l'essai clinique du CVO+ curatif », https://www.afro.who.int/fr/news/declaration-oms-sur-lessai-clinique-du-cvo-curatif.
———, « L'OMS soutient une médecine traditionnelle reposant sur des éléments scientifiques probants », https://www.who.int/fr/news/loms-soutient-une-medecine-traditionnelle-reposant-sur-des-elements-probants.
———, « Feu vert pour le deuxième vaccin anti-Ebola en RDC en complément de la vaccination en anneau' », https://www-who.int/fr/news/23-09-2019-second-ebola-vaccine-to-complement-ring-vaccination-given-green-light-in-drc.
———, « La flambée de maladie à virus Ebola en République démocratique du Congo constitue une urgence de santé publique de portée internationale », www.who.int/fr/news/items/17-07-2019-ebola-outbreak-in-the-democratic-republic-of-the-congo-declared-a-public-health-emergency-of-internationl-concern.
———, « Déclaration sur la réunion du Comité d'urgence du Règlement sanitaire international (2005) concernant la maladie à virus Ebola en République démocratique du Congo », https://www.who.int/fr/news/items/14-06-2019-statement-on-the-meeting-of-the-international-health-regulation-(2005)-emergency-committee-for-ebola-virus-disease-in-the-democratic-republic-of-the-congo.
———, « Lignes directrices pour la gestion des questions éthiques lors des flambées de maladies infectieuses », 2018, n° 9, https://apps.who.int/iris/handle/10665/275799 (version française).
———, « Premier essai jamais réalisé avec plusieurs médicaments contre Ebola en République démocratique du Congo », www.who.int/fr/news/items/26-11-2018/democratic-republic-of-the-congo-begind-first-ever-multi-drug-ebola-trial...
———, « Considérations éthiques liées à l'utilisation d'interventions non homologuées contre la maladie à virus Ebola », 2014, https://apps.who.int/ iris/bitstream/handle/10665/137370/WHO-HIS-KER-GHE14.1_fr.pdf?
———, « Comités d'éthique de la recherche. Notions de base pour le renforcement des capacités », OMS 2009, https://www.who.int/ethics/publications/en/.
« On a parlé vaccins avec… Pr Halidou Tinto, fer de lance de la lutte contre le paludisme au Burkina Faso », 4/10/2022, Propos recueillis par A. AZIZ NABALOUM, www.gavi.org/fr/vaccineswork/parle-vaccins-pr-halidou-tinto-promotion-sante-province-burundi.

OUEDRAOGO M., « Essai clinique de l'Apivirine au Burkina Faso : Des résultats prouvent l'efficacité et l'innocuité du produit dans le traitement curatif du Covid-19 chez des malades », https://www.mesri.gv.bf/fileadmin/user_upload/storage/api_covid_ok_essai_clinique.pdf.

OUITONA M., « Le Manacovid, remède miracle des Congolais contre le coronavirus », www.afrik.com/le-Manacovid-remede-miracle-des-congolais-contre-le-coronavirus.

OUVRIER A., « La recherche médicale en Afrique est un moyen pour l'Occident de tester des médicaments dangereux », dans V. RIDDE, F. OUATTARA (dir.), *30 idées reçues en santé mondiale*, Rennes, Presses de l'EHESP (2e éd.), 2015, 137-140.

OWINGS L., « Le colonialisme dans la recherche demeure un handicap pour l'Afrique », www.scidev.net/afrique-sub-saharienne/scidev-net-investigates/research-colonialism-still-plagues-africa.

OZULUMBA T., « Soutenir les percées dans la recherche en santé en Afrique », *Nature africa* (24 dec. 2021), DOI : 10.1038/d44148-021-00125-x.

PALT A., « Soutenir les scientifiques africaines », www.jeuneafrique.com /mag/814602/societe/tribune-soutenir-les-scientifiques-africaines/?fbclid=lwA…

PALT A., « L'invisibilité des femmes est une stratégie du patriarcat », Propos recueillis par S. H. CISSÉ, www.lepoint.fr/l-invisibilite-des-femmes-est-une-strategie-du-patriarcat-08-11-2023-2552381..

« Paludisme : des chercheurs africains décryptent le génome des parasites », www.youtube.com/watch?v=EK8Ygz JBNR8&t=5s?

PARIZEAU M.-H., « Une éthique de la recherche avec des sujets humains est-elle encore possible ? », dans C. HERVÉ (éd.), *Éthique de la recherche et éthique clinique,* Paris, L'Harmattan, 1998, 227-241.

———, « Les comités d'éthique au Canada et au Québec : des instances de régulation sociale ? Entre contrôles administratifs et réflexivité éthique », dans M.-L. DELFOSSE (éd.), *Les comités de la recherche biomédicale. Exigences éthiques et réalités institutionnelles. Belgique – France – Canada et Québec*, Namur, PUN, 1997, 109-126.

PATARROYO M., ROMEO P., TORRES M. […] CABEZAS E., « Induction of prospective immunity against experimental infection with malaria using synthetic peptides », *Nature*, vol. 328, 6131 (13-19 Aug. 1987), 629-632, DOI : 10.1038/328629a0 ; PMID : 3302727.

PATENAUDE, J., CABANAC J., « Quelle recherche, quelle évaluation ? Le cas de la distinction entre soin expérimental et soin innovateur », *Éthique publique*, vol. 2, 2 (2000), https://journals.openedition.org/ethiquepublique/2667.

PATTYN S., VAN DER GROEN G., JACOB W., PIOT P., COURTEILLE G., « Isolation of Marburg-like virus from a case of haemorrhagic fever in Zaïre », *Lancet,* vol. 8011, 1 (12 Mar. 1977), 573-574, DOI : 10.1016/s0140-6736(77)92002-5 ; PMID : 65663.

PERRONNE C., *Les 33 questions auxquelles ILS n'ont toujours pas répondu*, Paris, Albin Michel, 2022.

PETITE S., « Les Africains 'cobayes' contre le Covid-19 ? Le grand malentendu », www.letemps.ch/monde/Afrique/africains.cobayes-contre-covid19-grand-malentendu.

PICARD J.-F., « Naissance de la biomédecine, le point de vue d'un historien », *Médecine/Sciences* vol. 12, 1 (Jan. 1996), 97-101.

PIGNARRE P., *Le grand secret de l'industrie pharmaceutique,* Paris, La Découverte, 2004.

———, « Placebo », dans D. LECOURT (dir.), *Dictionnaire de la pensée médicale*, Paris, PUF, 877.

PINSART M.-G., « Nature humaine ou expérimentation humaine chez Hans Jonas », dans J.-N. MISSA, *Le devoir d'expérimenter. Études philosophiques, éthiques et juridiques sur la recherche biomédicale,* Bruxelles, De Boeck-Université, 1996, 187-205.

PIOT P., *Une course contre la montre. Mes combats contre les virus mortels. Sida et Ebola*, Paris, Odile Jacob, 2015.

PIRARD V., « De l'éthique en recherche. Propos introductifs », dans F. COULÉE, E HIRSCH, V. PIRARD, G. RAGUIN (dir.), *Sciences et pandémies : quelles éthiques pour demain ?*, Toulouse, ERES, 2023, 15-34.

———, « Temps de l'épidémie, temps de l'éthique : une impossible compatibilité ? Tension entre soin et recherche », dans E. HIRSCH (dir.), *Pandémie 2020. Éthique, société et politique*, Paris, Cerf, 2020, 573-582.

PODOLSKY S. H., « Serotherapy for Ebola : Back to the future », *Annals of Internal Medicine*, vol. 161, 10 (18 nov. 2014), DOI : 10.7326/M14-1810.

POLLASTRI M. P., « Fexinidazole : A New Drug for African Sleeping Sickness on the Horizon », *Trends Parasitol,* vol. 34, 3 (Mar. 2018), 178-179, DOI : 10.1016/j.pt.2017.12.002 ; PMID : 292750 07.

POPEJOY A. B., FULLERTON S. M., « Genomics is failing on diversity », *Nature,* vol. 538, 7624, (13 oct. 2016), 161-164, DOI : 10.1038/538161a ; PMID : 27734877.

PORCHER R., LECOCQ B., M. VRAY M., « Les méthodes adaptatives : quand et comment les utiliser dans les essais cliniques ? », *Thérapie* vol 66, 4 (Juil. 2011), 309-317, https://www.journal-therapie.org/articles/therapie/pdf/2011/04/th111988.pdf.

PREVAIL II WRITING GROUP, MULTI-NATIONAL PREVAIL II S.T., DAVEY R.T., […], MALVY D., « A Randomized, Controlled Trial of ZMapp for Ebola Virus Infection », *N Eng J Med*, vol. 375, 15 (13 oct. 2016), 1448-1456, DOI : 10.1056/NEJMoa1604330 ; PMID : 27732819.

« Prix Jeunes Talents Afrique Subsaharienne 2022 L'Oréal-Unesco Pour les Femmes et la Sciences », www.unesco.org/fr/articles/prix-jeunes-talents-afrique-subsaharienne-2022-loreal-unesco-pour-les-femmes-et-la-science.

« Publications scientifiques : les pièges du 'Plan S'», *Le Monde,* 9/10/2018, https://www.lemonde.fr/sciences/article/2018/10/09/publications-scientifiques-les-pieges-du-plan-s_5366576_16506.

RADIO FRANCE INTERNATIONALE (RFI), « Covid-19 : les chercheurs africains absents des principales revues médicales », www.rfi.fr/afrique/20210402-covid-19-les-chercheurs-africains-absents-des-principales-revues-medicales.

RAHMOUNI E., « Ebola en RDC, entre tâtonnements opérationnels et Incertitudes scientifiques », https://msf.crash.org/fr/blog/medecine-et-sante-publique/ebola-en-rdc-entre-tatonnements-et-incertitudes.

RAJOELINA A., « Le problème du remède Covid-Organics, c'est qu'il vient d'Afrique », 10/05/2020, Propos recueillis par M. PERELMAN, C.

BOISBOUVIER, www.france24.com/fr/afrique/20200511-a-rajoelina-sur-france-24-le-probleme-du-remede-covid-org-c-est-qu-il-vient-d-afrique.
RAIZON D., « Trois doses d'un vaccin réduisent de 56 % le risque de développer le paludisme », www.rfi.fr/fr/science/20111019-trois-doses-vaccin-reduisent-56-le-risque-developper-acces-palustre.
« Rapport de l'Unesco sur la science 2021 », https:// www.unesco.org/reports/science /2021/fr/download-report.
« Remise du Prix Christophe Mérieux – Institut de France 2015 », www.youtube.com/watch?v=PKlbqSR-MNI.
« Renforcer la communauté scientifique africaine pour l'avenir du continent », www.scidev.net/afrique-sub-saharienne/opinions/renforcer-la-communaute-scientifique-africaine-pour-lavenir-du-continent.
« RDC : Le processus d'homologation de l'anti-coronavirus congolais MANACOVID », www.youtube.com/watch?v=daXEyVbaenM&t=62s.
« RDC : 100 % de singes guéris après le traitement expérimental anti-Ebola », https://www.radiookapi.net/2018/06/21/actualite/sante/rdc-100-de-singes-gueris-apres-le-traitement-experimental-anti-ebola.
« RDC : le virus Ebola a contaminé plus de 3 000 personnes et fait 2 231 morts depuis 2018 », www.jeuneafrique.com/875448/societe/rdc-le-virus-ebola-a-contamine -plus-de-3-000-personnes-et-fait-2-231-morts-en-un-an.
« RDC : l'épidémie d'Ebola atteint le seuil des 200 cas, Beni devient le nouvel épicentre », https://news.un.org/fr/story/2018/10/1026422.
« RDC : le professeur Muyembe annonce l'arrivée d'un médicament contre Ebola », https://**Erreur ! Référence de lien hypertexte non valide.**.
« RD Congo : L'approche tri-thérapeutique du Prof Ekwalanga à propos du Covid-19 », www.vaticannews.va/fr/afrique/news/2020-04/rd-congo-l-approche-tri-therapeutique-du-prof-ekwalanga-a-prop-html.
REVELANT O., *La médecine de demain. Le gène apprivoisé,* Toulouse, édit. Milan, 2001.
RFI, « Ebola/RDC : l'épidémie au Nord-Kivu est-elle en train d'échapper à tout contrôle », www.rfi.fr/fr/afrique/20190514-ebolardc-epidemie-nord-kivu-est-elle-en-train-echapper-tout-contrôle.
———, « Ebola : le constat pessimiste d'un responsable de l'OMS après une visite en RDC », www.rfi.fr/fr/afrique/20190519-ebola-constat-pessimiste-oms-mission-rdc-ryan.
———, « Coronavirus à Madagascar : gêne des scientifiques après l'annonce du remède du président », www.rfi.fr/afrique/20200414-coronavirus-à-madagascar-le-president-est-il-allé-trop-vite-annoncer-remede.
———, « Lutte contre Ebola en RDC : 'Aucune pression dans le choix des vaccins' (Chef de la riposte) », Propos recueillis par DIAGNE B., www.rfi.fr/fr/emission/20190801-rdc-ebola-muyembe-pression-riposte.
RID A., ANTIERENS A., « Comment Médecins Sans Frontières a-t-elle négocié les essais cliniques non homologués pendant l'épidémie d'Ebola de 2014-2015 ? », dans M. HOFMAN, SOKHIENG AU (dir.), *La politique de la peur. Médecins Sans Frontières et l'épidémie d'Ebola*, Waterloo, Renaissance du livre, 2017, 185-235.
RODRIGUEZ-ARIAS D., MOUTEL G., HERVÉ C., *Recherche biomédicale et populations vulnérables*, Paris, L'Harmattan, 2006.

ROGER, B., MARBOT O., SOUMARE M., « Tinto, Muyembe, Wonkam : les pionniers de la santé africaine », 6/12/2021, www.jeuneafrique.com/1271692/societe/game-changers-tinto-muyembe-wonkam-les-pionniers-de-la-sante-africaine/.

ROLLEY S., « Un an d'Ebola en RDC : qui croire dans la polémique sur le deuxième vaccin ? », www.rfi.fr/fr/afrique/20190802-ebola-rdc-croire-polemique-deuxieme-vaccin.

ROSIER F., « Le professeur Ogobara Doumbo, figure de la lutte contre le paludisme, est mort », https://www.lemonde.fr/afrique/article/2018/06/13/le-professeur-ogobara-doumbo-figure-de-la-lutte-contre-le-paludisme-est-mort_5314065_3212...

ROTHMAN D. J., « Les nouveaux cobayes de la recherche médicale », *La Recherche* 342, Mai 2001, 29-37.

ROTIMI C. N., « Inauguration of the african society of human genetics », *Nature genet,* vol. 36, 6 (Jun 2004), 544, DOI : 10.1038/ ng0604-544 ; PMID : 15167923.

ROUSTIT M., DEMARCQ O., LAPORTE S., […] VAROQUEAUX N., « Les essais plateformes », *Thérapie* vol. 78, 1 (Jan.-fév. 2023), 19-28, DOI : 10.1016/j.therap.2022.11.011, PMID : 36581520.

ROUX D., *Découvertes, inventions et innovations*, Paris, Fayard, 2017.

RTS,S CLINICAL TRIALS PARTNERSHIP, « Efficacy and Safety of RTS,S/AS01 malaria vaccine with or without a booster dose in infants and children in Africa : final results of a phase 3, individually randomised, controlled trial », *Lancet*, vol. 386, 9988 (4 Jul. 2015), 31-45, DOI : 101016/S0140-6736 (15) 60721-8 ; PMID : 25913272.

RTS,S CLINICAL TRIALS PARTNERSHIP, AGNANDJI ST, LELL B., […], VANSADI P. « First results of Phase 3 Trial of RTS,S/AS01 Malaria Vaccine in African Children », *N Eng J Med,* vol. 365, 20 (17 nov. 2011), 1863-1875, DOI : 10.1056/NEJMoa1102287 ; PMID : 22007715.

« Safety and Pharmacokinetics of a human Monoclonal Antibody, VRC-EBOMAB092-00-AB (Mab114), Administered Intravenously to Healthy Adults », https://clinicaltrials.gov/study/NCT03478891.

SALIOU P, « Alphonse Laveran, prix nobel de physiologie et de médecine », https://francearchives.gouv.fr/pages_histoire/39776.

« SANTE : Le Centre CREPPAT présente le DOUBASE-C au grand public », https://www.youtube.com/watch ?v=v=emVUGhgW7s.

SAUVAIRE C., « Les labos inventent-ils nos maladies ? », *Ça m'intéresse* 310 (déc. 2006), 39-42.

———, « Comment fabrique-t-on un médicament ? », *Ça m'intéresse* 310 (déc. 2006), p. 44-45.

SCHUTZ E., « Pourquoi l'Afrique a besoin de toute urgence de sa propre bibliothèque génétique », www.bbc.com/afrique/region-59136407#...

SCHWARTZ M., CASTEX J., *La découverte du virus du SIDA. La vérité sur l'affaire Gallo/Montagnier*, Paris, Odile Jacob, 2009.

SGRECCIA E., «La politica della ricerca biomedica: valori e priorità», dans J. DE D. VIAL CORREA, E. SGRECCIA, *Etica della ricerca biomedica. Per una visione cristiana. Atti della nona assemblea generale della pontificia accademia per la vita. Città del Vaticano, 24-26 febbraio 2003*, Città del Vaticano, Libreria editrice vaticana, 2004, 326-359.

SHAH S., *Cobayes humains. Le grand secret des essais pharmaceutiques,* Paris, Demopolis, 2007.

« Sida, Cobayes et polémique », 07/02/2005, www.jeuneafrique.com/127941/archives-thematique/sida-cobayes-et-pol-mique/.

SIRUGO G., WILLIAMS S. M., TISHKOFF S. A., « The Missing Diversity in Human Genetic Studies », *Cell,* vol. 177, 1 (21 mar. 2019), 26-31, DOI : 10.1016/j.cell.2019.02.048 ; PMID : 309015 43.

SOULAY C., « Nos médicaments sont-ils assez testés ? », *Ça m'intéresse,* 336 (fév. 2009), 40-43.

SOUMARÉ M., « Traitements contre le coronavirus testés en Afrique : une polémique dangereuse », 04/04/2020, www.jeuneafrique.com/921486/societe/traitements-contre-le-coronavirus-teste-en-afrique-une-polemique-dangereuse/.

———, « Coronavirus : les chercheurs africains veulent se faire une place dans le club fermé de la recherche mondiale », 28/04/2020, www.jeuneafrique.com/933572/societe/coronavirus-les-chercheurs-africains-veulent-se-faire-une-place-dans-le-club-ferme-de-la-recherche-mondiale/.

SOW C., « Soulemane Mboup, un Monsieur Sida à Dakar », 03/09/2010, www.jeuneafrique.com/195286/societe/soulemane-mboup-un-monsieur-sida-dakar/.

SPAGNOLO A. G., MINACORI R., « Il consenso informato alle sperimentazioni mediche prima e dopo Norimberga », dans A. TARANTO, R. ROCCO (a cura di), *Il processo di Norimberga a cinquant'anni dalla sua celebrazione. Atti del simposio internazionale, Lecce, 5-6-7 dicembre 1997*, Milano, Guiffrè editore, 1998, 173-191.

SPAGNOLO A. G, *Bioetica nella ricerca e nella prassi medica*, Torino, Camilliane, 1997.

SUSANNE C., « Les controverses sur l'expérimentation animale », dans J.-N. MISSA (dir.), *Le devoir d'expérimenter. Études philosophiques, éthiques et juridiques sur la recherche biomédicale*, Bruxelles, De Beock-Université, 1996, 97-128.

STRUB-WOURGAFT N., « Aucun essai clinique sur le Covid-19 n'a été prévu en Afrique et c'est un vrai problème », Propos recueillis par M. DARAME, *Le Monde*, 03/4/2020, https://www.lemonde.fr/afrique/article/2020/04/03/aucun-essai-clinique-sur-le-covid-19-n-a-été-prevu-en-afrique-et-c-est-un-probleme_6035359_3212...

TEBEU P. M., *Manuel d'initiation à la recherche en santé*, Paris, L'Harmattan, 2019.

TERNON Y., « Genèse et sens du Code de Nuremberg », dans M. BENASAYAG, A. COMTE-SPONVILLE, D. FARHI, C. HURIET, D. KHAYAT, A SPIRE, Y. TERNON, *De Nuremberg à la loi Huriet. Essais thérapeutiques et recherche médicale*, Paris, Ellipses, 2001, 91-117.

THE NATIONAL COMMISSION FOR THE PROTECTION OF HUMAN SUBJECTS ON BIOMEDICAL AND BEHAVIORAL RESEARCH, « Le Rapport Belmont. Principes d'éthique et lignes directrices pour la recherche faisant appel à des sujets humains », dans *Médecine et expérimentation,* Québec, Les Presses de l'Université Laval (Les cahiers de bioéthique 4), 1982, 233-250.

THEVOZ J.-M., *Entre nos mains l'embryon : Recherche bioéthique,* Genève, Labor et Fides, 1990.

THINE A., « Le paludisme de retour en Europe ? L'OMS sonne l'alarme », 18/04/2025, www.passeportsante.net/magazine/sante?/doc= paludisme-revient-europe-revele-loms-2025.

TILOUINE J., « Ebola réapparait dans l'est de la République démocratique du Congo », *Le* Monde, 1/8/2018, www.lemonde.fr/afrique/articles/2018/08/01/ebola-reapparait-dans-l-est-de-la-rdc_5338…

TINTO H, « Le R21 va changer le visage de la lutte contre le paludisme en Afrique », 9/8/2023, Propos recueillis par B. KABORE, https://www.letemps.fr/afrique/le-r21-va-changer-le-visage-de-la-lutte-contre-le-paludisme-en-arfique-09-08-2023-25114_3826.php.

———, « J'appelle les autorités à prendre leur responsabilité pour que le vaccin (paludisme) soit le plus rapidement homologué », 9/6/2023, Propos recueillis par DAOUDA KIEKIETA, https://libreinfo.net/paludisme.

TOP CONGO FM, « Parlons-en 01 décembre 2020 », https://youtube.com/watch?v=1daA4rZhrY.

TOURE M. M., *Introduction à la méthodologie de la recherche. Guide pratique pour étudiants et professionnels des services sociaux et sanitaires,* Paris, L'Harmattan, 2007.

« Traité portant création de l'agence africaine du médicament », https://au.int/fr/treaties/traite-portant-creation-de-lagence-africaine-du-medicament.

« Traitement de la Covid-19 – Le CVO plus curatif fait ses preuves à l'issue d'un essai clinique », https://laverite.mg/politique/item/ 13784-traitement-de-la-covid-19-le-« %20cvo-plus%20 »-curatif-fait-ses-preuves.

TREMOLIERES F., « Le naufrage des 'essais cliniques' ! Ou comment les méfaits d'un virus ont pu mettre à mal la rigueur et compromet-tre la réponse à l'urgence », *Med Mal Infect.* vol. 50, 6 (Sep. 2020), (461-465, DOI : 10.1016/j.medmal.2020.06.006 ; PMID : 32615148.

« [Tribune] Coronavirus : douze médecins appellent l'Afrique à mener la recherche », 06/06/2020, www.jeuneafrique.com/994917/societe/tribune-coronavirus-douze-medecins-appellent-lafrique-a-mener-la-recherche/.

TROUDE-CHASTENET P., « Santé publique et démocratie : affaire du Médiator », *Etvdes* 4153 (Sept. 2011), 185-196, https://shsc.cairn. info/article/ETU_4153_0185?lang=fr&ID_ARTICLE=ETU_4153_0185.

TROUILLER P., BATTISTELLA C., PINEL J., PECOUL B., « Is orphan drug status beneficial to tropical disease control? Comparison of the American and future European orphan drug acts », *Trop Med Int Health,* vol. 4, 6 (Jun 1999), 412-420, DOI : 10.1046/j.1365-3156.1999.00420.x ; PMID : 10444316.

TSANNI A., « Le plan d'innovation UE-Afrique est-il inefficace ? », *Nature Africa* (13 déc. 2023), DOI : https://doi.org/10.1038/d44148-023-00354-2.

UNESCO, « Rapport de l'Unesco sur la science 2021 : une course contre la montre pour un développement plus intelligent - Résumé exécutif », https://www.unesco.org/reports/science/2021/fr/ download-report.

UNITED NATIONS. ECONOMIC COMMISSION FOR AFRICA, *Earth, Oceans and Skies. Insights from selected, outstanding African women scientists*, Addis-Abeba, UN-ECA 2022, www. africawonescientists.com.

URFALINO P., « Évaluer un médicament demande plus de vigilance », Propos recueillis par N. CHEVASSUS-AU-LOUIS, *La Recherche* 451 (avr. 2011), 76-79.

« Urgent, Urgent. Le prof Muyembe s'excuse », https://youtube.com/watch?v=XT8QkJYwm6g.

VAN GRIENSVEN J., EDWARDS T., DE LAMBALLERIE X., [...] Ebola-Tx Consortium, « Evaluation of Convalescent Plasma for Ebola Virus Disease in Guinea », *N Eng J Med,* vol. 374, 1 (7 Jan. 2016), 33-42, DOI :10.1056/NEJMoa1511812 ; PMID : 26735992.

VAN TRIER W. E., « La recherche-action », *Déviance et Société*, vol. 4, 2 (1980), 179-193, DOI : 10.3406/ds.1980.1758

« Vérité sur l'origine du VIH en RDC, écouter un parlementaire belge en pleine session... », www.youtube.com/watch?v=2LALZktQ...

VELLUET Q., MARBOT O., COULIBALY N., « Sciences et technologies : la fin des complexes en Afrique », https://www.jeuneafrique.com/mag/661558/societe/sciences-et-technologies-la-fin-des-complexes-en-afrique/.

« Vie et mort d'un cobaye humain », *Courrier international* 533 (18-24 Jan. 2001), 49.

WASUNNA M., « Les scientifiques africains ont un rôle crucial à jouer dans la recherche sur le Covid-19 », www.lemonde.fr/afrique/article/2020/05/18/les-scientifiques-africains-ont-un-role-crucial-a-jouer-dans-la-recherche-sur-le-covid-19_6040054_32.12.html.

———, « Sommet de Kigali : une occasion historique d'en finir avec les maladies négligées », www.jeuneafrique.com/1356276/societe/sommet-de-kigali-une-occasion-den-finir-avec-les-maladies-negligees/.

WEGAN G., « Les cobayes du tiers monde », 2, *Convergences Révolutionnaires*, 53 (sep-oct. 2007), https://www.convergencesrevolutionnaires.org/Les-cobayes-du-tiers-monde.

WEISSTUB D. N., VERDUN-JONES S. N., « Pour une distinction entre l'expérimentation thérapeutique et l'expérimentation non thérapeutique », dans D. N. WEISSTUB (dir.), *Réflexions philosophiques et historiques,* Paris, L'Harmattan, 2001, 201-230.

WONKAM A., « Sequence Three Million Genomes accross Africa », *Nature*, vol. 590, (10 Feb. 2021), 209-211, DOI : https://doi.org/10.1038/d41586-021-003137.

———, « Séquencer plus de personnes d'origine africaine a un intérêt majeur pour l'Afrique », Propos recueillis par RFI, www.rfi.fr/fr/podcasts/invité-afrique/20210324-ambroise-wonkam-séquencer-plus-de-personnes-d-origine-africaine-a-un-intéret-majeur-pour-l-afrique.

WORLD HEALTH ORGANIZATION, « Ethical issues related to study design for trials on therapeutics for Ebola Virus Disease : WHO Ethics Working Group meeting 20-21 oct., summary of discussion », 2014, https://apps.who.int.

WOROBEY M., SANTIAGO M. L., KEELE B. F., [...] HAHN B. H., « Contaminated polio vaccine theory refuted », *Nature,* vol. 428, 820 (2004), DOI : 10.1038/428820a.

WUILBERCQ E., « Ebola : vrai ou faux, six questions sur un sérum 'miracle' », 11/08/2014, www.jeuneafrique.com/47285/societe/ebola-vrai-ou-faux-six-questions-sur-un-s-rum-miracle.

YAZDANPANAH Y., « Essais cliniques dans un contexte d'incertitude et d'urgence », dans F. COULÉE, E. HIRSCH, V. PIRARD, G. RAGUIN, *Sciences et pandémie : quelle éthique pour demain ?*, Toulouse, ERES, 2023, 59-65.

ZERHOUNI E., *Les grandes tendances de l'innovation biomédicale au XXIe siècle*, Paris, Fayard, 2011.

ZIELINSKA A. C., « La philanthropie sanitaire, une gouvernance non démocratique », dans F. COULÉE, E. HIRSCH, V. PIRARD, G. RAGUIN (dir.), *Sciences et pandémies : quelle éthique pour demain ?* , Toulouse, ÉRES, 2023, 249-271.

« 15eme Prix Jeunes Talents Afrique subsaharienne – 30 chercheuses africaines prometteuses récompensées », https://africaleadnews.com/2024/12/1015eme-prix-jeunes-talents-afrique-subsaharienne-30-chercheuses-africaines-prometteuses-recompensees/.

TABLE DES MATIÈRES

Structures éditoriales du groupe L'Harmattan

L'Harmattan Italie
Via degli Artisti, 15
10124 Torino
harmattan.italia@gmail.com

L'Harmattan Hongrie
Kossuth l. u. 14-16.
1053 Budapest
harmattan@harmattan.hu

L'Harmattan Sénégal
10 VDN SICAP AMITIE 3
BP 45034 Dakar-Fann
direction@senharmattan.com

L'Harmattan Cameroun
Tsinga/Derrière polyclinique FECAFOOT
BP 11486 Yaoundé
Jacques.koukam@harmattan.fr

L'Harmattan Burkina Faso
Villa 281, secteur 23 623, rue 14.32
Ouagadougou
zagbie@outlook.fr

L'Harmattan Guinée
Almamya, rue KA 028 OKB Agency
BP 3470 Conakry
harmattanguinee@yahoo.fr

L'Harmattan RDC
185, avenue Nyangwe
Commune de Lingwala – Kinshasa
matangilamusadila@yahoo.fr

L'Harmattan Congo
219, avenue Nelson Mandela
BP 2874 Brazzaville
deunovmikhael@gmail.com

L'Harmattan Mali
Immeuble Mgr Jean Marie Cissé
Aci Hamadallaye
BP 145 Bamako
syllaka@yahoo.fr

L'Harmattan Togo
Djidjole – Maison Amela
face EPP BATOME
02 BP 20680 Lomé
didieramela11@gmail.com

L'Harmattan Côte d'Ivoire
Résidence Karl – Cité des Arts
Abidjan-Cocody
03 BP 1588 Abidjan
harmattan.ivoire@gmail.com

L'Harmattan Bénin
Rue 604, (Immeuble à l'entrée
de la rue UCAO- Cite de Saint-Jean)
Cotonou
stepcorpus@gmail.com

Nos librairies en France

Librairie internationale
16, rue des Écoles
75005 Paris
librairie.internationale@harmattan.fr
01 40 46 79 11
www.librairieharmattan.com

Librairie des savoirs
21, rue des Écoles
75005 Paris
librairie.sh@harmattan.fr
01 46 34 13 71
www.librairieharmattansh.com

www.ingramcontent.com/pod-product-compliance
Lightning Source LLC
LaVergne TN
LVHW010018081026
849535LV00016B/354